Votre
Fitness

David Leriche

Illustrations : Valérie Juillard

hachette
FORME

Préface

Un livre de plus sur la préparation physique me direz-vous ! Certainement, mais un livre dont la particularité est de ne rien vous promettre d'inaccessible. Un livre qui n'a pas la prétention de vous métamorphoser, mais qui aide à se prendre en charge, qui rend responsable de l'entretien de son corps, et qui présente les outils conduisant à l'autogestion de sa condition physique. Un livre dont la démarche rigoureuse est avant tout éducative et dans laquelle je ne peux que me reconnaître en tant qu'enseignant d'Éducation Physique et Sportive, entraîneur, et chercheur dans le domaine du sport. Il est à ce sujet important de préciser que ce livre a pour but de circuler dans le milieu du sport fédéral, où les entraîneurs et préparateurs physiques sont à la recherche de contenus pour alimenter leurs séances.

La démarche proposée est originale car elle réhabilite la gymnastique de nos grands-parents, celle qui se pratiquait de manière empirique. On vantait ses mérites parce que nécessaire et procurant un bien-être au corps et à l'esprit, tout en pouvant s'y adonner à toute heure et en tout lieu, individuellement ou en groupe.

L'auteur de cet ouvrage, David Leriche, s'appuie avant tout sur le plaisir du mouvement et la responsabilisation de chacun. Sa démarche est scientifique, car chaque série de mouvements ou programmation est en lien direct avec les derniers travaux dans les domaines de la physiologie et du sport. Le parcours de notre auteur est une garantie face aux nécessaires supports théoriques qui conduisent à une telle conception de la gestion du corps humain. Il y va du bien-être corporel.

La méthode proposée est fonctionnelle et structurée pour que chacun trouve ce qu'il recherche pour lui-même. Rien n'est imposé, tout est suggéré, tout est à construire pour soi, par soi. Au-delà du plaisir du mouvement gymnique, c'est la satisfaction de se prendre en charge et de concevoir son programme, selon ses besoins et ses propres contraintes du quotidien, qui est au centre de l'ouvrage. Les outils de construction sont suffisamment explicites pour permettre à chacun de comprendre les principes de base d'un entraînement. Ce sont ces principes qui vous permettront de construire le programme d'entraînement souhaité, quel que soit le thème retenu, la durée ou l'intensité souhaitées.

Oui, ce livre est une invitation au plaisir musculaire, qu'il soit doux dans le « réveil » ou plus physique dans le développement de la « force » ou de la « puissance ». Chacun choisit, conçoit et programme ses mouvements. Le plaisir de l'effort régulier pour un bien-être quotidien. Un plaisir permanent, présent tout aussi bien dans la conception du programme que dans sa réalisation.

Rendre chacun autonome et responsable de son corps au quotidien, telle est l'ambition de cet ouvrage qui s'adresse à un public désireux de gérer sa vie physique, un public qui sait que l'esprit ne peut être opérationnel que dans un corps en accord avec l'image qu'il se fait de lui-même.

À vous d'écouter, d'entretenir, de façonner et de gérer votre corps. Vous disposez de tous les outils nécessaires dans cet ouvrage pour concevoir votre sport et entretenir votre corps.

Jean-Jacques Sarthou
Docteur en sciences du sport

Introduction

Comme part de l'humanité, je vous souhaite la bienvenue.

Que vous soyez de sexe masculin, féminin, adolescent(e), jeune adulte, âgé(e), sportif, sportive, non sportif, non sportive, autonome, dépendant(e), je vous donne ici la chance de bouger. Bouger à votre mesure, sur mesure, sans démesure ! Chacun de vous, livre en main, vous vous placerez automatiquement au centre de ma gymnastique. Elle part de vous. Elle passe par vous. Elle se révèle en vous pour une meilleure connaissance de vous-même en mouvement, et elle vous valorise. Elle est honnête avec vous-même. Le mouvement qui vous conviendra est tout aussi respectable que celui qui me convient.

Ma rencontre avec Jean-Jacques Sarthou, professeur du second degré, détaché à l'université, Docteur en STAPS (Sciences et Techniques des Activités Physiques et Sportives), spécialiste de la didactique, de la pédagogie du rugby et de l'enseignement de l'éducation physique et sportive, fut révélatrice et décisive. Comme élève, je pris conscience qu'en « pédagogie, tout est possible » ; de la « nécessité de partir des caractéristiques des élèves » ; et de « placer chacun en situation de réussir ». Ma gymnastique est née fondamentalement de cette triple prise de conscience portée par son enseignement. Sachant que chaque corps est différent, les projets et motivations aussi, et que personne ne doit être oublié dans cette société, j'ai créé le « fitness sur mesure ».

La démarche est humaniste car l'humain est au centre de mes préoccupations. Elle est doublement écologique aussi car d'un côté elle tient compte et considère votre propre « environnement corporel », c'est-à-dire vos compétences musculaires (puissance et souplesse) du moment, vos problèmes articulaires passagers ou non, et votre capacité à venir au sol ou pas ; et d'un autre côté, votre mouvement améliorera votre « environnement corporel ». Pour une autre nature, et culture…

On doit tous avoir une place dans une société. Toute autre organisation humaine où l'humain n'est pas au centre est incongrue, à mon avis. Pardonnez cette digression ! Cette gymnastique fait en sorte que chacun de vous se retrouve à l'aise pour aborder le mouvement, votre mouvement.

Alors ce livre s'articule autour de 8 objectifs :
- Réveil - Autonomie - Souplesse
- Affinage - Endurance - Volume
- Force - Puissance

Vous pouvez les manipuler à votre guise en fonction de votre ou vos projets musculaires, et de votre organisation hebdomadaire, mensuelle et/ou annuelle. Tout est possible ! Bien sûr, dans ce livre vous trouverez une « programmation » pour chaque objectif (temps de récupération, fréquence hebdomadaire…) qui vous guidera. C'est une base car elle respecte les fondamentaux du muscle, c'est-à-dire ses réactions aux mouvements, à la contraction (la tonicité) et à l'étirement (l'élasticité).

Je ne connais pas de médecin qui s'oppose au mouvement, cependant pour en être sûr, demandez conseil ! Mon éditeur ne m'en voudra pas si je vous dis que vous pouvez bouger en dehors de cette gymnastique, car je suis avant tout partisan du mouvement, quel qu'il soit. Bien sûr, l'avantage de cette gymnastique, un peu pensée, vécue et expérimentée, c'est qu'elle est honnête avec chacun de vous.

Bonne gymnastique !

Sommaire

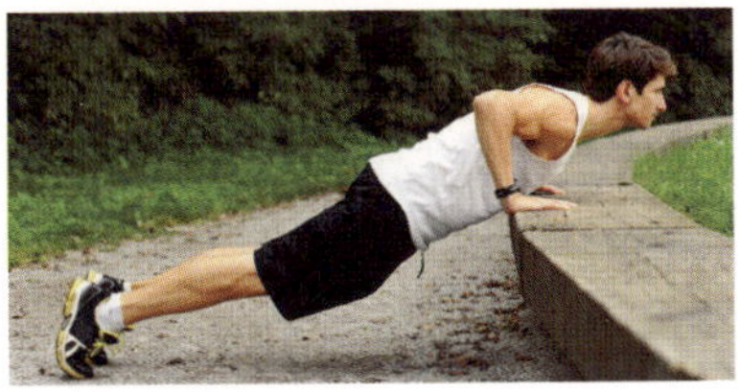

CHAPITRE 6

LA TONICITÉ 68

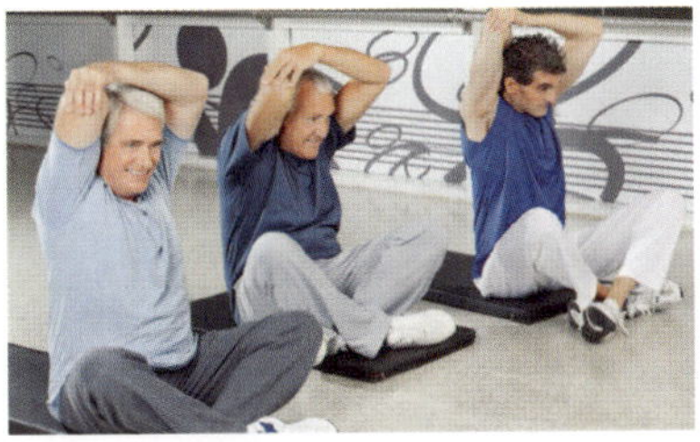

CHAPITRE 7

L'ÉLASTICITÉ 176

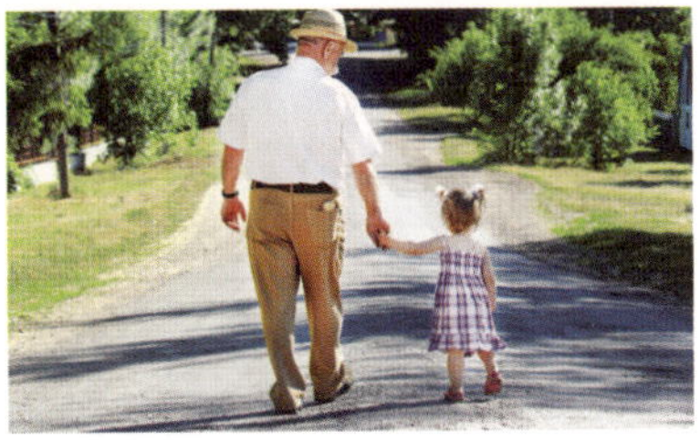

CHAPITRE 8

LES ÉQUILIBRES 200

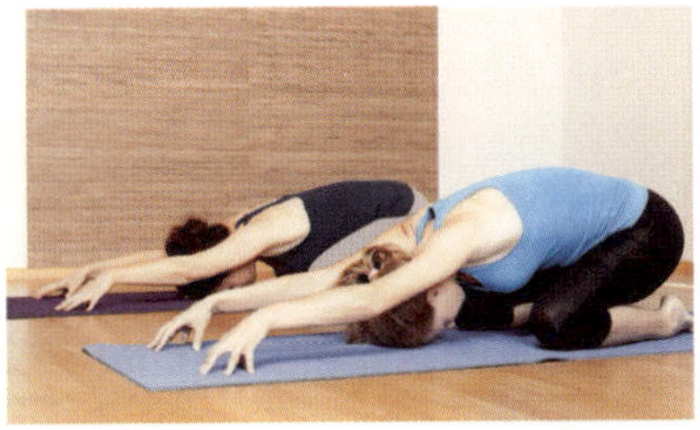

CHAPITRE 9

PRENDRE SOIN DE SON DOS, PRENDRE SOIN DE L'HUMAIN 216

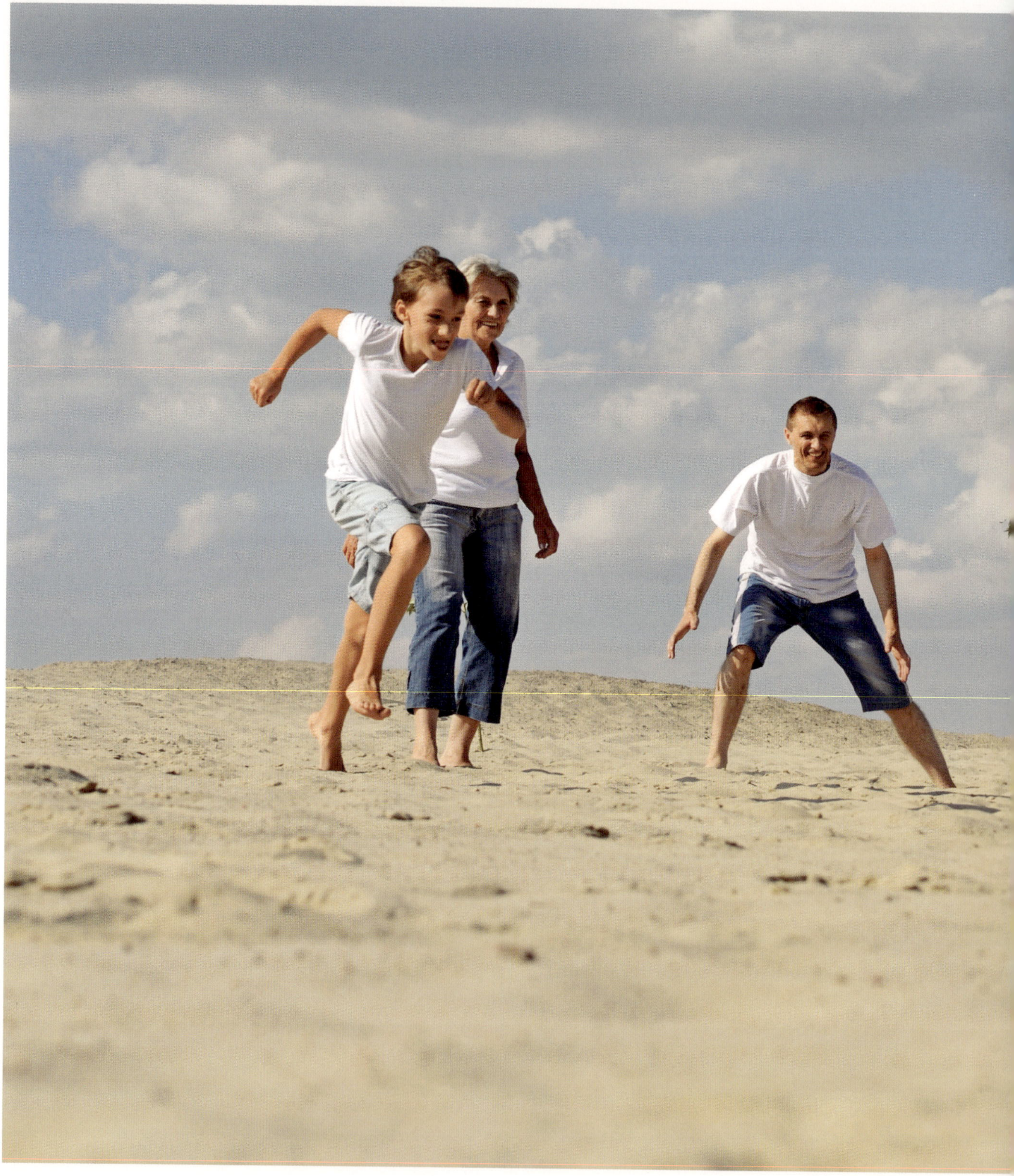

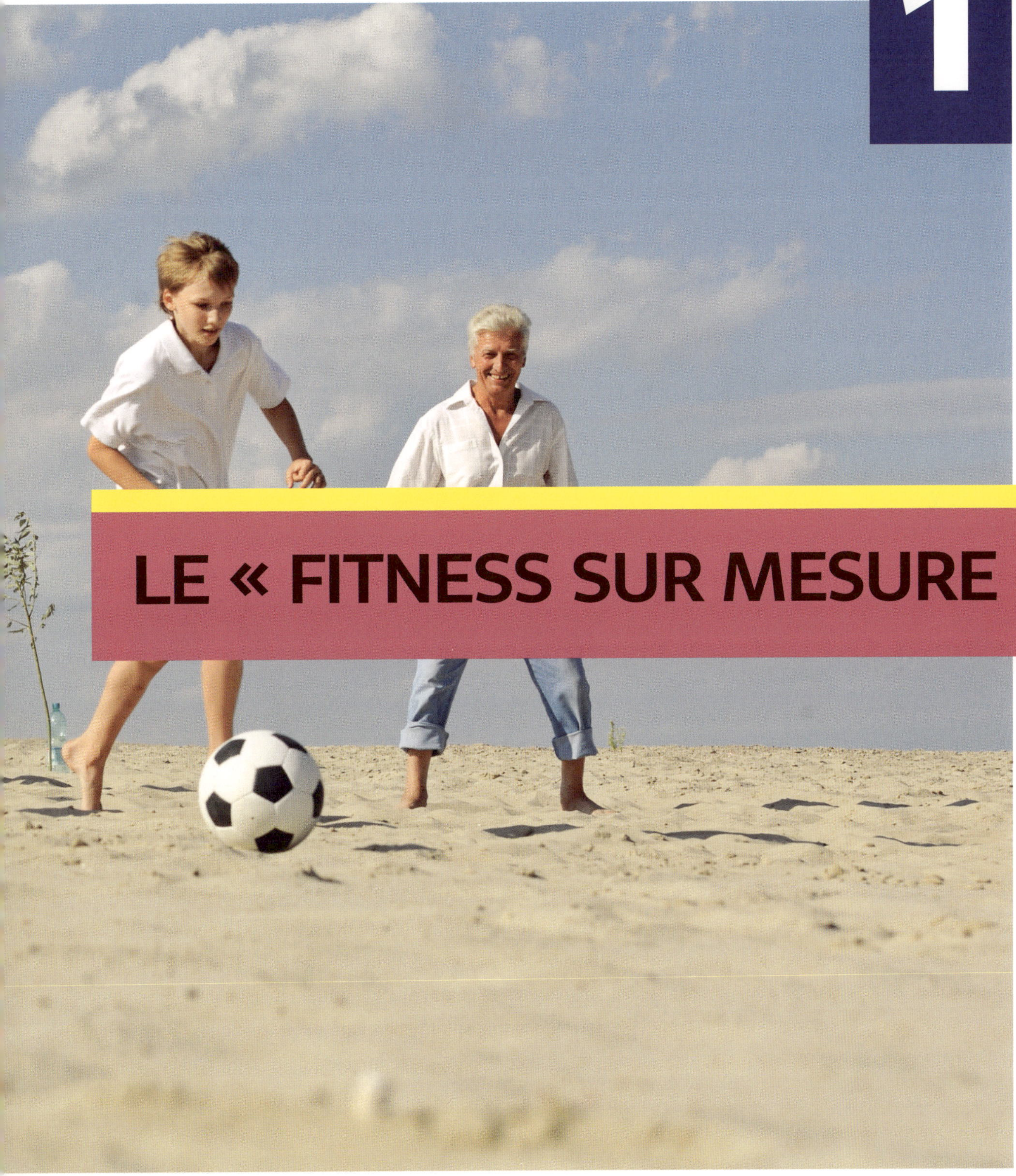

1

LE « FITNESS SUR MESURE »

LE « FITNESS SUR MESURE »

Le *Fitness sur mesure* n'est pas une simple méthode, c'est d'abord votre méthode, en fonction de vous, votre corps, votre état de forme, votre ou vos projets musculaires. Cette gymnastique, vous ne la choisissez pas, c'est elle qui vous choisit car elle part de vous, pour vous, aussi différents que vous êtes, et que nous sommes.

Avant tout, il vous faut répondre à une question : quel est votre ou vos projets musculaires ? Vous pouvez en avoir plusieurs pour un même muscle et/ou groupe musculaire (plusieurs muscles sollicités en même temps), ou pour différents groupes séparés. Que recherchez-vous pour vos muscles, votre corps ? Un réveil musculaire ? Un maintien de votre autonomie ? De la souplesse ? Un affinage, de l'endurance, du volume, de la force et/ou de la puissance musculaires ? Un peu de chaque ?

Bien sûr, il vous faut un projet réaliste ! Par exemple, si vous avez plus de 80 ans et que vous souhaitez développer de la puissance musculaire, cela me semble irréaliste et dangereux, même si vous êtes en forme. Ou au contraire, si vous êtes en pleine croissance et que vous avez la volonté d'une augmentation du volume musculaire, cela me semble aussi incongru. D'un côté, vous êtes concerné par la sarcopénie, cette atrophie musculaire naturelle, et de l'autre, vos muscles et votre squelette ne sont pas encore « matures ». Au-delà de tout ça, tout est possible, si vous êtes à l'écoute de vos corps et cœur, et que vous ne vous imposez pas des mouvements contre nature !

Votre gymnastique peut faire partie de votre vie, et évoluer tout au long de votre existence. C'est une hygiène de vie : vous mangez, vous buvez, vous dormez, vous bougez… Bougez avec ma gymnastique, ou autrement, mais bougez ! Il nous faut une vie en mouvement. Moins notre corps bouge, moins il bougera. Et ce, quel que soit l'âge !

DÉMARCHE

1 Un projet ou des projets musculaires clairs et réalistes dans votre tête, traduits en objectifs (de 1 à 8 : Réveil, Autonomie, Souplesse, Affinage, Endurance, Volume, Force, Puissance).

2 Des mouvements choisis parmi les planches de dessins afin de vivre votre projet unique ou multiple, et surtout personnel.

3 Un échauffement général ou particulier pour donner la chance au mouvement gymnique ou autre.

4 Des étirements généraux ou spécifiques pour mieux récupérer, préparer le corps à l'effort, ou encore gagner en souplesse.

5 La détermination d'une référence (votre référence) pour la plupart des objectifs, qui vous permettra, régulièrement, de suivre votre progression.

Une fois la démarche acquise, vous vous lancerez dans votre propre programme avec une formule journalière, hebdomadaire, mensuelle et/ou annuelle. En choisissant un « objectif », vous découvrirez automatiquement votre programmation (quantité, temps de récupération…). Bien sûr, vous pourrez toujours l'ajuster à vos capacités et vos besoins, car tout part de vous. Et cette gymnastique vous appartient.

Pour moi, il n'y a que de l'humain. Et si vous souhaitez que votre gymnastique soit encadrée, surtout si elle est intensive (par exemple : formule chronométrée, voir chapitre 2), alors équipez-vous d'un cardiofréquencemètre afin de savoir si, à chaque occasion de bouger, vous musclez ou plutôt fatiguez votre cœur. Les notices de ce type de matériel sont assez explicites. Mais généralement, « le cœur se fatigue surtout à ne rien faire ! »[1]

La double-page suivante détaille le contenu des colonnes des différentes planches de dessins qui alimenteront en mouvements les huit objectifs différents de cette gymnastique.

[1] *(source : Le Guide santé des seniors, Professeur F. Piette et Docteur s. Weil-Engerer, édition Odile Jacob, 2003).*

MODE D'EMPLOI : LECTURE D'UNE PLANCHE

MOUVEMENT DE BASE	VARIANTES PUISSANCES	VARIANTES ARTICULAIRES
Dans cette colonne, vous trouverez le descriptif du mouvement qui sert de base pour un « Fitness sur mesure ».	Ici, différentes formules vous sont présentées afin de considérer votre niveau de puissance.	Les « variantes articulaires » tiennent compte de vos articulations, de toutes celles engagées dans le « mouvement de base ».
Il n'est pas une référence, ni un modèle pour vous.	Le bon mouvement est celui qui vous convient. Ni trop facile, ni impossible. Entre les deux !	Si elles sont sensibles, douloureuses à l'appui ou dans le mouvement, vivez un mouvement qui neutralise l'articulation sensible, tout en sollicitant le muscle ou groupe visé.
Il est un repère, un guide dans votre recherche de votre propre mouvement.	Il vous faut vous placer en situation de réussir !	Donnez la chance au mouvement sans vous abîmer !
Si vous respectez votre corps, et si vous êtes à son écoute (état de forme, fatigue), vous trouverez votre mouvement dans la planche de dessins. Ce peut être le « mouvement de base » proposé, un autre dans la planche, ou encore un autre.	Par exemple : si après 10 répétitions le mouvement devient impossible, alors prenez-en un plus simple ! Au contraire, si aucune fatigue n'apparaît après plus de 50 répétitions, alors changez pour plus puissant !	Par exemple : si votre dos est sensible, fragile, alors essayez un mouvement avec la mention « ménagement du dos ».
Je suis convaincu que vous trouverez votre mouvement en manipulant les diverses variantes.		

NE VIENT PAS AU SOL	VARIANTES MULTIPLES	CATÉGORIE
Comme je vous considère tous, sans exception, le mouvement doit s'adapter à vous.	Les « variantes multiples » figurent dans des colonnes surplombées d'un cartouche bleu, dans la partie inférieure de la page.	Présentée dans une bulle en haut à droite, elle indique le secteur corporel en action.
Que vous soyez contraint ou pas, temporairement ou non, à rester debout, assis(e) ou couché(e), vous pouvez vivre votre gymnastique.	Elles rassemblent, mixent 2 ou 3 variables énoncées précédemment (« Variantes puissances », « Variantes articulaires » et « Ne vient pas au sol »).	Pour la tonicité, des points rouges sur les personnages repères permettent d'identifier les muscles en action.
Quoi qu'il arrive, qui que nous soyons, nous bougeons à « notre mesure, sur mesure, sans démesure ! »	Ce sont des exemples, et la liste n'est pas exhaustive. En maniant les différentes variables, tout est possible pour un mouvement qui vous ressemble.	Pour l'élasticité, ce sont des points bleus.
Jetez un coup d'œil dans le chapitre 4, vous trouverez les techniques pour « venir au sol et se relever » en sécurité et de manières facilitantes !	Et je reste persuadé que votre mouvement est là. Vous le choisirez ou il vous choisira !	

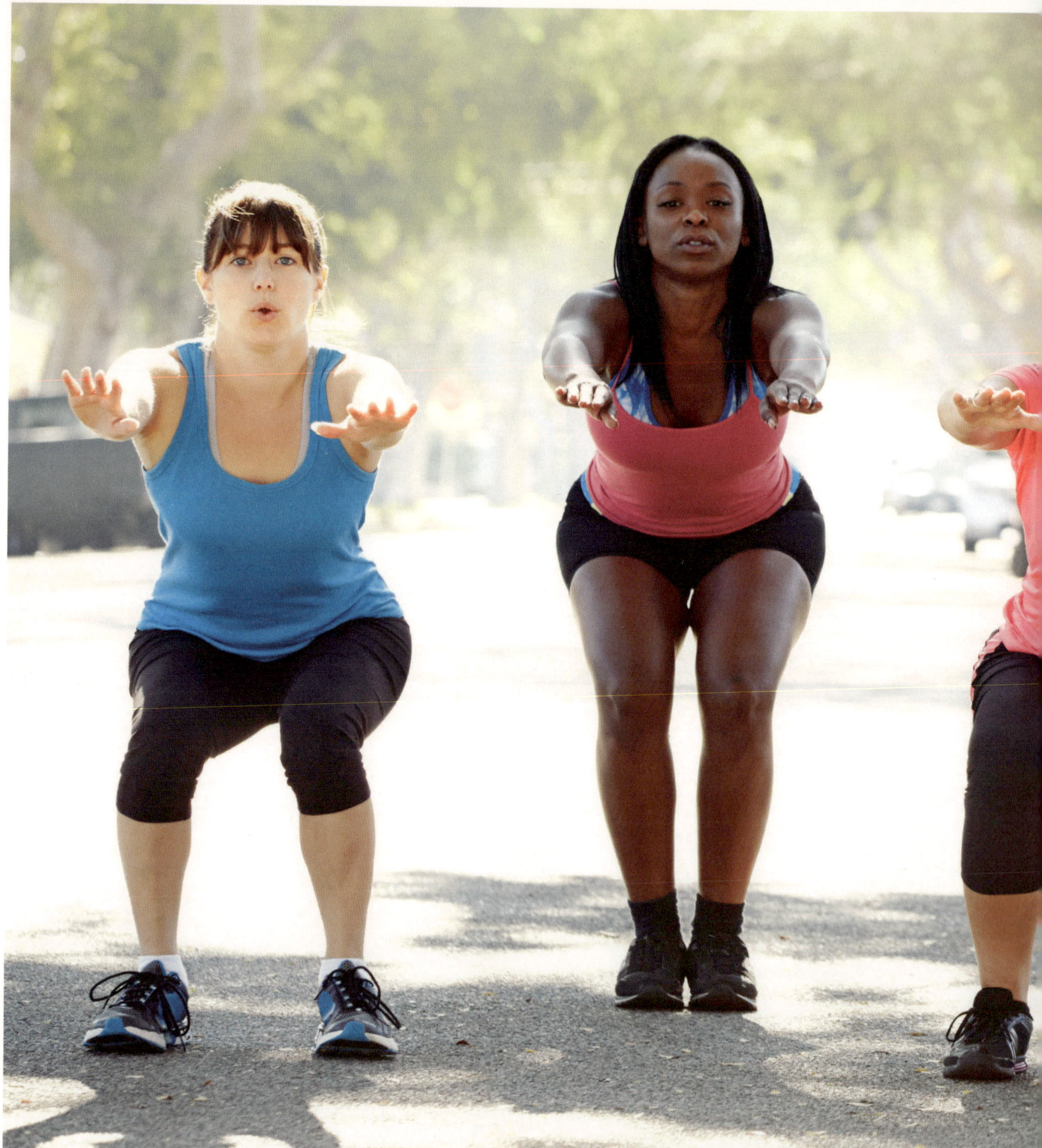

2

LES 8 OBJECTIFS ET LEUR PROGRAMMATION

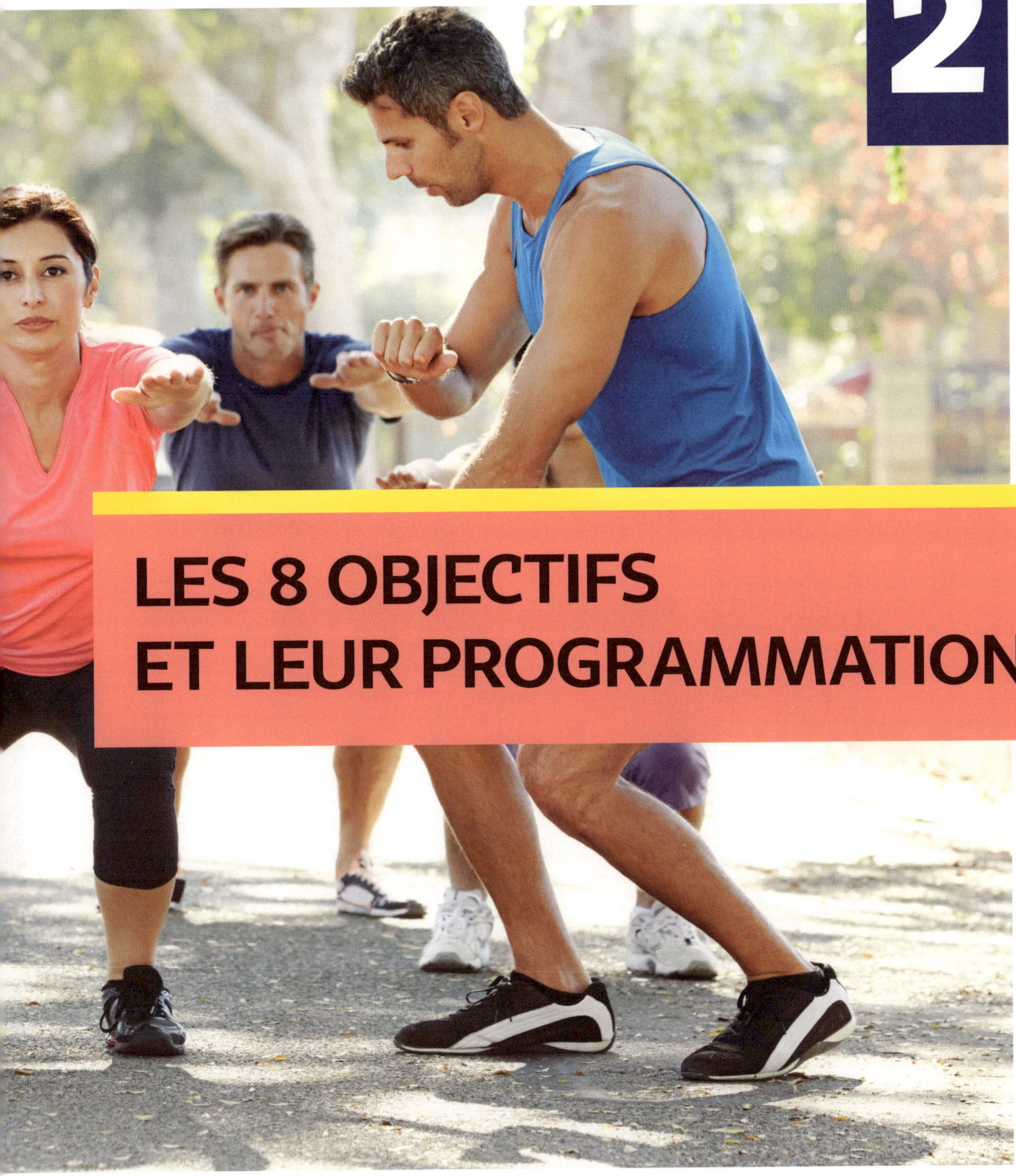

LES 8 OBJECTIFS ET LEUR PROGRAMMATION

Ces huit objectifs ciblent tous les projets musculaires, toutes les vies en mouvement – quel que soit l'âge –, et tous les corps. Et nous sommes tous différents, avec des projets et des niveaux différents. Chacun de nous évolue et change au cours de sa vie.

Vous pouvez avoir un seul projet de mouvement pour une seule vie, alors vous n'aurez qu'un seul objectif. Ou avoir plusieurs projets au cours de votre vie, et donc plusieurs objectifs. Plusieurs projets pour un même groupe musculaire, toujours plusieurs objectifs. Un même projet pour plusieurs groupes musculaires, alors un objectif. Plusieurs projets pour plusieurs groupes musculaires…

Voici « la bande des huit » :

OBJECTIF 1 : « RÉVEIL » ou « de l'immobilité à la mobilité ».
• **Référence de départ et suivi :** vous et votre besoin ou non de bouger.
• **Programmation :** mouvements et postures ; libres, pas de quantité prédéfinie, ni de fatigue musculaire visée ; possible tous les jours ; plusieurs fois par jour et au moins 2 min à chaque fois ; tout le corps peut être concerné.
• **Votre source :** servez-vous dans les chapitres 3, 6, 7 et 9.

OBJECTIF 2 : « AUTONOMIE » ou « le maintien et/ou développement de l'autonomie ».
• **Référence de départ et suivi :** votre capacité plus ou moins efficace à venir au sol et vous relever seul(e).
• **Programmation :** mouvements et postures ; 10 à 30 répétitions pour un mouvement choisi, et de 1 à 2 séries ; récupération totale, on prend son temps ; possible tous les jours, et de 10 à 30 min par jour ; pour tout le corps.
• **Votre source :** servez-vous dans le chapitre 3 au début, puis dans les chapitres 4, 5, 6, 7, 8 et 9.

OBJECTIF 3 : « SOUPLESSE » ou « gagner de l'amplitude articulaire ».
• **Référence de départ et suivi :** à vous de trouver les repères afin de mesurer vos degrés d'amplitude articulaire.
• **Programmation :** 15 à 20 secondes par posture, séries et récupérations libres ; possible tous les jours ; de 15 à 30 min par jour ; pour tous les groupes musculaires.
• **Votre source :** servez-vous dans les chapitres 7 et 9.

OBJECTIF 4 : « AFFINAGE » ou « récupérer des muscles fins et secs ».
• **Référence de départ et suivi** (en plus : mètre de couturière, et nutritionniste si besoin) : à partir d'une performance maximum

chronométrée ou pas sur 1 min (détaillée plus loin).
• **Programmation :** mouvements et postures ; hebdomadaire, au moins 2 fois par semaine ; 30 min ou plus à chaque fois ; un à plusieurs groupes musculaires.
• **Votre source :** servez-vous dans le chapitre 6 (associé aux chapitres 3, 7 et 9).

OBJECTIF 5 : « ENDURANCE » ou « gérer des efforts longs à intensité moyenne ».
• **Référence de départ et suivi :** à partir d'une performance maximum chronométrée ou pas sur 1 min (détaillée plus loin).
• **Programmation :** mouvements et postures ; hebdomadaire, au moins 2 fois par semaine ; 30 min ou plus à chaque fois ; un ou plusieurs groupes musculaires.
• **Votre source :** servez-vous dans le chapitre 6 (associé aux chapitres 3, 7 et 9).

OBJECTIF 6 : « VOLUME » ou « développer les muscles ».
• **Référence de départ et suivi** (en plus : mètre de couturière, et nutritionniste si besoin) : à partir d'une performance maximum chronométrée ou pas sur 1 min (détaillée plus loin).
• **Programmation :** mouvements ; hebdomadaire, au moins 2 fois par semaine ; 30 min ou plus à chaque fois ; un ou plusieurs groupes musculaires.
• **Votre source :** servez-vous dans le chapitre 6 (associé aux chapitres 3 et 9).

OBJECTIF 7 : « FORCE » ou « gagner en force ».
• **Référence de départ et suivi :** à partir d'une performance maximum chronométrée ou pas sur 1 min (détaillée plus loin).
• **Programmation :** mouvements ; hebdomadaire, au moins 2 fois par semaine ; 30 min ou plus à chaque fois ; un ou plusieurs groupes musculaires. 48 à 72 h de repos pour un même groupe musculaire.
• **Votre source :** servez-vous dans le chapitre 6 (associé aux chapitres 3, 7 et 9).

OBJECTIF 8 : « PUISSANCE » ou « associer la vitesse à la force ».
• **Référence de départ et suivi :** à partir d'une performance maximum chronométrée ou pas sur 1 min (détaillée plus loin).
• **Programmation :** mouvements ; hebdomadaire, au moins 2 fois par semaine ; 30 min ou plus à chaque fois ; un ou plusieurs groupes musculaires. 48 à 72 h de repos pour un même groupe musculaire.
• **Votre source :** servez-vous dans le chapitre 6 (associé aux chapitres 3, 7 et 9).

REMARQUE :
si votre projet concerne plusieurs groupes musculaires, avec un unique objectif ou pas, vous pouvez travailler en « circuit » : c'est-à-dire effectuer une répétition pour chaque groupe et faire la suivante. Le déroulement du circuit organise automatiquement le temps de récupération.

Tout peut être envisageable, en restant bien sûr à l'écoute de son corps ! Car il y a, vous l'imaginez, des programmes qui à la fois vieillissent mal avec le temps et sont déconseillés pour des jeunes en pleine croissance. Je pense surtout aux trois objectifs suivants : 6 « Volume », 7 « Force » et 8 « Puissance ».

LA NOTION DE « RÉFÉRENCE MAXIMUM CHRONOMÉTRÉE OU NON »

Quel que soit le ou les objectifs retenus, il vous faut une référence. Un repère, un point de départ qui vous permettra dans le temps de contrôler l'efficacité du vécu de votre propre programme. Et l'efficacité est votre capacité, entre autres, avec l'entraînement, à augmenter le nombre de mouvements de cette même « référence maximum ». Alors cette référence, pour qu'elle soit réaliste et réalisable, autant qu'elle vienne de vous. Elle n'a pas à être définie en dehors de vous-même. On met de côté tous ces tableaux qui classent les gens par sexe, âge, et niveaux de répétitions de mouvements dits « modèles », universels. On ignore tout ça ! Car nous savons que tous les mouvements ne sont pas obligatoirement bien vécus par tout le monde. Le mouvement naît de vous, et s'adapte à vous. Et non le contraire ! Nous savons aussi que nous avons tous un corps différent avec un historique du mouvement distinct. Nous n'avons pas à être en concurrence avec d'autres, sauf en situation de compétitions officielles « organisées ». Cette gymnastique vous propose d'être surtout en accord avec vous-même.

Pour les trois premiers objectifs (1, 2 et 3), la référence de chacun est explicitée pp. 16-17. Pour les cinq autres objectifs (de 4 à 8), une explication est nécessaire.

Donc, de 4 à 8, il vous faut une référence « quantité » (maximum de mouvements réalisés par vous-même en une seule fois) pour débuter ensuite ou un autre jour, un programme « qualité » (en accord avec votre corps et votre projet). Tout est défini à partir de vous !

Cependant, je vous propose deux formules afin de déterminer votre maximum, car là aussi je dois tenir compte de nos différences, différences « d'explosivité ». En effet, chacun de nous est plus ou moins rapide dans l'exécution des mouvements. **Doucement avec votre cœur !** Équipé d'un cardiofréquencemètre, vous pouvez suivre votre cœur dans l'effort. Quelles que soient notre rapidité et notre tonicité, nous devons réussir à établir une référence maximum personnelle.

Si vous pouvez réaliser **au moins 2 mouvements par seconde** alors je vous propose **la formule chronométrée avec un maximum de mouvements en 1 minute** (connaissance de son propre cœur).

En revanche, si votre corps préfère moins de vitesse dans l'exécution, **inférieure ou égale à 1 mouvement par seconde,** alors préférez l**a formule non chronométrée.** Cette formule reste malgré tout rapide. Il n'y a pas de moment de récupération.

REMARQUES

Si vous vous lancez dans une formule chronométrée avec votre mouvement (« mouvement choisi ») et qu'au bout de 20 secondes vous êtes obligé d'arrêter, brutalement, épuisé (le muscle et le cœur), alors là il vous faut préférer la formule non chronométrée !

À l'inverse, vous avez mis de côté le chronomètre et, après plus de 50 mouvements, aucune fatigue réelle du groupe musculaire visé n'apparaît, je vous propose de prendre un mouvement plus compliqué, ou d'exécuter le mouvement initial plus rapidement avec un chronomètre sur 1 minute. À vous de tester et de mieux vous connaître dans l'exécution des mouvements afin de faire un choix adapté !

Et puis, de vous à moi, si le chronomètre vous motive, alors que la réalisation est « lente », gardez le chronomètre avec vous. Bien sûr, au bout d'une minute, le groupe musculaire doit être fatigué, sinon vous changerez de mouvement. Vous le savez, ce qui m'intéresse c'est que vous vous mettiez en mouvement, et que la gymnastique s'adapte à vous et non le contraire ! Alors, tout est possible, tant que vous êtes à l'écoute de vos corps et cœur et que votre référence est la vôtre.

Attention : pour les seniors, les jeunes en pleine croissance, et/ou ceux qui ont des pathologies cardiaques, je vous déconseille la formule chronométrée !

Dernière remarque, pour les objectifs 6, 7 et 8, en formule chronométrée ou pas, si vous souhaitez à la fois répondre à ces trois objectifs et fatiguer plus vite le muscle ou le groupe musculaire visé, vous pouvez aussi travailler en « stato-dynamique ». Le « stato-dynamique » consiste à associer des moments statiques en résistance dans la « référence maxi », et bien sûr dans la répétition en mouvement. Par exemple dans « autour des pompes », vous faites finalement le « mouvement de base », et tous les 5 ou 10 mouvements, vous restez en demi-pompe 2 à 3 secondes. Vous remarquerez, dans la colonne « variante puissance », que je propose de ne pas vivre ce fameux « stato-dynamique » mais plutôt de rester en dynamique pour ceux qui ont des soucis de puissance (= le non-stato-dynamique).

Évoquons à présent le terme de « maximum ». La définition de « maximum » est subjective, dans la mesure où ce qui l'est pour l'un ne l'est pas pour l'autre. Quel est le maximum pour moi ? Si je vous donne une définition, elle sera subjective. Elle engagera ma personnalité, mon expérience du mouvement. Et ma subjectivité n'est pas supérieure à la vôtre.
Voici une liste non exhaustive de définitions de « maximum », recueillies au cours de mes diverses rencontres, qui me semblent acceptables, car humaines :

- « Quand j'ai une douleur de fatigue qui apparaît sur le groupe musculaire visé, et que j'atteins un chiffre rond, par exemple 50, j'arrête ! »

- « Quand, dans ma tête, j'entends une petite voix me dire : « Stop ! », je pense que c'est mon maximum ! »

- « Quand je sens que je suis fatigué et que j'ai atteint la minute, c'est bon pour moi, j'ai fait mon contrat ! »

- « Quand je ressens que le groupe musculaire visé sature et qu'un autre cherche à prendre en charge le mouvement, je stoppe immédiatement ! » (Par exemple le dos qui prend en charge un mouvement d'abdominaux)

La seule chose objective est de repérer notre propre condition subjective et de l'expérimenter à chaque tentative d'une « référence maximum », dans le cadre d'une performance personnelle. Car bien se connaître dans le mouvement, c'est aussi percevoir notre propre subjectivité et organiser notre vie autour d'elle.
Dans les tableaux qui suivent, vous remarquerez que le choix de la formule chronométrée ou non a des conséquences sur le déroulement de chacun des objectifs 4, 5, 6, 7 et 8.

Exemple :

Si je choisis un « affinage » musculaire (4) avec une « référence maximum chronométrée » (tableau de gauche, ci-dessous), alors mes répétitions, au nombre de 8, seront chacune aussi chronométrées. Une répétition de 8 mouvements consécutifs, c'est-à-dire 30 % de ma référence maximum et en 18 secondes (30 % de la minute).
Si ce même objectif s'organise après une référence maximum non chronométrée (tableau de droite), alors mes répétitions seront aussi au nombre de 8, toujours à 30 % de ma référence maximum, mais sans notion de temps pour les réaliser.

Deux formules, l'une explosive, l'autre moins, qui sont toutes deux respectables. Il n'y a pas de hiérarchie entre elles. Celui ou celle qui va au bout de lui ou d'elle-même avec ou sans chronomètre a le même mérite.

Essayez de trouver le bon compromis entre votre fatigue musculaire et votre capacité à récupérer. Par exemple, si vous avez une formule chronométrée, un objectif 5 « Endurance » et que vous n'arrivez pas à exécuter la 8e répétition en 30 secondes, c'est qu'il manque de la récupération. Faites aussi le bilan au bout de deux à trois jours de repos, de l'état de votre corps, de la fatigue, et

RÉFÉRENCE MAXIMUM
CHRONOMÉTRÉE SUR 1 MINUTE

Objectifs	4 (Aff.)	5 (E)	6 (V)	7 (F)	8 (P)
Intensité	30 %	50 %	70 %	80 %	90 %
Répétition	8 (18 s)	6 (30 s)	4 (42 s)	3 (48 s)	2 (54 s)
Récupération/ Répétitions	30 s à 1 min	1 à 2 min	1 à 1 min 30 s	3 à 5 min	3 à 6 min
Séries	2	2	3	2	2
Récupération/ Séries	3 à 7 min				

RÉFÉRENCE MAXIMUM
NON CHRONOMÉTRÉE

Objectifs	4 (Aff.)	5 (E)	6 (V)	7 (F)	8 (P)
Intensité	30 %	50 %	70 %	80 %	90 %
Répétition	8	6	4	3	2
Récupération/ Répétitions	30 s à 1 min	1 à 2 min	1 à 1 min 30 s	3 à 5 min	3 à 6 min
Séries	2	2	3	2	2
Récupération/ Séries	3 à 7 min				

de l'intensité des courbatures. Si la courbature limite les mouvements du quotidien, alors le corps a été un peu « meurtri ». Il faudra un réajustement ! Même chose pour les séries proposées, avant de toutes les vivre, faites déjà un bilan après une série ! Commencez par une, et voyez comment votre corps réagit.

Référence à actualiser

Toute référence doit être actualisée régulièrement afin de suivre votre progression.

Pour l'objectif 1 « Réveil », lorsque vous constatez que votre corps se « réveille » rapidement, que les temps d'immobilité se réduisent considérablement et que vous avez moins de difficulté à sortir de votre sédentarité, n'hésitez pas à aller au-delà avec plus de mouvements encore.

Pour l'objectif 2 « Autonomie », lorsque vous vous sentez plus tonique, plus souple, avec plus d'équilibre, vous pouvez tenter à nouveau de venir au sol et vous relever, en sécurité.

Pour l'objectif 3 « Souplesse », lorsque vous sentez que l'étirement est moins exigeant, moins contraignant, le muscle est moins un frein au mouvement, alors passez à une nouvelle mesure afin de contrôler votre nouvelle amplitude articulaire.

Pour les objectifs 4, 5, 6, 7 et 8, lorsque vous vous apercevez lors des formules chronométrées que vous gérez plutôt facilement vos répétitions (plus ou moins inférieures à 5 secondes au temps prescrit), il vous faut vivre à nouveau une « référence maximum ». Pour la formule sans chronomètre, vous identifierez la nécessité d'actualiser votre référence quand la fatigue ne se fera plus sentir, quand le temps de récupération ne semblera plus nécessaire non plus.

En tout cas, si votre programmation s'organise sur 1 séance par semaine, alors faites une mise à jour de votre « référence maximum » au moins une fois par mois. Et si plus de séances il y a, alors des actualisations régulières seront utiles.

Pour l'objectif 8 « Puissance », si vous êtes capable de choisir un mouvement plus puissant que celui vécu précédemment, cela peut être un bon indicateur de votre progression. Et si vous gardez le même et que votre vitesse d'exécution s'accentue, là aussi il y a un progrès.

Pour les objectifs 4 « Affinage » et 6 « Volume », le mètre de couturière est un bon outil pour évaluer votre progression. Par exemple, vous pouvez prendre les mensurations de vos cuisses régulièrement, pour un programme ciblant les cuisses.

La page suivante vous propose deux tableaux comme outils afin de reporter vos références maximum, et vos mouvements choisis pour chaque groupe musculaire, si vous choisissez un programme complet. Le premier tableau s'adresse aux programmes chronométrés, et le second aux non chronométrés. Vous pouvez tout à fait les reporter sur un tableur numérique. Libre à vous de créer vos propres outils pour répertorier votre pratique gymnique.

Formule	La répétition à 30 % en 18 s (30 % de la minute)	**Objectifs**	4 (Aff.)	5 (E)	6 (V)	7 (F)	8 (P)
Chronométrée	La répétition à 50 % en 30 s (50 % de la minute)	**Répétition**	8	6	4	3	2
(Maxi + Programme)	La répétition à 70 % en 42 s (70 % de la minute)	**Récupération/ Répétitions**	30 s à 1 min	1 à 2 min	1 à 1 min 30 s	3 à 5 min	3 à 6 min
	La répétition à 80 % en 48 s (80 % de la minute)	**Séries**	2	2	3	2	2
N° Groupe musculaire	**Description**	**Récupération/ Séries**	3 à 7 min				
		Maxi/1 min	8 x 30%	6 x 50%	4 x 70%	3 x 80%	2 x 90%
Le haut du corps	**« Le À genoux » dans « Autour des pompes »**	**44**	13,2	22	30,8	35,2	39,6
Le bas-ventre							
Les fessiers							
La ceinture abdominale							
Le dos							
Les membres inférieurs							

Objectif « Affinage » (4), ici : 2 x 8 x 13 = 208
2 séries de 8 répétitions de 13 pompes à genoux
Après une répétition de 13, vous avez de 30 sec à 1 min de repos.
S'il s'agit d'un circuit (x groupes musculaires), la 2e répétition apparaîtra après le vécu de l'ensemble des 1res de chaque groupe.
Après la première série de 8, vous aurez de 3 à 7 min de repos, avant la seconde.

Rappel : choisissez cette formule chronométrée si vous êtes capable de réaliser au moins 2 mouvements par seconde.
Votre maximum = 100 % à la minute (si après 1 min le muscle ou groupe musculaire n'est pas fatigué, alors choisissez un mouvement plus difficile).

		Objectifs	4 (Aff.)	5 (E)	6 (V)	7 (F)	8 (P)
Formule		**Répétition**	8	6	4	3	2
Non chronométrée (Maxi + Programme)		**Récupération/ Répétitions**	30 s à 1 min	1 à 2 min	1 à 1 min 30 s	3 à 5 min	3 à 6 min
		Séries	2	2	3	2	2
	Les répétitions sont sans notion de temps (les mouvements sont à enchaîner malgré tout. Pas de pause !)	**Récupération/ Séries**		3 à 7 min			
N° Groupe musculaire	**Description**	**Maxi**	8 x 30%	6 x 50%	4 x 70%	3 x 80%	2 x 90%
Le haut du corps		**0**	0	0	0	0	0
Le bas-ventre	**Le « décroisé » dans « Le pédalage double »**	**70**	21	35	49	56	63
Les fessiers							
La ceinture abdominale							
Le dos							
Les membres inférieurs							

Objectif « Endurance » (5) : 2 x 6 x 35 = 420
Après une répétition de 35, vous avez de 1 à 2 min de repos.
Pour un programme en circuit, c'est le même principe qu'au-dessus.
Après la première série de 6, vous aurez de 3 à 7 min de repos avant la seconde.

Rappel : choisissez cette formule non chronométrée si vous êtes capable de réaliser au plus un mouvement par seconde.
Votre maximum = 100 % sans notion de temps (si vous faites plus de 150 répétitons, alors choisissez un mouvement plus difficile).

Programmation

Dans tous les cas, quel que soit votre projet ou votre objectif, il vous faut de l'organisation, de la régularité et de la persévérance. Ce temps de « mouvements organisés » est pour vous. Et votre corps, avec le ou les mouvements choisis, s'adaptera.

Exemples de programmations classiques :

Un objectif « Réveil » (1)*, de 10 à 15 fois par jour ; pendant 2 minutes à chaque fois ; afin de sortir de mon état de sédentaire (obligé ou pas), avec des mouvements pris dans les chapitres « Échauffements » et « Élasticité ». Je m'étire comme un chat.*

Un objectif « Autonomie » (2), *chaque matin ; avant de me lever ; des mouvements pris dans les chapitres « Échauffements » et/ou « Tonicité » ; échauffement des hanches et pédalage d'une jambe, allongé(e).*

Un objectif « Souplesse » (3), *tous les deux jours ; pendant 20 minutes à chaque fois, des mouvements pris dans le chapitre « Élasticité ».*

Un objectif « Affinage » (4), *avec une référence chronométrée ; 2 fois par semaine ; séance de 45 minutes à chaque fois ; pour mes fessiers et cuisses, mouvements pris dans « Tonicité » et « Élasticité ».*

Un objectif « Endurance » (5), *avec une référence non chronométrée ; 2 fois par semaine ; séance d'une heure dont 10 minutes d'étirements à la fin chaque fois, pour l'ensemble du corps ; mouvements pris dans les chapitres « Tonicité » et « Élasticité ».*

Un objectif « Volume » (6), *avec une référence chronométrée actualisée toutes les 3 semaines ou moins ; 3 fois par semaine ; 30 minutes à chaque fois, pour mes pectoraux, mouvements pris dans le chapitre « Tonicité ».*

Un objectif « Force » (7), *avec une référence non chronométrée actualisée toutes les 3 semaines ; 2 fois par semaine ; 30 minutes à chaque fois, pour mes abdominaux, mouvements choisis dans le chapitre « Tonicité ».*

Un objectif « Puissance » (8), *avec une référence chronométrée actualisée toutes les 3 semaines ; 2 fois par semaine ; 30 minutes à chaque fois, sur ma ceinture scapulaire (biceps), mouvements pris dans le chapitre « Tonicité ».*

Exemples de programmations moins classiques :

Un objectif « Endurance » (5), avec une référence chronométrée et actualisée une fois par mois, sept groupes musculaires visés (un par jour), séance de 30 minutes par jour, avec des mouvements pris dans le chapitre « Tonicité ».

Un objectif « Volume » (6), sous forme pyramidale croissante (1 répétition à 65 %, 70 %, 75 %, 80 %, et 85 %) ; 2 fois par semaine ; 30 minutes à chaque séance, avec des mouvements pris dans le chapitre « Tonicité », pour mes triceps ; référence non chronométrée actualisée toutes les 3 semaines.

Un objectif « Force » (7), sous forme pyramidale croissante (1 répétition à 80 %, 85 %, 90 %, 95 %, 100 %) ; 2 fois par semaine ; 30 minutes à chaque séance, avec des mouvements pris dans le chapitre « Tonicité », pour mes cuisses antérieures (quadriceps) ; référence chronométrée actualisée toutes les 3 semaines.

Un objectif « Endurance » (5), sous forme pyramidale croissante, décroissante ou entière (1 répétition à 15 %, 30 %, 40 %, 50 %, 70 %, 80 %, 90 %, 100 %) ; 2 fois par semaine ; 30 minutes à chaque séance ; avec des mouvements pris dans le chapitre « Tonicité » ; pour mes abdominaux ; référence chronométrée actualisée une fois par mois.

EXEMPLE D'UN PROGRAMME HEBDOMADAIRE

Sédentaire, je me remets à bouger, et je souhaite retrouver l'endurance de mes bras et abdominaux

	RÉVEIL	AUTONOMIE	SOUPLESSE	AFFINAGE	ENDURANCE	VOLUME	FORCE	PUISSANCE
LUNDI	10 à 15 min							
MARDI								
MERCREDI								
JEUDI	tous les matins							
VENDREDI								
SAMEDI								
DIMANCHE								

1re semaine : « Réveil » ; **2e semaine :** « Réveil » + 1 « Endurance » ;
3e semaine : « Réveil » + 2 « Endurance » ; à partir de la **4e semaine :** 2 à 3 « Endurance ».

MES PROGRAMMES EXCEPTIONNELS

Je décide de considérer les moments prévus et imprévus au cours de l'année

	RÉVEIL	AUTONOMIE	SOUPLESSE	AFFINAGE	ENDURANCE	VOLUME	FORCE	PUISSANCE
PRÉPA "SKI"								
PRÉPA "ÉTÉ"								
PRÉPA "RANDO"								
APRÈS BLESSURE								

ÉCHAUFFEMENT DE 1 À 9

LE PÉRINÉE

POUR MON DOS

TECHNIQUES POUR ÉVOLUER AU SOL

LES ÉQUILIBRES

TONICITÉ DE 1 À 52

(1 à 8). Le haut du corps
(9 à 17). Le bas-ventre
(18 à 26). Les fessiers
(27 à 35). La ceinture abdominale
(36 à 43). Le dos
(44 à 53). Les membres inférieurs

ÉLASTICITÉ de 1 à 10

1. Bras et épaules antérieures + poitrine
2. Bras postérieurs
3. Épaule externe et postérieure + dos
4. Abdomen antérieur
5. Abdomen antéro-latéral
6. Cuisses et jambes antérieures
7. Muscles postérieurs du corps
8. Cuisses internes
9. Cuisses externes
10. Jambes postérieures

EXEMPLE D'UN PROGRAMME ENDURANCE HEBDOMADAIRE DÉTAILLÉ

Déroulement de mon programme « Endurance » (obj. 5) pour mes bras et abdominaux

PÉRIODE	**Entre 2 et 4 mois**						
FORMULE	**Non chronométrée (référence à actualiser une fois par mois)**						
PLANNING EN DÉTAILS	**LUNDI**	**MARDI**	**MERCREDI**	**JEUDI**	**VENDREDI**	**SAMEDI**	**DIMANCHE**
GROUPES MUSCULAIRES		Pectoraux Grand droit			Triceps brachial Les obliques		
DURÉE TOTALE		40 à 45 min			40 à 45 min		
FORME		Circuit			Circuit		
CHAPITRE 3 "ÉCHAUFFEMENT"		De 1 à 9			De 1 à 9		
CHAPITRE 7 "ÉLASTICITÉ"		≥ 10 min Le 1 (Bain de soleil) Le 4 (le Mini)			≥ 10 min Le 2 (assis(e)) Le 5 (limiter écart-jambes)		
CHAPITRE 9 "POUR MON DOS"		Dos Avant/pendant /après			Dos Avant/pendant /après		
CHAPITRE 6 "TONICITÉ"		Planche 5 (le À genoux) Planche 29 (le Soutien nuque)			Planche 2 (le Groupé) Planche 31 (le Soutien nuque)		
OBJECTIF 5 "ENDURANCE"		50 % du maxi Pas chrono Répétitions : 6 Récup./circuit Série : 2 Récupération : 3 à 7 min			50 % du maxi Pas chrono Répétitions : 6 Récup./circuit Série : 2 Récupération : 3 à 7 min		

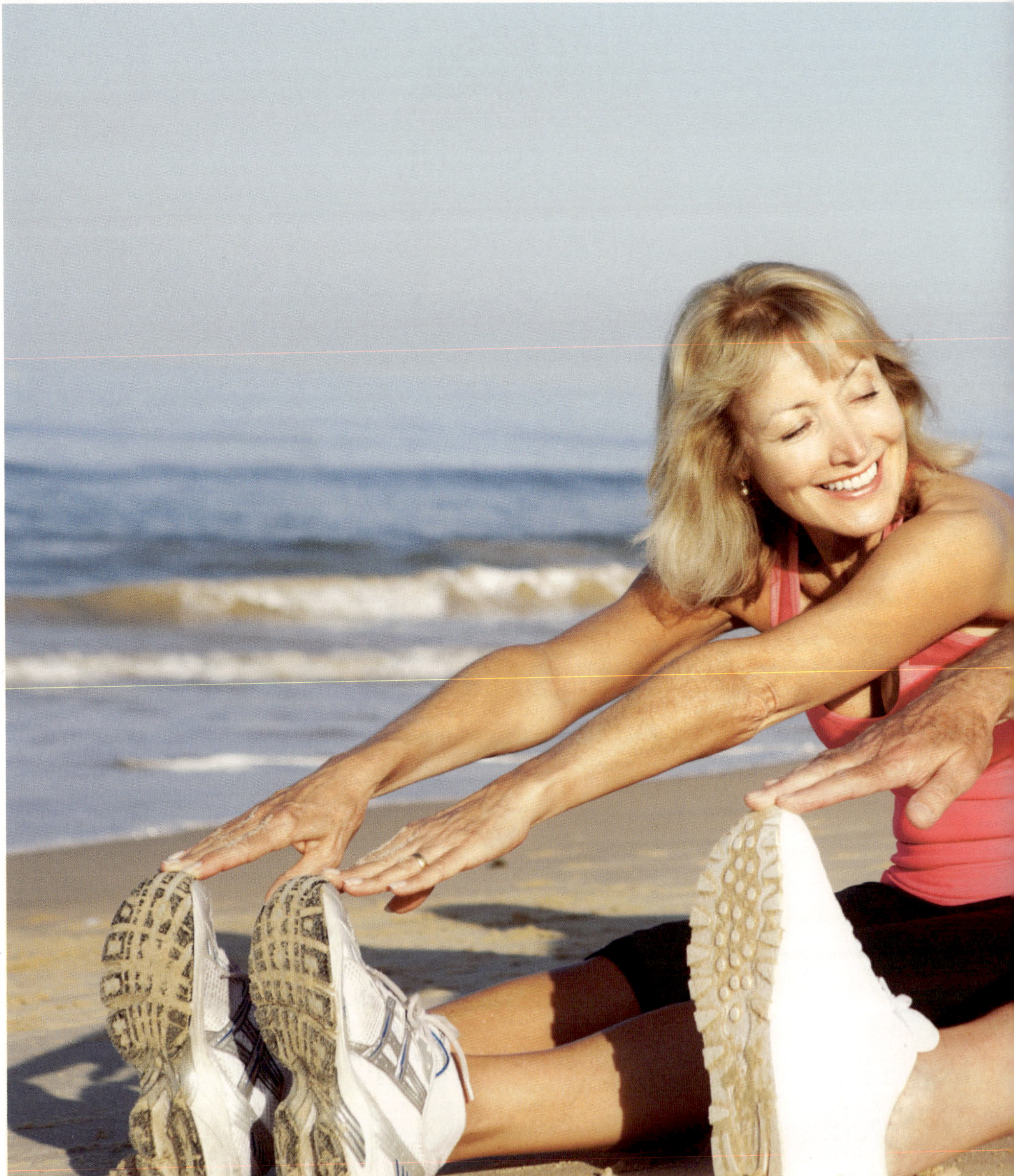

3

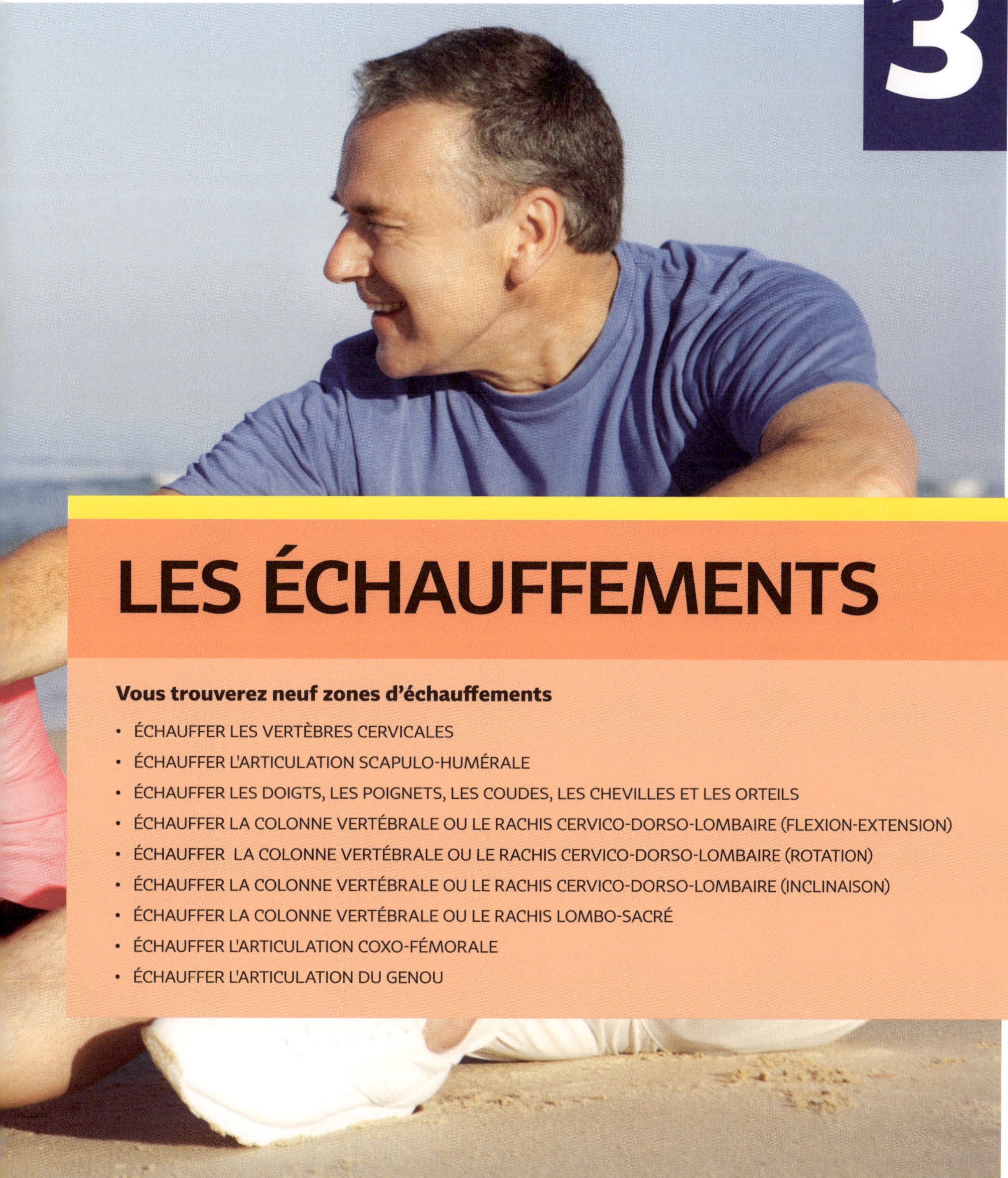

LES ÉCHAUFFEMENTS

Vous trouverez neuf zones d'échauffements

- ÉCHAUFFER LES VERTÈBRES CERVICALES
- ÉCHAUFFER L'ARTICULATION SCAPULO-HUMÉRALE
- ÉCHAUFFER LES DOIGTS, LES POIGNETS, LES COUDES, LES CHEVILLES ET LES ORTEILS
- ÉCHAUFFER LA COLONNE VERTÉBRALE OU LE RACHIS CERVICO-DORSO-LOMBAIRE (FLEXION-EXTENSION)
- ÉCHAUFFER LA COLONNE VERTÉBRALE OU LE RACHIS CERVICO-DORSO-LOMBAIRE (ROTATION)
- ÉCHAUFFER LA COLONNE VERTÉBRALE OU LE RACHIS CERVICO-DORSO-LOMBAIRE (INCLINAISON)
- ÉCHAUFFER LA COLONNE VERTÉBRALE OU LE RACHIS LOMBO-SACRÉ
- ÉCHAUFFER L'ARTICULATION COXO-FÉMORALE
- ÉCHAUFFER L'ARTICULATION DU GENOU

LES ÉCHAUFFEMENTS

S'échauffer est à mon sens un passage obligé. Ce livre vous laisse assez libre de choisir, cependant ce temps de préparation, c'est prendre du temps pour soi et admettre que le corps a besoin de se mettre en condition.

Votre corps est une belle mécanique. Et cette mécanique peut donner tout ce qu'elle a si elle est bien préparée, c'est-à-dire échauffée. À froid, elle n'est pas capable. Alors, quel que soit votre objectif musculaire, entre 1 et 8, faites un échauffement. Il peut être général ou particulier et ne prend pas beaucoup de temps.

Un échauffement général (de 1 à 9) : il s'agit de l'échauffement de l'ensemble du corps.
De la tête aux pieds. Il a sa place, que vous ayez plusieurs groupes musculaires en vue ou non, quel que soit votre programme.

Un échauffement particulier (choisir parmi les 9) : il s'agit de l'échauffement d'une partie du corps. Faites le bilan des zones corporelles sollicitées lors de votre choix du ou des mouvements définitifs de votre programme, et échauffez-les avant !

QUELQUES AVANTAGES

- Donne la chance au mouvement
- Lubrifie les articulations
- Prépare l'élasticité des tendons
- Améliore le rendement musculaire
- Libère les tensions corporelles
- Révèle l'état de forme du moment
- Évite certaines blessures
- Permet une meilleure récupération
- Fait prendre conscience de notre « organisation latérale » (droitier/droitière, gaucher/gauchère, ambidextre)
- Élimine l'arthrose (dans certains cas)

3

Dans ce chapitre, vous parcourrez un exemple d'échauffement articulaire, et celui-ci est total.

La mobilisation articulaire va aussi préparer vos muscles puisque les articulations bougent grâce aux muscles. Les chapitres 6 et 7 vous donneront des indications pour échauffer vos muscles plus amplement.

Dans ce livre, vous faites votre gym à votre mesure, mais vous vivez aussi votre échauffement à votre mesure. Si l'articulation est sensible dans le mouvement, réduisez l'amplitude, ou changez d'angle ou de mouvement ! De plus, si vous avez besoin d'utiliser un oreiller pour ménager votre dos et vos cervicales, n'hésitez pas à le prendre à chaque fois qu'une situation allongée sur le dos vous est présentée.

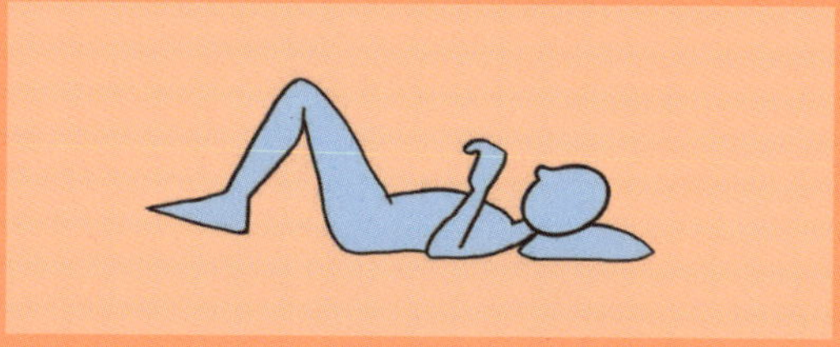

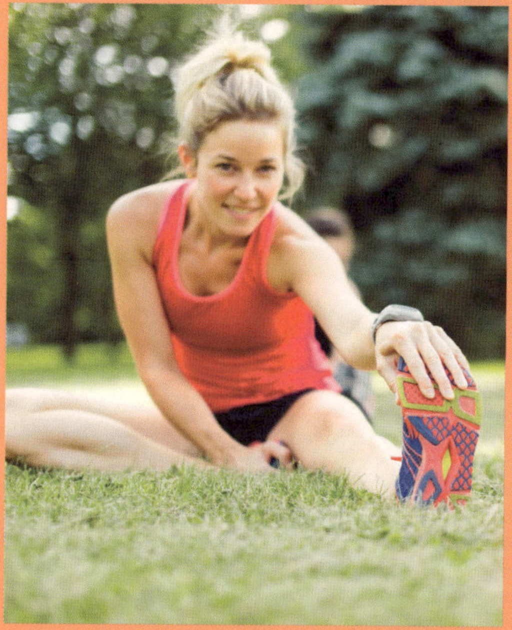

Dernière chose au sujet de l'échauffement : plus on vieillit, plus cette séquence prend du temps. En caricaturant, on pourrait prendre l'exemple suivant : une personne âgée de plus de 85 ans qui choisirait l'objectif (1) « Réveil musculaire » pourrait ne réaliser qu'un échauffement général pour satisfaire son besoin de bouger avec la gymnastique. Pour cette personne, pas besoin d'autre chose !

En route pour l'échauffement !

1. ARTICULATIONS

→ *Échauffer les vertèbres cervicales*

MOUVEMENT DE BASE

1
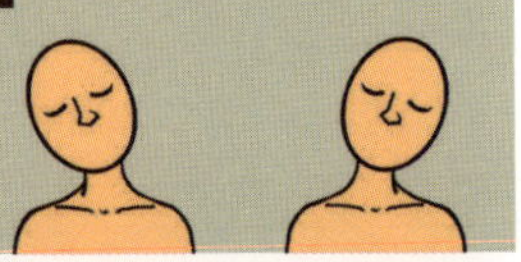

2
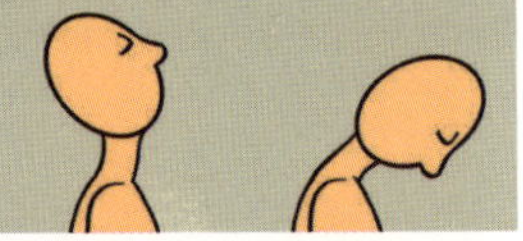

3
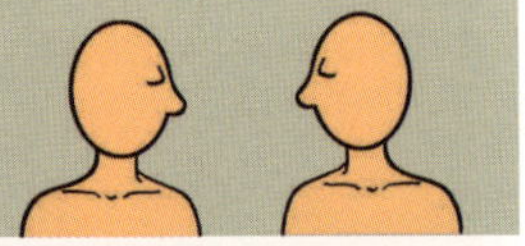

4
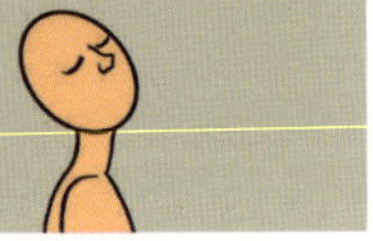

1. Les yeux fermés, pencher la tête (deux côtés).

2. Mouvement de haut en bas.

3. Mouvement de droite à gauche.

4. Rotations (dans les deux sens).

⚠ *Les yeux fermés permettent de meilleures sensations.*

⚠ *Si les cervicales sont sensibles, limitez l'amplitude, modifiez le mouvement ou changez d'angle.*

⚠ *Si vous entendez craquer (sans douleur), c'est normal vous êtes un être vertébré !*

mouvement de base

VARIANTES PUISSANCE

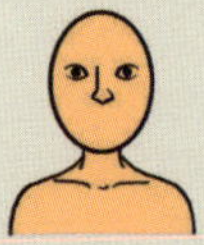
Les yeux ouverts

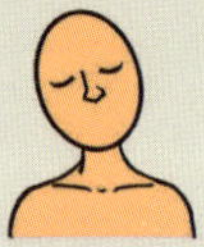
Le Mini : moins d'amplitude.

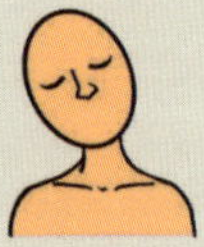
Au ralenti

variantes puissance

VARIANTES MULTIPLES

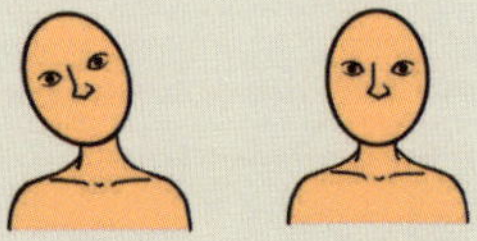
Les yeux ouverts avec une pause
Puissance + articulaire

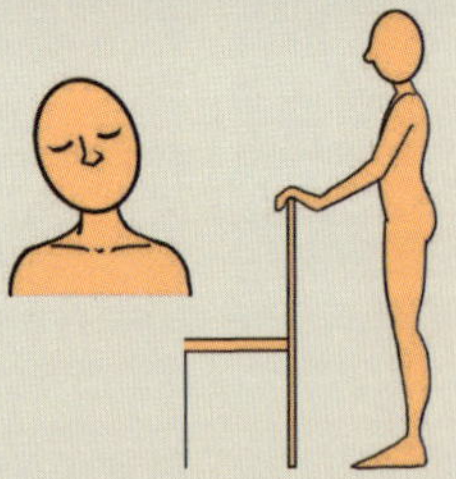
Moins d'amplitude, en se tenant
Puissance + positionnelle

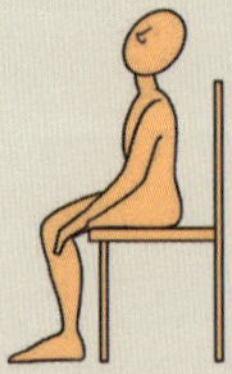
Rotation dans 1 seul sens, assis(e)
Articulaire + positionnelle

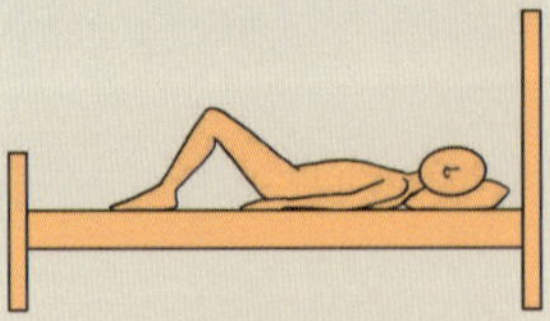
Mouvements de tête sur un oreiller, sur le lit
Puissance + articulaire + positionnelle

VARIANTES ARTICULAIRES

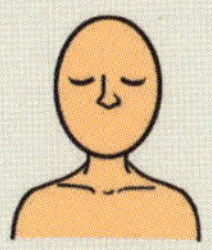

Moins de vitesse + pauses (ménagement des vertiges)

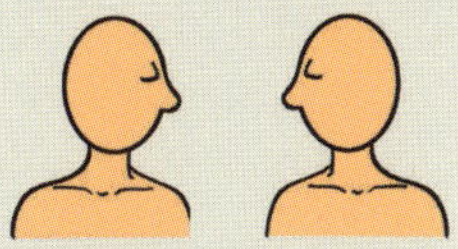

Juste le **3** (ménagement des cervicales)

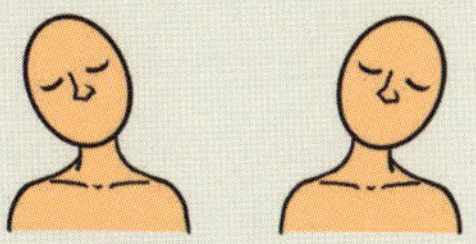

Juste le **1** (ménagement des cervicales)

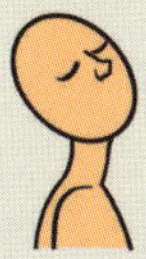

Juste le **4** (ménagement des cervicales)

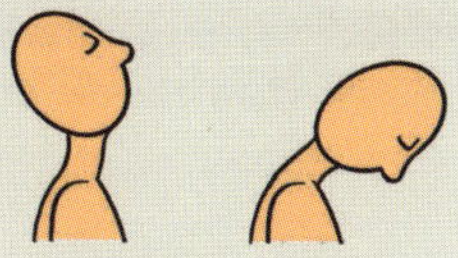

Juste le **2** (ménagement des cervicales)

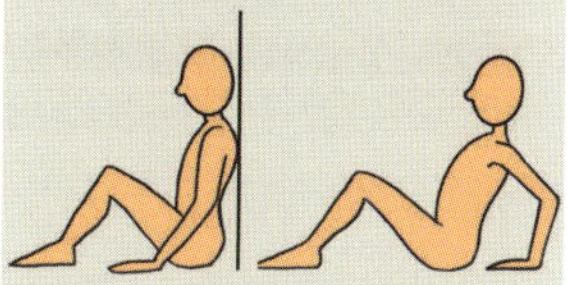

S'adosser ou appui arrière (ménagement du dos)

variantes articulaires

VARIANTES POSITIONNELLES

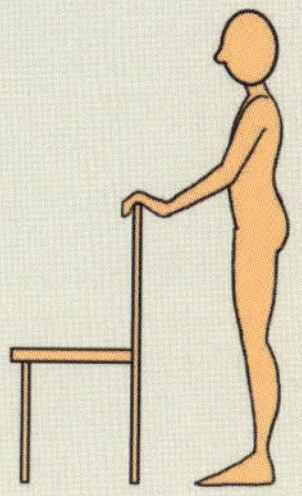

Se tenir

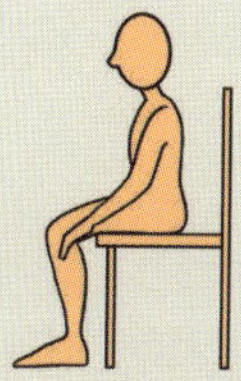

Sur une chaise

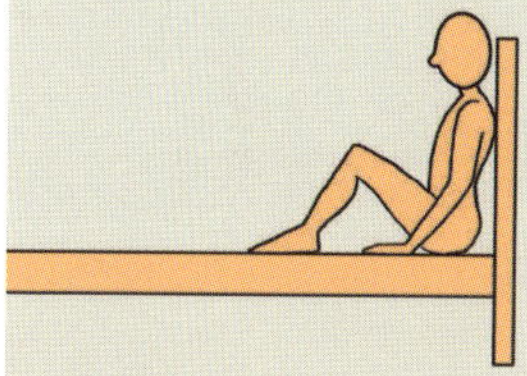

Sur un lit

variantes positionnelles

2. ARTICULATIONS

→ *Échauffer l'articulation scapulo-humérale*

MOUVEMENT DE BASE

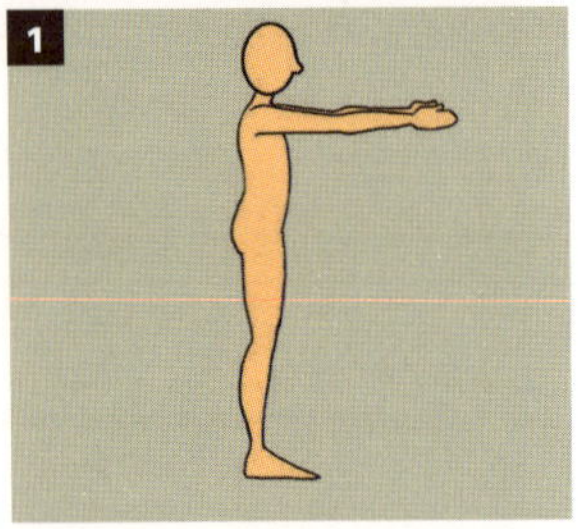

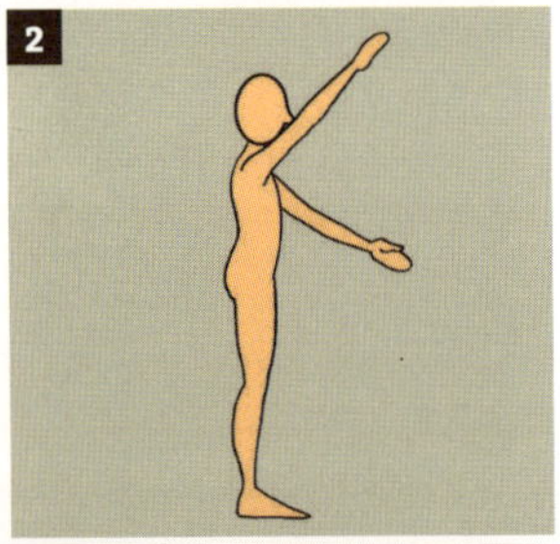

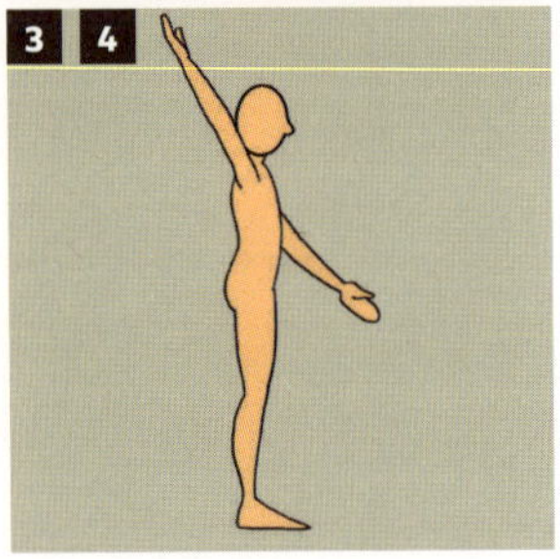

1. Départ les mains jointes.

2. Un bras qui monte, l'autre descend.

3. Réaliser deux cercles opposés.

4. Ou deux cercles identiques (type nageur).

⚠ *Si les épaules sont sensibles, limitez l'amplitude, modifiez l'angle, ou changez de mouvement.*

mouvement de base

VARIANTES PUISSANCE

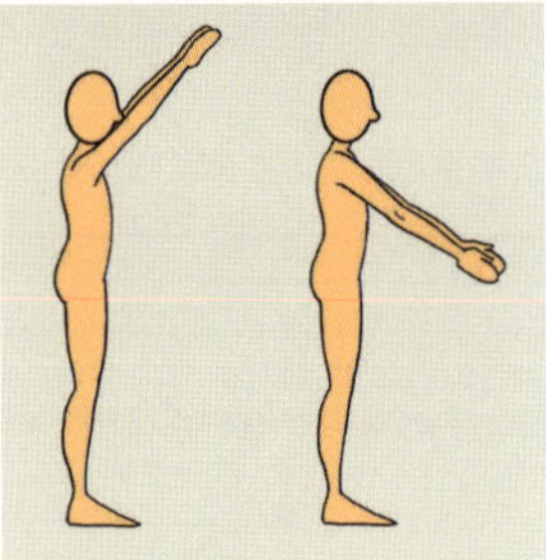

Les deux bras dans un sens identique

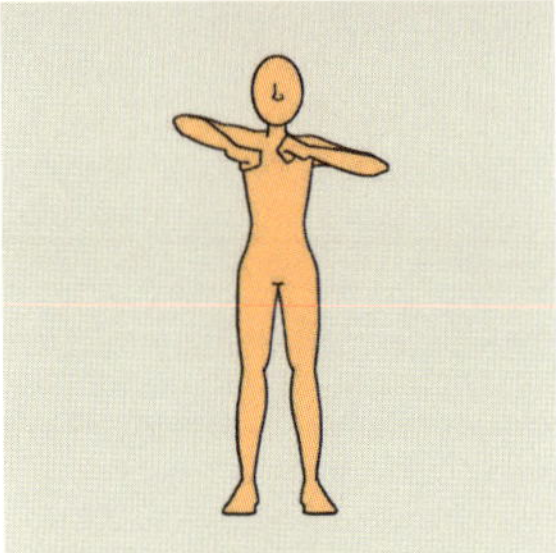

Sans les avant-bras (coudes fléchis)

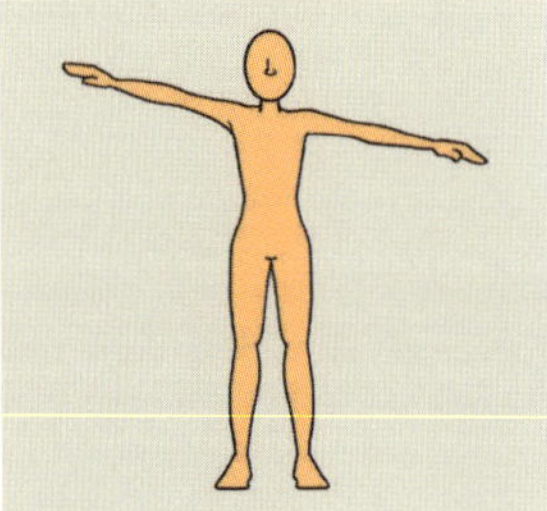

Petits cercles

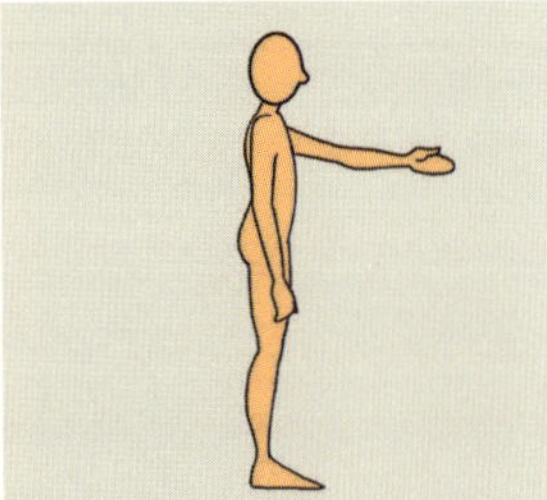

Un bras à la fois

variantes puissance

VARIANTES MULTIPLES

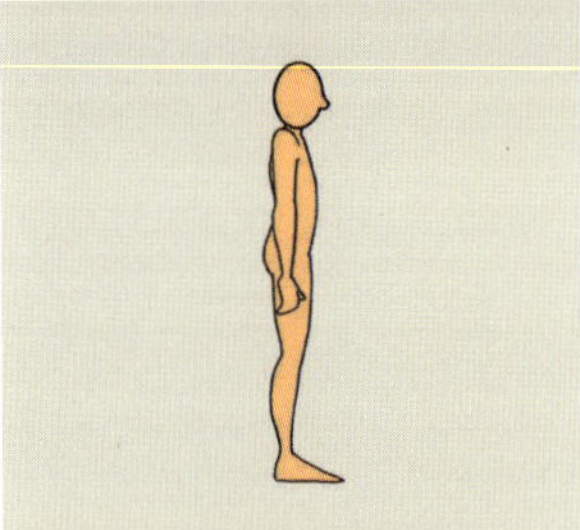

Petits cercles sans les bras
Puissance + articulaire

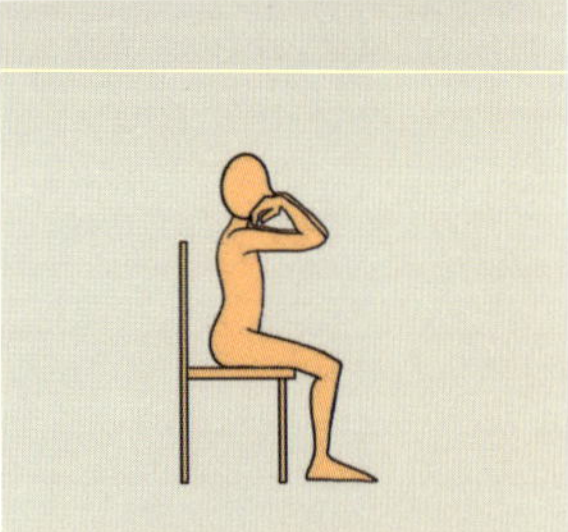

Sans avant-bras, assis
Puissance + positionnelle

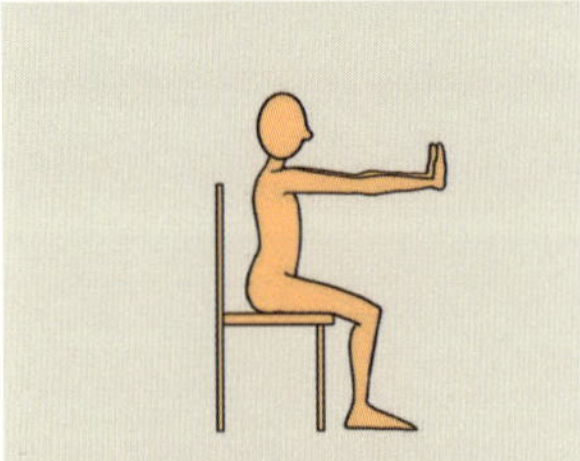

Bras tendus d'avant en arrière, assis(e)
Articulaire + positionnelle

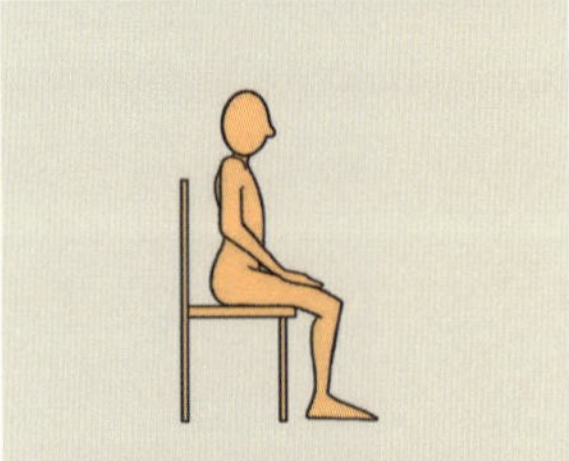

Sans les bras, mains posées, assis(e)
Puissance + articulaire + positionnelle

VARIANTES ARTICULAIRES

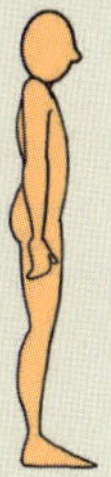

Sans les bras, rotation des épaules (ménagement des épaules)

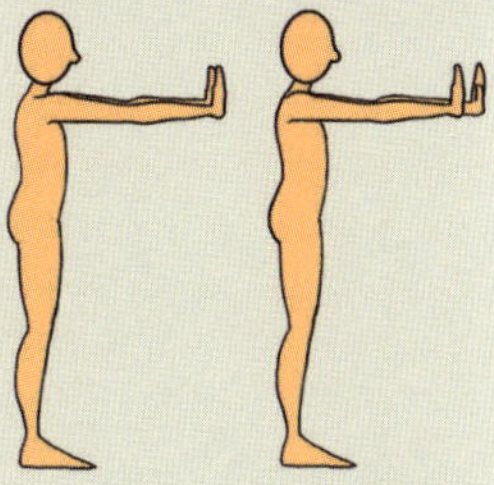

Bras tendus à l'horizontale, d'avant en arrière, ensemble ou dissociés (ménagement des épaules)

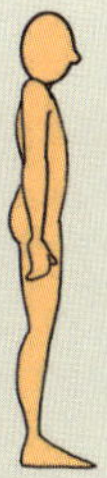

Seulement hausser les épaules (ménagement des épaules)

variantes articulaires

VARIANTES POSITIONNELLES

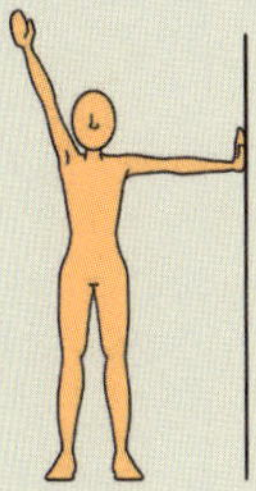

Un seul bras en se tenant

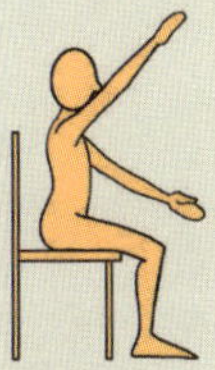

Assis(e) sur une chaise

variantes positionnelles

3. ARTICULATIONS

→ *Échauffer les doigts, les poignets, les coudes, les chevilles et les orteils*

MOUVEMENTS DE BASE

mouvements de base

LES DOIGTS

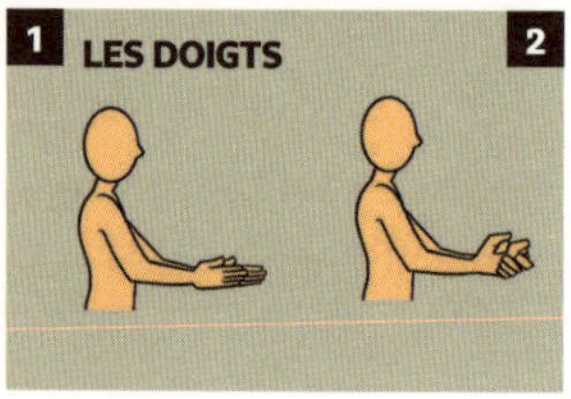

1. Se frotter les mains.
2. Se laver les mains.

LES POIGNETS

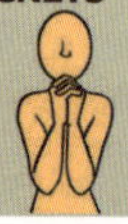

1. Les avant-bras proches, voire collés.
2. Tourner dans les deux sens.

LES COUDES

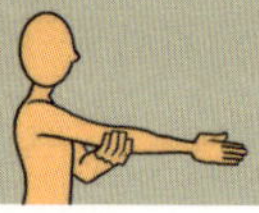

1. Le coude posé sur les doigts.
2. La main libre passe le long du buste, derrière l'avant-bras de soutien.
3. Faire un aller-retour.

⚠ *Sollicite aussi l'épaule.*

LES CHEVILLES ET LES ORTEILS

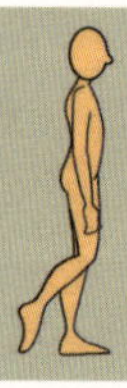

1. Pointe de pied dans le sol.
2. Faire des rotations autour de cette pointe.
3. D'avant en arrière pour les orteils, pointe au sol.

VARIANTES PUISSANCE

variantes puissance

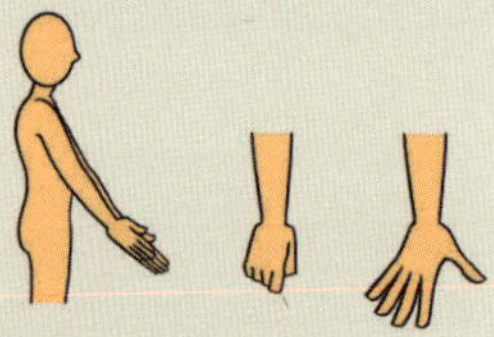

Mains plus basses
Flexions-extensions des doigts, secouer les mains (améliore aussi la circulation)

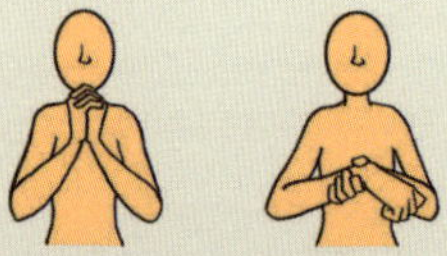

Avant-bras non collés
Tenir un poignet, et bouger la main dans tous les sens

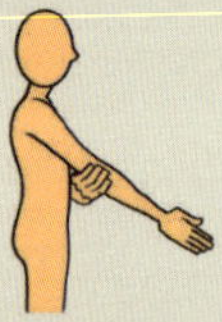

Bras sous l'horizontale

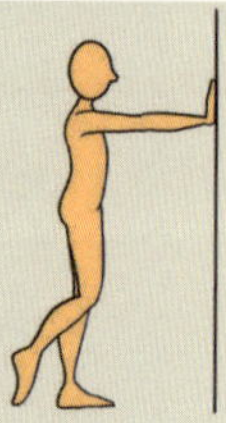

Se tenir, s'appuyer

VARIANTES POSITIONNELLES

variantes positionnelles

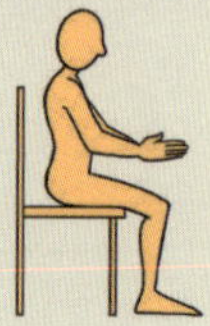

Sur une chaise ou sur un lit

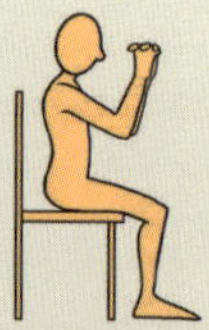

Sur une chaise ou sur un lit

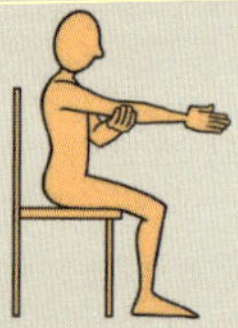

Sur une chaise ou sur un lit

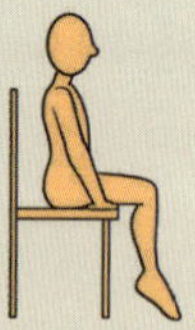

Les mains sous les cuisses pour surélever éventuellement ; les chevilles et les orteils bougent.

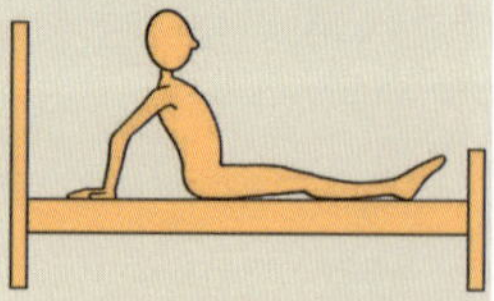

Les chevilles et les orteils libres

VARIANTES ARTICULAIRES

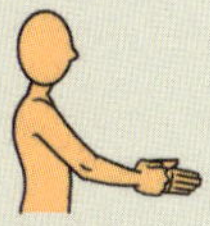

Les doigts contre la paume (ménagement des épaules et des poignets)

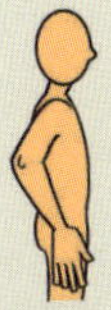

Frotter sur son corps (ménagement des épaules, handicap éventuel)

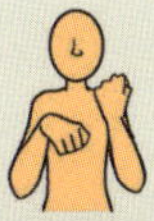

Les mains séparées (ménagement des épaules, handicap éventuel)

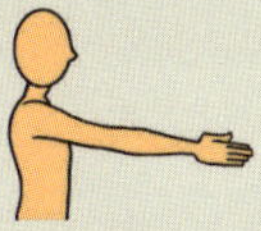

Sans soutien (1 ou 2 coudes) (ménagement des épaules)

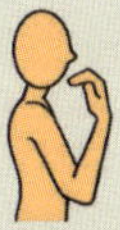

Monter/descendre les mains (ménagement des épaules)

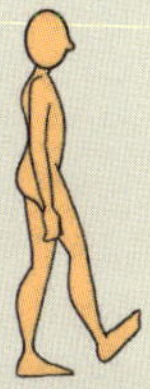

Le pied tourne dans le vide (ménagement des chevilles et des orteils)

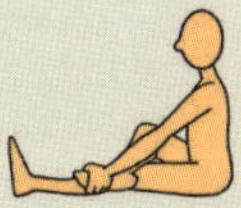

Assis, « prendre son pied » (ménagement du dos, des hanches et du genou porteur)

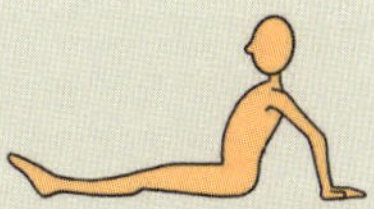

Les deux chevilles libres (ménagement des hanches et du genou)

VARIANTES MULTIPLES

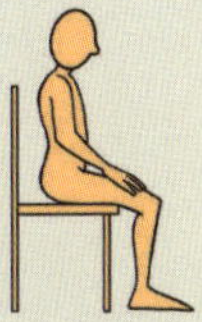

Assis(e), frotter les mains sur les cuisses (paumes + dos des mains)
Puissance + articulaire

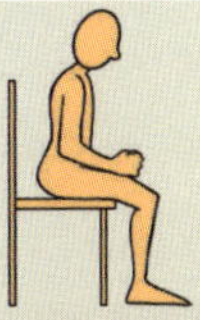

Les avant-bras posés sur les cuisses, les poignets séparés
Puissance + articulaire

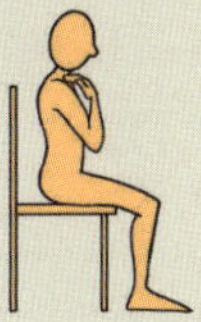

Assis(e), ramener les mains aux épaules
Puissance + articulaire

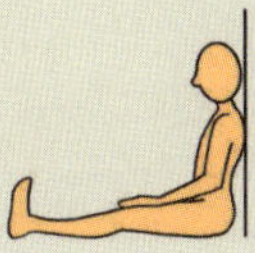

Adossé(e), les 2 pieds libres
Puissance + articulaire

4. ARTICULATIONS

→ *Échauffer la colonne vertébrale ou le rachis cervico-dorso-lombaire (flexion-extension)*

MOUVEMENT DE BASE

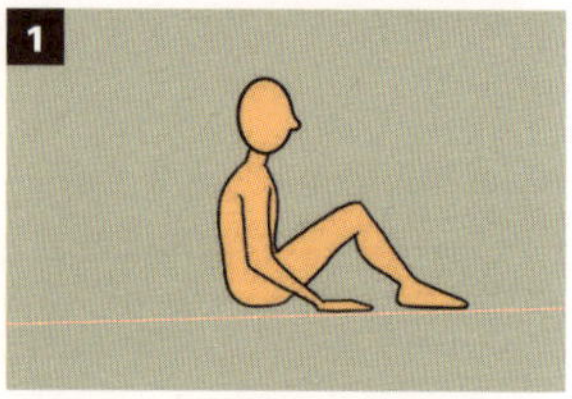

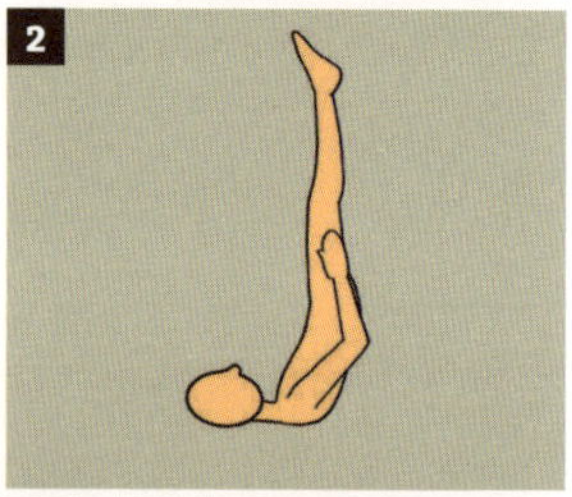

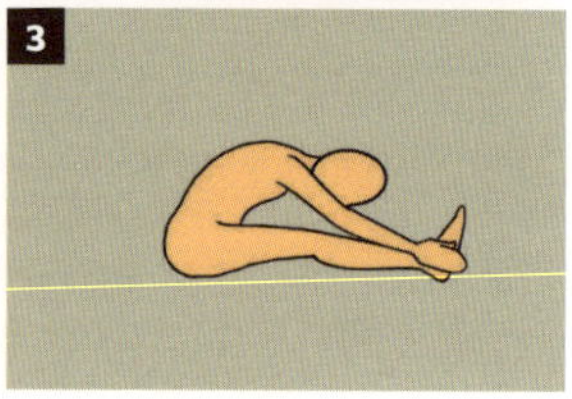

1. Grande bascule arrière-avant (départ assis(e)).

2. Monter les pointes de pieds vers le ciel.

3. Revenir s'asseoir avec une fermeture jambes-tronc.

⚠ *Le dos est incontournable. Quitte à faire un unique échauffement articulaire, choisissez le dos !*

mouvement de base

VARIANTES PUISSANCE

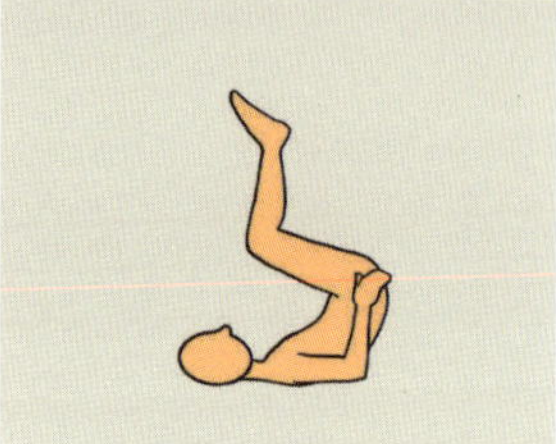

Le Mini ❶ : moins d'amplitude arrière et avant.

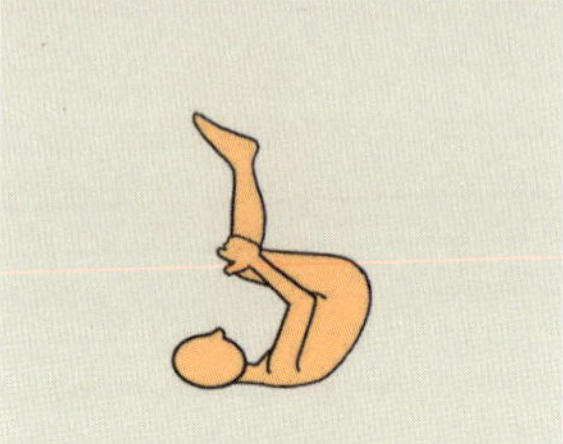

Saisir les deux genoux

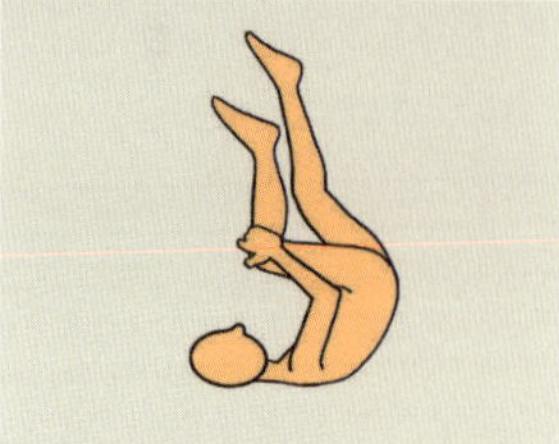

Saisir un genou

variantes puissance

VARIANTES MULTIPLES

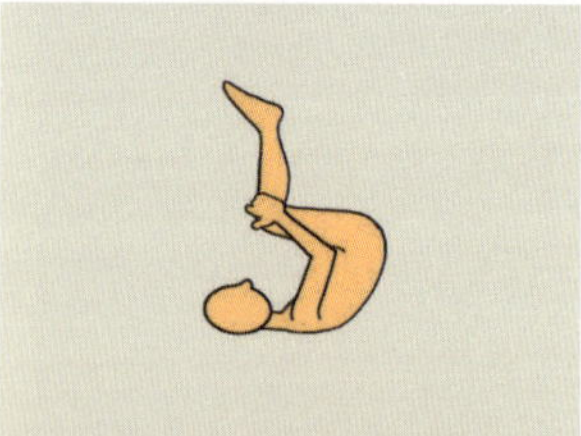

Garder la saisie des genoux
Puissance + articulaire

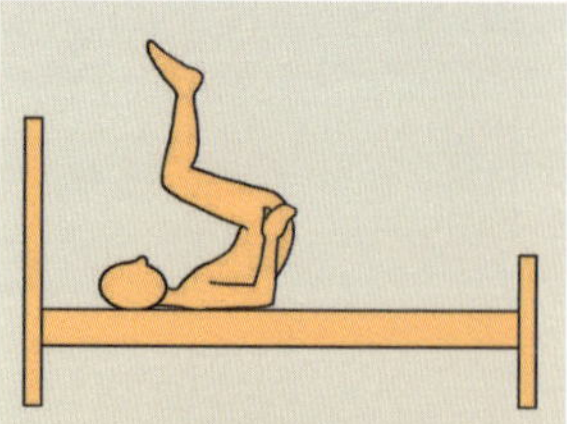

Le Mini, sur un lit
Puissance + ne vient pas au sol

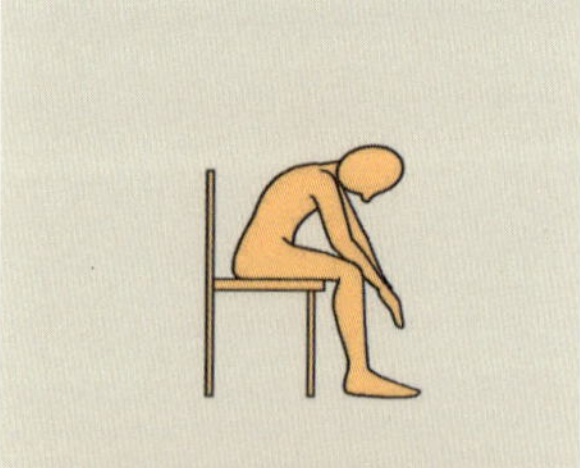

Mouvement de « vague » court ❸❹
Articulaire + ne vient pas au sol

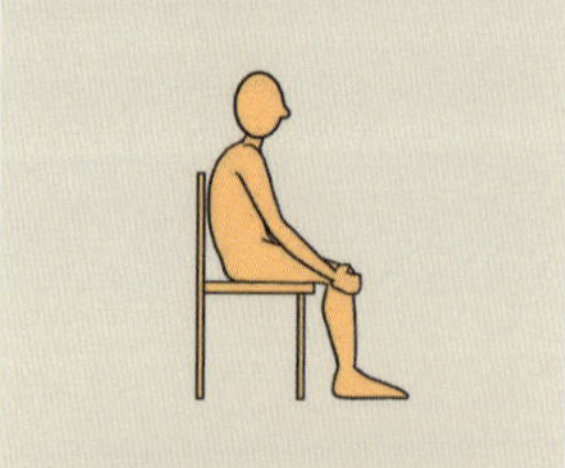

Dos droit, dos rond, court, en restant assis(e) ❷
Puissance + articulaire + ne vient pas au sol

VARIANTES ARTICULAIRES

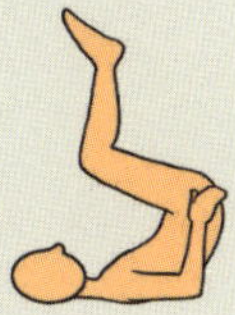

Le Mini ❶ (ménagement articulaire global)

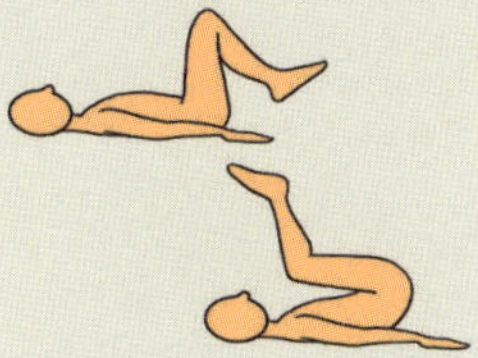

Seul le bas du dos bascule (ménagement du dos, des cervicales et des vertiges)

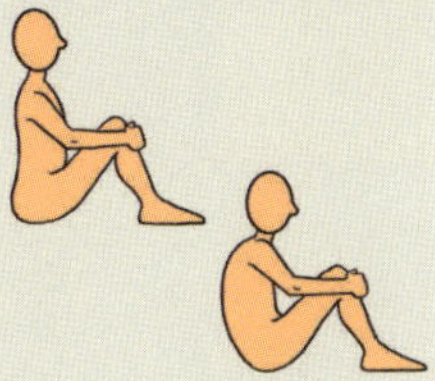

Dos droit, dos rond ❷ (ménagement du dos)

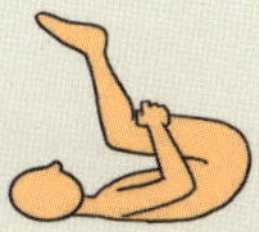

Rester sur le dos, saisie des cuisses (ménagement du dos)

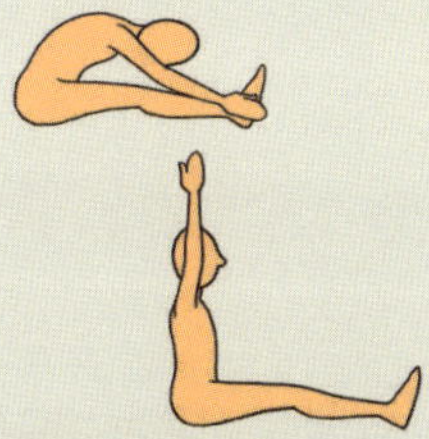

Basculer sans vague (ménagement du dos et des vertiges)

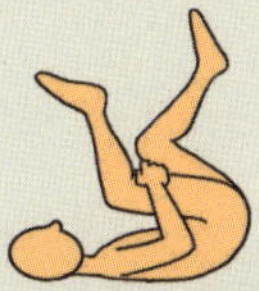

Rester sur le dos, saisie d'une cuisse (ménagement de la hanche et du dos)

variantes articulaires

NE VIENT PAS AU SOL

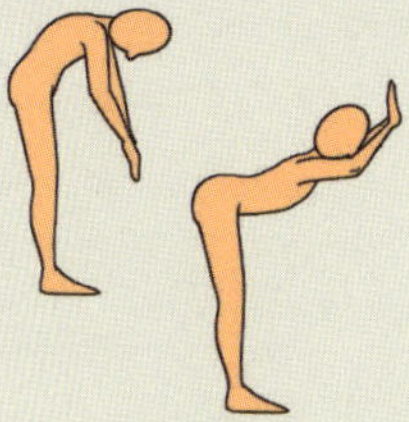

Debout, mouvement de « vague » ❸❹

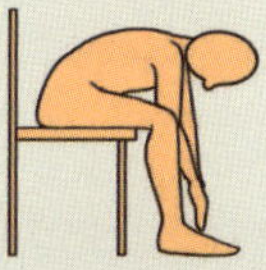

« Plonger » et se redresser ❸

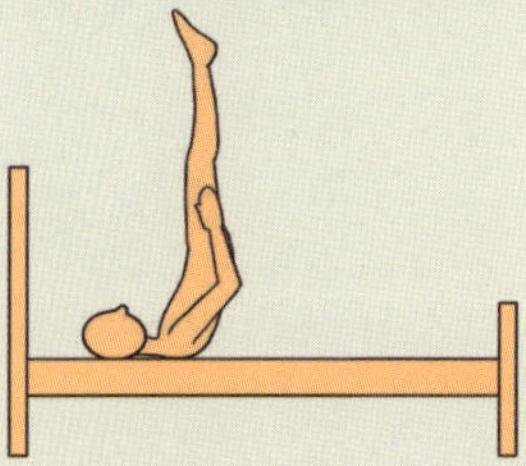

Sur un lit

ne vient pas au sol

À NOTER

❶ Un même mouvement pour des raisons différentes.
❷ Technique empruntée au chapitre 9.
❸ Risque pour le dos et/ou vertiges, alors gardez la tête au-dessus du nombril (= ligne des épaules au-dessus de celle du bassin).
❹ Le rachis (colonne vertébrale) ondule en forme de « S ».

5. ARTICULATIONS

→ *Échauffer la colonne vertébrale ou le rachis cervico-dorso-lombaire (rotation)*

MOUVEMENT DE BASE

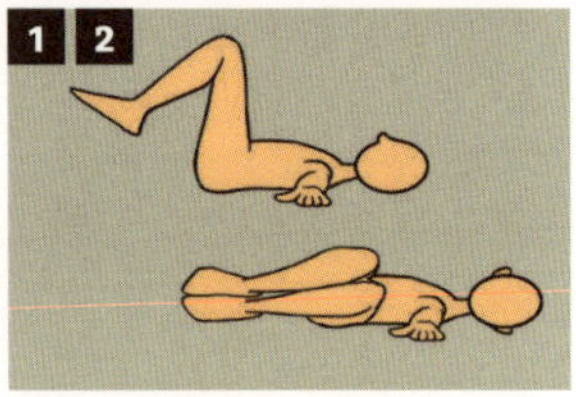

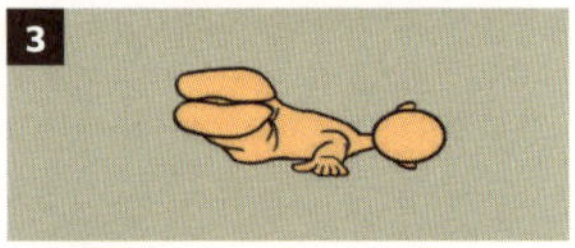

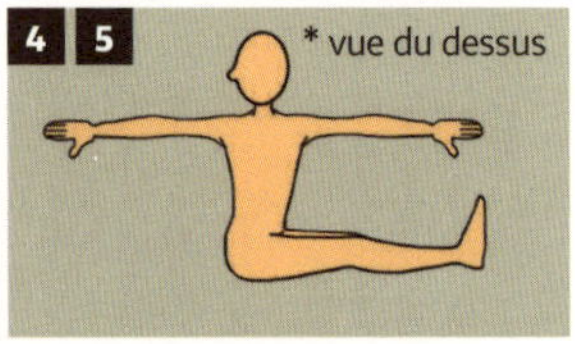

1. Sur le dos, genoux fléchis et jambes groupées, bras perpendiculaires au corps.

2. Basculer les genoux sur les côtés.

3. Tendre et ramener les jambes quand les genoux sont sur les côtés.

4. Passer de droite à gauche, ou de gauche à droite, genoux fléchis.

5. Tourner la tête à l'opposé des genoux.

⚠ *« On souffle quand on souffre ! » Ici, dans la dynamique des genoux.*

⚠ *Les omoplates doivent rester en contact avec le sol, sinon réduisez le mouvement.*

mouvement de base

VARIANTES PUISSANCE

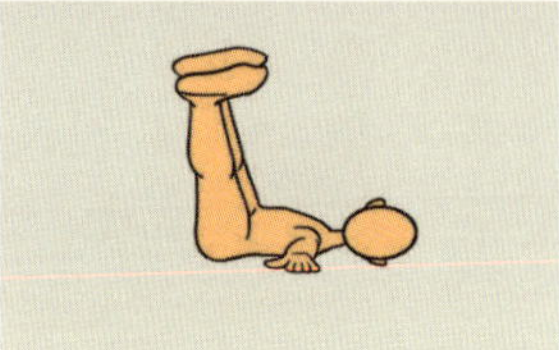

Le Mini ❶ : moins d'amplitude.

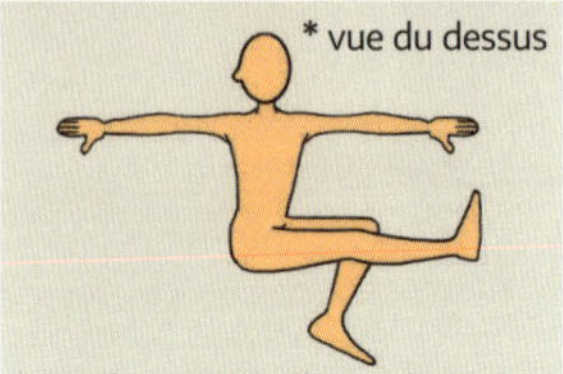

Tendre une seule jambe (celle supérieure)

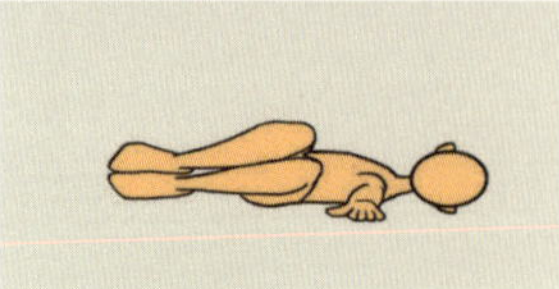

Rester genoux fléchis ❶

variantes puissance

VARIANTES MULTIPLES

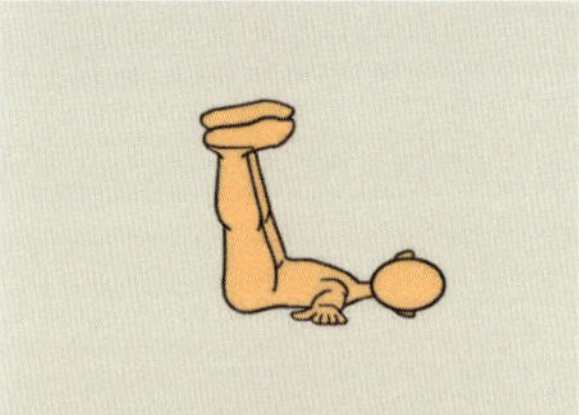

Le Mini, genoux tendus
Puissance + articulaire

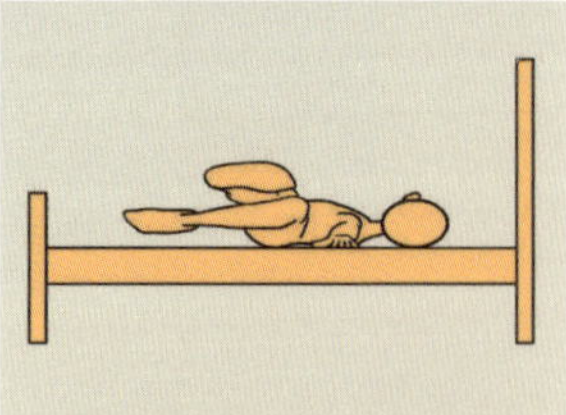

Sur un lit, une seule jambe
Puissance + ne vient pas au sol

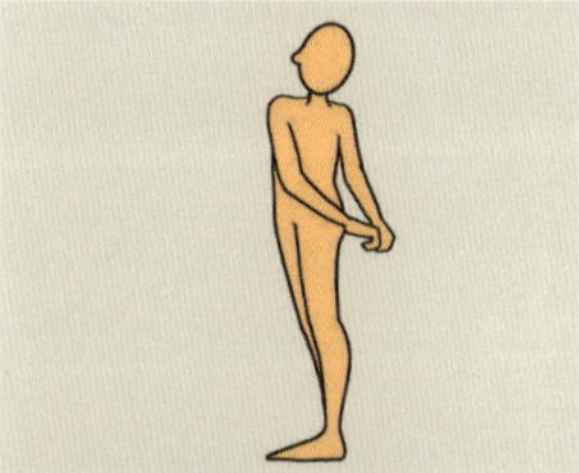

La Minerve, debout
Articulaire + ne vient pas au sol

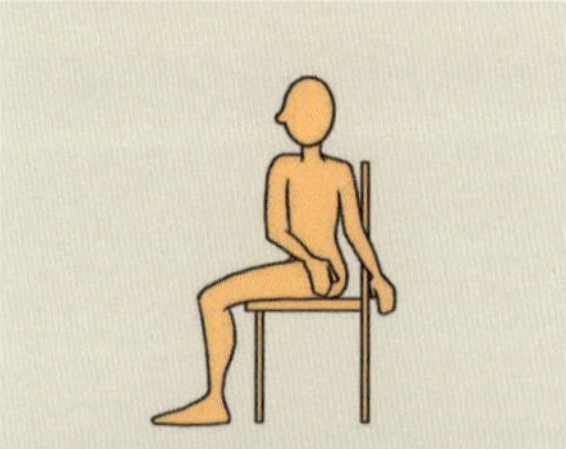

Sur une chaise, pivoter, appui sur la main (tête dans l'axe)
Puissance + articulaire + ne vient pas au sol

VARIANTES ARTICULAIRES

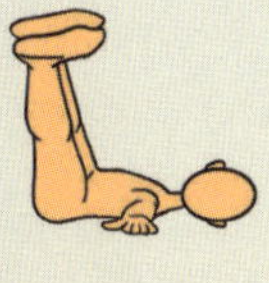
Le Mini ❶ : moins d'amplitude (ménagement du dos).

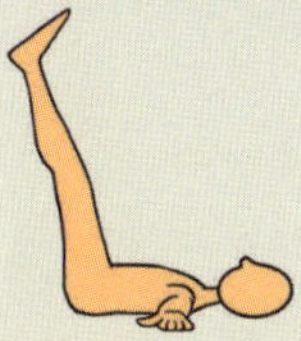
Garder les genoux tendus ❷ (ménagement des genoux)

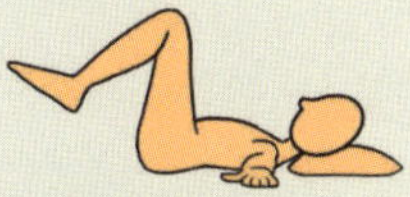
L'Oreiller (ménagement des cervicales)

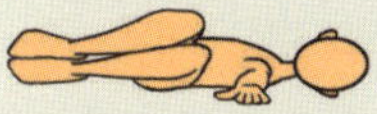
Rester genoux fléchis ❶ (ménagement du dos)

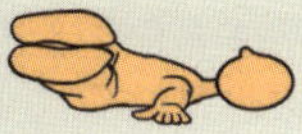
La Minerve (ménagement des cervicales)

NE VIENT PAS AU SOL

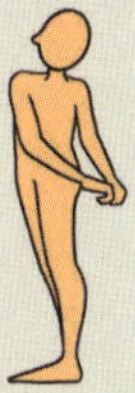
Debout, le buste pivote sur un ou deux temps (avec la tête ou sans)

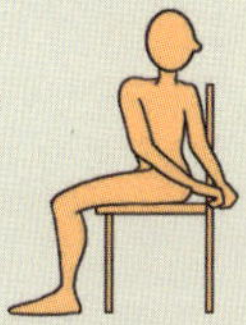
Sur une chaise, le buste pivote sur un ou deux temps (avec la tête ou sans)

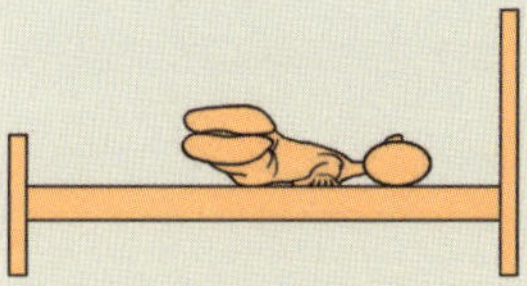
Le mouvement de base sur un lit

À NOTER

❶ Un même mouvement pour des raisons différentes.
❷ Attention ! Ce mouvement demande plus de puissance que le « Mouvement de base ».

6. ARTICULATIONS

→ Échauffer la colonne vertébrale ou le rachis cervico-dorso-lombaire (inclinaison)

MOUVEMENT DE BASE

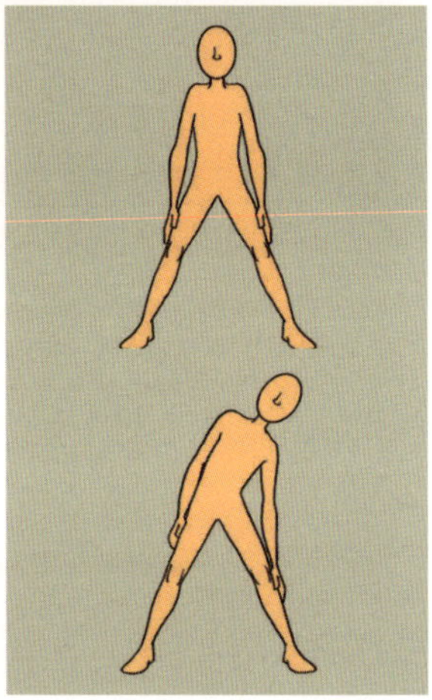

1. Debout, jambes écartées.

2. Se pencher sur le côté (un ou deux temps).

3. Alterner (passer de droite à gauche, ou de gauche à droite).

⚠ *Ici, on s'échauffe ! Pas de recherche de performance, on donne surtout la chance au mouvement.*

VARIANTES PUISSANCE

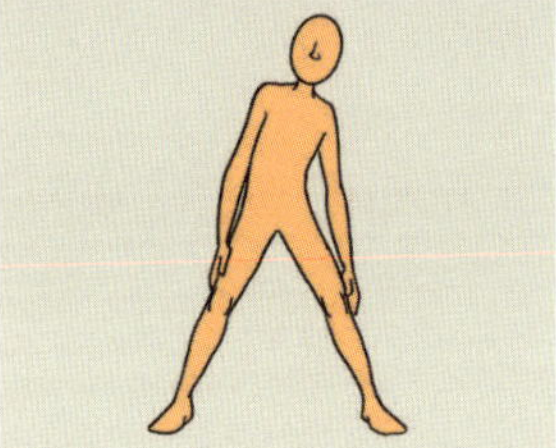

Le Mini ❶ : moins d'amplitude.

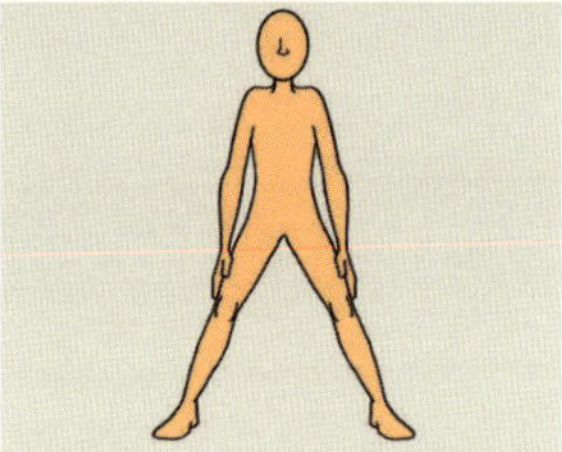

La Pause : créer un temps de pause.

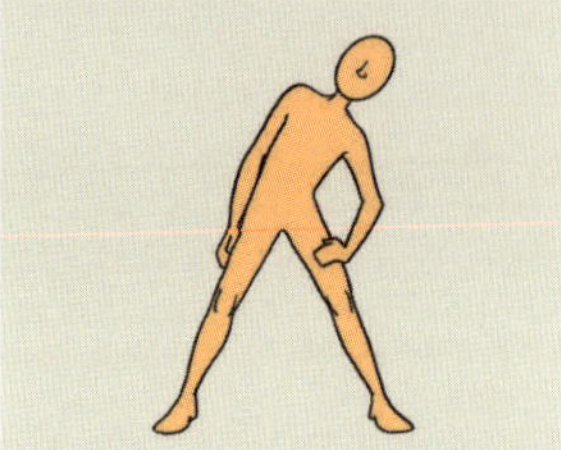

Le Soutien : une main sur la cuisse.

VARIANTES MULTIPLES

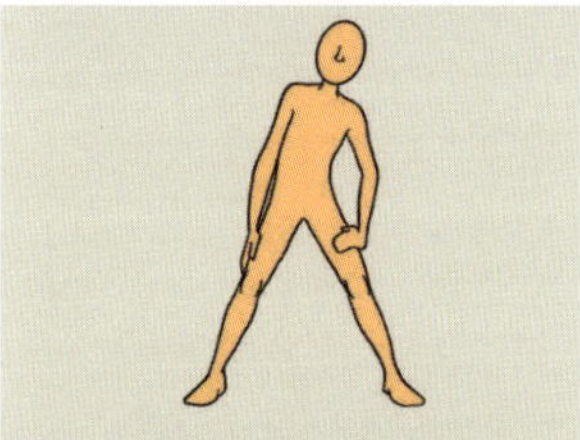

Le Mini, main à la cuisse
Puissance + articulaire

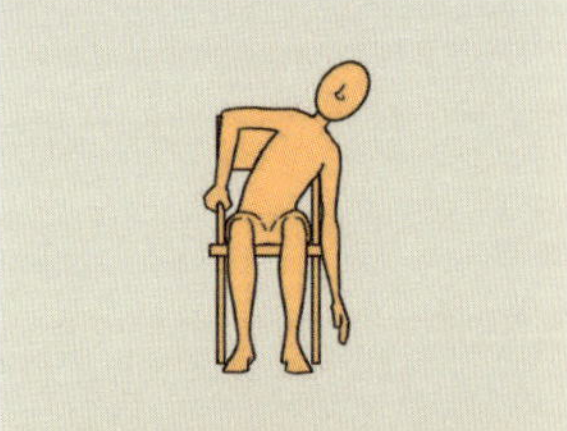

Sur une chaise, main opposée en sécurité ❷
Puissance + ne vient pas au sol

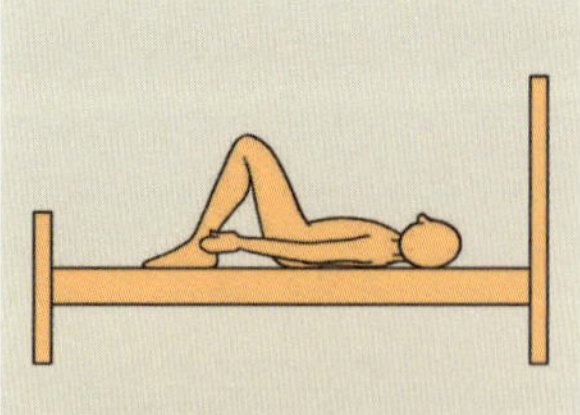

Sur le dos, genoux fléchis, sur un lit
Articulaire + ne vient pas au sol

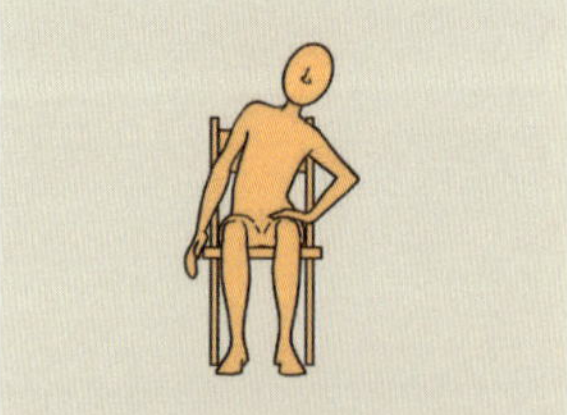

Le Mini, la main à la cuisse, assis(e)
Puissance + articulaire + ne vient pas au sol

mouvement de base

variantes puissance

VARIANTES ARTICULAIRES

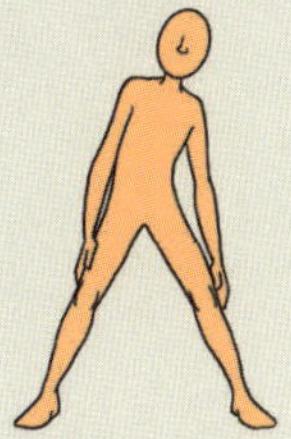

Le Mini ❶ : moins d'amplitude (ménagement du dos).

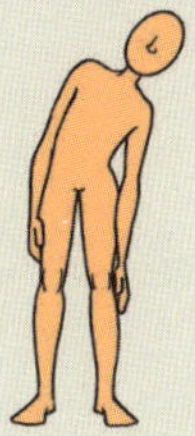

Jambes peu écartées (ménagement du dos, des hanches et des genoux)

variantes articulaires

VARIANTES POSITIONNELLES

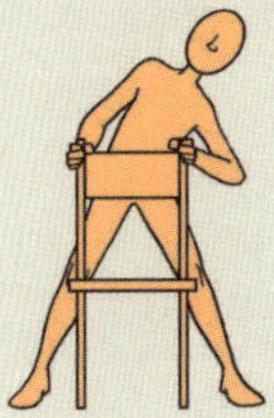

Debout ❸, en se tenant

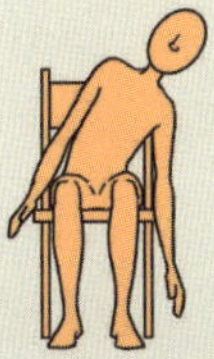

Sur une chaise, comme si on cherchait à ramasser quelque chose sur le côté

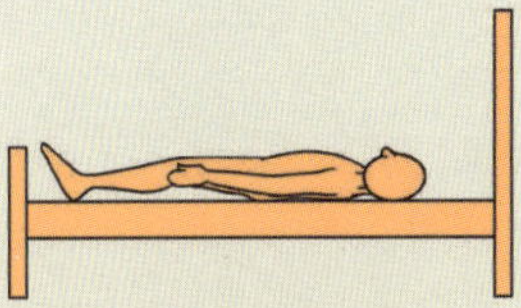

Sur un lit, allongé(e)

variantes positionnelles

À NOTER

❶ Un même mouvement pour des raisons différentes.
❷ La main saisit l'assise ou le dossier.
❸ Vérifiez les stabilité et solidité de l'appui.

7. ARTICULATIONS

→ *Échauffer la colonne vertébrale ou le rachis lombo-sacré*

MOUVEMENT DE BASE

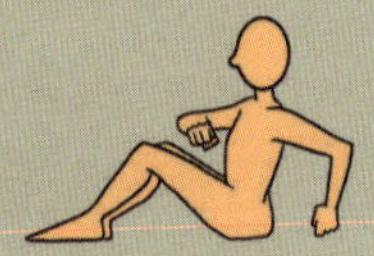

1. S'asseoir et se déplacer sur les fessiers.

2. Aller vers l'avant et l'arrière, genoux fléchis.

⚠ *Un mouvement rare qui permet l'échauffement de la zone sacro-lombaire.*

mouvement de base

VARIANTES PUISSANCE

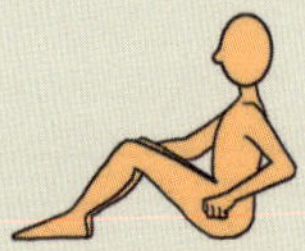

Le Mini ❶ : moins d'amplitude.

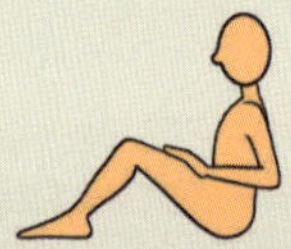

Le Relâché : avec un temps de pause régulier ou pas.

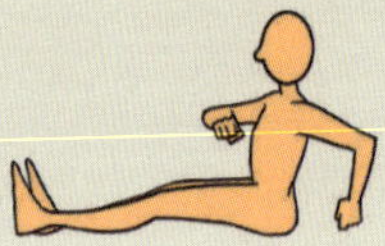

Les Genoux tendus ❶

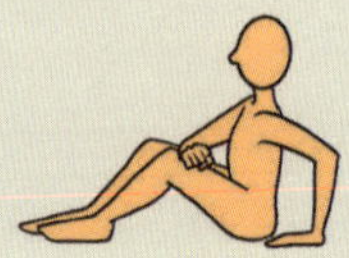

Le Soutien ❶ : main droite et le fessier droit au sol au même moment (idem à gauche).

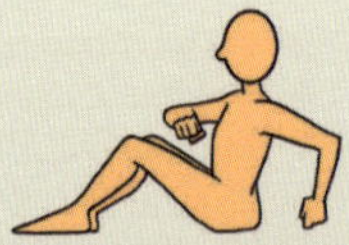

Le « Sur place » ❶

variantes puissance

VARIANTES MULTIPLES

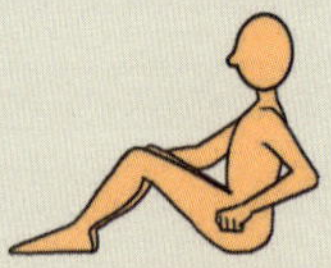

Le Mini ❶
Puissance + articulaire

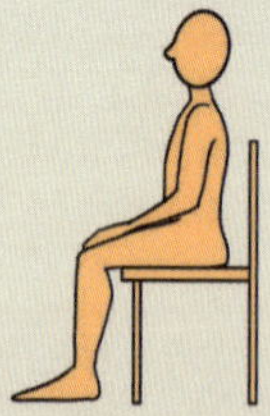

Le Relâché, sur une chaise
Puissance + ne vient pas au sol

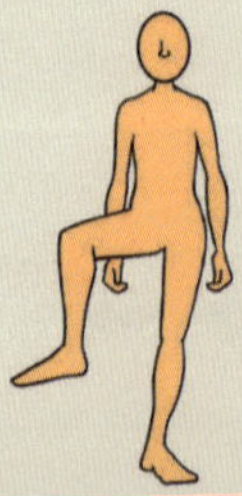

Dynamique hanche, debout :
la Rotative pp. 170-171
Articulaire + ne vient pas au sol

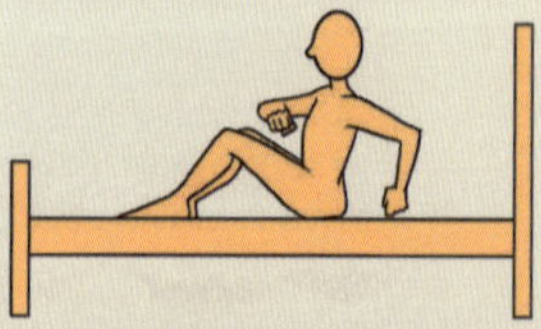

Le « Sur place », sur un lit
Puissance + articulaire + ne vient pas au sol

VARIANTES ARTICULAIRES

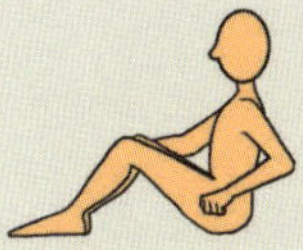

Le Mini ❶ (ménagement du dos)

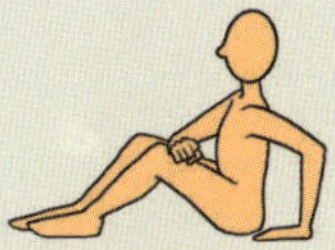

Le Soutien ❶ (ménagement du dos)

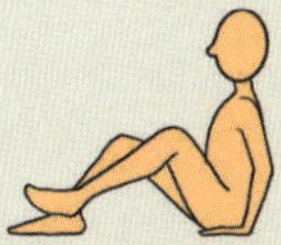

La Dynamique hanche (ménagement du dos)

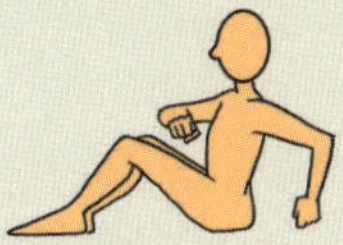

Le « Sur place » ❶ (ménagement du dos)

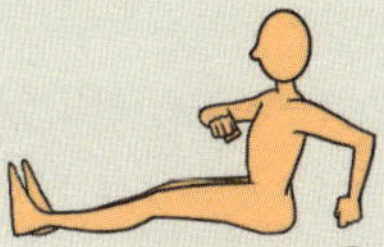

Les Genoux tendus ❶ (ménagement des genoux)

NE VIENT PAS AU SOL

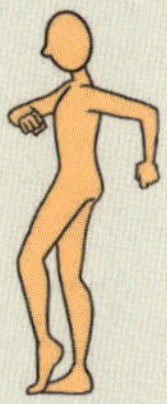

Debout ❷, se déhancher sur place

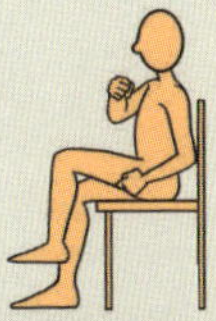

Sur une chaise

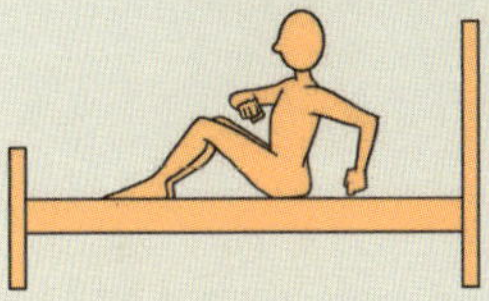

Sur un lit

À NOTER

❶ Un même mouvement pour des raisons différentes.
❷ À vivre avec précaution, si la zone est sensible.

8. ARTICULATIONS

→ *Échauffer l'articulation coxo-fémorale*

MOUVEMENT DE BASE

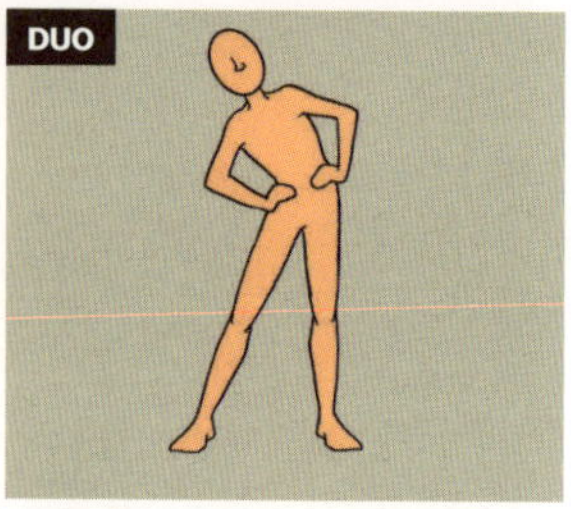

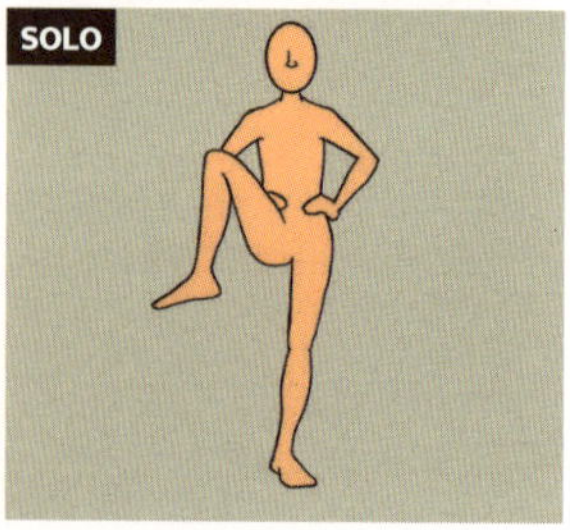

Mode « Duo » (deux hanches)

1. Debout, se déhancher.

2. Effectuer aussi des rotations (dans les deux sens).

⚠ *Lors du « Duo », la rotation part du bassin et non des épaules.*

Mode « Solo » (une hanche)

1. Debout sur une jambe, élévation d'un genou devant.

2. Effectuer aussi des rotations de la hanche libre (deux sens) = La Rotative pp. 170-171

⚠ *Lors du mode « Solo », la rotation d'extérieur vers l'intérieur « monter à cheval » semble plus naturelle que d'intérieur vers extérieur. À vous de choisir : l'une ou l'autre, ou les deux.*

mouvement de base

VARIANTES PUISSANCE

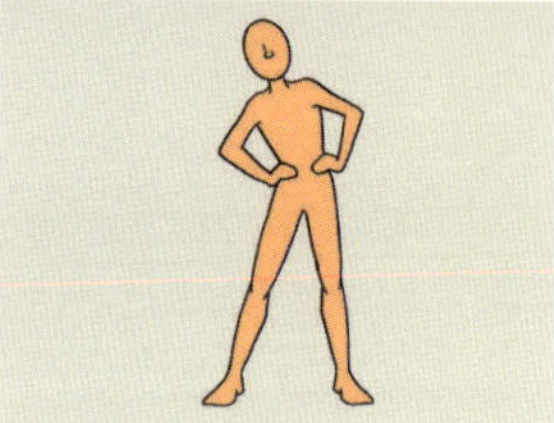

Le Mini en « Duo » ❶ : moins d'amplitude.

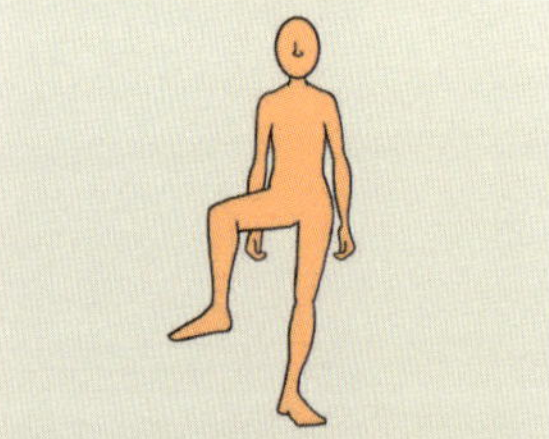

Le Mini en « Solo » ❶ : moins d'amplitude.

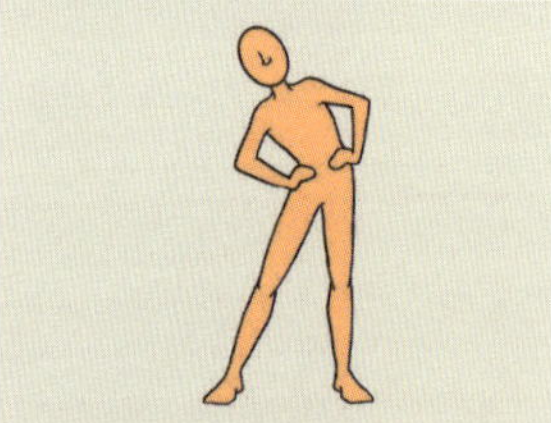

L'Alterné : droite-gauche, avant-arrière, sens de rotation.

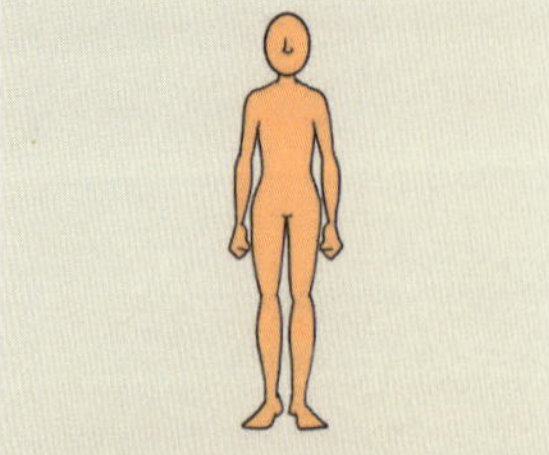

Le Relaché en « Duo » : avec un temps de pause, régulier ou pas.

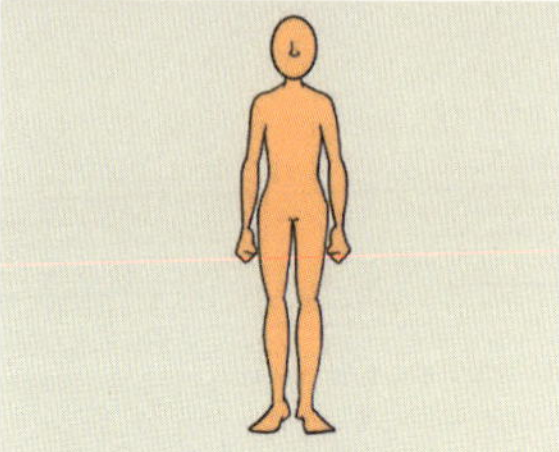

Le Relâché en « Solo » : avec un temps de pause, régulier ou pas.

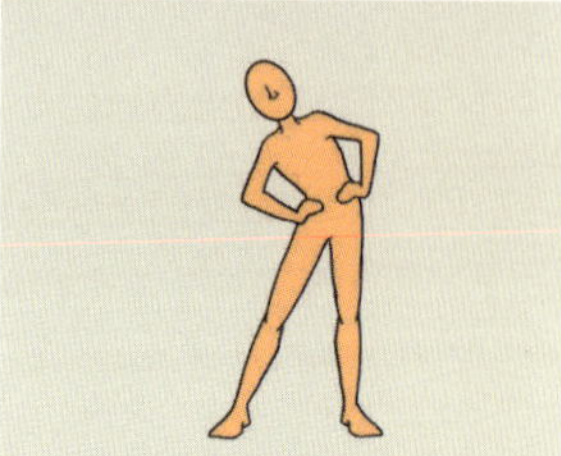

Choisir uniquement le mode « Duo »

variantes puissance

VARIANTES MULTIPLES

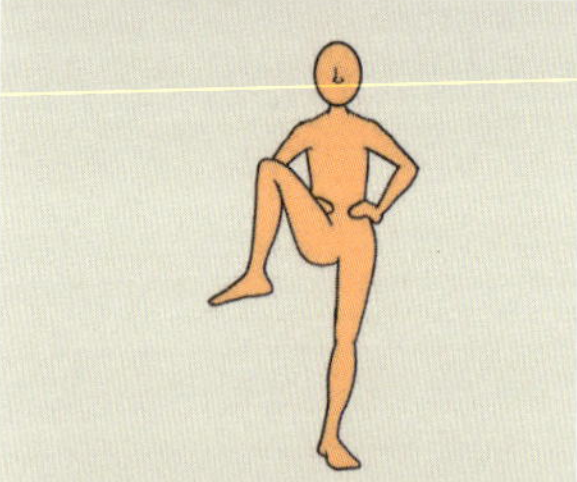

Le « Solo » avec formule extérieur-intérieur seulement
Puissance + articulaire

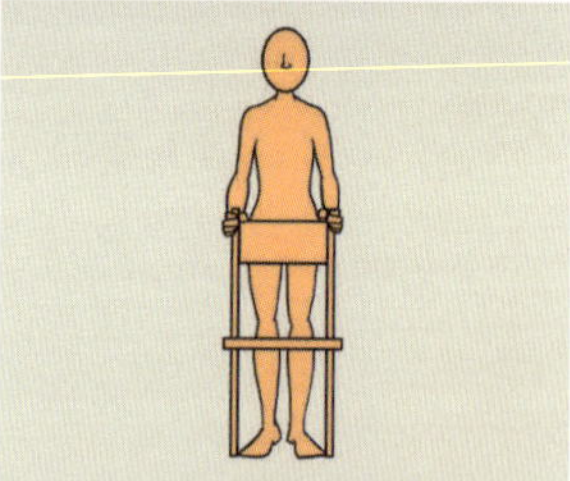

Le Relâché, en se tenant ❷
Puissance + ne vient pas au sol

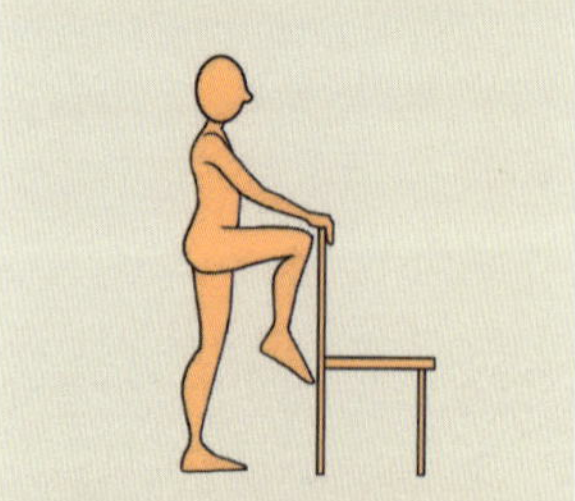

L'Axé en « Solo », appui sur un dossier ❷
Articulaire + ne vient pas au sol

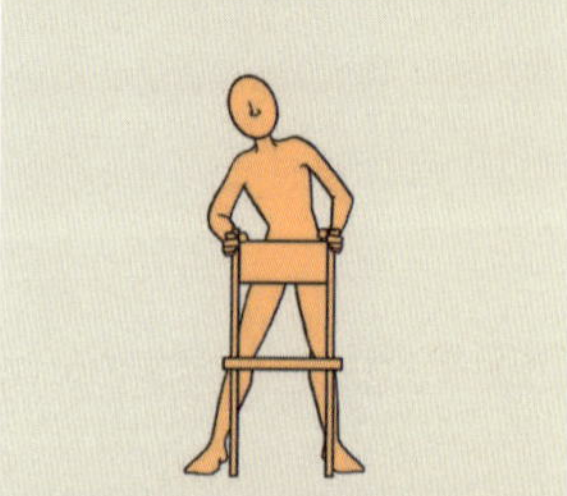

Mini + en « Duo » + Sens unique, en se tenant ❷
Puissance + articulaire + ne vient pas au sol

VARIANTES ARTICULAIRES

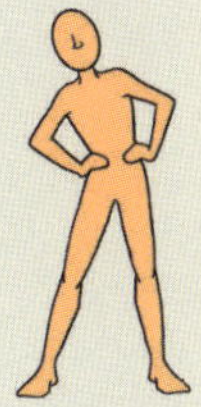

Le Mini en « Duo » ❶
(ménagement du dos,
des hanches et des genoux)

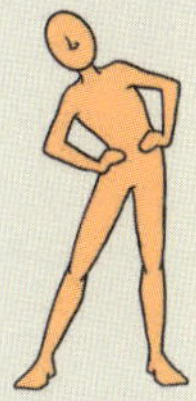

Le Sens unique en « Duo »
(ménagement du dos, des
hanches et des genoux)

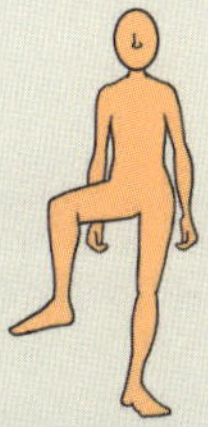

Le Mini en « Solo » ❶
(ménagement du dos, des
hanches et des genoux)

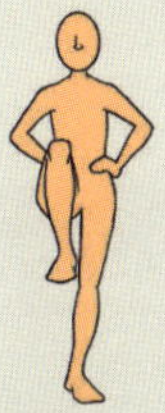

L'Axé en « Solo »
Pas de rotation, et juste dans
l'axe (ménagement du dos,
des hanches et des genoux)

variantes articulaires

VARIANTES POSITIONNELLES

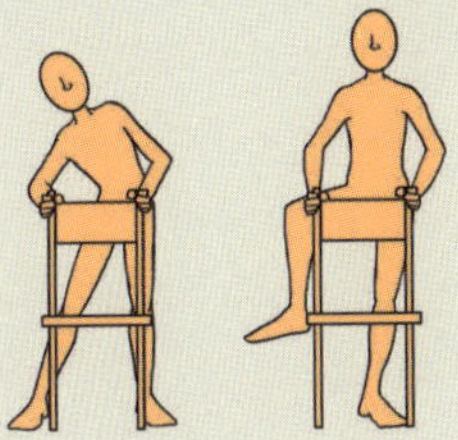

Se tenir ❷

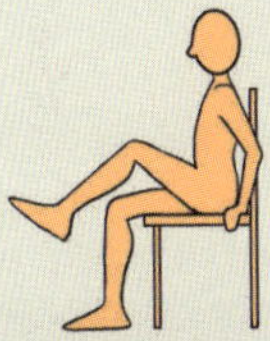

Sur une chaise, monter
un genou, ouverture
et fermeture de la hanche,
puis reposer la cuisse.

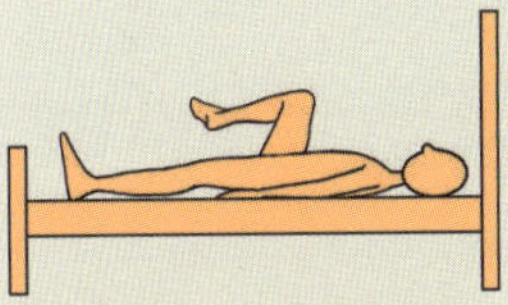

Sur un lit, rotation d'une
hanche à la fois dans les
deux sens

variantes positionnelles

À NOTER

❶ Un même mouvement pour des raisons différentes.
❷ Vérifiez les stabilité et solidité de l'appui.

9. ARTICULATIONS

→ *Échauffer l'articulation du genou*

MOUVEMENT DE BASE

1

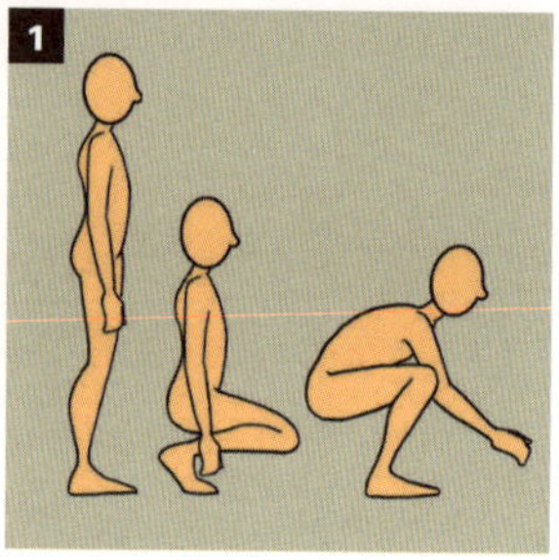

1. Fléchir les genoux.

2. Monter et descendre avec les talons décollés et le dos droit, ou les talons au sol et le dos penché vers l'avant.

⚠ *Retenir la descente (ne pas se laisser tomber !).*

⚠ *Attention à ne pas chercher à descendre avec le dos ! Il vaut mieux descendre peu avec les genoux que beaucoup avec le dos !*

⚠ *Talons décollés et dos droit : Le positif : moins de tension sur les mollets et les tendons d'Achille. Le négatif : déséquilibre.*

⚠ *Talons au sol et dos penché : le positif et le négatif sont inversés.*

VARIANTES PUISSANCE

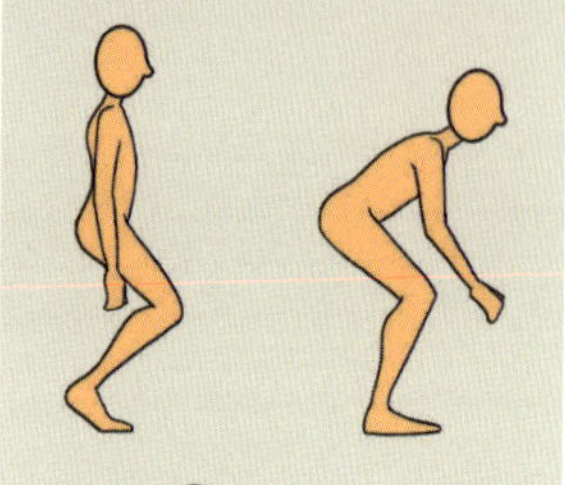

Le Mini ❶ : moins d'amplitude.

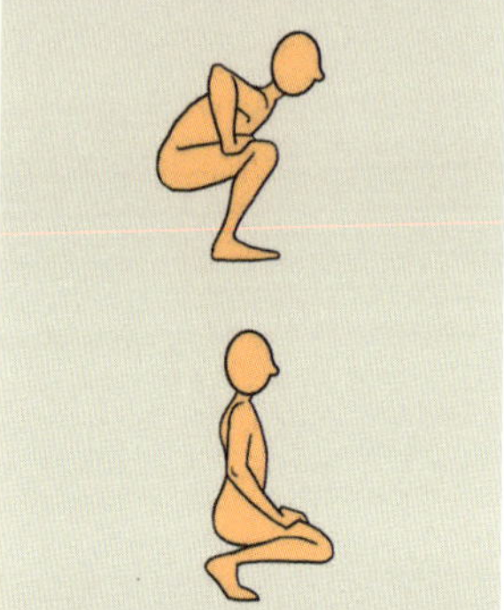

Le Soutien : les mains sur les cuisses.

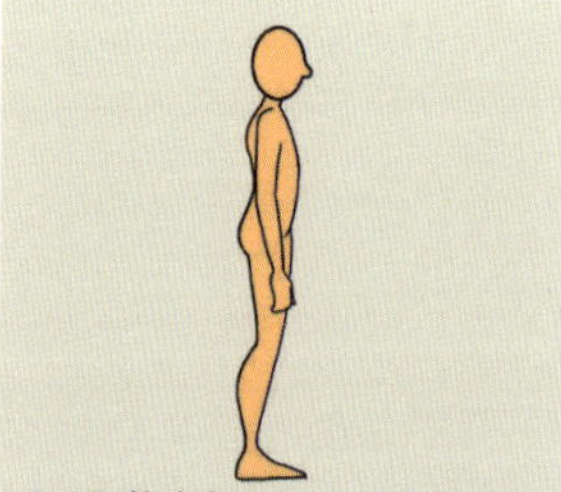

Le Relâché : avec un temps de pause, régulier ou pas.

VARIANTES MULTIPLES

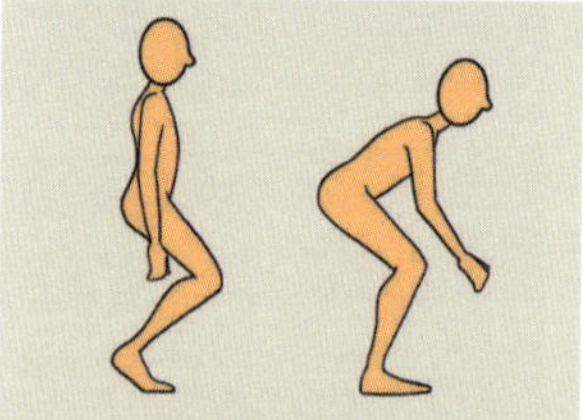

***Le Mini* ❶**
Puissance + articulaire

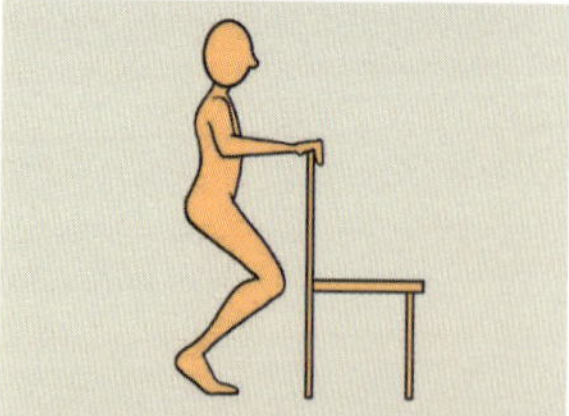

Le Mini, appui sur un dossier
Puissance + ne vient pas au sol

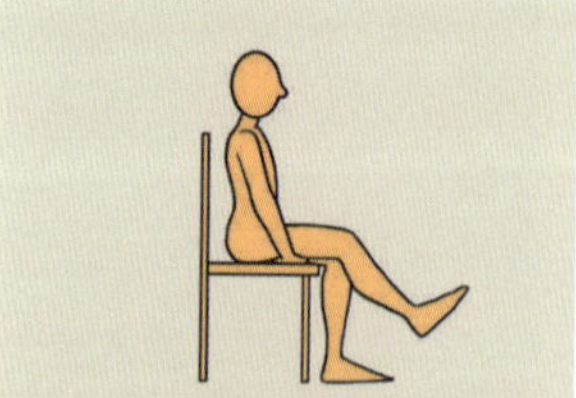

Battement d'une jambe à la fois, assis(e)
Articulaire + ne vient pas au sol

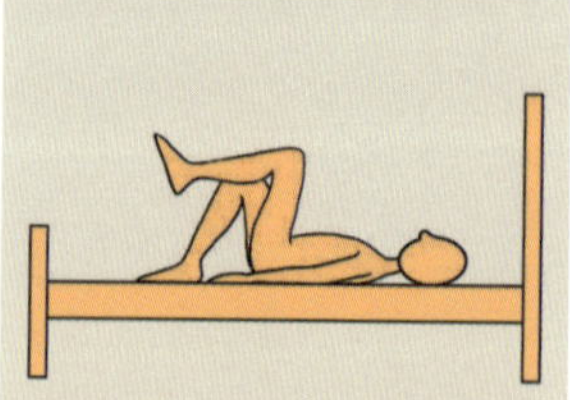

Battement d'une jambe à la fois, sur un lit, soutien de l'avant-bras et des mains sur le matelas
Puissance + articulaire + ne vient pas au sol

VARIANTES ARTICULAIRES

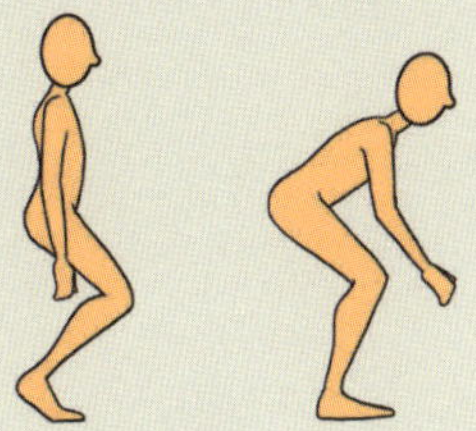

Le Mini ❶ (ménagement du dos et des genoux)

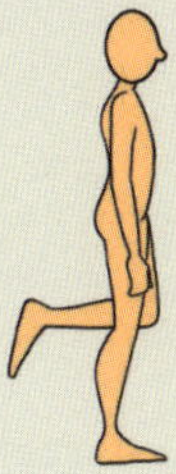

La Montée du talon, alternée ou pas (ménagement des genoux)

variantes articulaires

VARIANTES POSITIONNELLES

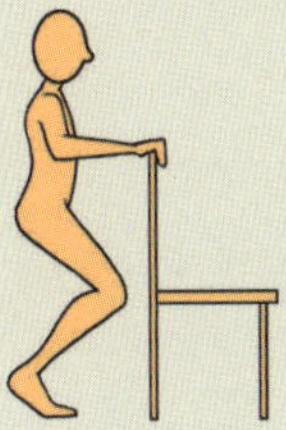

Se tenir à un dossier ❷

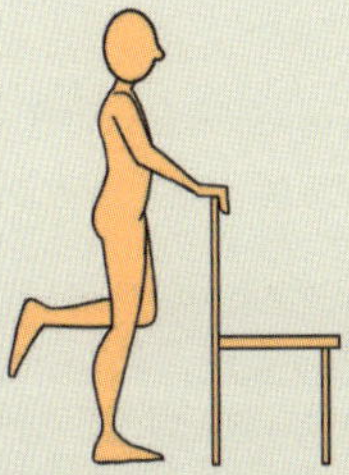

Montée du talon en se tenant ❷

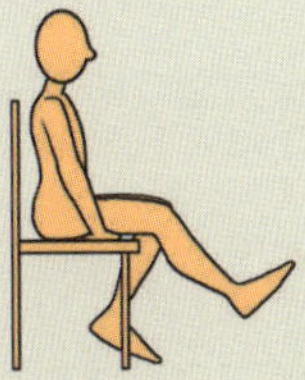

Maraki's move ❸ (battements de jambes, assis(e))

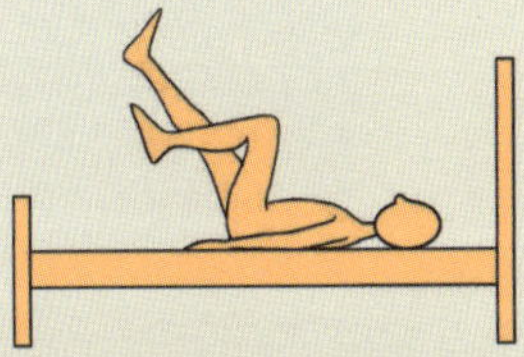

Battements de jambes, allongé(e) sur un lit

variantes positionnelles

À NOTER

❶ Un même mouvement pour des raisons différentes.
❷ Vérifiez les stabilité et solidité de l'appui.
❸ Les mains sous les cuisses, si nécessaire afin d'isoler les pieds du sol.

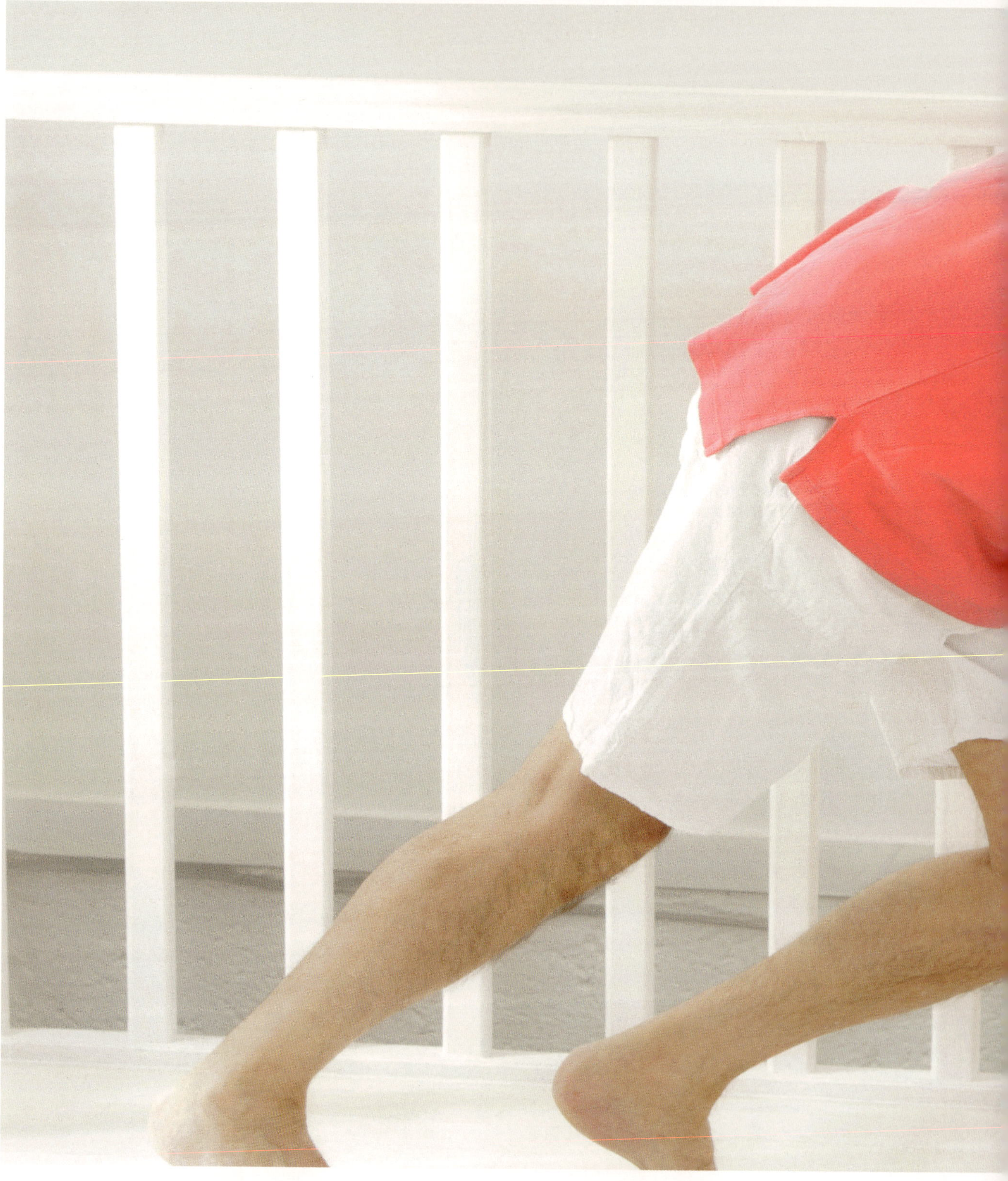

4

LES TECHNIQUES POUR ÉVOLUER AU SOL

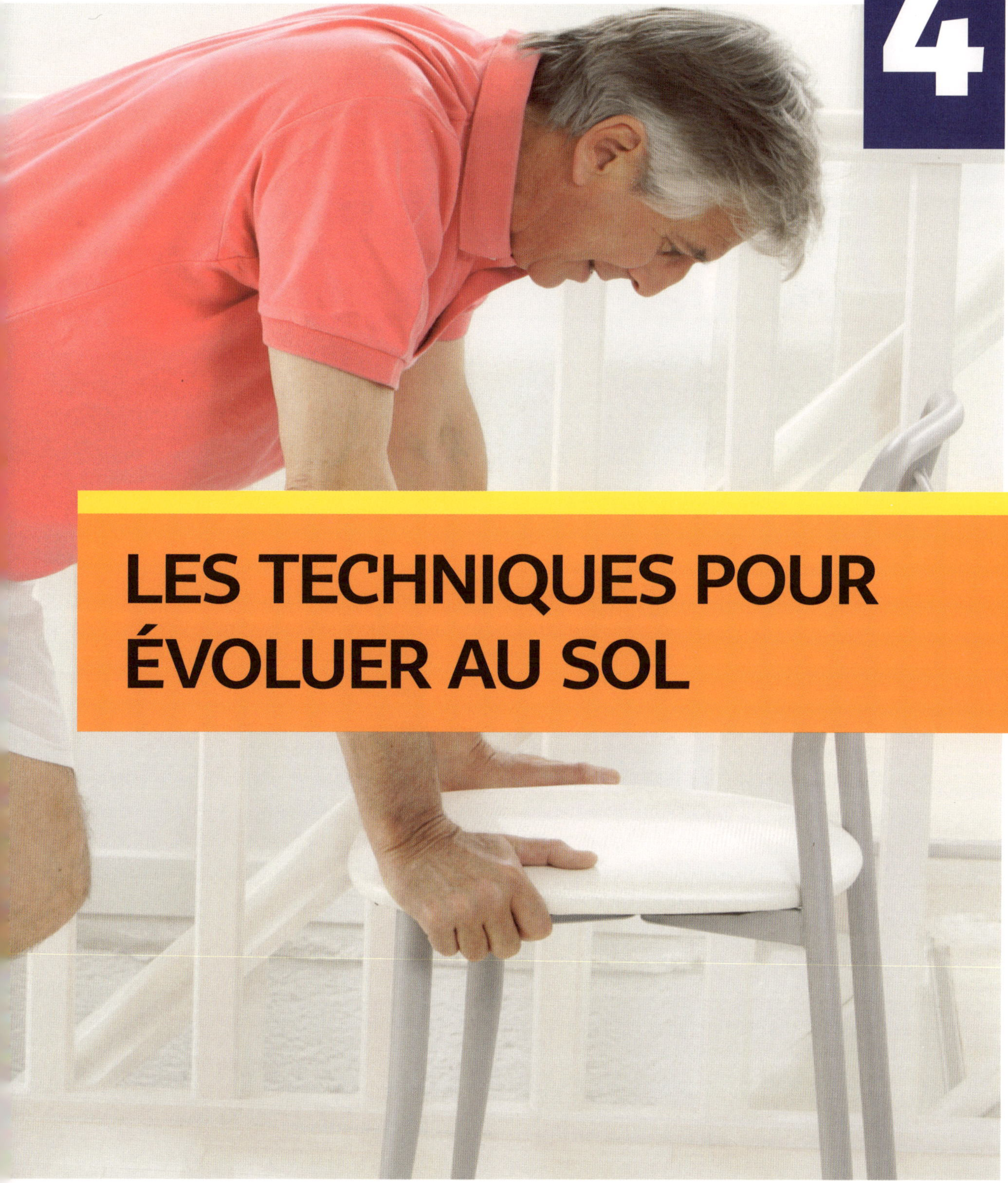

LES TECHNIQUES POUR ÉVOLUER AU SOL

Ces techniques sont apparemment évidentes pour tous, cependant nous avons tendance à les négliger.

Que vous veniez au sol ou non pour votre gymnastique, je vais maintenant vous présenter des techniques qui respectent votre corps et restent gérables tout au long de votre vie.

Ici, le bon mouvement, le bon geste, est celui que vous pouvez faire sans risque de traumatisme, ni de chute. Malgré nos différences, aussi riches soient-elles, ce chapitre met en avant des fondamentaux, des techniques incontournables sur le fond. Et sur la forme, à vous de vivre ces diverses techniques afin de vous les approprier !

Un des fondamentaux est que nous sommes naturellement aptes, notamment grâce à notre vue et à notre morphologie articulaire, à mieux gérer les déséquilibres « avant » que ceux « arrière ». Marcher, venir au sol, se relever... sont des situations de déséquilibres. Alors autant les appréhender par « l'avant » !

Faites le test ! Expérimentez les techniques proposées, faites une mise à jour en fonction de vos possibilités, puis mettez en place vos propres techniques. Si vous créez votre propre technique, cette dernière doit respecter votre intégrité physique et être viable dans le temps. De plus, si vous avez besoin d'utiliser un oreiller pour ménager votre dos et vos cervicales, n'hésitez pas à le prendre à chaque fois qu'une situation allongée sur le dos vous est présentée. À vous de jouer !

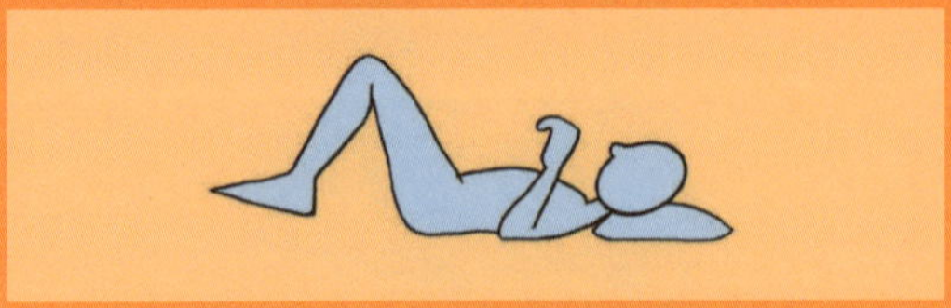

4

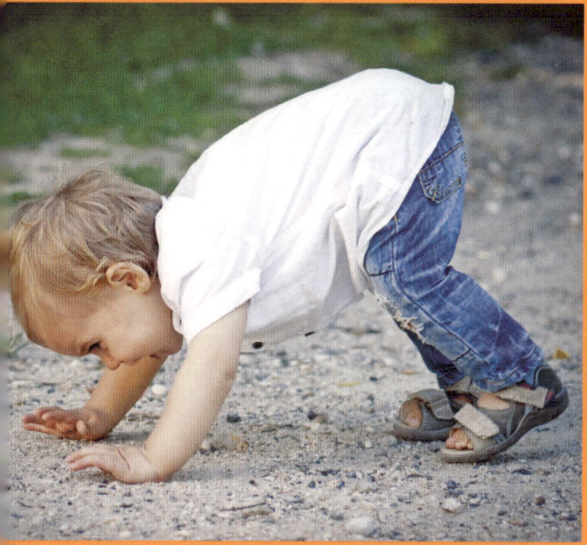

Et si nous apprenions, dès l'enfance, les techniques pour venir au sol, se relever… afin de nous préserver de tout traumatisme, et mémoriser les bonnes manières pour soi.

Et si nous apprenions, dès l'adolescence, les techniques du secourisme afin d'aider correctement l'entourage, et les autres en situation de détresse.

Dans ce chapitre, vous trouverez quatre situations dynamiques au sol, ainsi que six exemples au quotidien :

- 1 - VENIR AU SOL ET SE RELEVER
- 2 - S'ALLONGER SUR LE DOS ET CHERCHER À S'ASSEOIR
- 3 - S'ALLONGER SUR LE VENTRE À PARTIR DU 4 PATTES
- 4 - S'ALLONGER SUR LE VENTRE À PARTIR D'UNE POSITION SUR LE DOS
- EXEMPLES DANS NOTRE QUOTIDIEN

1. TECHNIQUES POUR ÉVOLUER AU SOL

→ *Venir au sol et se relever*

MOUVEMENT DE BASE

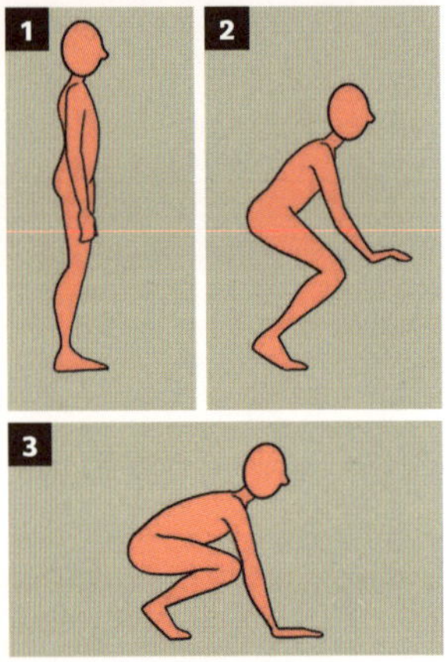

1. Déséquilibre avant avec flexion des genoux.

2. Pose des mains.

3. Arrivée à 4 pattes.

4. Pour se relever, grande poussée sur les mains.

⚠ *Le déséquilbre par l'avant est plus simple à gérer.*

⚠ *Si les genoux fléchissent peu, prenez un appui intermédiaire.*

⚠ *Ne restez pas avec la tête sous le nombril ou les épaules sous le bassin (risque de vertige et d'une prise en charge par le dos).*

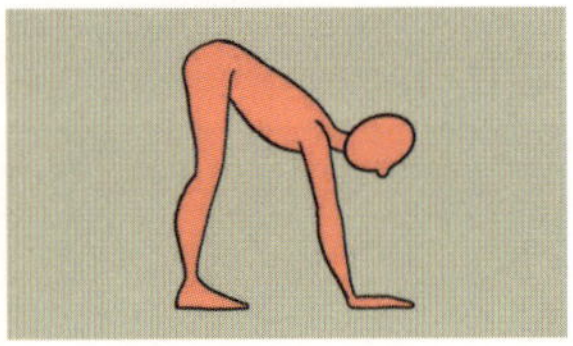

mouvement de base

VARIANTES PUISSANCE

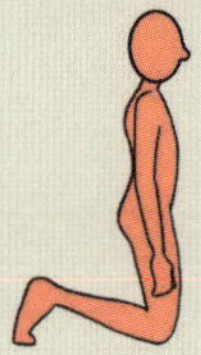

Pose des genoux, avant les mains

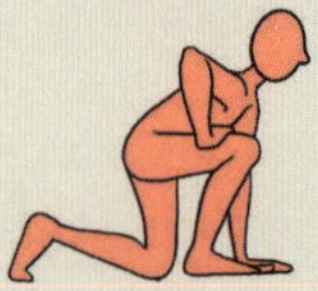

Pose d'un genou, d'une main au sol et d'une main sur la cuisse

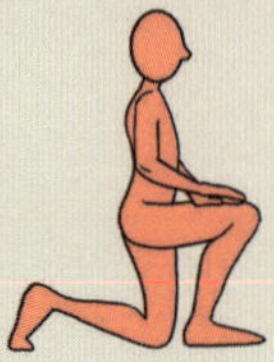

Pose d'un genou, deux mains sur la cuisse

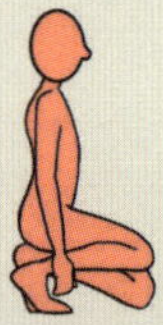

Un genou après l'autre

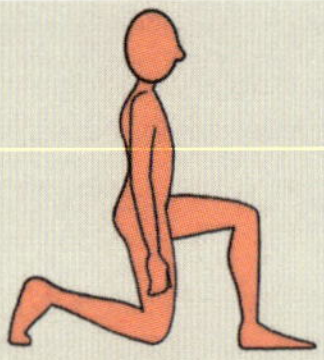

Pose d'un genou

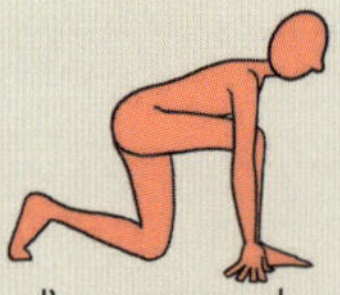

Pose d'un genou + deux mains

variantes puissance

VARIANTES MULTIPLES

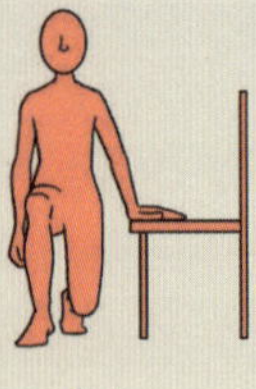

Appui sur une chaise, avec un seul côté (ici côté gauche) possible. (ménagement de l'épaule droite)
Puissance + articulaire

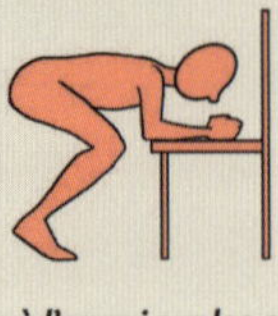

Passage à l'appui sur les coudes (ménagement des poignets)
Puissance + articulaire

À vous de créer, en fonction de vous !

VARIANTES ARTICULAIRES

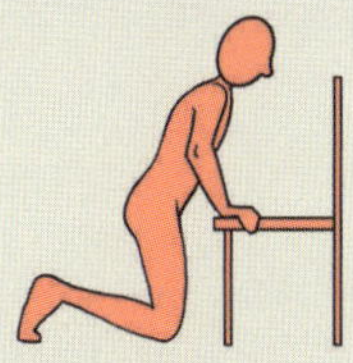

De face, appui sur les deux mains (ménagement des genoux)

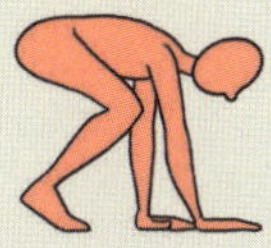

Déplacement sur les mains (ménagement des genoux)

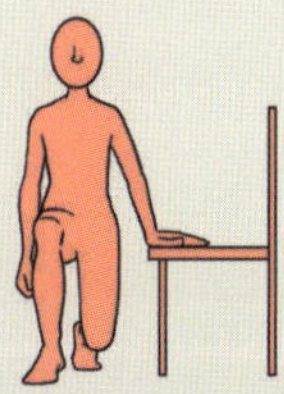

De côté, une main, un genou en appui (ménagement articulaire latéral)

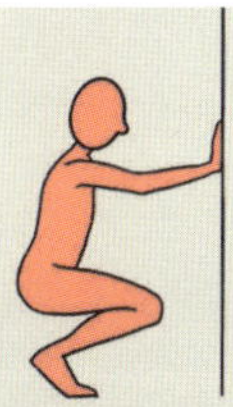

Contre un mur (ménagement du dos)

Remarque : Si vous vous retrouvez à 4 pattes, et que vous avez besoin d'un appui, rejoignez-le à 4 pattes avant de vous relever.

À NOTER

Sans, avec une ou deux mains.

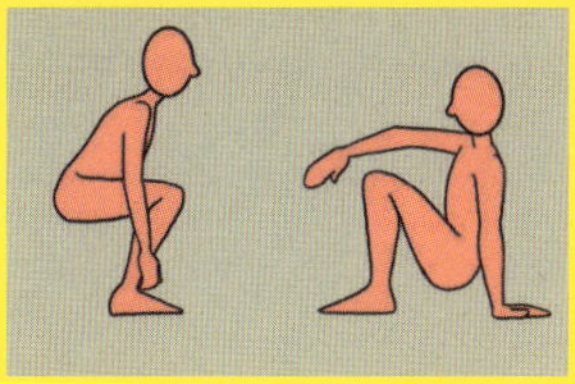

Remarques : techniques sur l'arrière possibles mais manque de visibilité ; déséquilibre arrière ; demande une grande souplesse ; difficile à conserver toute sa vie ; puissance difficile à contrôler pour se relever, dos au sol.

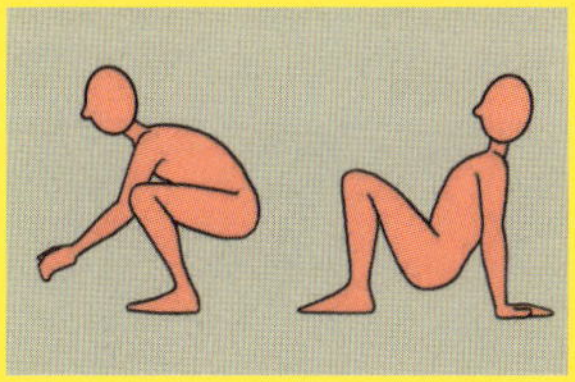

NE VIENT PAS AU SOL

Même si vous n'êtes pas en mesure de venir au sol pour le moment, vous pouvez malgré tout continuer à bouger. Ce livre vous en donnera l'occasion.

2. TECHNIQUES POUR ÉVOLUER AU SOL

→ *S'allonger sur le dos et chercher à s'asseoir*

MOUVEMENT DE BASE

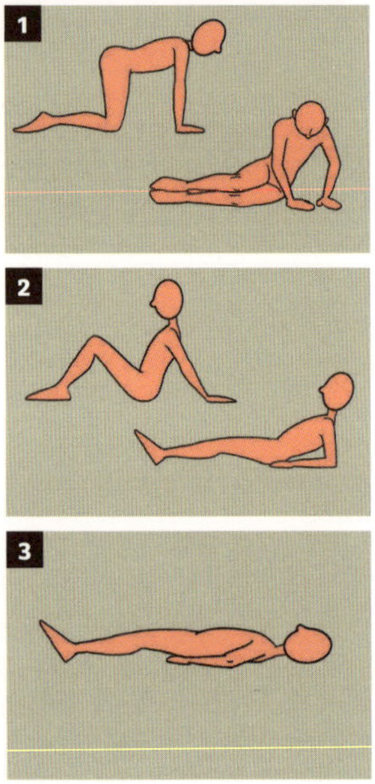

1. Pivoter pour poser le bassin.

2. S'allonger, dos rond.

3. Retenir la descente avec l'appui des mains derrière.

4. Pour la remontée, la tête se lève, et les mains repoussent le sol sous les reins.

▲ *Évitez le passage en force !*

▲ *Attention à la prise en charge par les reins, si le dos ne reste pas rond.*

mouvement de base

VARIANTES PUISSANCE

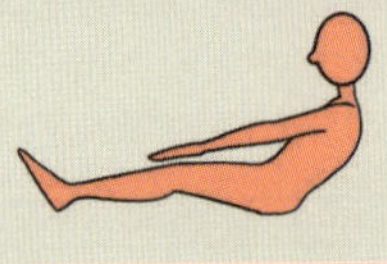

Dos rond, sans les mains ❶

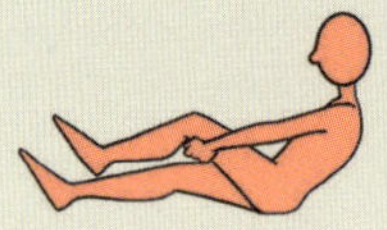

Saisie d'une cuisse ❷

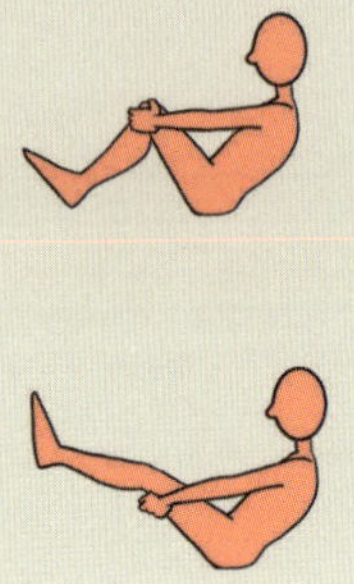

Double saisie des genoux ou des cuisses ❷

variantes puissance

VARIANTES MULTIPLES

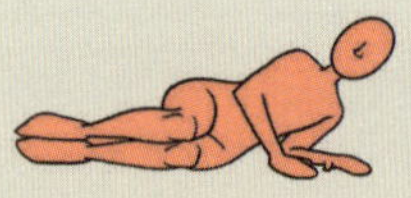

Chien de fusil au sol (avec élan)
Puissance + articulaire

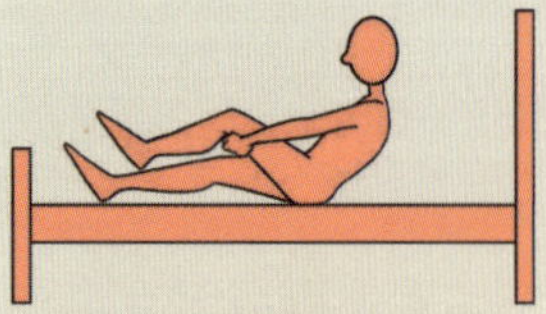

Saisie d'une cuisse dans un lit
Puissance + ne vient pas au sol

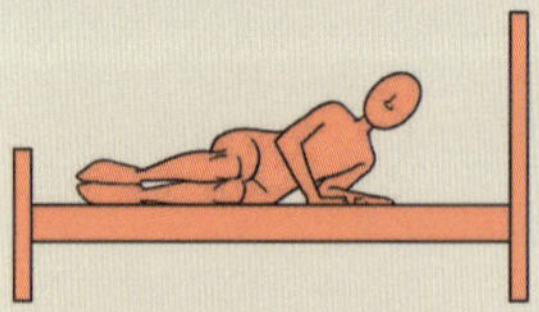

Chien de fusil, dans un lit
Articulaire + ne vient pas au sol

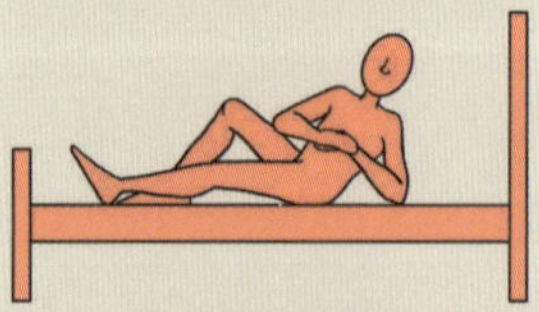

Côté gauche, coude gauche dans un lit ❸
Puissance + articulaire + ne vient pas au sol

VARIANTES ARTICULAIRES

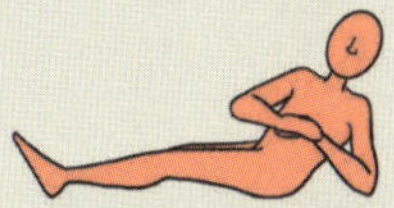

Sur le côté, un coude au sol, le poing dans la paume (ménagement des épaules et du dos) ❸

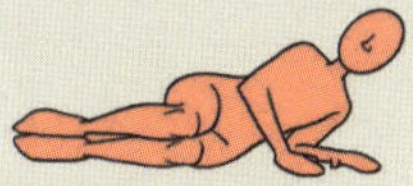

En chien de fusil (ménagement des épaules et du dos)

NE VIENT PAS AU SOL

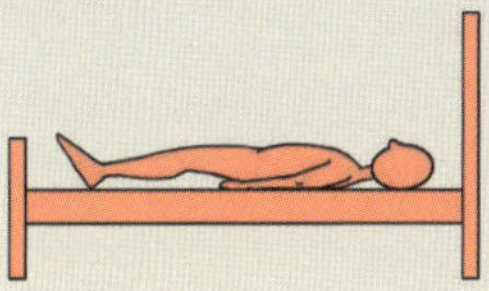

Dans un lit

À NOTER

❶ Demande une grande puissance abdominale.
❷ Lors de la bascule arrière, vérifiez qu'il n'y ait pas d'obstacle !
❸ Pour ne pas réveiller un côté droit sensible, par exemple, je réalise le mouvement côté gauche.

variantes articulaires

ne vient pas au sol

3. TECHNIQUES POUR ÉVOLUER AU SOL

→ *S'allonger sur le ventre à partir du « 4 pattes »*

MOUVEMENT DE BASE

1
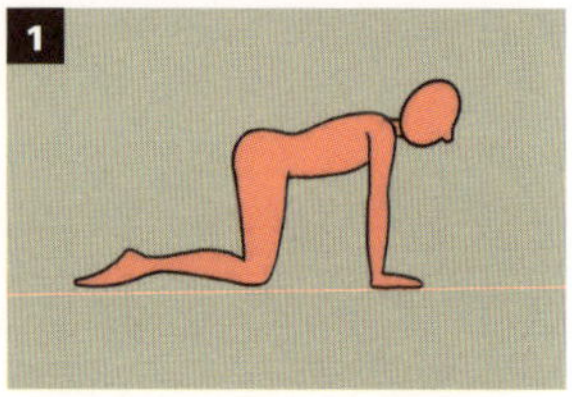

2
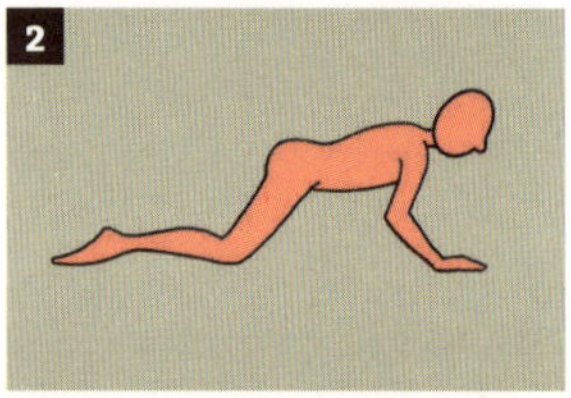

3
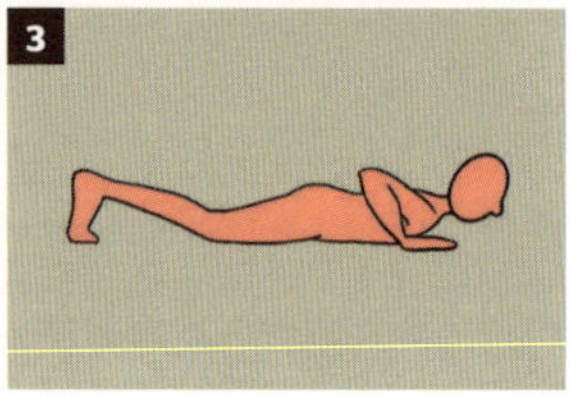

1. Éloigner les genoux.

2. Fléchir les bras.

3. Arrivée allongé(e), en douceur.

4. Pour se redresser, monter le buste, type pompe à genoux.

⚠ *Attention à ne pas laisser tomber le bassin (risque de creuser les reins).*

mouvement de base

VARIANTES PUISSANCE

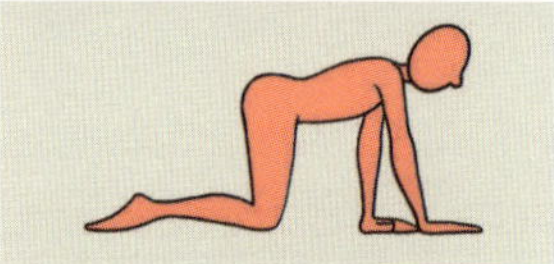

À genoux : déplacement avant ou arrière des mains.

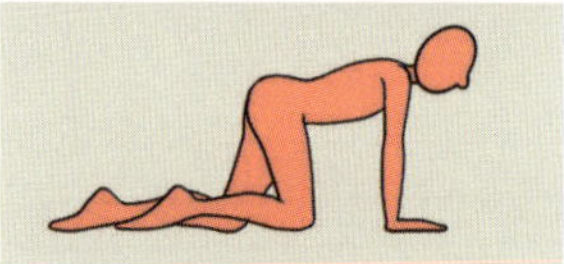

Appui sur les mains : déplacement avant ou arrière des genoux.

variantes puissance

VARIANTES MULTIPLES

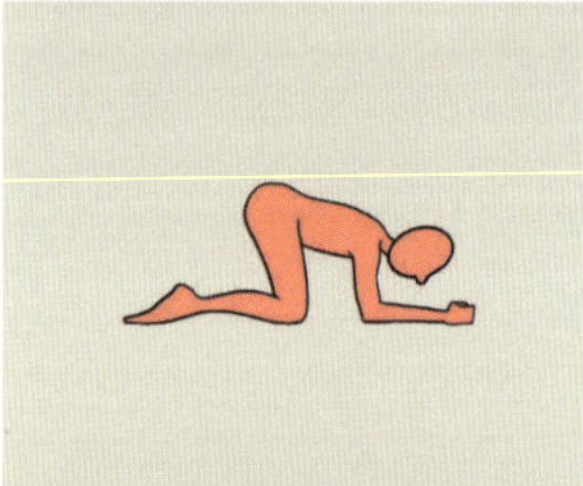

Appui sur les mains, avec un passage sur les coudes à un moment donné
Puissance + articulaire

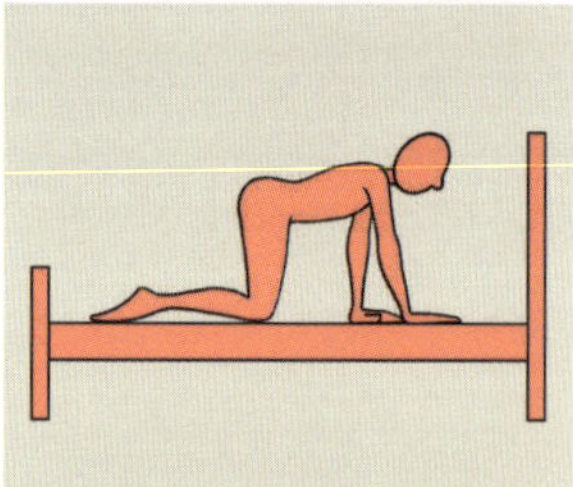

Déplacement des mains, sur un lit
Puissance + ne vient pas au sol

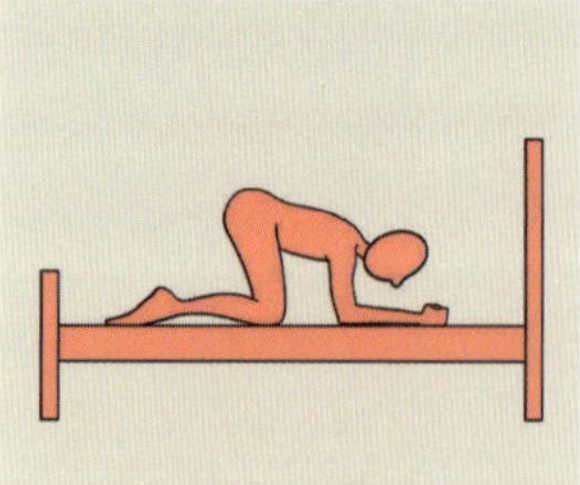

Passage sur les coudes, sur un lit
Articulaire + ne vient pas au sol

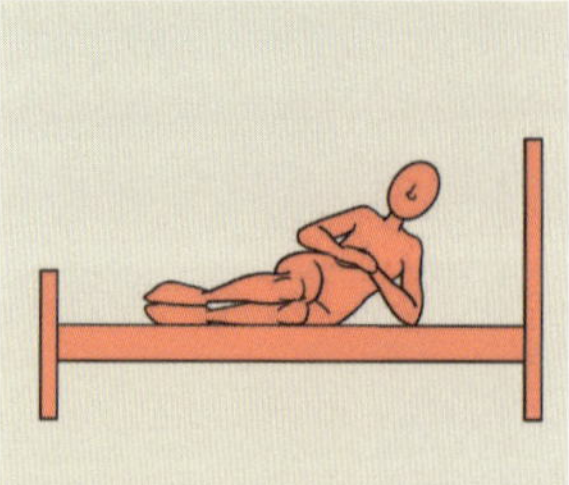

Pivoter du 4 pattes + 1 coude + déplacements genoux, sur un lit
Puissance + articulaire + ne vient pas au sol

VARIANTES ARTICULAIRES

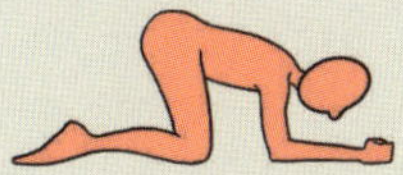

Passage sur les coudes avant de reculer ou d'avancer avec les coudes (ménagement des poignets, des coudes et des hanches)

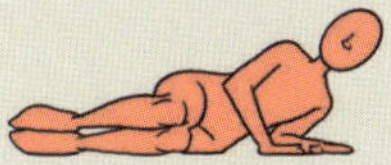

Pivoter du 4 pattes en chien de fusil puis rouler sur le ventre (ménagement des épaules et du dos)

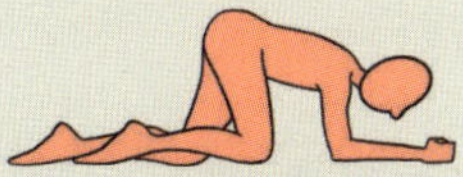

Passage sur les coudes avant de reculer ou d'avancer avec les genoux (ménagement des poignets, des coudes et des épaules)

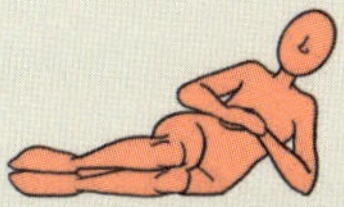

Pivoter du 4 pattes, + 1 coude au sol, + rouler sur le ventre (ménagement du dos)

NE VIENT PAS AU SOL

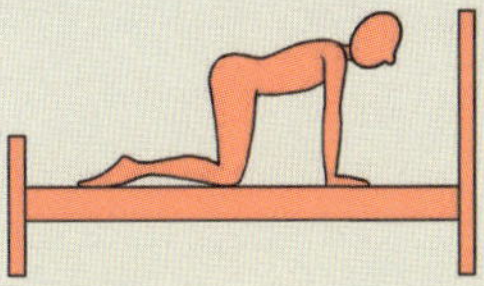

Dans un lit

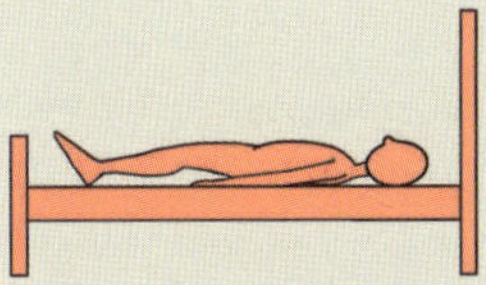

Se retourner (voir la planche s'allonger sur le ventre / le dos)

variantes articulaires

ne vient pas au sol

4. TECHNIQUES POUR ÉVOLUER AU SOL

→ *S'allonger sur le ventre à partir d'une position sur le dos*

MOUVEMENT DE BASE

1

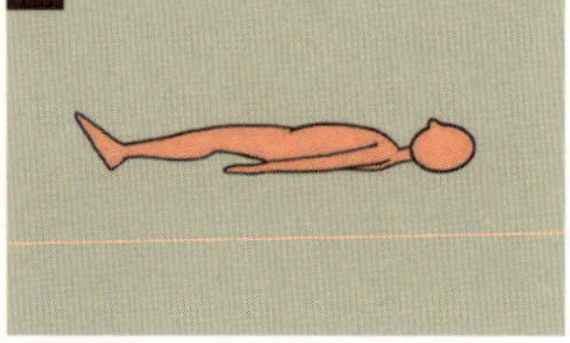

2 3

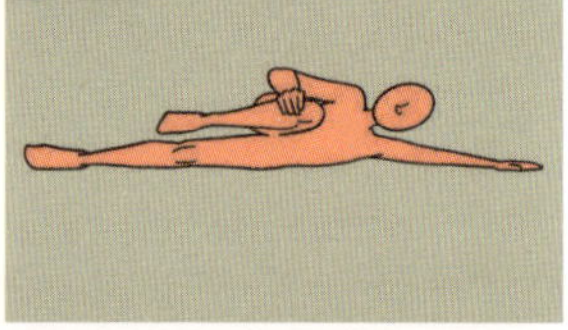

4

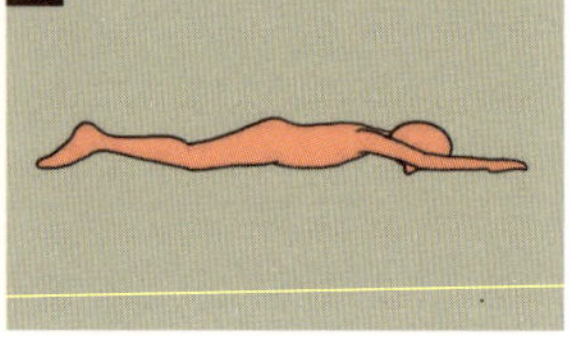

1. Dégager un bras sur le haut.

2. Ramener la cuisse (opposée au bras).

3. Pivoter du côté de la jambe allongée.

4. Pour revenir sur le dos, repousser le sol avec la main.

⚠ *Pensez à dégager un bras sur le haut que vous soyez sur le dos ou sur le ventre.*

⚠ *Ce passage double ventre-dos est intéressant aussi après une chute car il permet de multiplier les possibilités pour se relever.*

⚠ *En cas de chute, consultez un médecin, quel que soit l'âge et l'intensité de la chute.*

mouvement de base

VARIANTES PUISSANCE

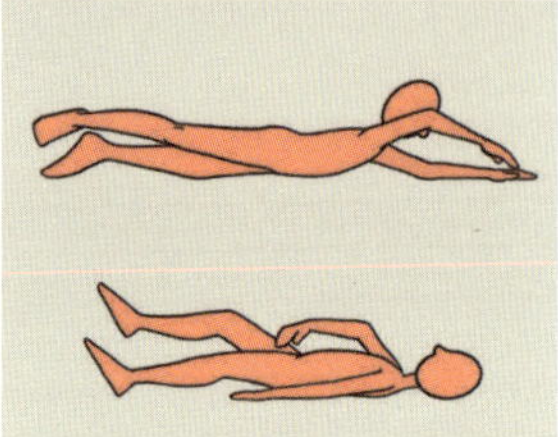

Petit élan (élévation d'un côté pour basculer de l'autre).

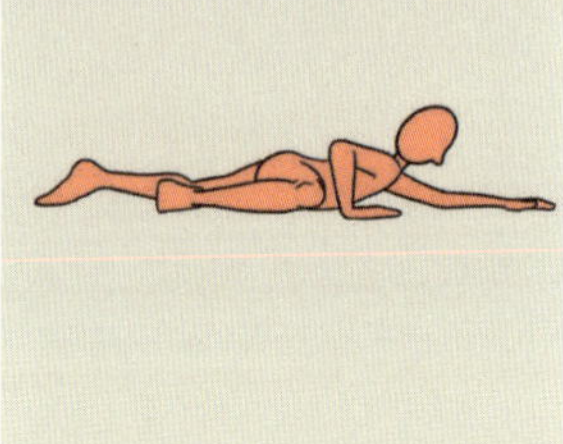

Repousser le sol avec la main et le pied du même côté.

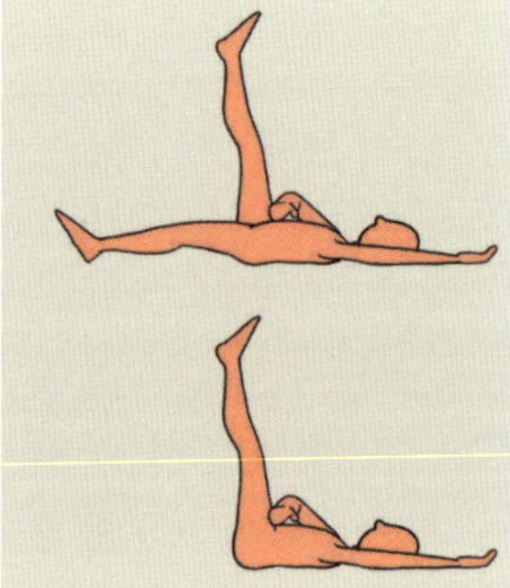

Bascule avec une ou deux jambes verticales.

variantes puissance

VARIANTES MULTIPLES

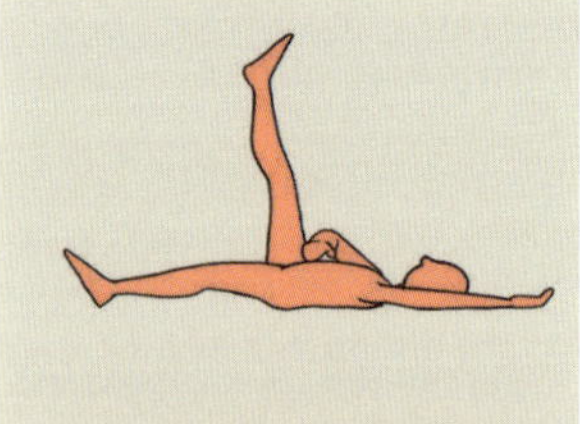

1 jambe verticale + chien de fusil
Puissance + articulaire

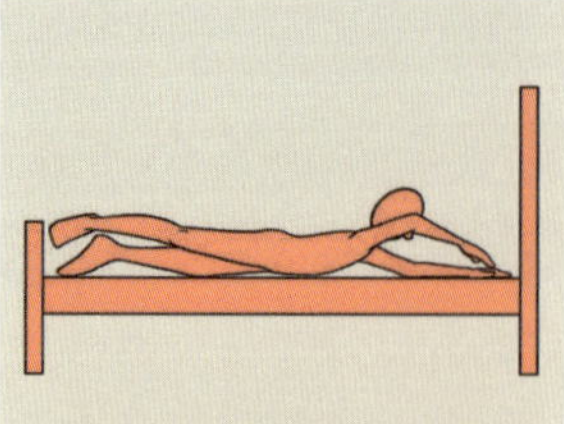

Petit élan dans un lit
Puissance + ne vient pas au sol

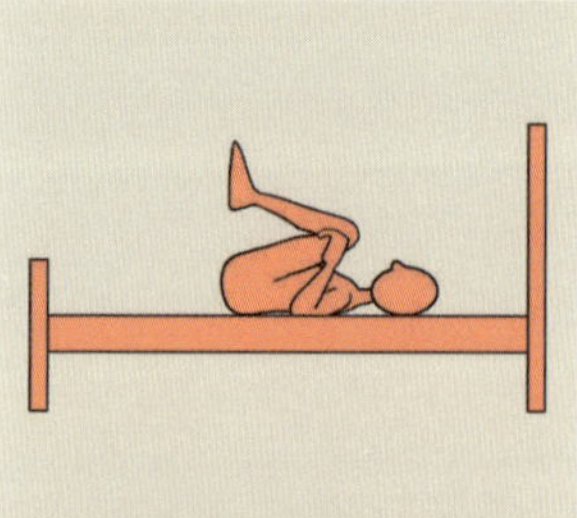

Chien de fusil dans un lit
Articulaire + ne vient pas au sol

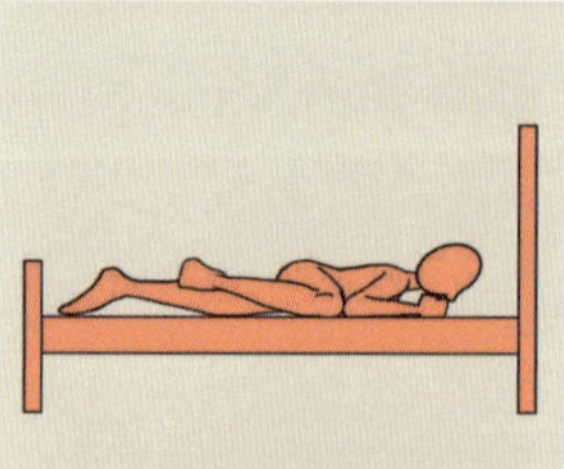

Repousser avec l'avant-bras et le genou droits
Puissance + articulaire + ne vient pas au sol

VARIANTES ARTICULAIRES

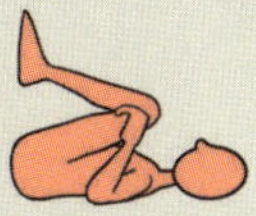

Passage en chien de fusil avec montée des genoux, simultanée ou distincte (ménagement du dos)

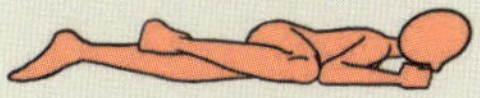

Gestion avec l'avant-bras et/ou le genou (ménagement des poignets, des coudes et des épaules)

NE VIENT PAS AU SOL

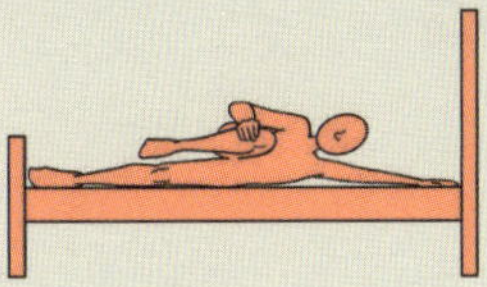

Dans un lit

variantes articulaires

ne vient pas au sol

5. TECHNIQUES POUR ÉVOLUER AU SOL

→ *Exemples dans notre quotidien*

Notre corps, quel que soit l'âge et notre état de forme, ne supporte pas d'être longtemps debout, ni assis, ni allongé. Alors, il nous faut lui proposer des transitions à ces phases statiques, c'est-à-dire tout simplement du mouvement. Mais il s'agit de bouger en respectant son propre environnement corporel !

QUOTIDIEN

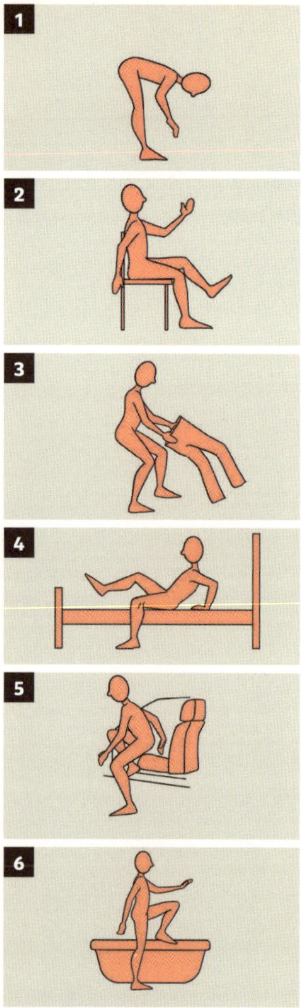

quotidien

1. Se baisser pour… (se chausser…)
2. S'asseoir en se laissant tomber.
3. S'habiller (enfiler le pantalon…).
4. Se lever du lit, vite et de travers.
5. Monter et descendre de voiture.
6. Monter dans une baignoire sans appui.

MOUVEMENT DE BASE

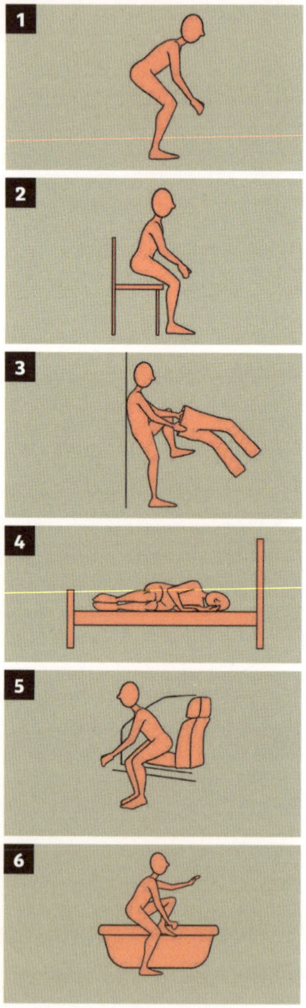

mouvement de base

1. Engagement des genoux. La tête au-dessus du nombril (pression du dos moindre).
2. Au ralenti, prise en charge musculaire.
3. Appui contre un mur.
4. En chien de fusil, puis passage assis.
5. Imaginez-vous (tous !) en robe longue et cintrée.
6. Un appui avec la main.

VARIANTES PUISSANCE

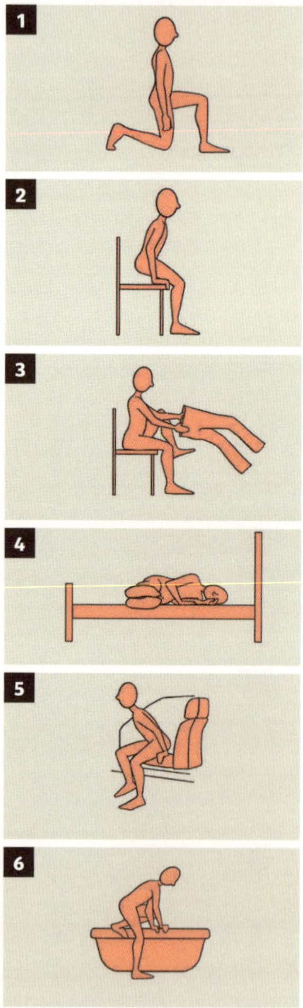

variantes puissance

1. Un genou au sol (voir planche « venir au sol » pp. 52-53).
2. Appui sur les mains
3. Pourquoi ne pas s'asseoir ?
4. En chien de fusil, et les jambes tendues dans le vide.
5. Appui sur la main.
6. Double appui avec les mains.

VARIANTES ARTICULAIRES

variantes puissance

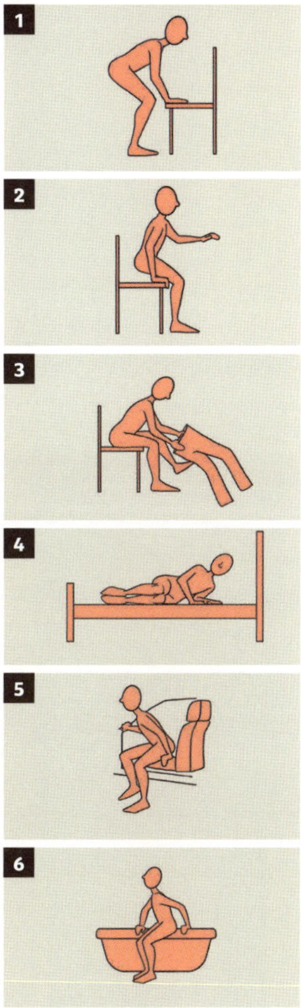

1. Avec des appuis (ménagement des genoux).
2. Appui sur la main droite (ménagement du poignet gauche).
3. Commencer par la jambe sensible (ménagement des hanches).
4. Se placer assis sur le côté gauche (ménagement de l'épaule droite sensible).
5. Ménagement des épaules.
6. Ménagement articulaire global.

NE VIENT PAS AU SOL

ne vient pas au sol

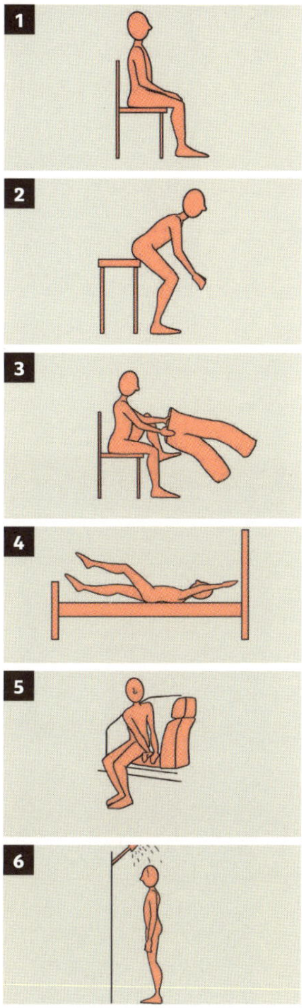

1. S'asseoir pour se rapprocher du sol.
2. Sur une assise haute.
3. Mettre des vêtements faciles à enfiler.
4. Faire de petits mouvements et s'étirer avant de se lever.
5. Multiplier les appuis progressivement.
6. Préférer la douche !

VARIANTES MULTIPLES

variantes multiples

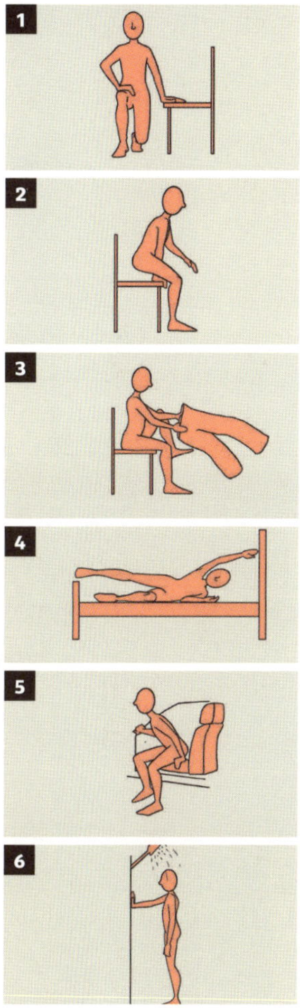

1. Puissance + articulaire.
2. Un appui de la main sur l'assise entre les cuisses.
3. Mettre des vêtements faciles, jambe gauche sensible d'abord.
4. S'étirer et, en chien de fusil, tendre le côté droit.
5. Appui sur la main droite devant, et la main gauche arrière.
6. Un appui sur la main gauche dans la douche.

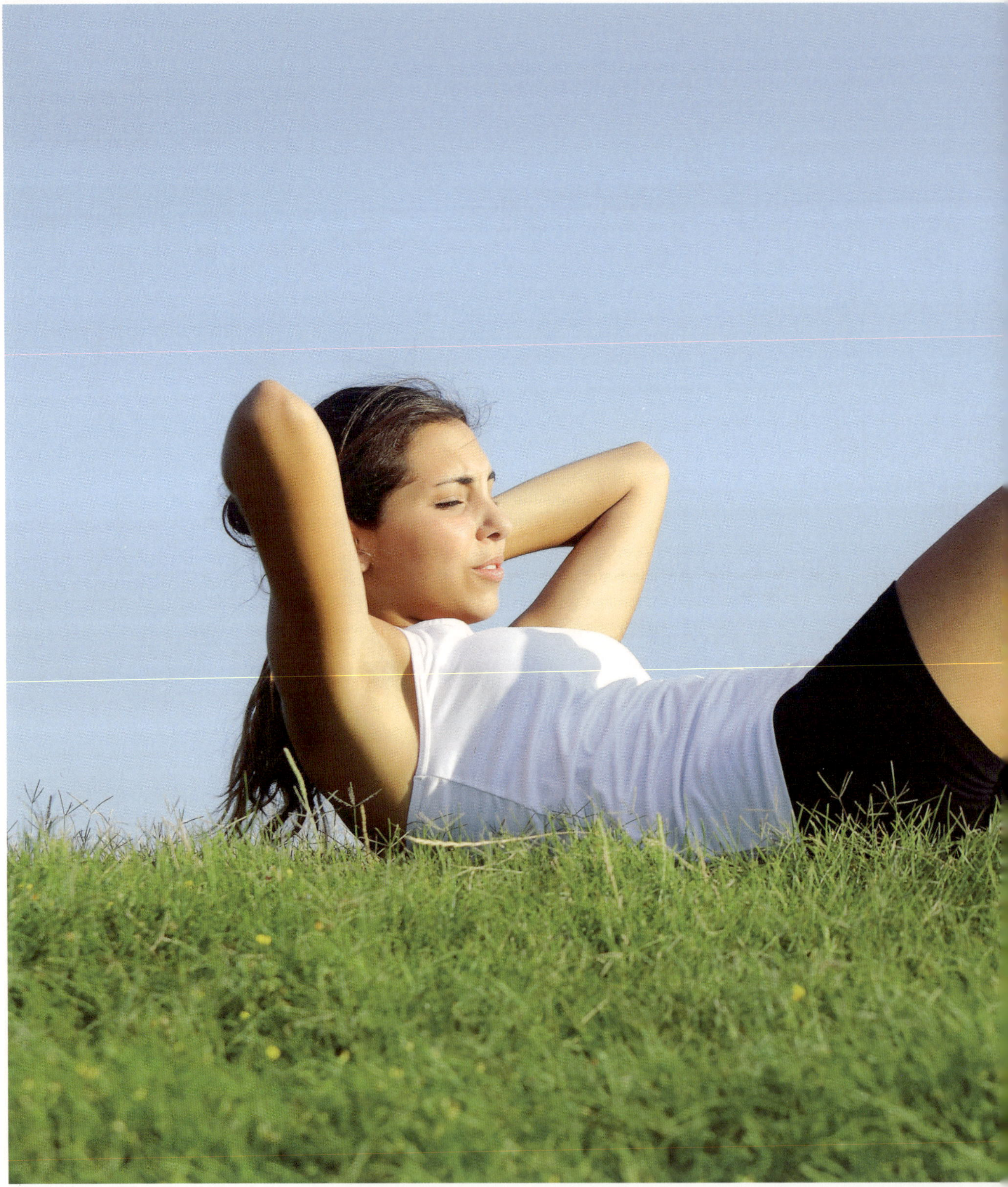

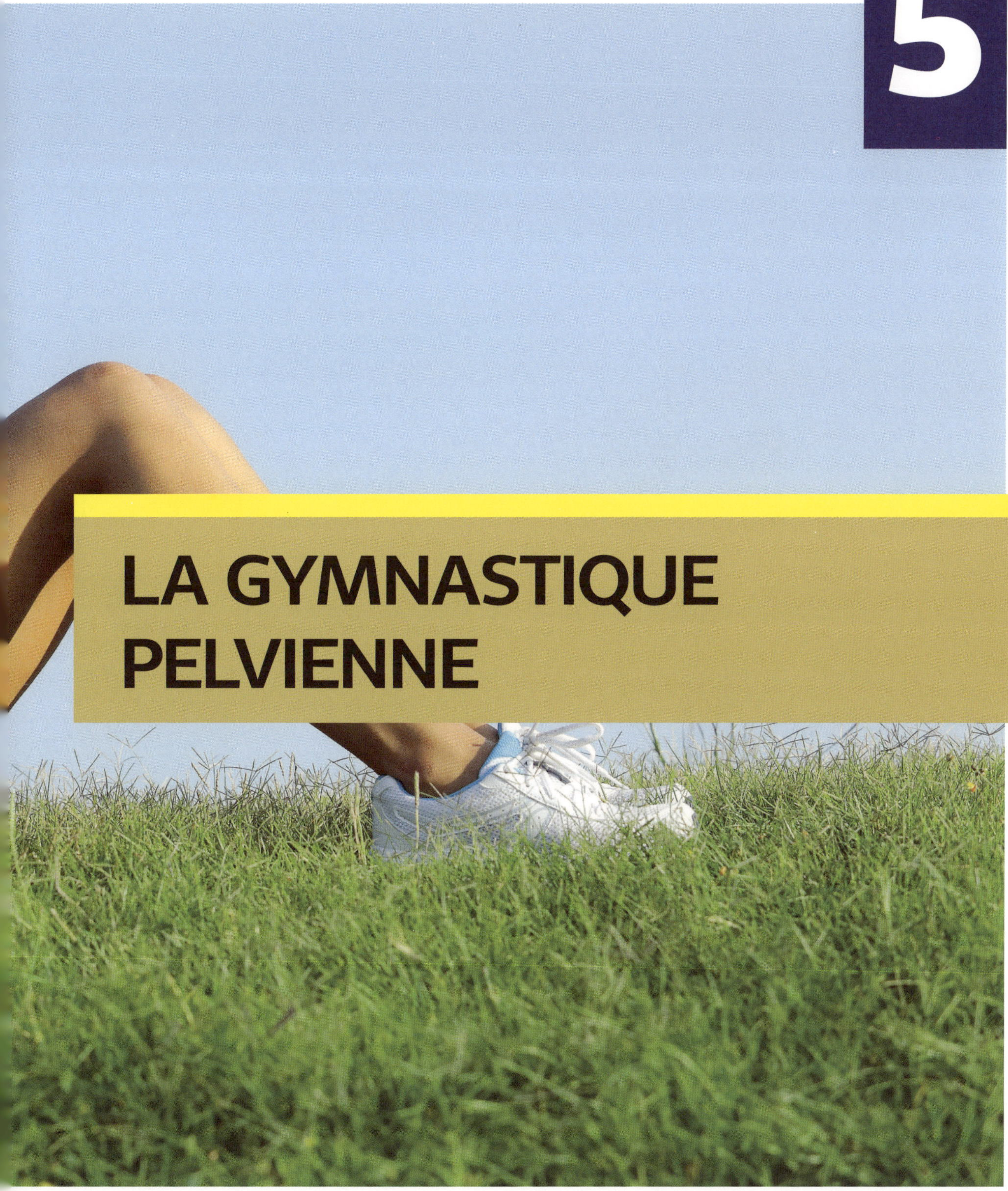

5

LA GYMNASTIQUE PELVIENNE

LA GYMNASTIQUE PELVIENNE

Que vous soyez homme ou femme, vous avez un périnée. « Il est l'ensemble des parties molles qui forment en bas l'excavation du bassin. C'est-à-dire le plancher pelvien. » (Dictionnaire Larousse)

Sachant que je vous propose de passer en revue tous vos muscles, ce groupe musculaire est à considérer. Il se situe autour des ouvertures suivantes : l'urètre, le vagin, et le rectum.

Toute notre vie, le plancher pelvien a de multiples occasions d'être maltraité :
• La constipation
• L'évacuation précipitée de la miction (urine)
• La sédentarité (volontaire ou non)
• Les métiers ou épreuves de force
• Une gymnastique extrême et exclusivement abdominale, ignorant le périnée
• L'accouchement par voies naturelles
• Le vieillissement musculaire naturel (atrophie musculaire ou sarcopénie)

Une fois le périnée affaibli ou abîmé, les conséquences sont là :
• Fuites urinaires et anales liées à l'effort ou non
• Descente d'organes jusqu'au prolapsus génital ou anal
• Baisse de la qualité des rapports sexuels par manque de tonicité

« En tout cas, pas de fatalisme, dans 85 % des cas vous pouvez résoudre ce problème sans médicament ni intervention chirurgicale. » (*Le guide santé des seniors,* Professeur F. Piette et Docteur S. Weil-Engerer, édition Odile Jacob, 2003)

Ce chapitre met en avant une gymnastique pelvienne simple et efficace, à consommer sans modération. Et si vous décidez de résumer votre gymnastique à de la tonicité abdominale, n'hésitez pas à y associer cette gymnastique pelvienne afin de prévenir toute fragilisation des sphincters.
Et vous pouvez vivre cette gymnastique pelvienne n'importe où, n'importe quand :

VOICI LES INSTANTS CLÉS QUI S'ADRESSENT AU PÉRINÉE : AVANT TOUTE GYM (PRÉVENTION) - PENDANT LA GYM (ÉDUCATION) - APRÈS TOUT TRAUMATISME (RÉÉDUCATION).		
PRÉVENTION	**ÉDUCATION**	**RÉÉDUCATION**
• Une nourriture variée, riche en fibres • Éviter la sédentarité • Un ventre qui bouge (laxatif efficace)	• La gymnastique pelvienne que je vous propose dans la double-page suivante	• Voir des spécialistes : médecins, kinésithérapeutes, sages-femmes…

au bureau, chez vous, en voiture, dans les transports en commun, à table… Et même à deux, en effet, lors d'un rapport sexuel, c'est l'occasion de vérifier et travailler la tonicité de vos sphincters. Je sais, ce n'est pas très romantique, mais vous n'êtes pas obligé de tout dire !
Attention, si vous vous imposez le « stop pipi » (arrêter d'uriner pendant la miction) afin de vérifier la tonicité de l'urètre, il semblerait, avec les connaissances actuelles, que cette pratique est susceptible de déclencher des infections urinaires.

On peut imaginer ici travailler la tonicité du périnée avec une référence maximum pour les objectifs 5, 7 et 8 (= maintenir une contraction significative définie au départ, et ce pendant un temps maximum). Et puis, vous vous lancez dans un programme qui intègre un objectif précis afin de développer cette tonicité. Parmi les 8 : les 1 (Réveil) et 2 (Autonomie) sans référence maximum, et les 5 (Endurance), 7 (Force) et 8 (Puissance) avec référence. Les autres objectifs me semblent inappropriés.

Cette gymnastique est avant tout éducative. Pour une rééducation, voyez un spécialiste.

Il y a seulement une planche où une hiérarchie est à respecter. Pour toutes les autres du livre, vous êtes libre.

1. LA GYMNASTIQUE PELVIENNE

→ « Serrer les fesses sans les fessiers ! »

MOUVEMENT DE BASE

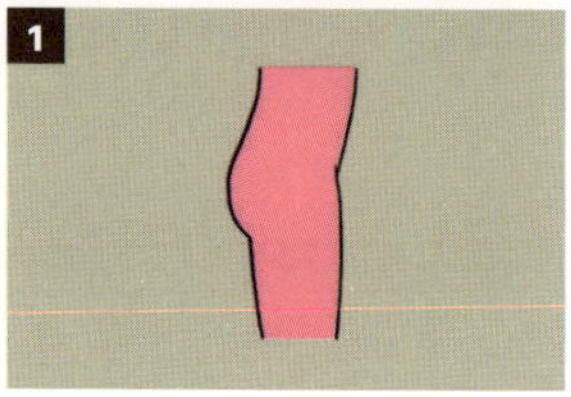

1. Contracter et relâcher aussitôt le ou les sphincters.

2. Contracter et maintenir (se chronométrer).

3. Contracter en distinguant deux niveaux de puissance.

4. « Remonter les organes » (sur une contraction maximum, chercher à soulever les organes).

⚠ *Quelle que soit la technique :*

- *Ne bloquez pas la respiration, respirez normalement.*
- *Ne contractez pas les abdominaux car cela force sur les sphincters (possibilité de rentrer le ventre afin d'aider la remontée des organes).*
- *Ne contractez pas les fessiers (car ils camouflent l'action des sphincters).*

⚠ *Un plancher pelvien tonique doit être :*

- *Capable de se contracter partiellement puis totalement ;*
- *Capable de déclencher des contractions distinctes entre urètre, vagin et rectum ;*
- *Capable de déclencher des contractions réflexes dans toute situation.*

mouvement de base

VARIANTES PUISSANCE

C'est une des rares occasions dans ce livre où apparaissent une hiérarchie, une chronologie.

En effet, il serait bon de maîtriser la technique n°1 avant de passer aux autres. S'il est difficile de distinguer la contraction du relâchement, alors insistez sur cette première technique. Cela viendra !

variantes puissance

VARIANTES MULTIPLES

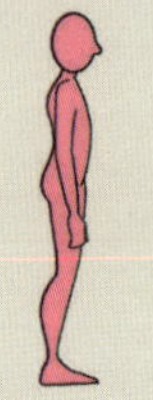

Technique n°1 sur le rectum, et inertie du reste, debout
Puissance + articulaire

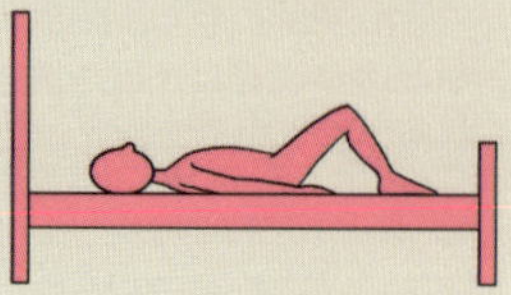

Technique n°2, allongé(e)
Puissance + ne vient pas au sol

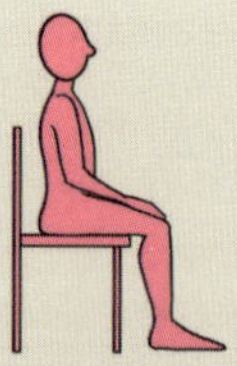

Assis(e), contraction globale
Articulaire + ne vient pas au sol

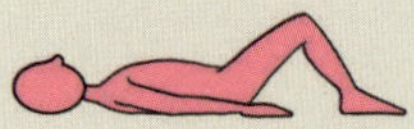

Technique n°4, allongé(e) avec contraction globale
Puissance + articulaire + ne vient pas au sol

VARIANTES MUSCULAIRES

- Pas de réponse musculaire, ou assez diffus. Difficile à localiser
- Uniquement le rectum
- Uniquement l'urètre
- Uniquement le vagin
- D'abord le rectum puis l'urètre
- D'abord le rectum puis le vagin
- D'abord le rectum puis le reste
- D'abord l'urètre puis le rectum
- D'abord l'urètre puis le vagin
- D'abord l'urètre puis le reste
- D'abord le vagin puis le rectum
- D'abord le vagin puis l'urètre
- D'abord le vagin puis le reste
- Global sans distinction
- Localisation et distinction réflexe et/ou à la commande

VARIANTES POSITIONNELLES

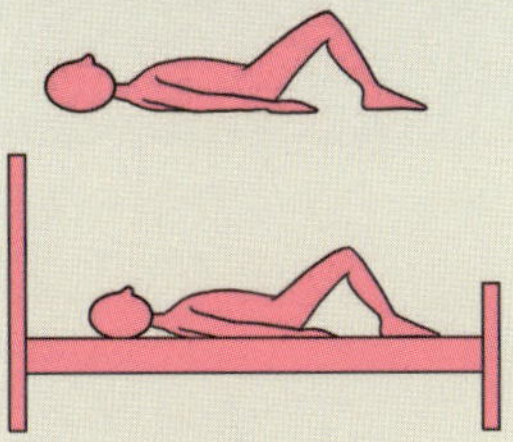
Allongé(e) où la pression des organes est nulle

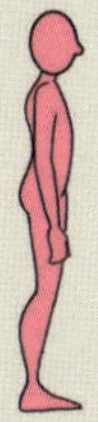
Debout

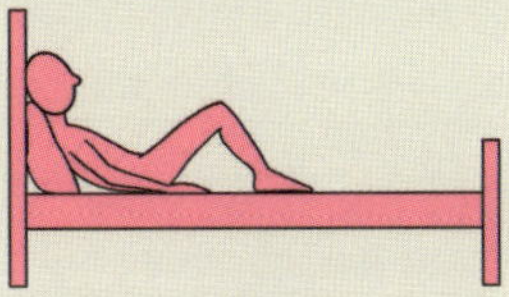
Semi-allongé(e)

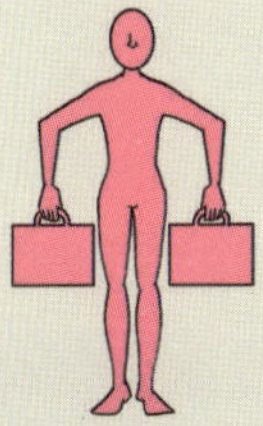
Debout avec effort

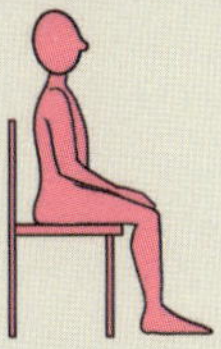
Assis(e)

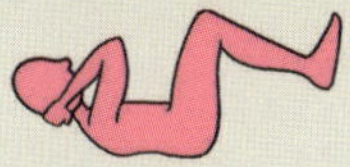
Contraction volontaire pendant un mouvement d'abdominaux

LA TONICITÉ

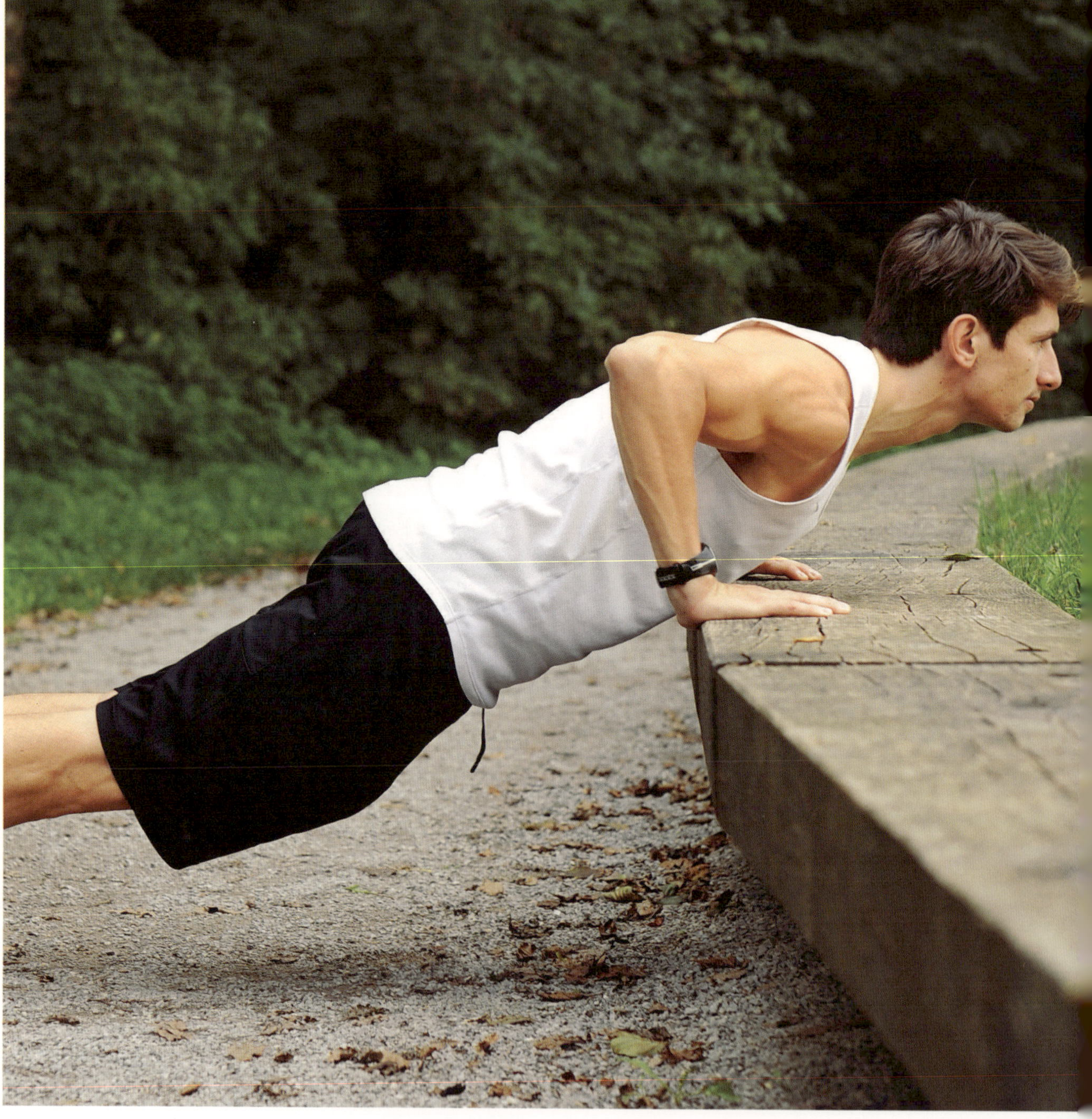

6

Dans ce chapitre, vous trouverez six sections, organisées par groupes musculaires.

LE HAUT DU CORPS

- AUTOUR DES POMPES
- LE COMPLEXE DE DIP
- LE PULL-OVER
- LES CUISSES-HALTÈRES
- LE « QUITTER LE SOL »
- LE JEU DE PAUMES
- L'ACCORDÉON
- LE ROULIS POMPE

LE BAS-VENTRE

- LE PÉDALAGE DOUBLE
- LES CHIFFRES ET LES LETTRES
- LE SIFFLET COTILLON
- LA GRENOUILLE À VÉLO
- LE COMPAS
- LA CROISÉE DES CHEMINS
- LA NATATION SYNCHRONISÉE
- LA ROTATION DES GENOUX
- LES GENOUX-PIEDS

LES FESSIERS

- LE PASSE-PARTOUT / 1 JAMBE
- LE ROLLER
- LE PREMIER ENVOL
- LA DÉSIGNATION DU PLAFOND
- LA GRENOUILLE À UNE PATTE
- LES CHIFFRES ET LES LETTRES
- LE FESSIER CÔTÉ
- LE FRENCH CANCAN
- LES ANNEAUX

LA CEINTURE ABDOMINALE

- LA PINCE-CUILLÈRE
- LE « RELEVER DE BUSTE AMÉLIORÉ »
- LE « S'ALLONGER-S'ASSEOIR »
- LE « TOUCHER MALLÉOLES »
- LE DÉMÉNAGEUR
- LA FAUX
- LE « CROISER-KINÉ »
- L'ÉTOILE DE MER INVERSÉE
- L'HOMME DE VITRUVE

LE DOS

- L'ÉTOILE DE MER
- LA LÉVITATION
- LE GERRIS
- LE GECKO DU DÉSERT
- LE REQUIN-MARTEAU
- LE SKI DE FOND
- LE BÉBÉ NAGEUR
- L'ARC

LES MEMBRES INFÉRIEURS

- LE BOND
- LE ROLLER
- LES SQUATS
- LE PISTON
- LE PAPILLON
- L'ADOUBEMENT
- LA ROTATIVE
- LA BOUSSOLE
- LE SAUT À SKI

LA TONICITÉ

Nous y voilà ! Nous voilà au cœur du livre. Au cœur de ma réflexion pour la création d'une gymnastique plus « humaine » : celle qui part de l'humain pour arriver à la mise en mouvement. Ma technique est simple : je fais varier des mouvements connus ou inventés qui s'adressent à tous, quel que soit son état physique et psychique.

« Tonicité » est ici synonyme de contraction musculaire. Contracter, c'est tonifier nos muscles. Un corps tonique, un corps musclé est un corps plus fort, plus résistant aux bactéries, aux virus ; un squelette renforcé, une ostéoporose (dégénérescence osseuse) contrariée chez la femme ménopausée ; un corps plus équilibré, qui se rattrape plus aisément, qui régule le diabète ; plus solide en cas de chute ; une opposition à la perte de la masse maigre (perte musculaire, sarcopénie)… Vous trouverez dans ce chapitre, six secteurs corporels et groupes musculaires à tonifier, symbolisés en rouge. Et pour chacun, huit ou neuf planches de dessins de mouvements gymniques correspondant à huit ou neuf exemples.

LES SIX SECTEURS CORPORELS, ET GROUPES MUSCULAIRES SONT :

- Le haut du corps
- Le bas-ventre
- Les fessiers
- La ceinture abdominale
- Le dos
- Les membres inférieurs

Les situations gymniques pour des contractions musculaires dynamiques et/ou statiques vous demanderont plus ou moins d'efforts en fonction des 8 objectifs (réveil, autonomie, souplesse, affinage, endurance, volume, force, puissance). Dans l'effort, il nous faut placer la respiration. J'aime à répéter : **« On souffle quand on souffre ! »** En expirant (= souffler) les abdominaux se contractent, et la colonne vertébrale est dès lors mieux maintenue.

6

L'effort entouré d'une expiration devient plus supportable. Dans le quotidien, c'est la même chose. Quand vous vous déplacez, portez, soulevez quelque chose de lourd et/ou d'encombrant demandant de l'effort, soufflez ! Les risques d'un corps désuni (déformé) et/ou d'une prise en charge par le dos sont alors moindres. Par conséquent, il vous faut repérer où se situe l'effort dans les mouvements proposés. Même si la respiration est automatique, il nous faut penser, quand on débute, à celle-ci dans l'effort, et la placer.

Pour chaque planche, je vous guiderai. Cependant, si dans un premier temps cette respiration gêne votre mise en action, alors respirez naturellement ! Je préfère vous savoir en situation de « ventiler » (échange respiratoire naturel) malgré tout au départ. Il nous faut un échange respiratoire : apporter de l'oxygène aux muscles et évacuer le gaz carbonique. *A minima*, préférez bloquer la respiration dans l'effort plutôt que d'inspirer ! Si la respiration proposée dans ce chapitre n'est pas encore en place, elle viendra progressivement. Le corps s'adapte.

Afin de ménager vos dos et cervicales, n'hésitez pas à prendre un oreiller à chaque fois qu'une situation allongée sur le dos est présentée.

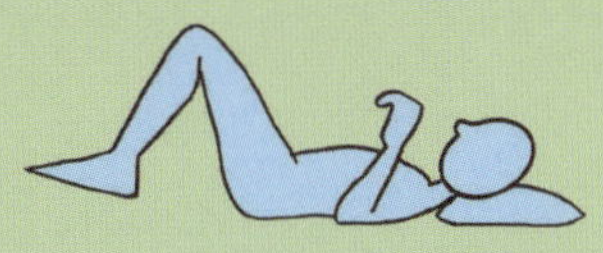

Avant de vous lancer dans les exercices gymniques proposés ci-après, vous savez qu'il vous faut vous échauffer. Pour ce faire, je vous recommande de vous reporter au chapitre 3 « Échauffements ». Par ailleurs, la tonicité à faible intensité et un nombre limité de répétitions (par rapport à vous !) peut aussi servir à échauffer vos muscles, surtout avant de réaliser des « références maximum », et de vous consacrer aux objectifs 5, 6, 7 et 8. Il y a trop de personnages ? Mais non ! Sachez que dans chaque double-page, un seul mouvement peut vous convenir parmi l'ensemble. Et si vous ne le trouvez pas, alors ce sera à vous de manipuler les différentes variables proposées afin de créer votre propre mouvement, sur mesure.
Un effort qui vaut le coup !

1. AUTOUR DES POMPES

→ Tonifier le grand pectoral, le deltoïde antérieur et le triceps brachial

MOUVEMENT DE BASE

1
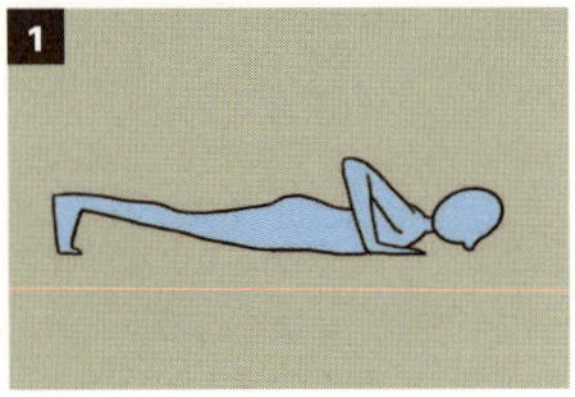

2
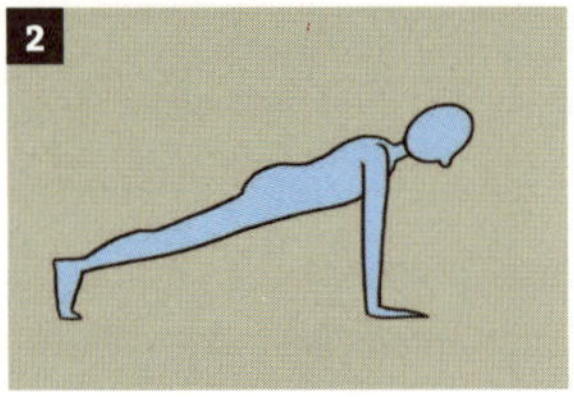

1. S'allonger complètement sur le ventre. Placer les mains sur les côtés du thorax (poitrine). Appuis sur les orteils.

2. Les mains repoussent le sol afin de soulever l'ensemble du corps. L'alignement chevilles-genoux-bassin-épaules reste optimal.

3. Le corps revient vers le sol, toujours aligné, sans se poser.

⚠ *Vous trouverez la position optimale à la fois en situation statique et dynamique.*

⚠ *Expirez dans l'effort, ici dans la montée surtout ; inspirez entre.*

⚠ *En cas de maxi, une référence suffit.*

VARIANTES PUISSANCE

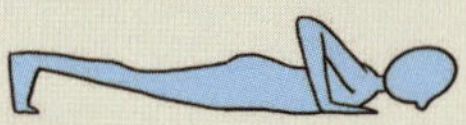
Relâché : avec un temps de pause, en haut et/ou au sol, régulier ou pas.

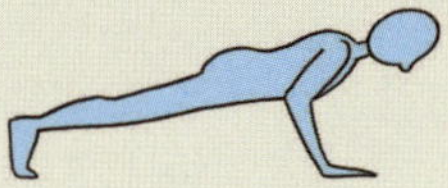
Le Demi-pompe ❷ : la moitié du mouvement à partir de la position haute ou basse (au choix).

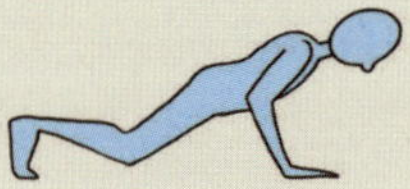
Le 2 temps ❶❷

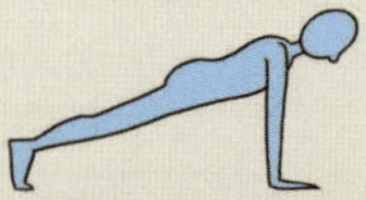
Le Non-stato-dynamique : pas de résistance statique sur le trajet.

Le Ressort ❷❺ :
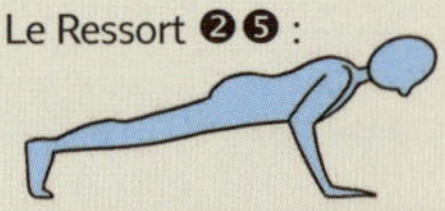
faire des mouvements très courts en position haute ou basse.

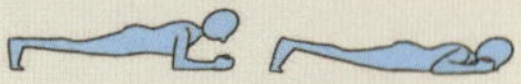
Sur les coudes ❷❺ : faire un mouvement de rapprochement et d'éloignement des omoplates ou des bras-avant-bras (au choix).

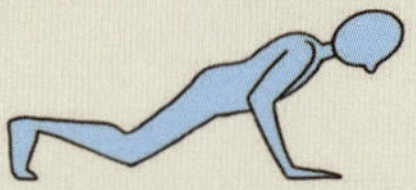
Le À genoux ❷

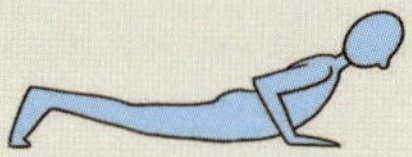
Sur le bassin ❹

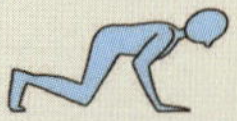 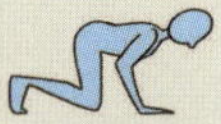
Le 4 pattes ❸ Le Groupé ❸

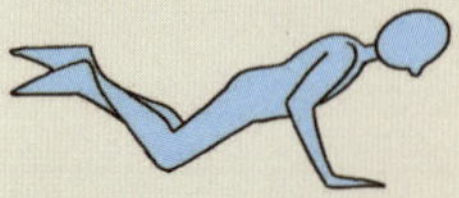
Le Basculé : les pieds croisés et soulevés.

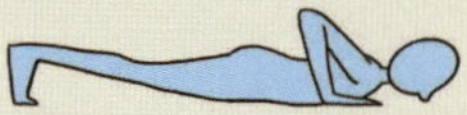
L'Intention validée ❺ : intention physique mais pas de mouvement articulaire.

VARIANTES MULTIPLES

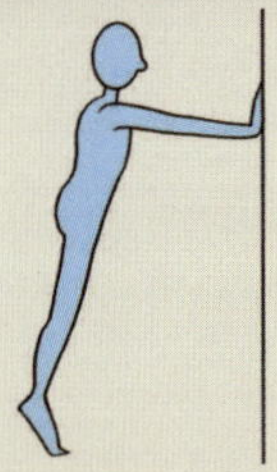
Le phasme contre un mur
Puissance + articulaire

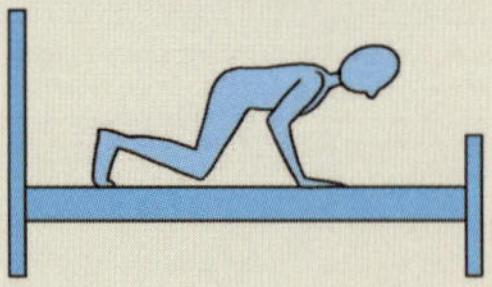
Le 4 pattes sur un lit
Puissance + ne vient pas au sol

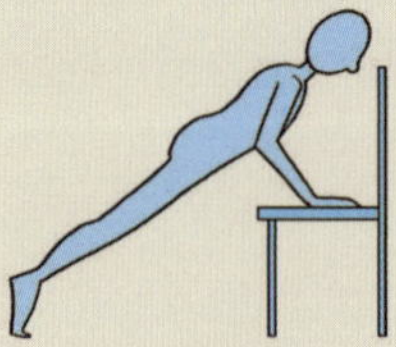
***Pompe sur l'assise* ❷❸❻**
Articulaire + ne vient pas au sol

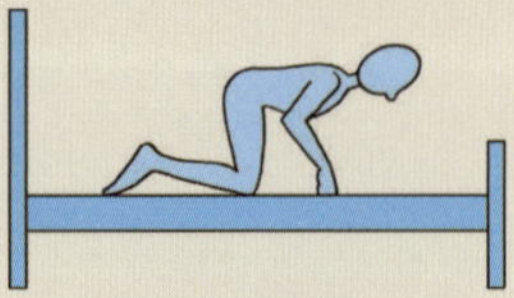
***Le Groupé sur les poings, sur un lit* ❸**
Puissance + articulaire + ne vient pas au sol

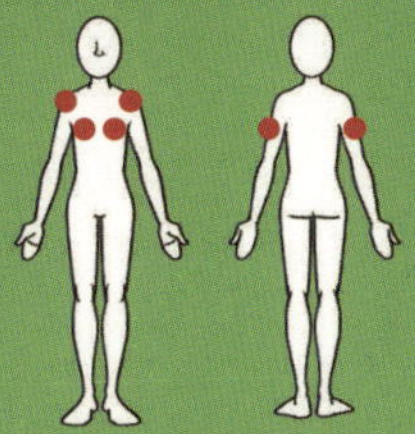

HAUT DU CORPS

VARIANTES ARTICULAIRES

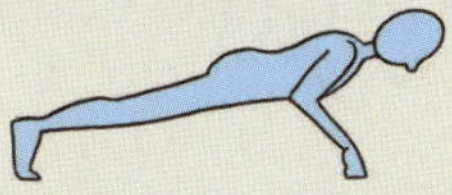

Les Poings ❷
(ménagement des poignets)

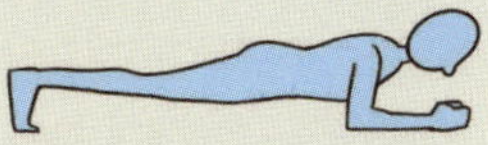

Sur les coudes ❷❺
(ménagement des poignets et des coudes)

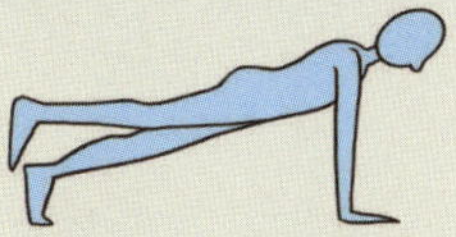

Le Trois appuis bras ❷
(ménagement des orteils, latéral, et de la cheville libre)

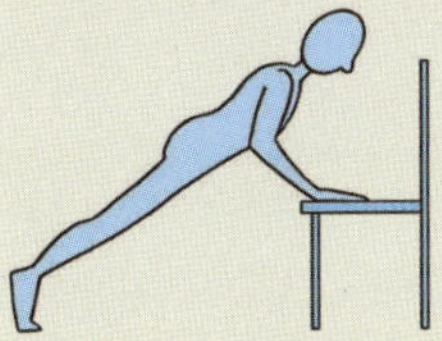

Le Plan incliné ❻
(ménagement des poignets)

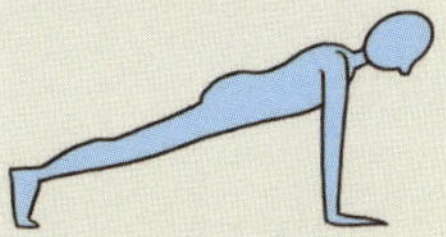

Le Phasme (statique haut) ❷ (ménagement des poignets, des coudes et des épaules)

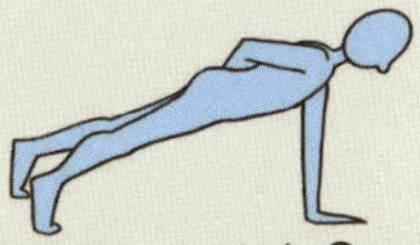

Le Trois appuis pieds ❷
(ménagement d'un bras et latéral)

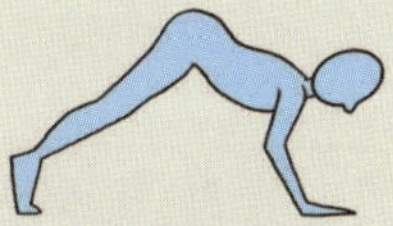

Les Pompes hautes
(ménagement du dos)

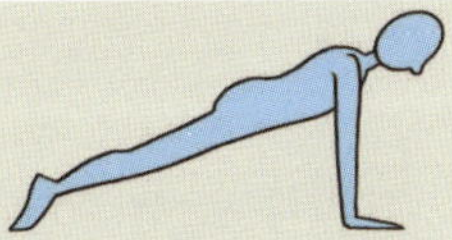

Sur les cous-de-pieds ❷
(ménagement des orteils)

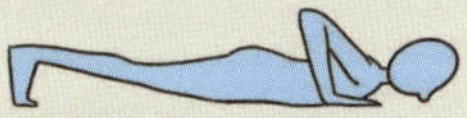

L'Intention validée ❺
(ménagement articulaire global)

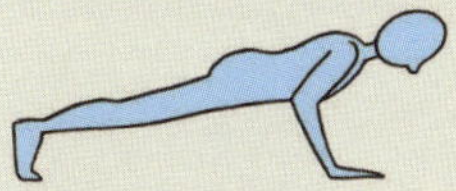

Le Ressort ❷❺
(ménagement articulaire global)

NE VIENT PAS AU SOL

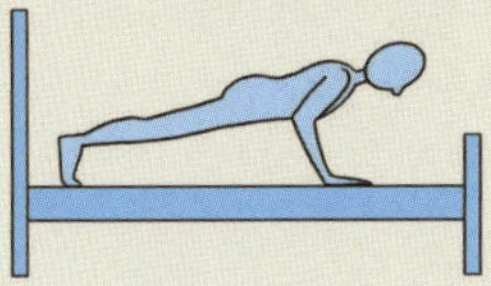

Sur un lit ❷

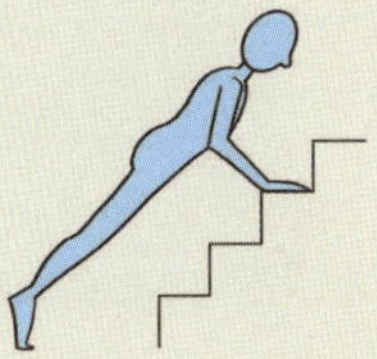

Debout contre un escalier

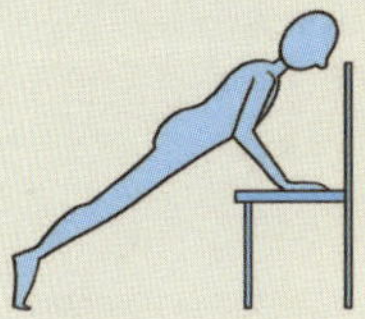

Debout ❸❻ sur l'assise d'une chaise

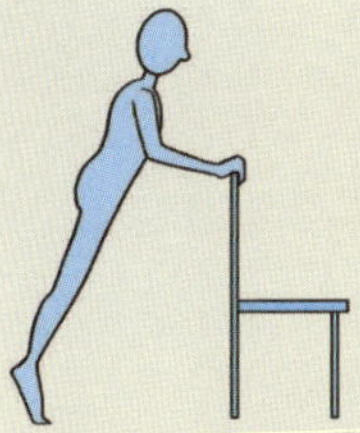

Debout ❻ contre un dossier

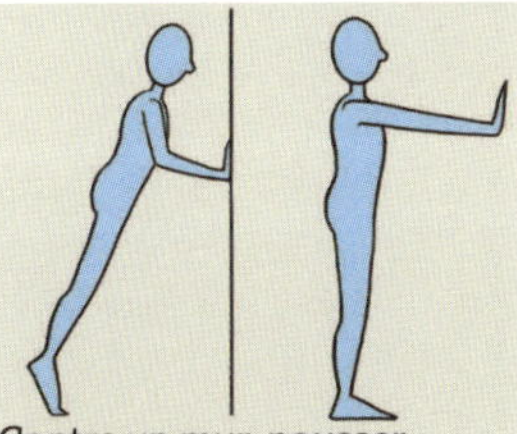

Contre un mur, pousser dans le vide

À NOTER

❶ La montée, d'abord les épaules puis le bassin. La descente, le bassin puis les épaules.
❷ Attention au creux lombaire ! Ne laissez pas tomber le bassin.
❸ Seuls les bras travaillent. Attention, pas de prise en charge par le dos !
❹ Amplitude optimale pour respecter le creux lombaire.
❺ Un même mouvement pour des raisons différentes.
❻ Vérifiez les stabilité et solidité de l'appui.

2. LE COMPLEXE DE DIP*

→ *Tonifier le triceps brachial, le grand dorsal et le trapèze*

MOUVEMENT DE BASE

1
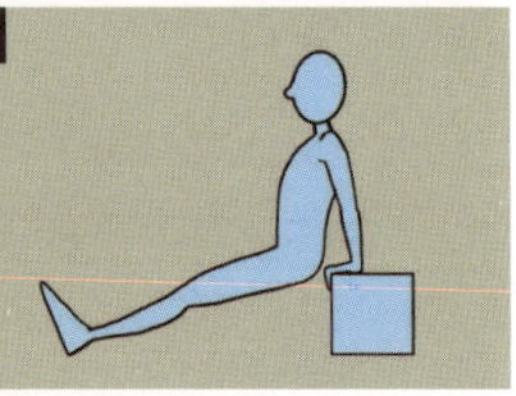

2
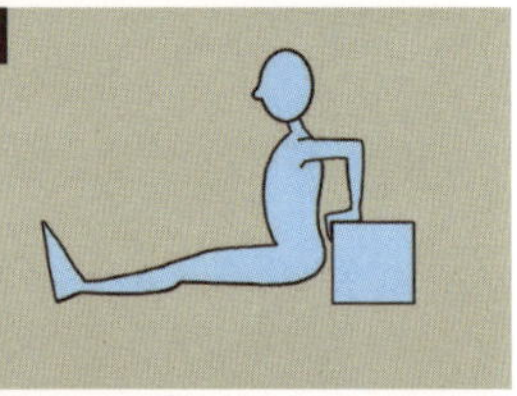

3
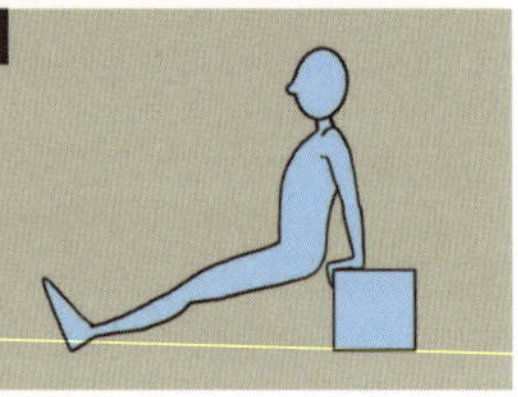

1. Placer les mains sur un plan surélevé.

2. Décaler le bassin du plan afin de descendre en flexion sur les coudes.

3. Frôler le sol avec les fessiers.

▲ *Expirez dans la montée, inspirez en haut.*

▲ *Vérifiez la stabilité du plan surélevé.*

▲ *En cas de maxi, une référence suffit.*

mouvement de base

VARIANTES PUISSANCE

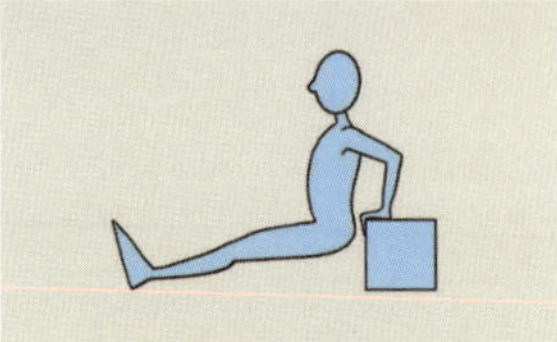

Le Mini ❶ : moins d'amplitude.

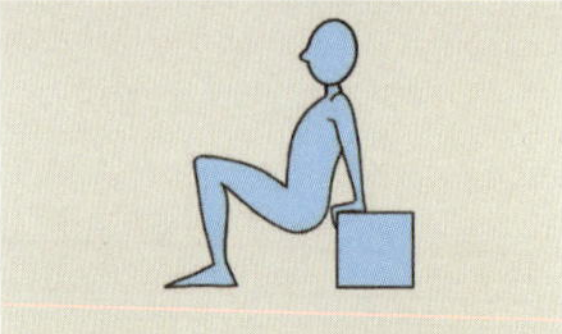

Le Groupé : avec les genoux fléchis.

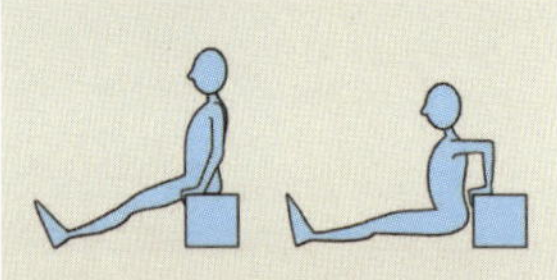

Le Relâché : avec un temps de pause, régulier ou pas.

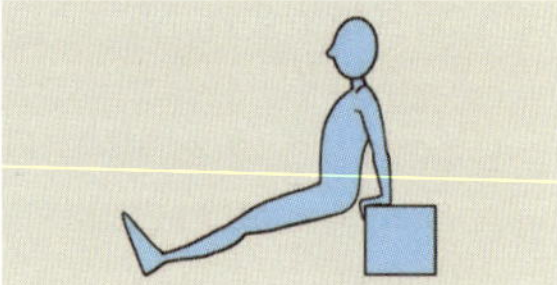

Le Non-stato-dynamique : pas de résistance statique sur le trajet.

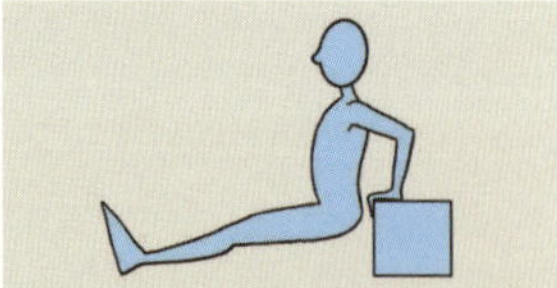

Le Ressort ❶ : mouvements très courts.

variantes puissance

À NOTER

❶ Un même mouvement pour des raisons différentes.
❷ Assurez-vous des stabilité et solidité de l'appui.
❸ Repoussez le sol en vous soulevant ou pas.
❹ Dynamique du bassin, coudes en extension.
Sagital : visible de profil.
Frontal : visible de face.
Transveral : visible de haut en bas.
❺ Handicap éventuel.

VARIANTES MULTIPLES

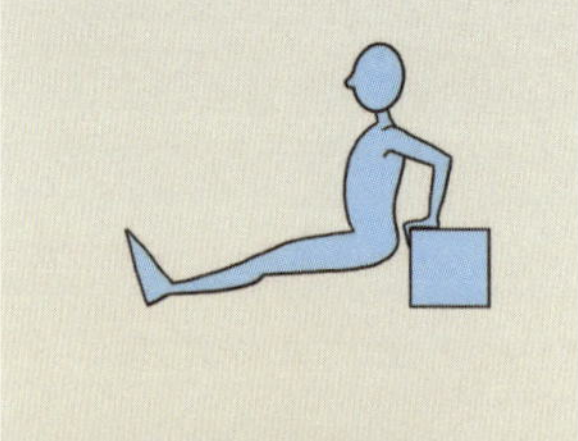

Le Mini ❶
Puissance + articulaire

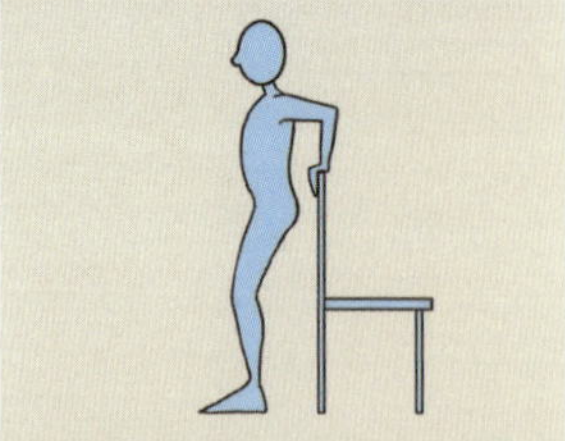

Le Groupé contre dossier ❷
Puissance + ne vient pas au sol

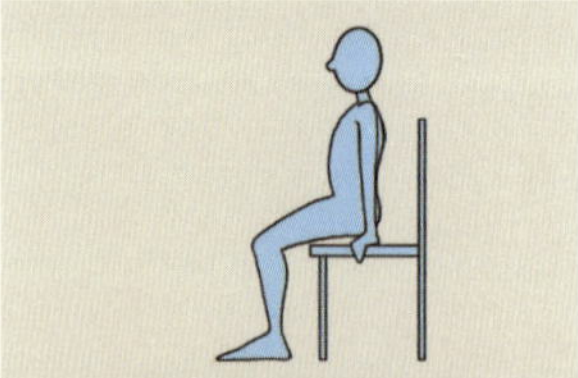

Le Repoussé l'assise ❷
Puissance + articulaire + ne vient pas au sol

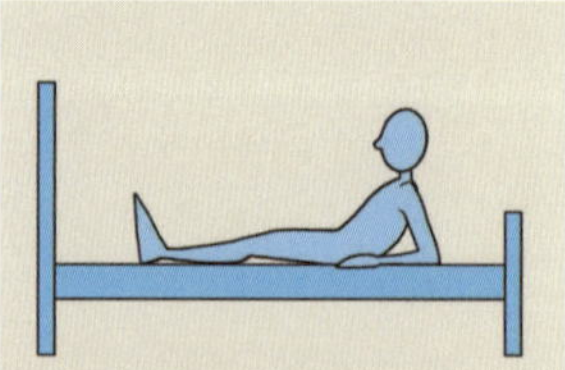

L'Allongé, sur un lit
Articulaire + ne vient pas au sol

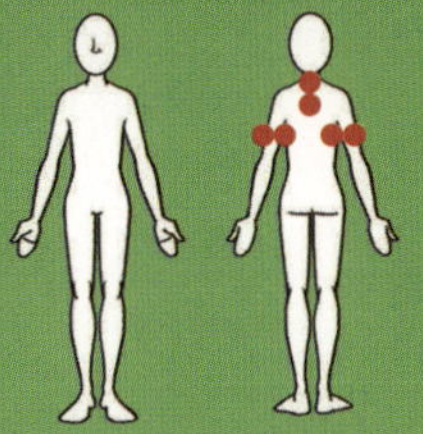

HAUT DU CORPS

**Le Dip en musculation et en anglais sont des répultions bras sur un plan surélevé.*

VARIANTES ARTICULAIRES

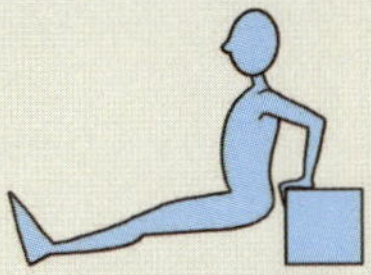

Le Mini ❶ : moins d'amplitude (ménagement des épaules, des coudes et des poignets).

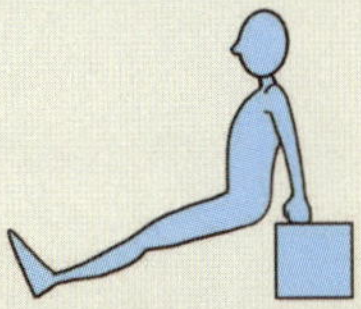

Les Poings (ménagement des poignets)

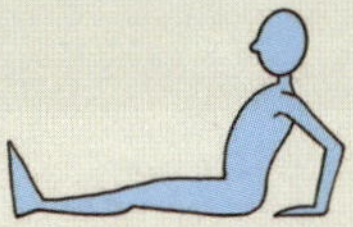

Les Pompes inversées (ménagement des épaules et du dos)

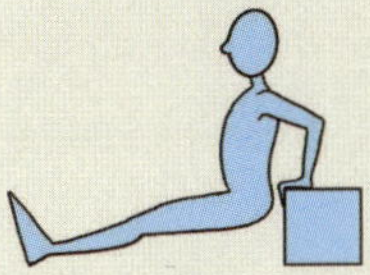

Le Ressort ❶ (ménagement des épaules, des coudes et des poignets)

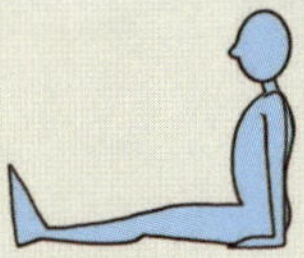

L'Équerre ❸ (ménagement articulaire global)

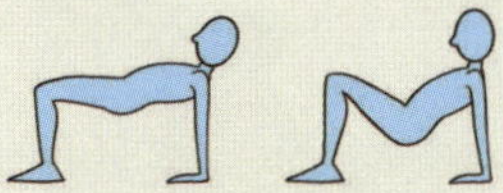

Le Bassin sagittal ❹ (ménagement du dos, des épaules et des coudes)

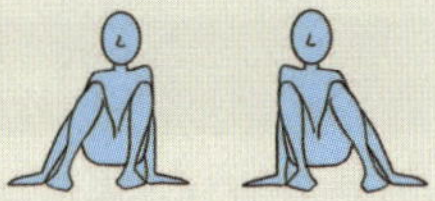

Le Bassin frontal ❹ (ménagement des épaules et des coudes)

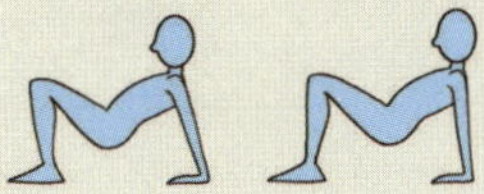

Le Bassin transversal ❹ (ménagement du dos, des épaules et des coudes)

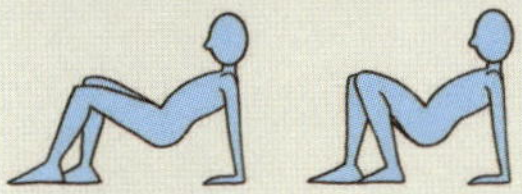

Le Dynamique pieds (ménagement du dos et des coudes)

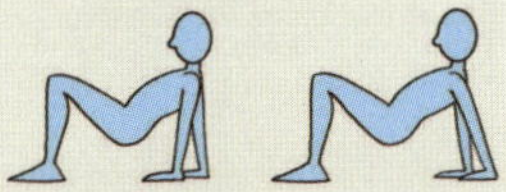

Le Dynamique mains (ménagement du dos)

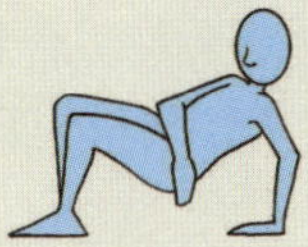

L'Unique ❺ (ménagement latéral)

NE VIENT PAS AU SOL

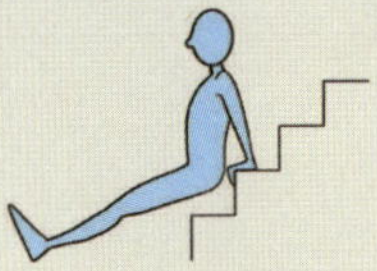

Debout, contre un escalier

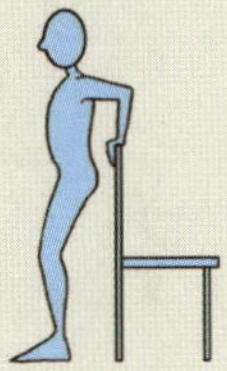

Debout ❷ contre un dossier

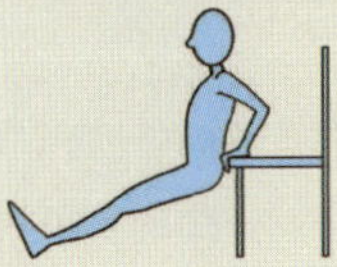

Appui ❷ sur l'assise

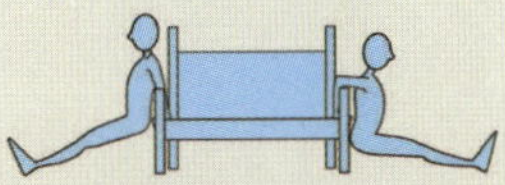

Appui ❷ sur le bout du lit

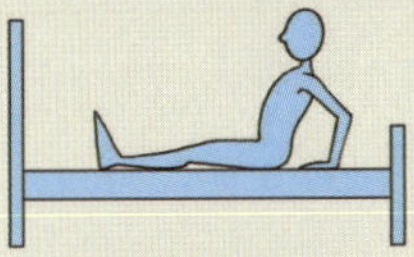

Sur un lit : assis(e).

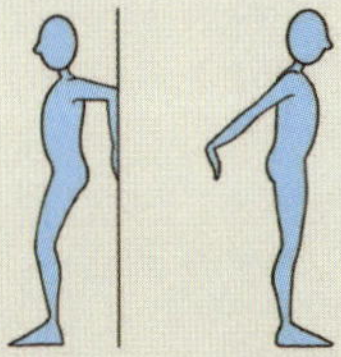

Contre le mur. Dans le vide.

3. LE PULL-OVER

→ Tonifier le grand pectoral, le deltoïde, le biceps brachial et le triceps brachial

MOUVEMENT DE BASE

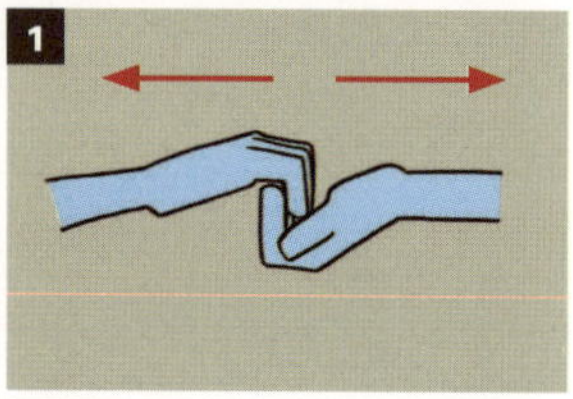

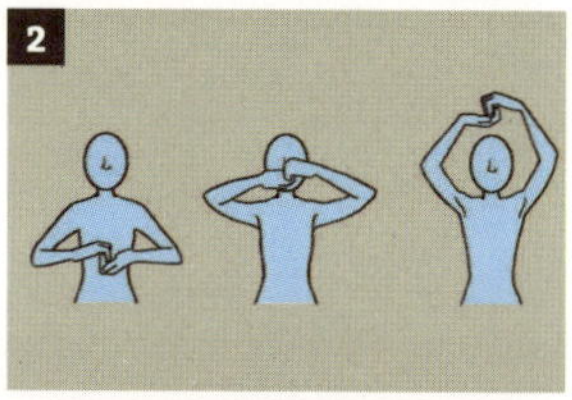

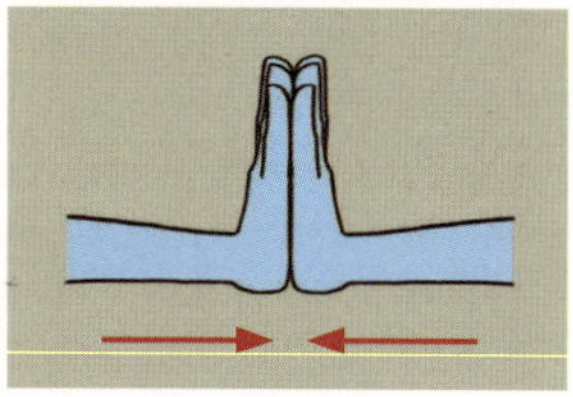

1. Placer les doigts joints (type crochet), et tirer (assis(e) ou debout).

2. Monter et descendre les mains en maintenant la traction.

⚠ *Possibilité de le vivre en poussant (paume/paume).*

⚠ *Possibilité aussi de mixer : tracter pour monter, pousser pour descendre (ou inverse).*

⚠ *Expirez dans la montée, dans la descente ; inspirez entre les deux. Si l'effort est permanent, alors l'échange respiratoire sera naturel.*

⚠ *En cas de maxi, une référence suffit.*

mouvement de base

VARIANTES PUISSANCE

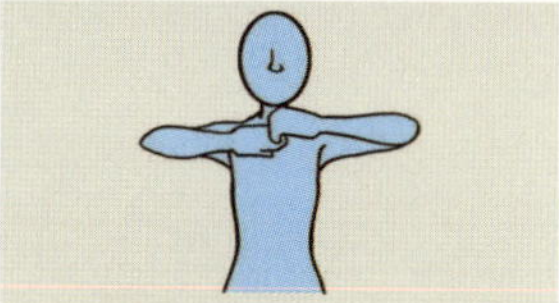

Le Mini ❶ : moins d'amplitude.

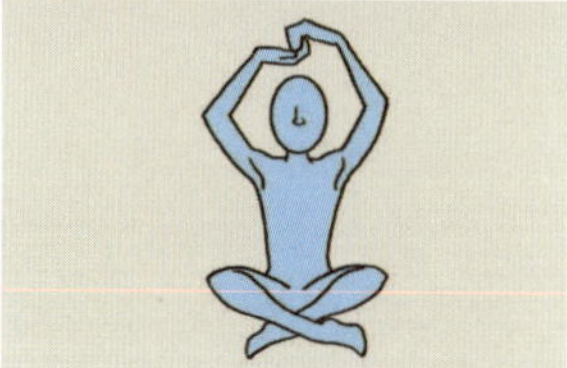

Le Tailleur ❶ : autre assise.

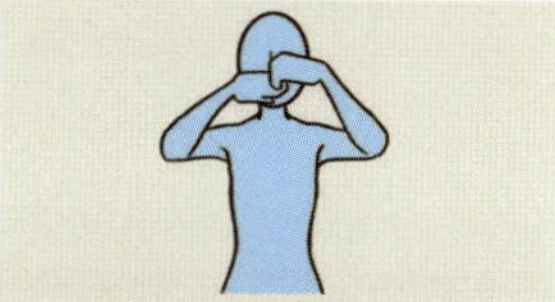

Le Variateur : moins d'intensité.

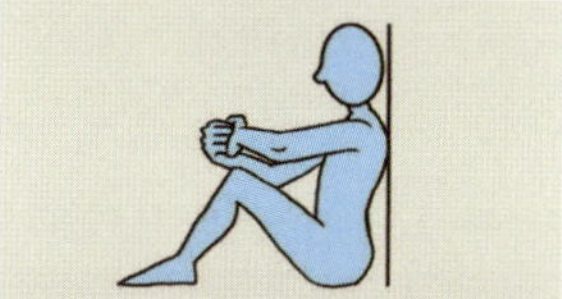

L'Adossé ❶ : appui sur le dos.

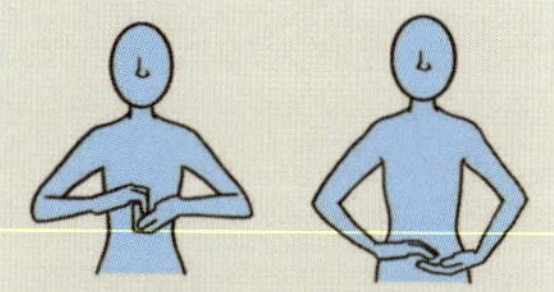

Le Relâché : avec un temps de pause, régulier ou non.

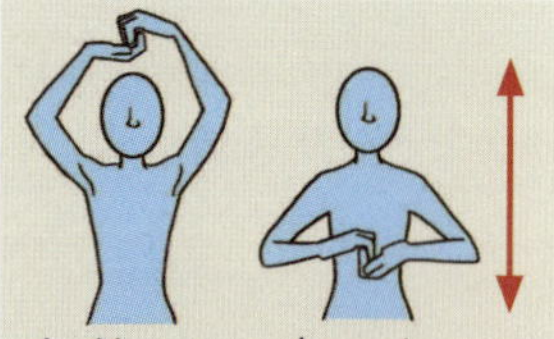

Le Non-stato-dynamique : pas de résistance statique sur le trajet.

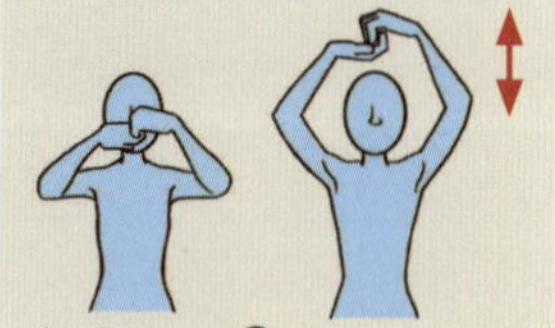

Le Ressort ❶ : mouvements très courts.

variantes puissance

VARIANTES MULTIPLES

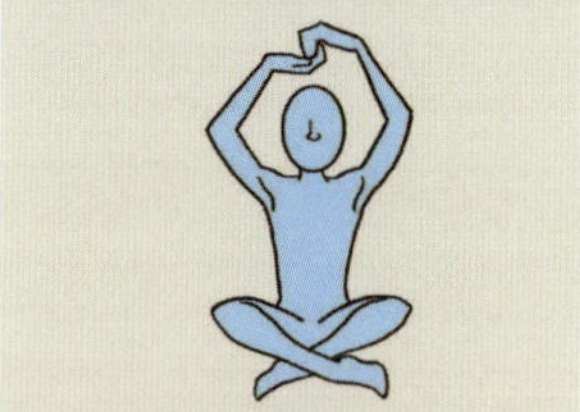

***Le Tailleur* ❶**
Puissance + articulaire

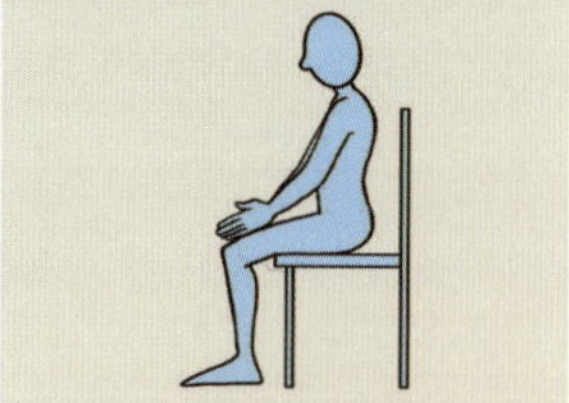

Le Relâché, assis(e)
Puissance + ne vient pas au sol

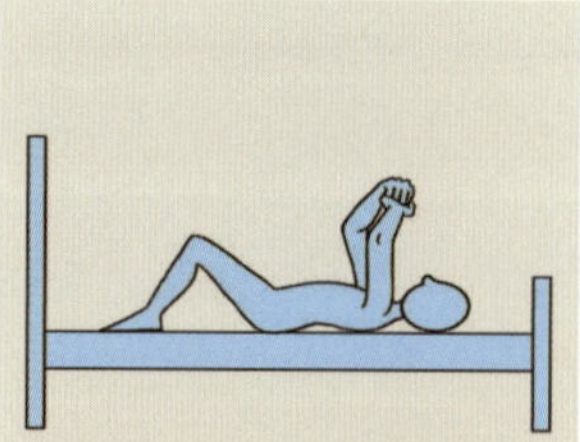

***L'Allongé, sur un lit* ❶❷**
Articulaire + ne vient pas au sol

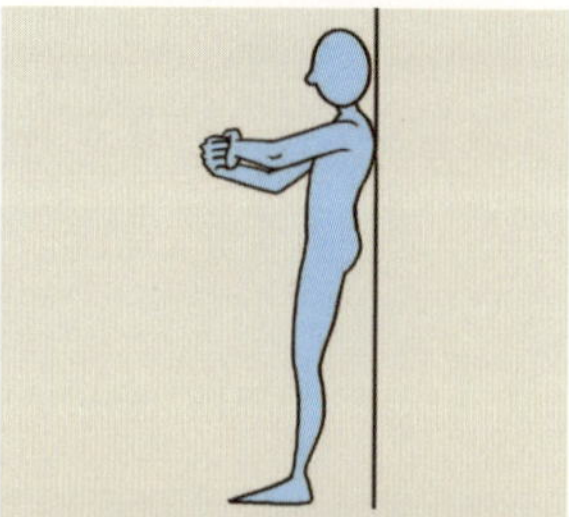

Le Mini + l'Adossé, debout
Puissance + articulaire + ne vient pas au sol

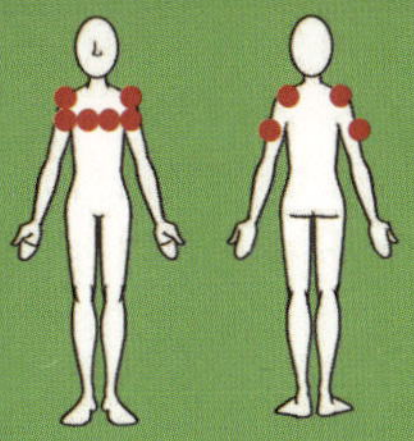

HAUT DU CORPS

VARIANTES ARTICULAIRES

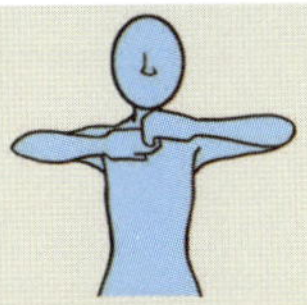
Le Mini ❶ (ménagement des épaules et du dos)

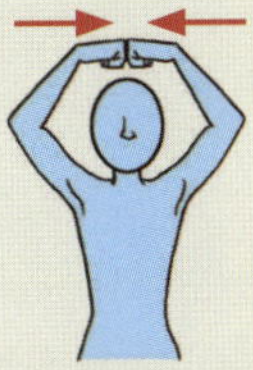
Le Poing-poing (poussée) (ménagement des poignets et des doigts)

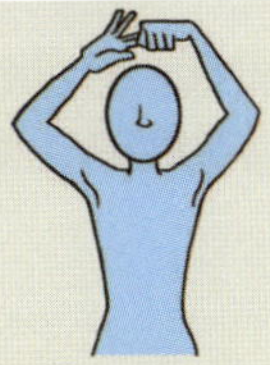
Peu de doigts (traction) (ménagement des doigts)

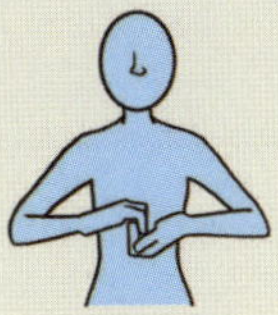
Juste la traction (ménagement des épaules)

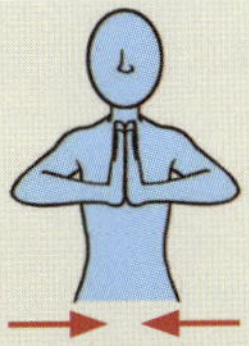
Juste la poussée (ménagement des épaules)

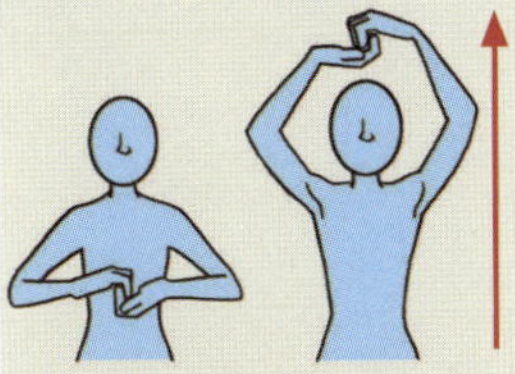
Juste la montée (ménagement des épaules)

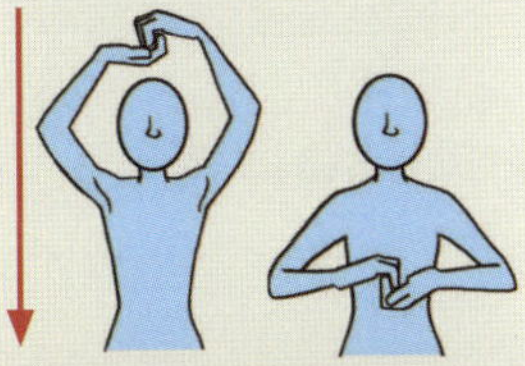
Juste la descente (ménagement des épaules)

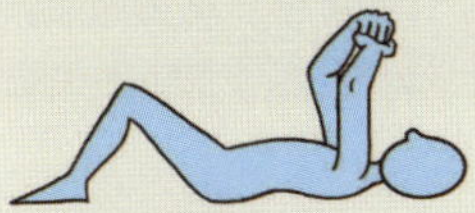
L'Allongé ❶❷ (ménagement du dos et des épaules)

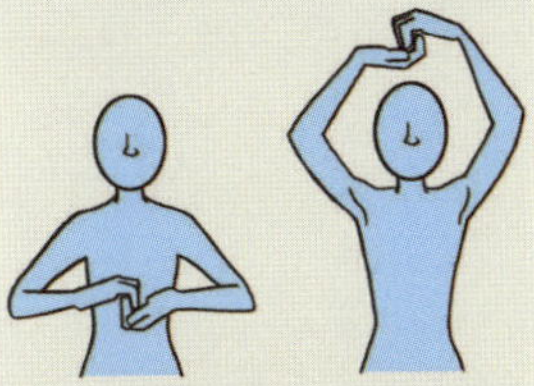
Le Ressort ❶ (ménagement des épaules et du dos)

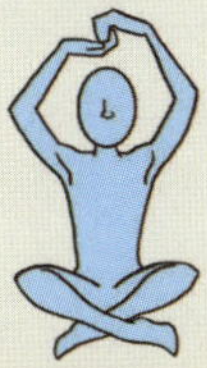
Le Tailleur ❶ (ménagement du dos)

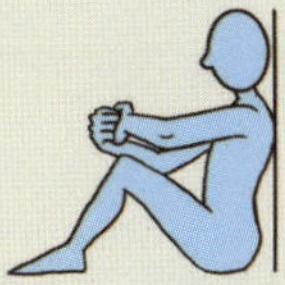
L'Adossé ❶ (ménagement du dos)

variantes articulaires

NE VIENT PAS AU SOL

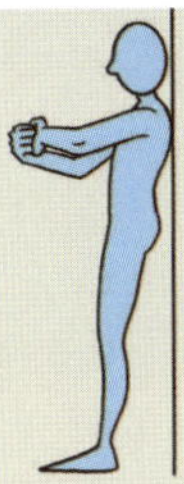
Debout, adossé(e)

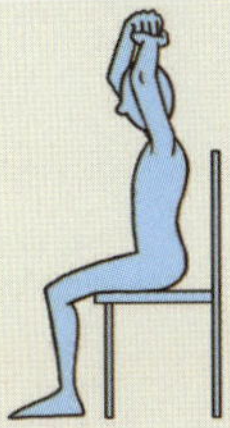
Sur une chaise : assis(e).

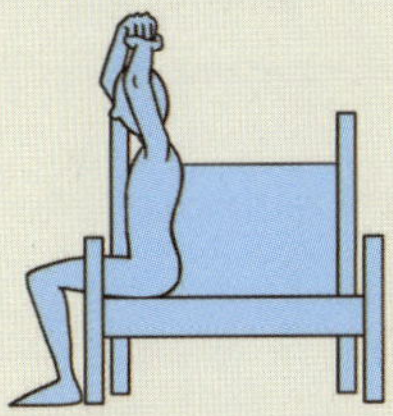
Sur un lit : assis(e).

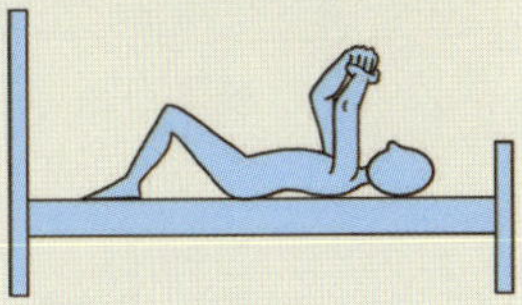
L'Allongé ❶❷ : sur un lit.

ne vient pas au sol

À NOTER

❶ Un même mouvement pour des raisons différentes.
❷ Des jambes fléchies limitent le creux lombaire.

4. LES CUISSES-HALTÈRES

→ *Tonifier le biceps brachial*

MOUVEMENT DE BASE

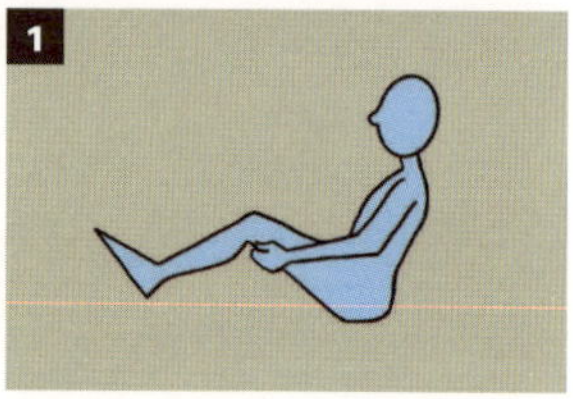

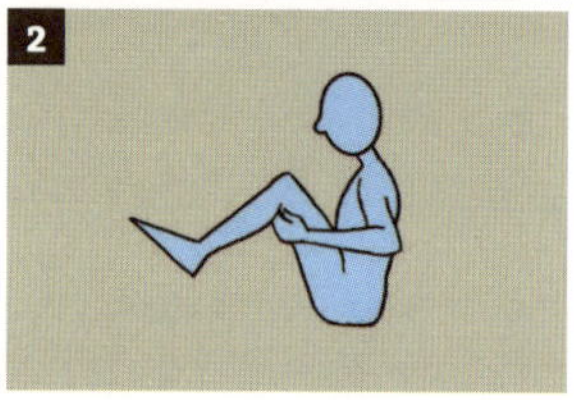

1. S'asseoir en équilibre sur les fessiers.

2. Saisir l'arrière des cuisses, les coudes en extension, et tirer.

3. Vivre un mouvement le plus ample possible.

⚠ *Les cuisses se laissent faire, et les pieds ne touchent plus jamais le sol.*

⚠ *Pour conserver l'équilibre, le buste fait contre-poids.*

⚠ *Profitez-en pour redresser le dos en fin de traction.*

⚠ *Expirez dans la traction, inspirez dans l'ouverture.*

⚠ *En cas de maxi, 1 référence suffit.*

⚠ *Tête au sol si vous vous allongez.*

mouvement de base

VARIANTES PUISSANCE

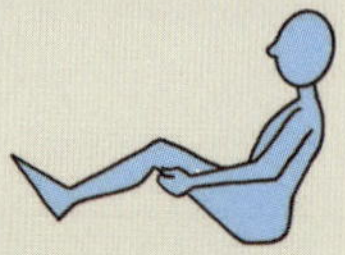

Le Mini ❶ : moins d'amplitude.

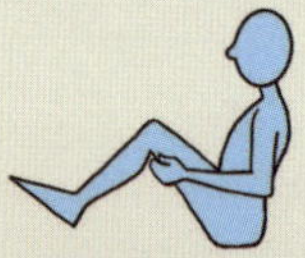

Le Variateur : moins de résistance des cuisses.

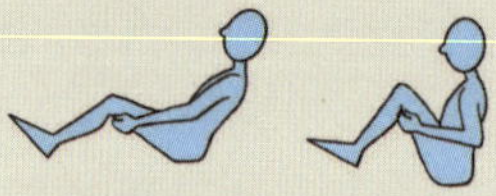

Le Relâché : avec un temps de pause, régulier ou pas.

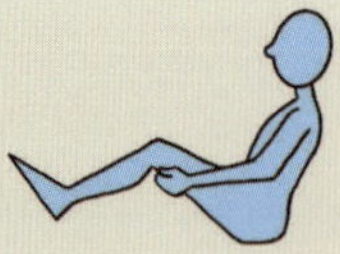

Le Non-stato-dynamique : pas de résistance statique sur le trajet.

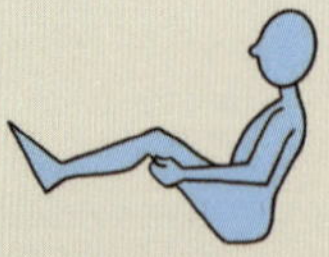

Le Ressort ❶ : mouvements très courts.

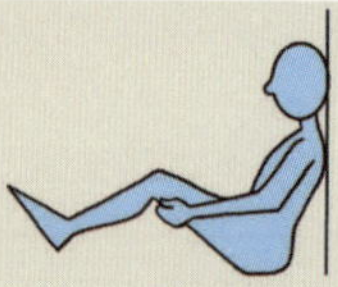

L'Adossé ❶ : appui sur le dos.

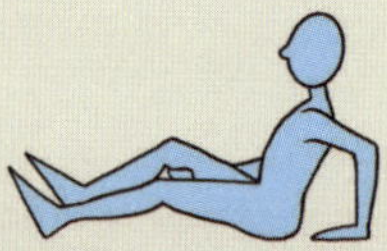

Le Dissocié : une main pour une cuisse avec un appui opposé.

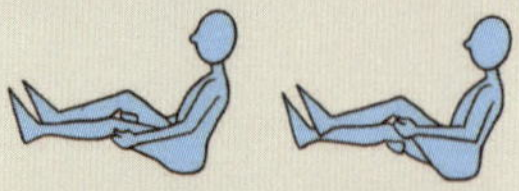

L'Alterné : type pédalage.

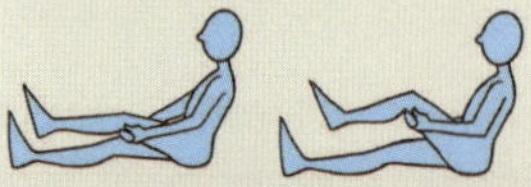

Le 2 pour 1 ❶❷ : 2 mains pour une cuisse « résistante ».

variantes puissance

VARIANTES MULTIPLES

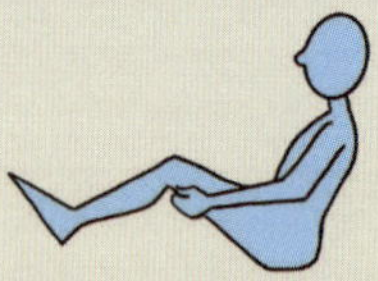

***Le Mini* ❶**
Puissance + articulaire

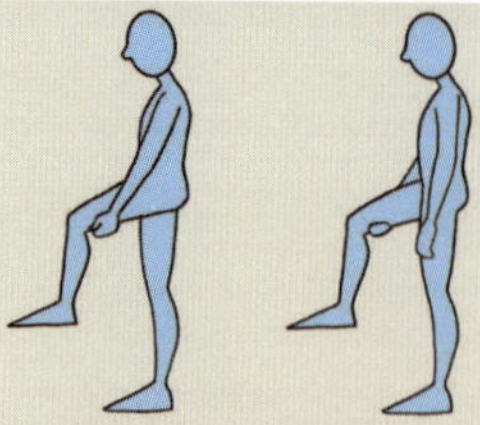

L'Alterné, debout
Puissance + ne vient pas au sol

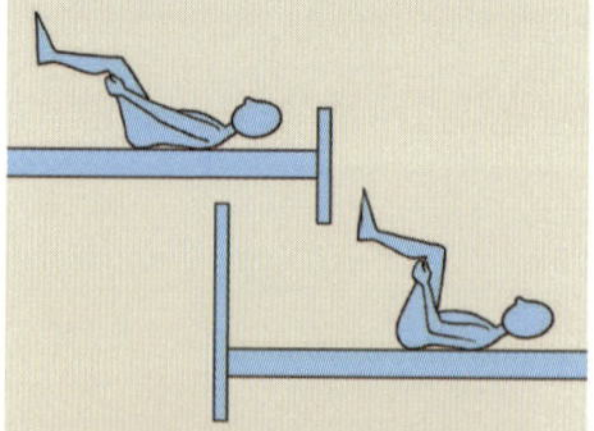

L'Allongé, sur un lit
Articulaire + ne vient pas au sol

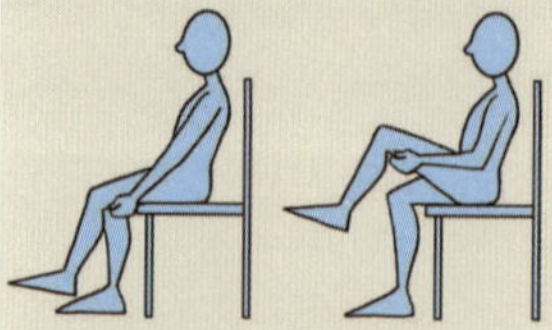

Le 2 pour 1* ❷*, assis(e)
Puissance + articulaire + ne vient pas au sol

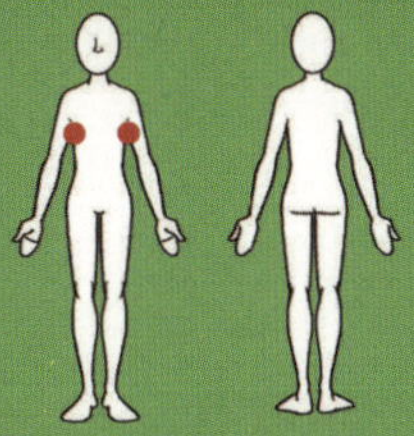

VARIANTES ARTICULAIRES

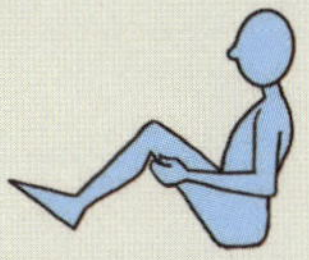

Le Mini ❶ (ménagement du dos, des épaules et des coudes)

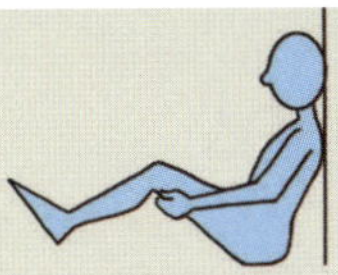

L'Adossé ❶ (ménagement du dos)

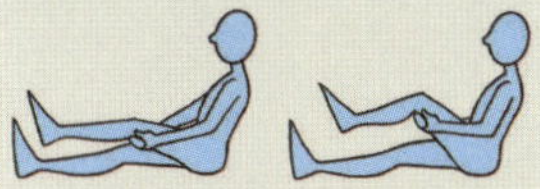

Le 2 pour 1 ❶❷ (ménagement des épaules et du dos)

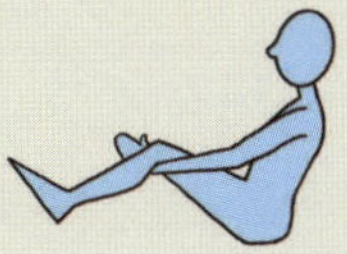

Le Sans les mains ❸ (ménagement des poignets et des doigts)

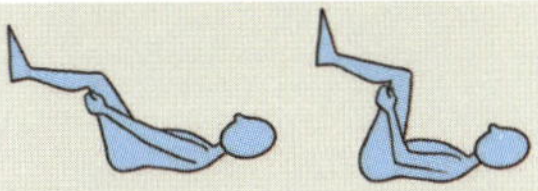

L'Allongé ❶ (ménagement du dos)

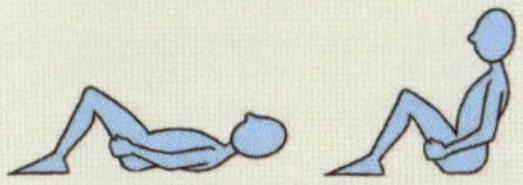

Le Bon pli ❻ (ménagement articulaire global)

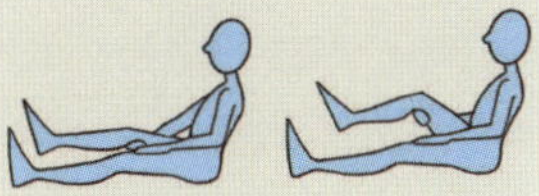

L'Unique ❹ (ménagement latéral)

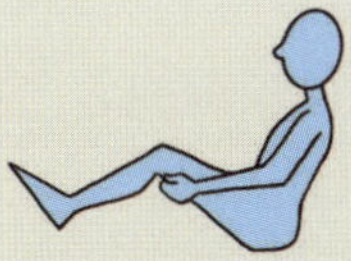

Le Soutien ❺ (ménagement articulaire global)

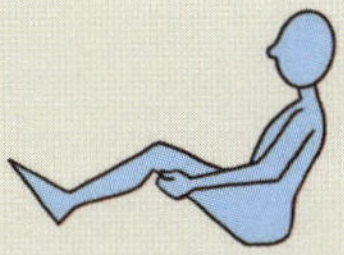

Le Ressort ❶ (ménagement du dos, des épaules et des coudes)

variantes articulaires

NE VIENT PAS AU SOL

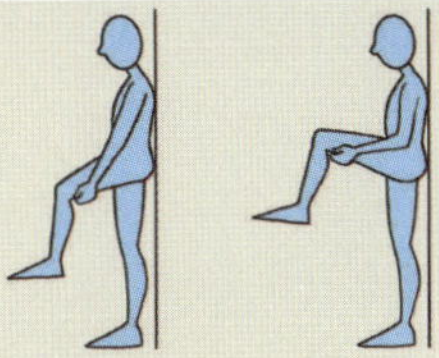

Debout ❺❼, adossé(e)

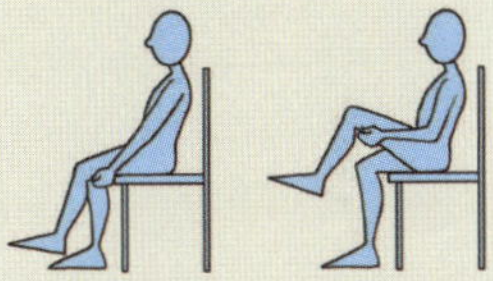

Sur une chaise, assis(e)

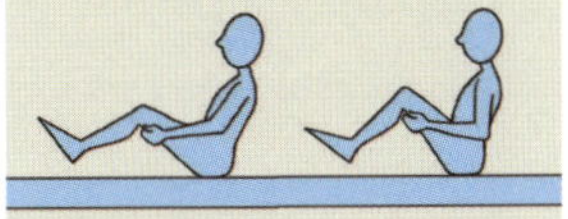

Sur un lit, assis(e)

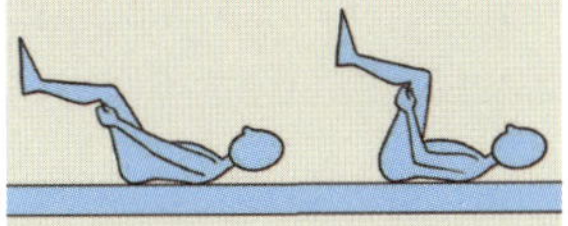

L'Allongé ❶ : sur un lit.

ne vient pas au sol

À NOTER

❶ Un même mouvement pour des raisons différentes.
❷ Le pied opposé est au sol.
❸ Saisie des cuisses avec les avant-bras.
❹ Par exemple la main droite pour la cuisse droite ; handicap éventuel.
❺ Les cuisses aident, à disposition.
❻ Les mains au niveau du pli fessier (assis(e) ou allongé(e)).
❼ Une seule jambe à la fois possible.

5. LE « QUITTER LE SOL »

→ *Tonifier le grand et le petit pectoral, le deltoïde, le triceps brachial et le grand dorsal*

MOUVEMENT DE BASE

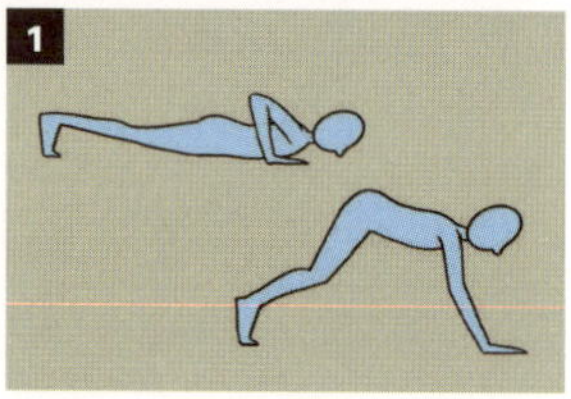

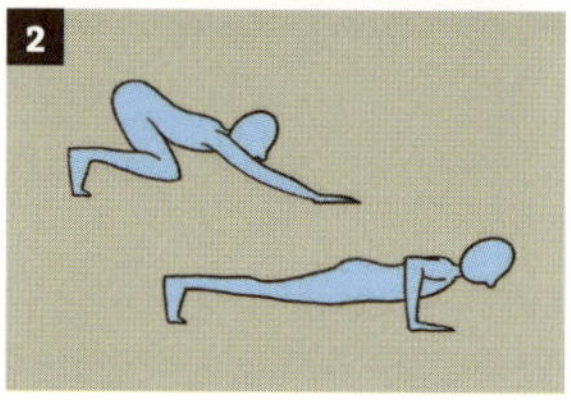

1. Partir de la position « pompe » allongée au sol.

2. Pousser fort sur les paumes pour chercher à s'asseoir sur les talons.

3. Revenir dans la position de départ, sans s'allonger. Appuis pieds-mains seulement.

⚠ *Les genoux ne touchent pas le sol.*

⚠ *Si besoin, ajustez les mains pendant le mouvement afin de garder une position optimale.*

⚠ *Expirez pour quitter le sol et proche du sol ; inspirez autour.*

⚠ *En cas de maxi, une référence suffit.*

mouvement de base

VARIANTES PUISSANCE

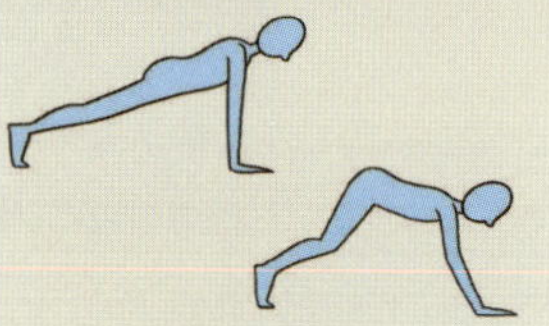

Le Mini ❶ : moins d'amplitude.

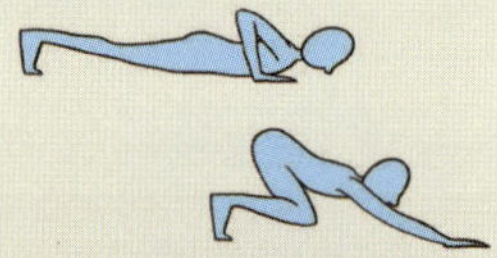

Le Relâché avec un temps de pause, régulier ou pas.

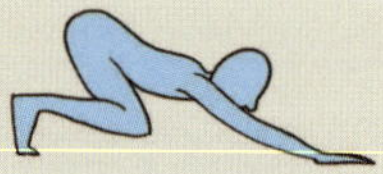

Le Non-stato-dynamique : pas de résistance statique sur le trajet.

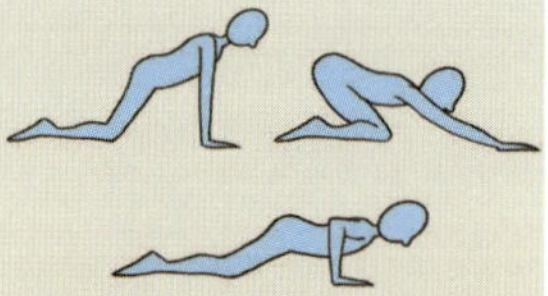

Le À genoux ❷

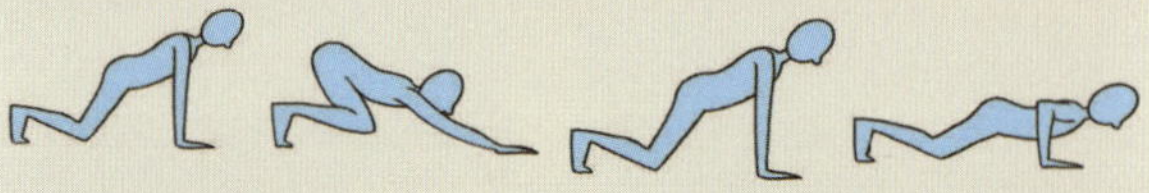

Le 2 temps❸

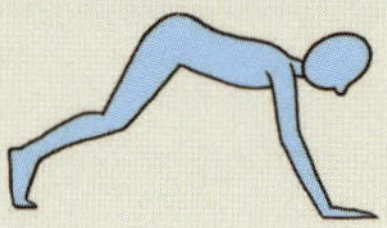

Le Ressort ❶❷ haut : mouvements très courts.

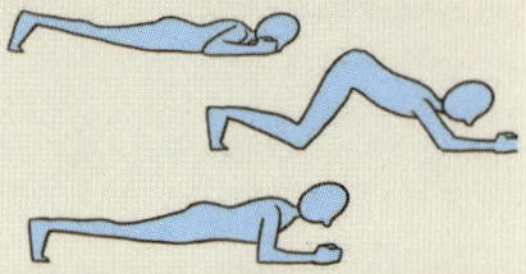

Le Triceps-plongeon ❶❷

variantes puissance

VARIANTES MULTIPLES

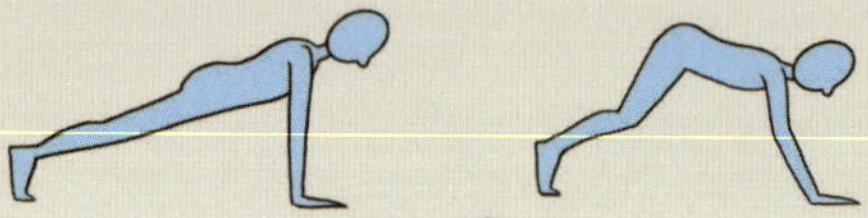

***Le Mini* ❶**
Puissance + articulaire

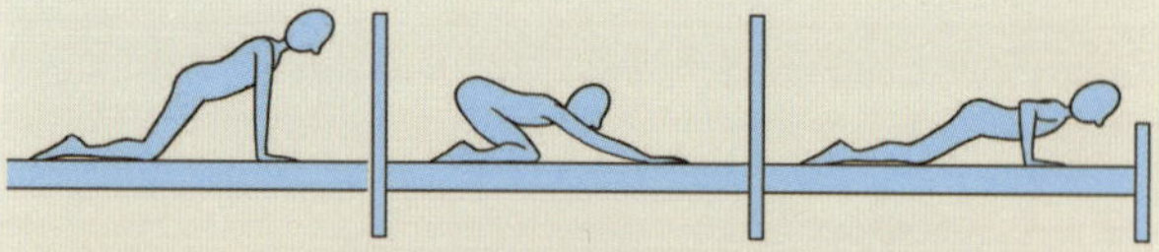

Le À genoux* ❷*, sur un lit
Puissance + ne vient pas au sol

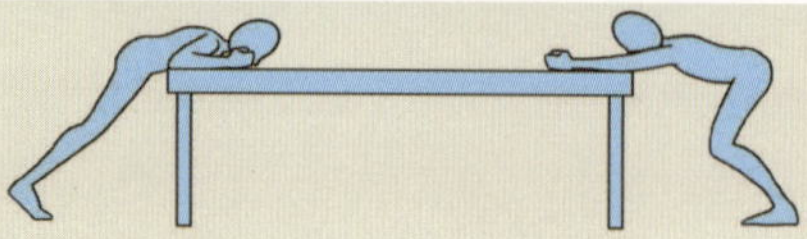

***Le Coudes sur une table* ❽**
Articulaire + ne vient pas au sol

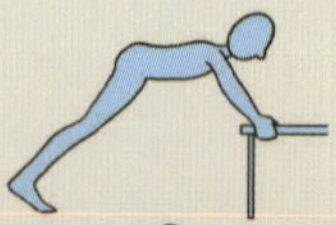

Le Ressort sur l'assise* ❽ *d'une chaise
Puissance + articulaire + ne vient pas au sol

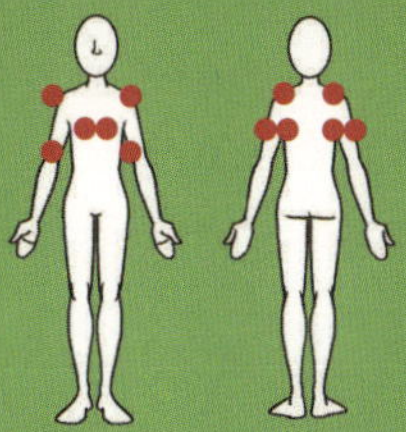

HAUT DU CORPS

VARIANTES ARTICULAIRES

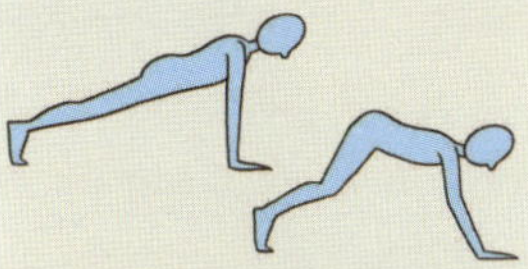

Le Mini ❶ (ménagement articulaire global)

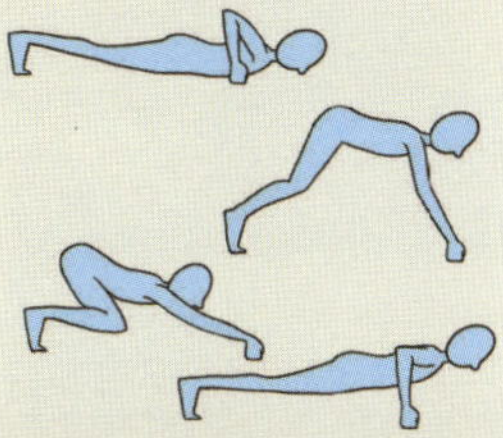

Les Poings❷ (ménagement des poignets)

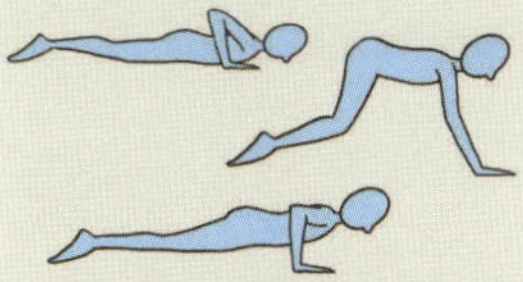

Sur les cous-de-pied❷ (ménagement des orteils)

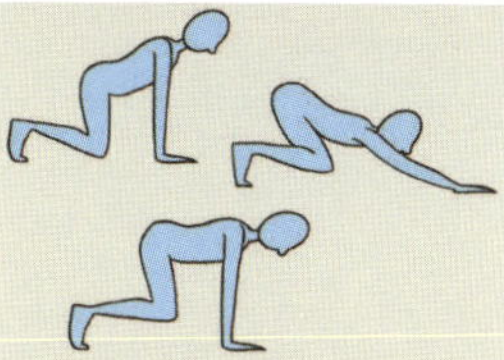

Le Pompes-pieds ❹ (ménagement des épaules, des coudes et du dos)

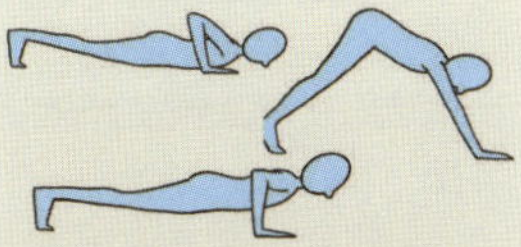

Le Mont Saint-Michel ❷❺ (ménagement articulaire global)

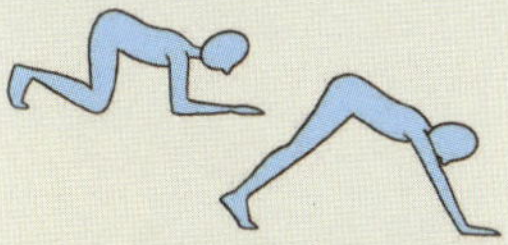

Le 4 x 4 ❻ (ménagement du dos, des hanches et des genoux)

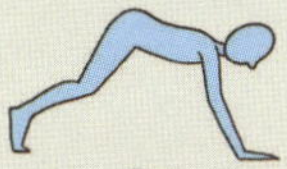

Le Ressort ❶❷ haut (ménagement articulaire global)

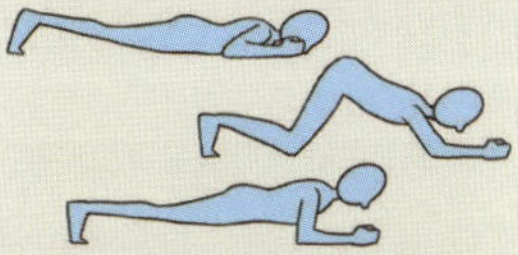

Le Triceps-Plongeon ❶❷ (ménagement des poignets et des coudes)

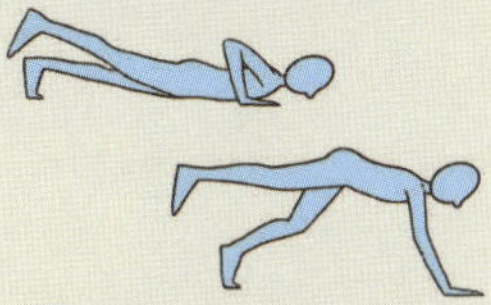

Le Trois appuis bras ❷ : (deux mains et un pied) (ménagement des orteils, latéral, et de la cheville libre)

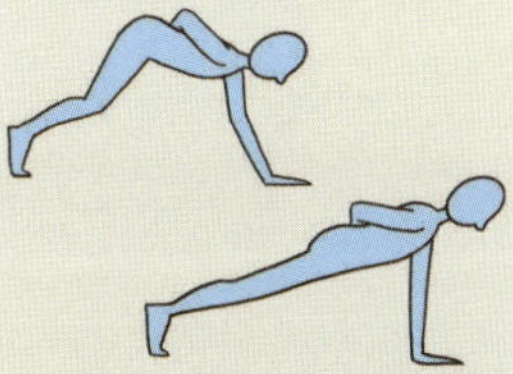

Le Trois appuis pieds ❷❼ : (deux pieds et une main) (ménagement d'un bras et latéral)

À NOTER

❶ Un même mouvement pour des raisons différentes.
❷ Attention au creux lombaire, ne laissez pas tomber le bassin.
❸ L'aller : poussez avec extension des coudes, décollez les genoux, asseyez-vous sur les talons. Pour le retour, faites le chemin inverse.
❹ Départ à 4 pattes, les bras tendus, « asseyez-vous » et repartez.
❺ Départ en pompes (paumes ou coudes), montez et descendez le bassin.
❻ Passez des appuis coudes-genoux à paumes-pieds.
❼ départ haut, « 4 pattes ».
❽ Vérifiez les stabilité et solidité de l'appui.

variantes articulaires

NE VIENT PAS AU SOL

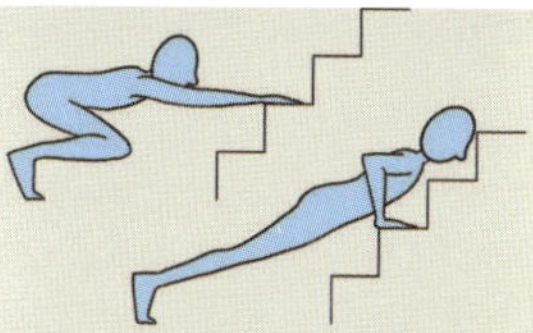

Debout, contre un escalier

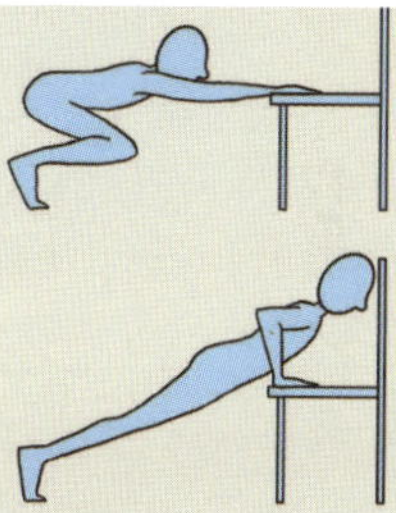

Debout ❽, sur l'assise d'une chaise

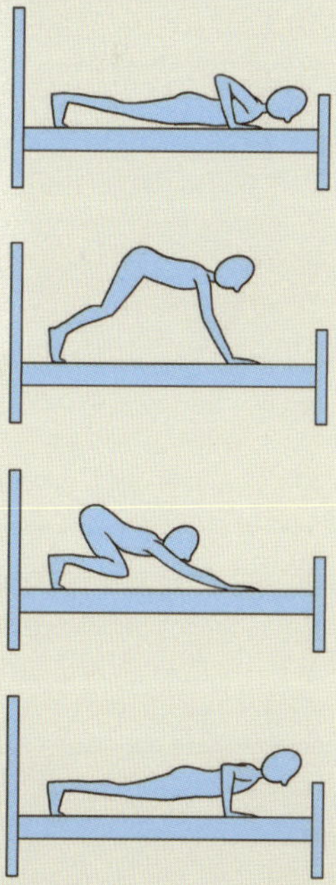

Sur un lit

ne vient pas au sol

6. LE JEU DE PAUMES

→ *Tonifier le grand pectoral, le biceps brachial, le triceps brachial et le deltoïde antérieur et externe*

MOUVEMENT DE BASE

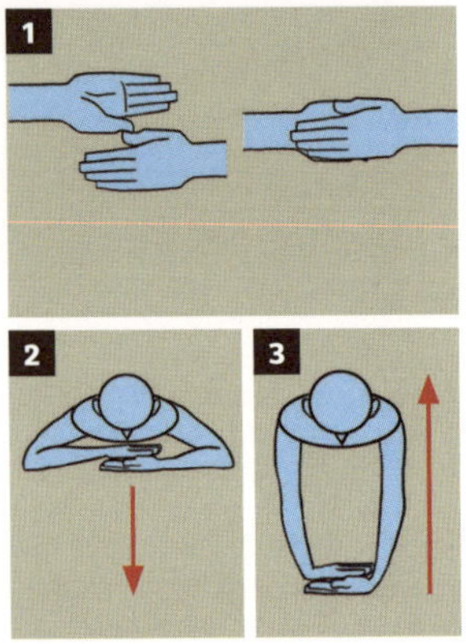

1. Placer les coudes à l'horizontale (assis(e) ou debout).

2. Associer les mains paume/paume et les faire pivoter de manière à avoir une paume en face, et l'autre dos à soi.

3. Pousser avec la main dos à soi, et résister avec l'autre pour l'aller. Pour le retour, celle qui résistait tire vers soi, l'autre résiste.

▲ *Celle qui résiste à l'autre perd à chaque fois.*

▲ *Pensez à changer les rôles : la paume qui pousse, tirera.*

▲ *Expirez dans la poussée, et la traction ; inspirez autour.*

▲ *La difficulté est de déterminer une intensité (à conserver) pour garantir des tractions et des poussées optimales.*

▲ *Prévoyez un temps d'exécution identique.*

▲ *En cas de maxi, plusieurs références sont possibles.*

mouvement de base

VARIANTES PUISSANCE

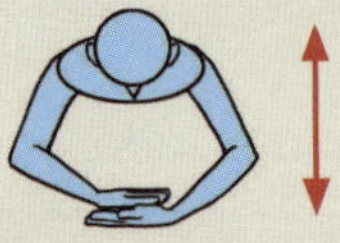

Le Mini ❶ : moins d'amplitude.

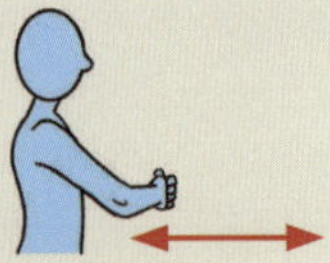

L'Épaule basse ❶ : coudes sous l'horizontale.

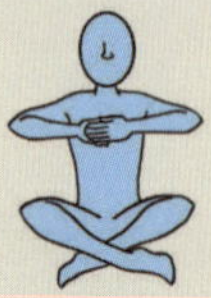

Le Tailleur ❶ : autre assise.

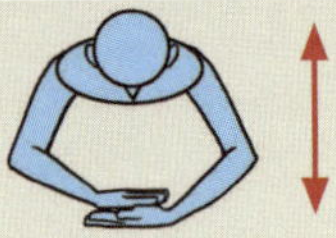

Le Variateur : moins de résistance dans les bras.

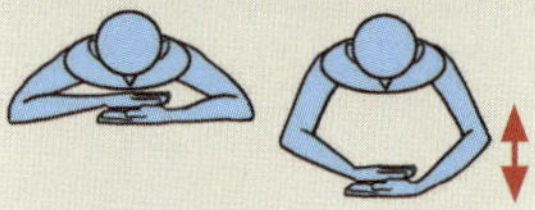

Le Ressort ❶ : mouvements très courts.

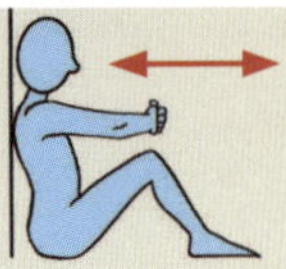

L'Adossé ❶ : appui sur le dos.

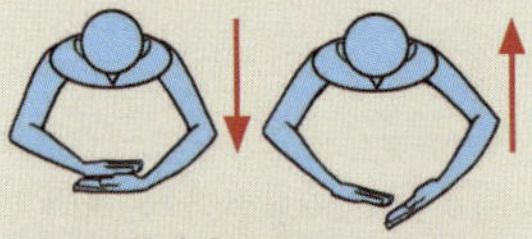

Le Relâché : avec un temps de pause, régulier ou pas.

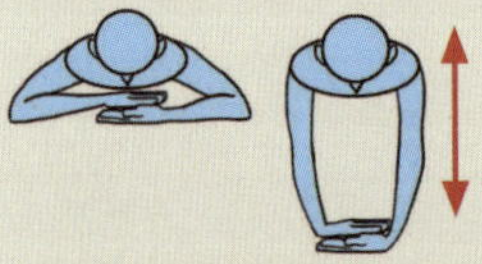

Le Non-stato-dynamique : pas de résistance statique sur le trajet.

variantes puissance

VARIANTES MULTIPLES

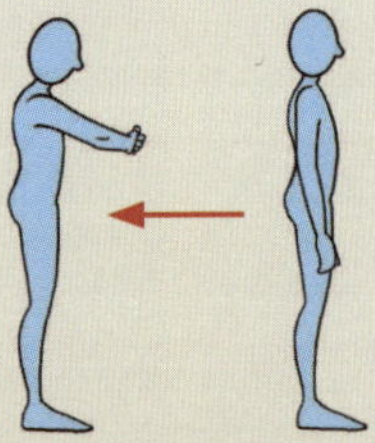

Le Relâché + traction seule, debout
Puissance + articulaire

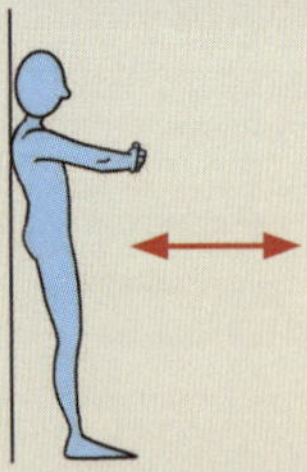

Le Variateur, debout adossé(e)
Puissance + ne vient pas au sol

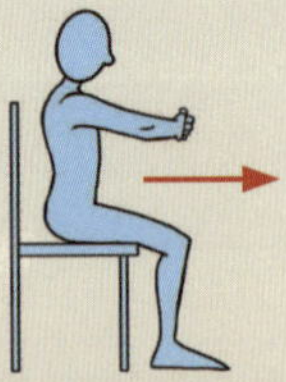

La Poussée seule, sur une chaise
Articulaire + ne vient pas au sol

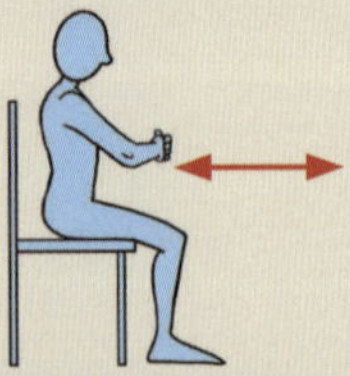

L'Épaule basse, sur chaise
Puissance + articulaire + ne vient pas au sol

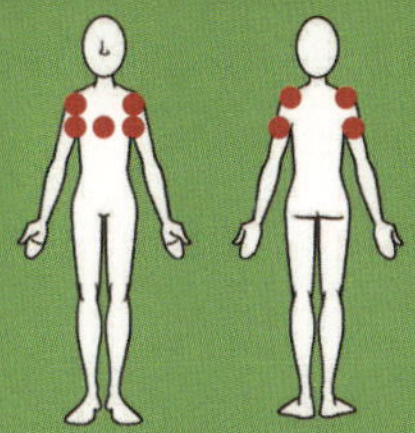

HAUT DU CORPS

VARIANTES ARTICULAIRES

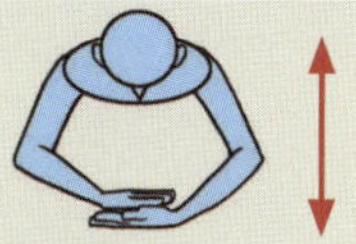

Le Mini ❶ (ménagement des poignets, des coudes et des épaules)

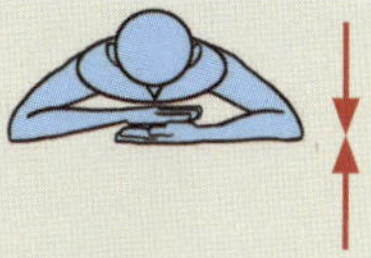

L'Isométrique ❺ (ménagement des poignets, des coudes et des épaules)

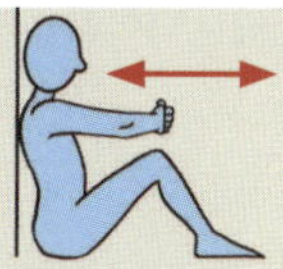

L'Adossé ❶ (ménagement du dos)

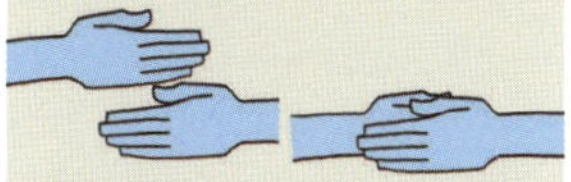

Le Dos/paume ❷ (ménagement des coudes et des épaules)

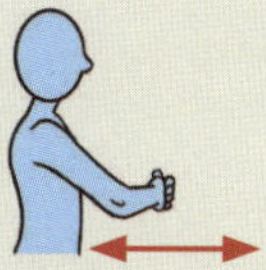

L'Épaule basse ❶ (ménagement des épaules)

La Traction seule (ménagement des coudes et des épaules)

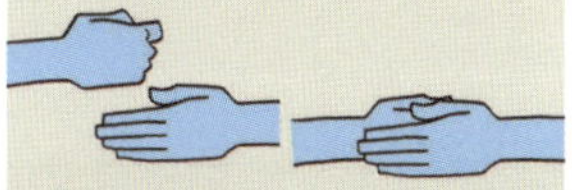

Le Poing/paume ❸ (ménagement des poignets, des coudes et des épaules)

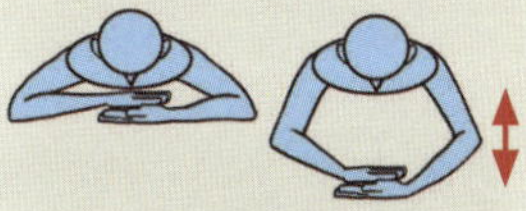

Le Ressort ❶ (ménagement des poignets, des coudes et des épaules)

La Poussée seule (ménagement des coudes et des épaules)

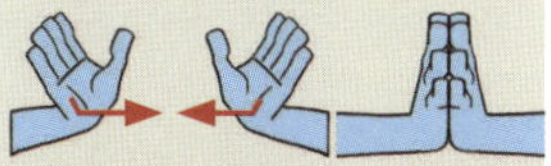

Le Sans pivot ❹ (ménagement des poignets, des coudes et des épaules)

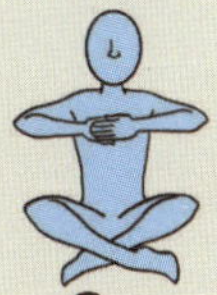

Le Tailleur ❶ (ménagement du dos)

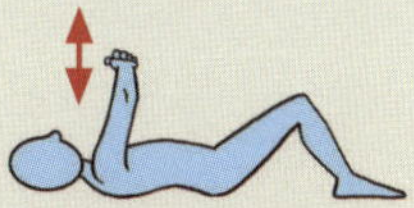

L'Allongé ❶❻ (ménagement du dos et des épaules)

NE VIENT PAS AU SOL

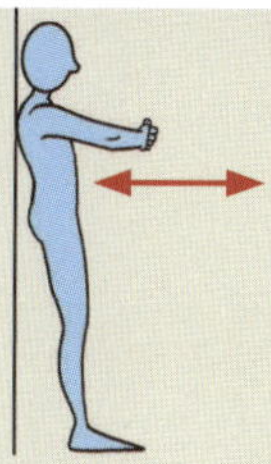

Debout, adossé(e)

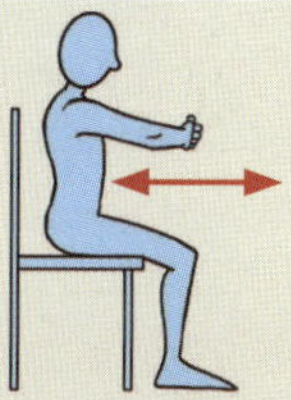

Sur une chaise, assis(e)

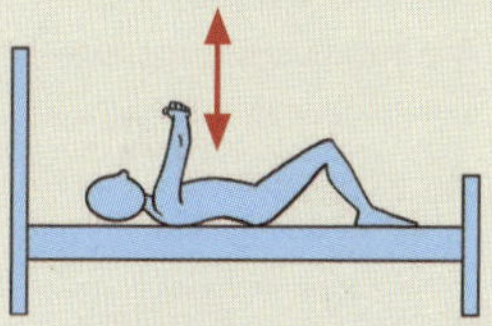

L'Allongé ❶❻, sur un lit

À NOTER

❶ Un même mouvement pour des raisons différentes.
❷ Le dos d'une main poussant la paume de l'autre.
❸ Le poing poussant la paume.
❹ Mains jointes pour pousser.
❺ Opposition de forces sans mouvement articulaire.
❻ Les jambes fléchies limitent le creux lombaire.

variantes articulaires

ne vient pas au sol

7. L'ACCORDÉON

→ Tonifier le grand et petit pectoral, le caraco-brachial, le deltoïde, le biceps brachial et le triceps brachial

MOUVEMENT DE BASE

1
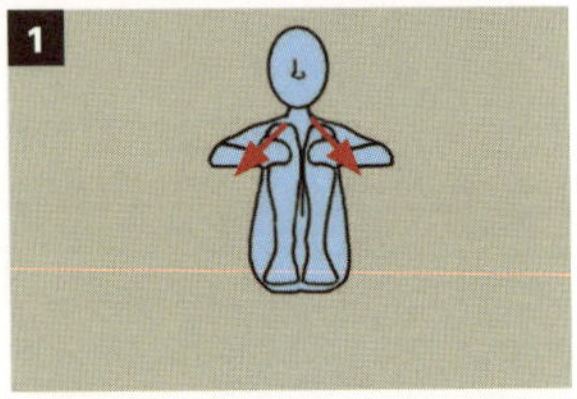

2
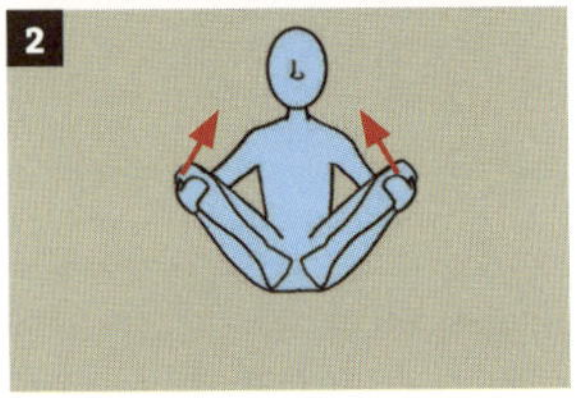

1. S'asseoir en équilibre et saisir les genoux.

2. Ouvrir et fermer les genoux grâce aux mains.

⚠ *Les pieds restent au-dessus du sol.*

⚠ *À vous de déterminer l'intensité de résistance ou non des genoux, à l'ouverture et/ou la fermeture. Et bien sûr, la conserver.*

⚠ *Possibilité de choisir un mouvement double (traction + poussée) ou simple (traction ou poussée).*

⚠ *Expirez en fonction de votre choix : simple ou double. Simple : expirez dans la traction ou la poussée ; double : échange respiratoire naturel (effort permanent).*

⚠ *En cas de maxi, une référence suffit (sauf en cas de dissociation ouverture/fermeture.*

mouvement de base

VARIANTES PUISSANCE

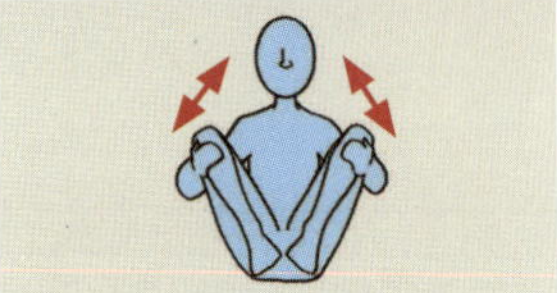

Le Mini ❶ : moins d'amplitude.

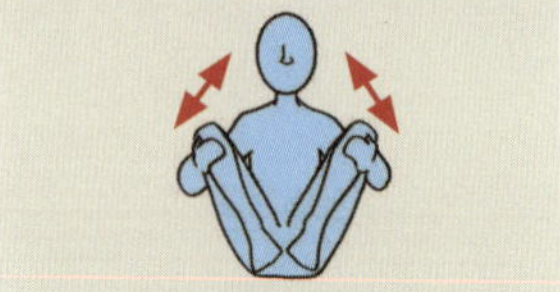

Le Ressort ❶ : mouvements très courts.

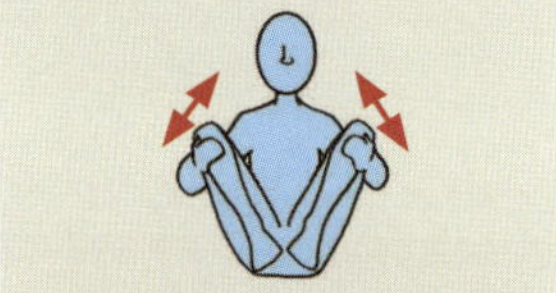

Le Variateur : moins de résistance dans les cuisses.

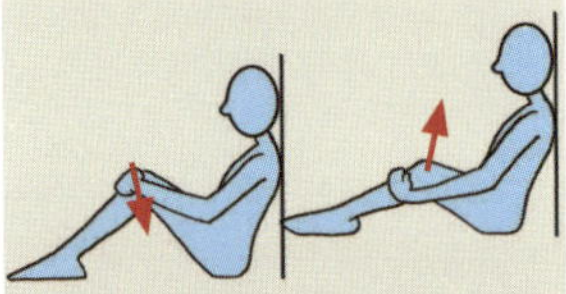

L'Adossé ❶ : appui sur le dos

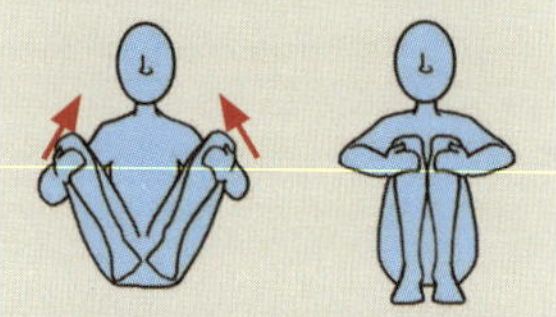

Le Relâché : avec un temps de pause, régulier ou pas.

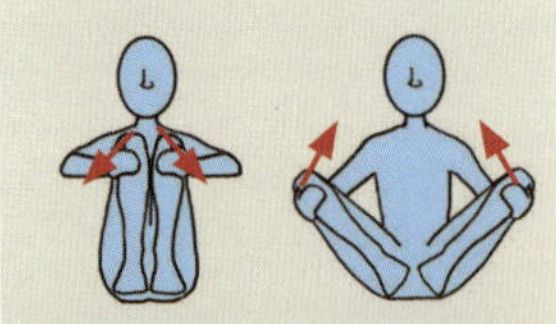

Le Non-stato-dynamique : pas de résistance statique sur le trajet.

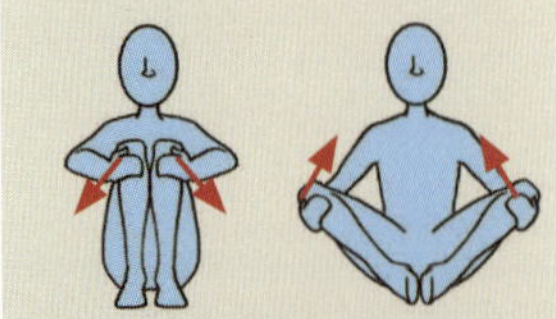

Le Super-posé ❶ : pieds au sol.

variantes puissance

VARIANTES MULTIPLES

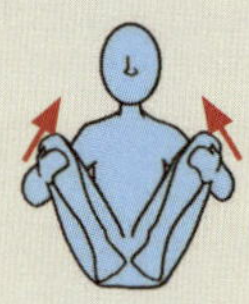

***Le Mini* ❶**
Puissance + articulaire

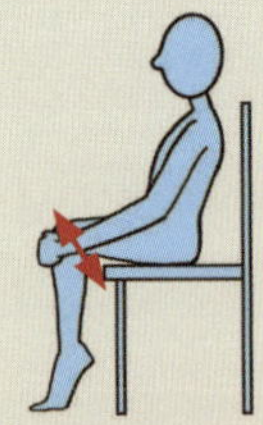

Le Variateur, sur une chaise
Puissance + ne vient pas au sol

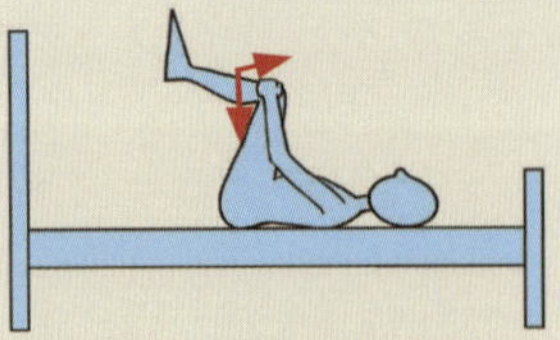

L'Allongé, sur un lit
Articulaire + ne vient pas au sol

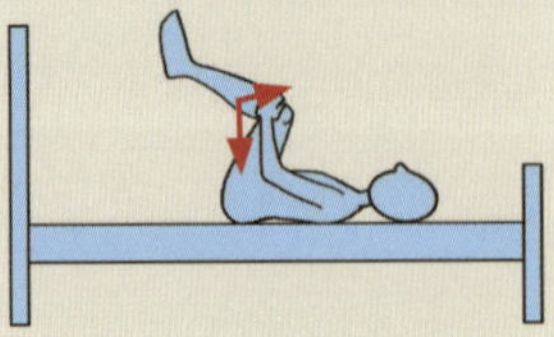

Le Ressort, allongé(e), sur un lit
Puissance + articulaire + ne vient pas au sol

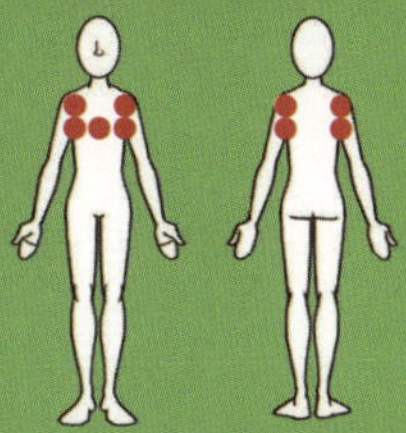

HAUT DU CORPS

VARIANTES ARTICULAIRES

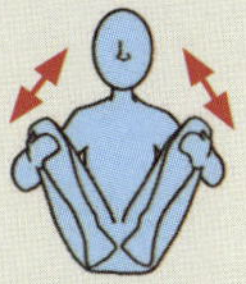

Le Mini ❶ (ménagement articulaire global)

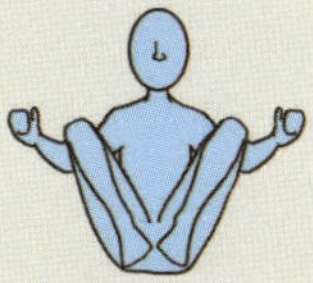

Le Sans les mains v1 ❷ (ménagement des poignets et des doigts)

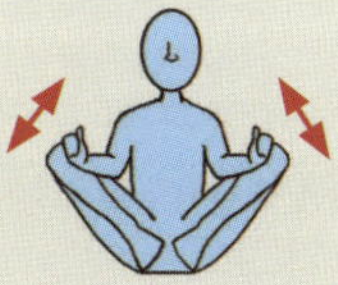

Le Sans les mains v2 ❷ (ménagement des poignets et des doigts).

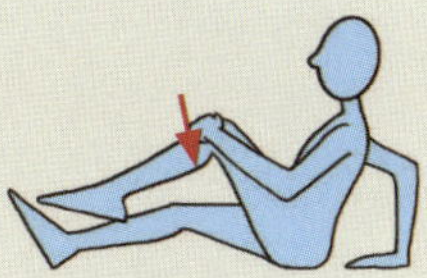

L'Unique ❸ (ménagement latéral)

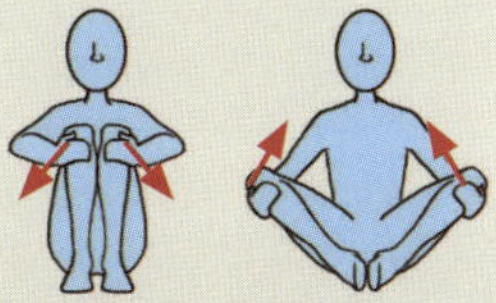

Le Super-posé ❶ (ménagement du dos)

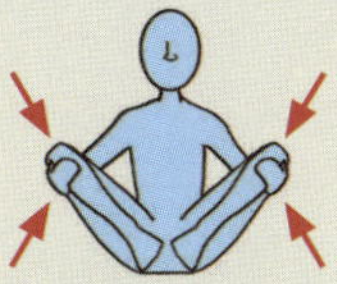

L'Isométrique ouvert ❹ (ménagement articulaire global)

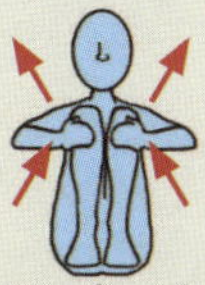

L'Isométrique fermé ❹ (ménagement articulaire global)

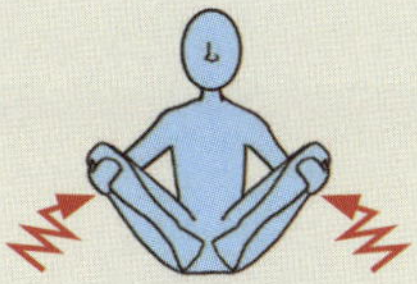

Le Soutien ❺ (ménagement articulaire global)

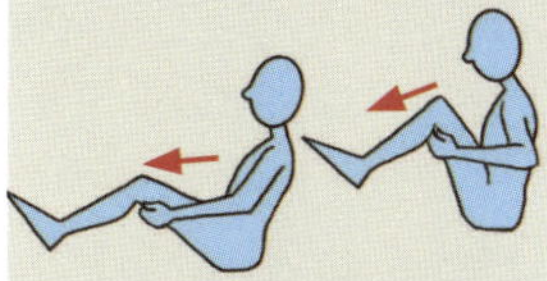

Le « Cuisses-haltères » ❻ (ménagement des hanches)

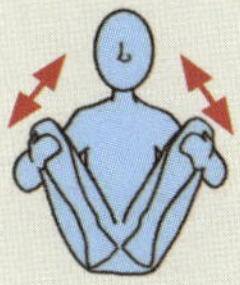

Le Ressort ❶ (ménagement des hanche et des épaules)

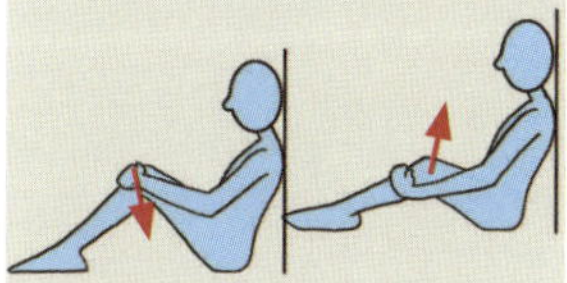

L'Adossé ❶ (ménagement du dos)

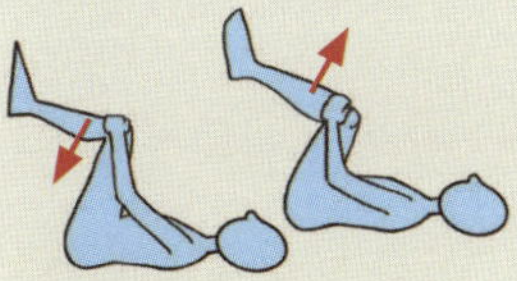

L'Allongé ❶ (ménagement du dos)

À NOTER

❶ Un même mouvement pour des raisons différentes.
❷ Poussez avec les avant-bras vers l'intérieur (v1), vers l'extérieur (v2).
❸ Handicap éventuel.
❹ Opposition de forces, genoux ouverts ou collés.
❺ Aide des cuisses.
❻ Voir « les cuisses-haltères » (pp. 78-79).
❼ Pieds au sol ou pas.

NE VIENT PAS AU SOL

Sur une chaise ❼, assis(e)

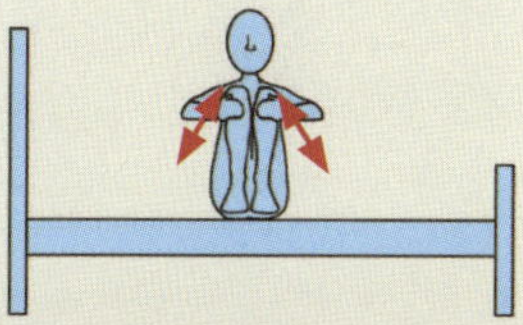

Sur un lit, assis(e)

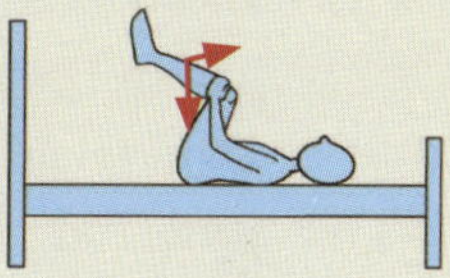

L'Allongé ❶ sur un lit

8. LE ROULIS POMPE

→ *Tonifier le petit pectoral, le deltoïde et le triceps brachial*

MOUVEMENT DE BASE

1
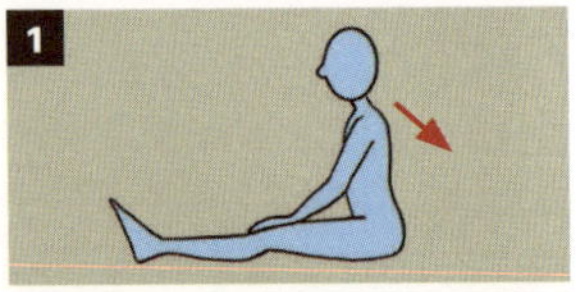

2
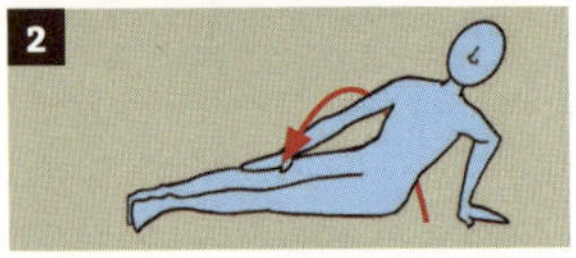

3
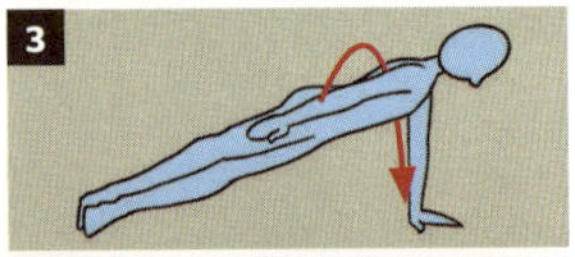

4
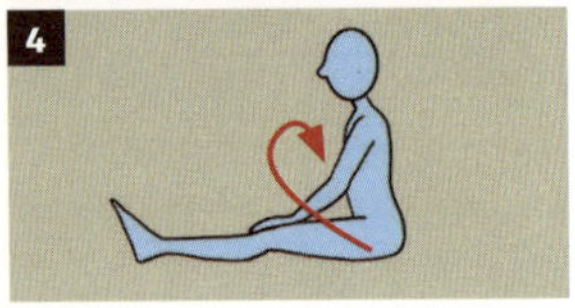

1. Rouler sur le côté, après s'être assis(e), jambes tendues.

2. Pivoter le buste, et se réceptionner sur la main, le bras fléchi (main droite pour roulis à droite).

3. Soulever le bassin et l'ensemble du corps en repoussant le sol avec les pieds et la main, extension du coude en même temps pour tendre le bras.

4. Reposer le bassin en fléchissant le coude, et rouler de l'autre côté.

▲ *Expirez surtout pour soulevez ; inspirez autour.*

▲ *La vitesse dans le roulis peut étourdir.*

▲ *Possibilité de dissocier (pas de roulis alterné).*

▲ *En cas de maxi, une référence suffit, sauf en cas de dissociation.*

mouvement de base

VARIANTES PUISSANCE

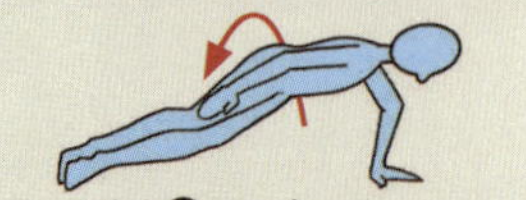

Le Mini ❶ : moins d'amplitude.

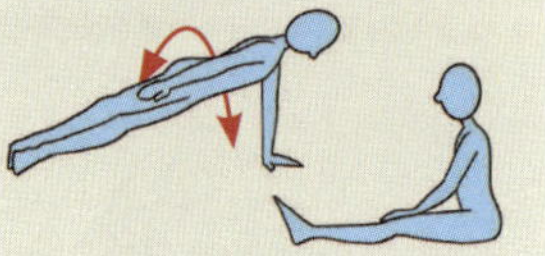

Le Relaché : avec un temps de pause, régulier ou pas.

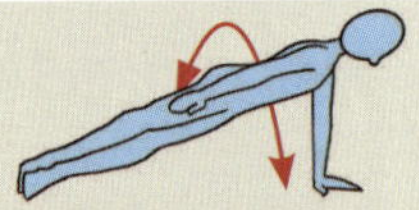

Le Non-stato-dynamique : pas de résistance statique sur le trajet.

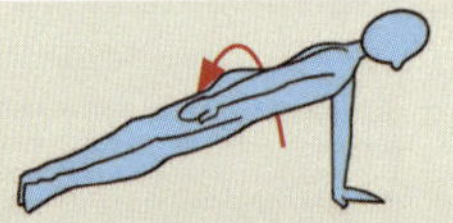

Le Ressort ❶ : mouvements très courts.

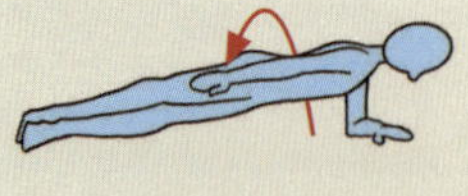

Le Coude ❶

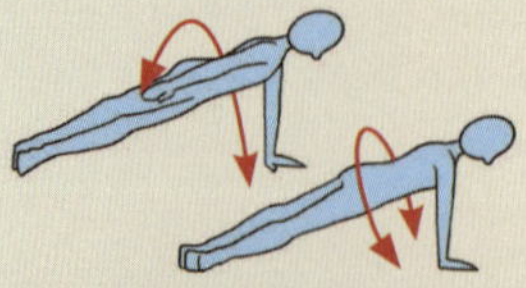

L'Alterné exclusif, non à la dissociation

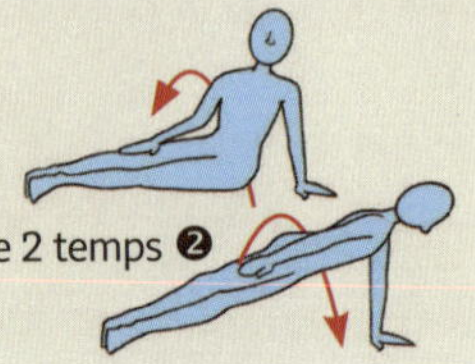

Le 2 temps ❷

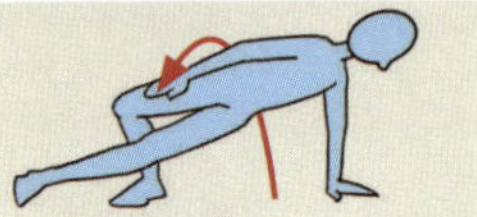

L'Échassier : un genou fléchi.

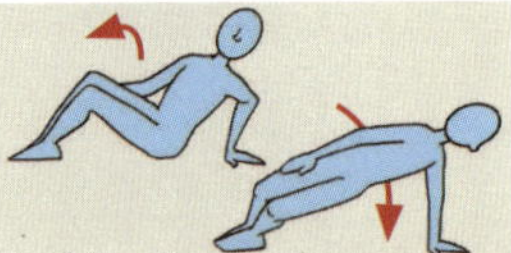

Le Groupé : avec les genoux fléchis

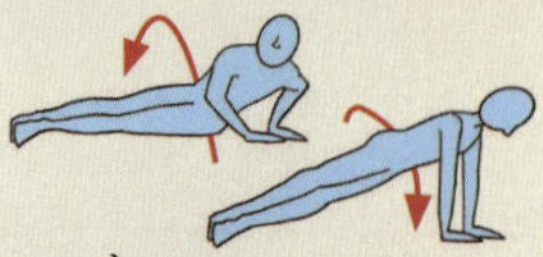

Le À 2 mains

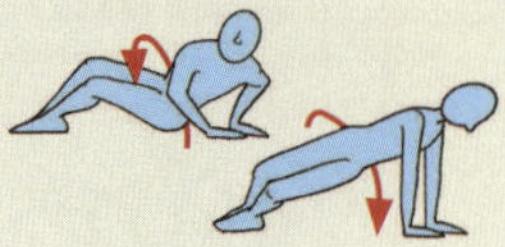

Le Groupé à 2 mains

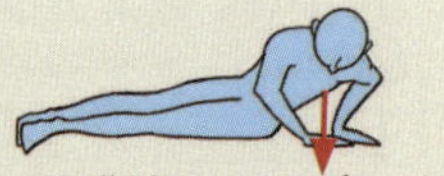

Le Collé à 2 mains : bassin toujours au sol.

variantes puissance

VARIANTES MULTIPLES

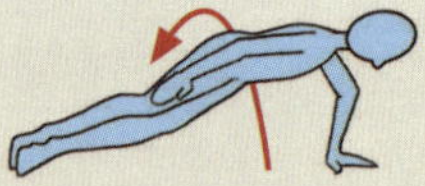

***Le Mini* ❶**
Puissance + articulaire

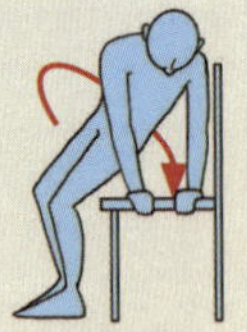

Le À 2 mains* ❼*, assis(e)
Puissance + ne vient pas au sol

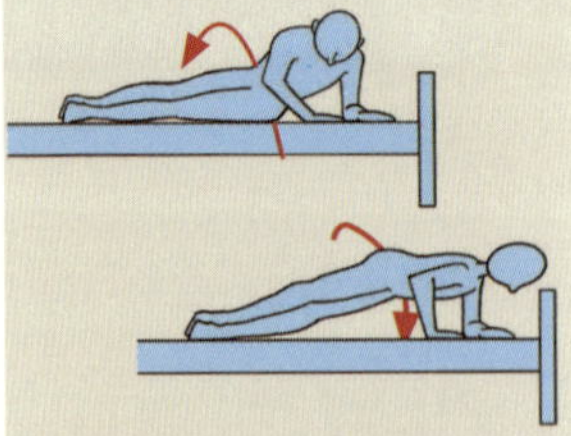

Le Coup de main, lit
Articulaire + ne vient pas au sol

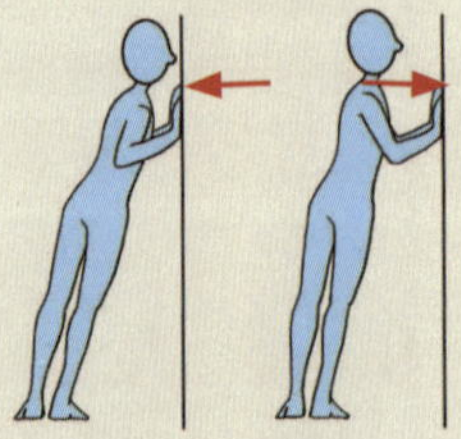

Le À 2 mains + le Mini, debout adossé
Puissance + articulaire + ne vient pas au sol

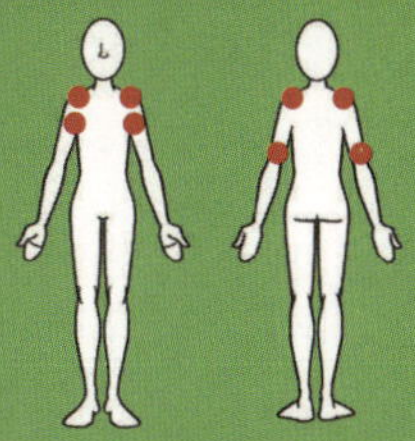

HAUT DU CORPS

VARIANTES ARTICULAIRES

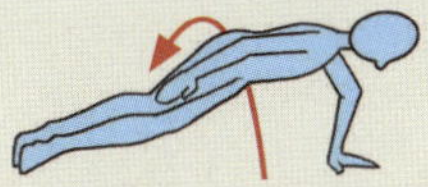

Le Mini ❶ (ménagement articulaire global)

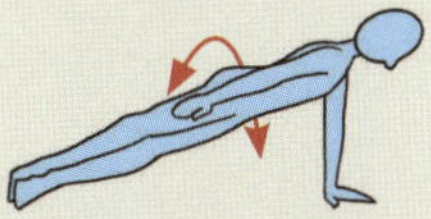

Le Ressort ❶ (ménagement articulaire global)

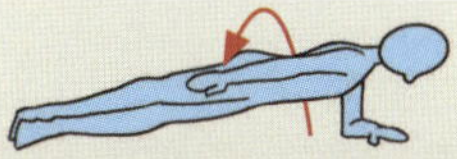

Le Coude ❶ (ménagement du poignet)

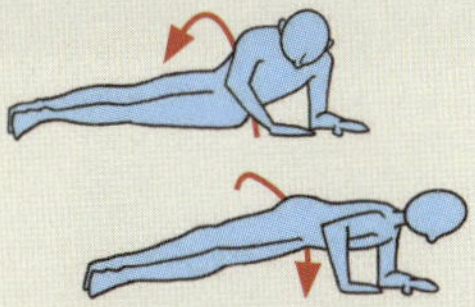

Le Coup de main ❸ (ménagement du poignet seulement pour équilibre)

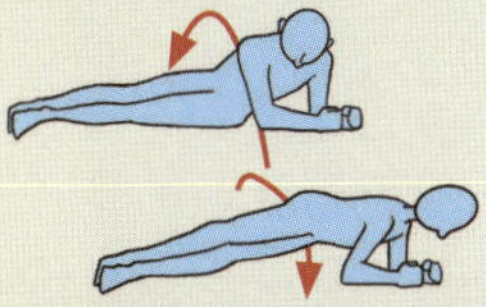

Le Jouer-des-coudes (ménagement des poignets et du dos)

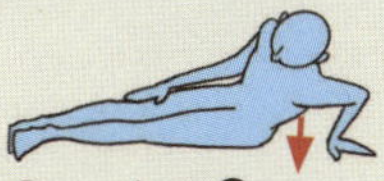

Le Sans pivot ❹ (ménagement du dos)

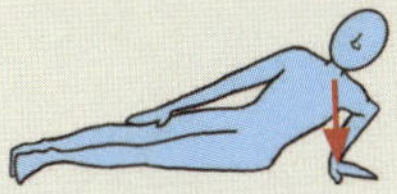

L'Unique ❺ (ménagement latéral)

variantes articulaires

NE VIENT PAS AU SOL

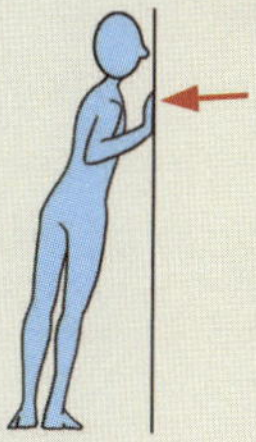

Debout ❻ adossé(e)

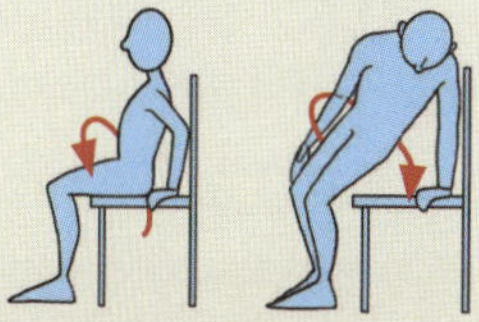

Sur une chaise ❼, assis(e)

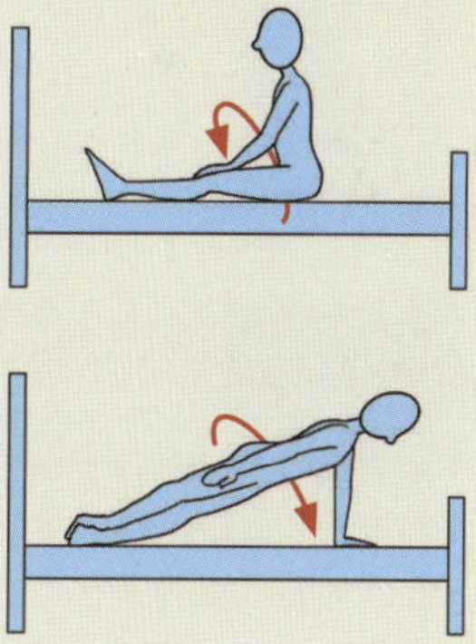

Sur un lit, assis(e)

ne vient pas au sol

À NOTER

❶ Un même mouvement pour des raisons différentes.
❷ Tendez le bras, et montez le bassin après.
❸ Un coude et une main au sol.
❹ Pas de pivot, ni d'élévation.
❺ Handicap éventuel.
❻ Un peu incliné, roulez sur le haut du dos, et repoussez le mur.
❼ Vérifiez les stabilité et solidité de l'appui, cherchez à vous dégager.

9. LE PÉDALAGE DOUBLE

→ *Tonifier le bas du grand droit et les fléchisseurs des hanches*

MOUVEMENT DE BASE

1
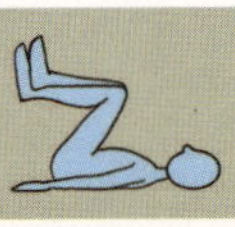
2
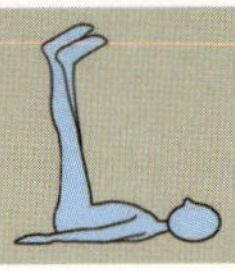
3
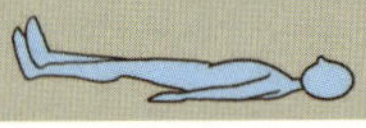
4
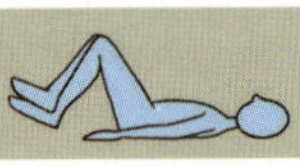

1. S'allonger sur le dos, les mains au sol proches du corps ; croiser les jambes au niveau des chevilles ; replier les genoux vers le thorax (poitrine).

2. Avec les 2 jambes jointes, faire des mouvements circulaires dans l'axe du corps (tête-pieds) ; les pieds frôlent le sol au retour.

▲ *Vivez-le dans les 2 sens : de haut-aller-devant à bas-retour-arrière (l'inverse est moins naturel !).*

▲ *Souhaitable d'alterner le croisement des jambes.*

▲ *Serrez le ventre afin de maintenir le dos au sol.*

▲ *Les fléchisseurs des hanches (haut des cuisses) fatiguent plus vite que le bas-ventre, surtout debout.*

▲ *Expirez dans la rotation ; inspirez en dehors.*

▲ *En cas de maxi, deux références seront nécessaires, sauf en cas de choix d'un seul sens.*

mouvement de base

VARIANTES PUISSANCE

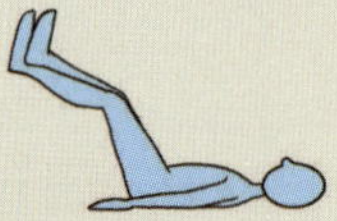
Le Mini ❶ : moins d'amplitude.

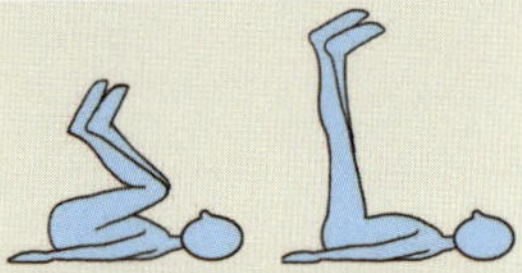
Le Maxi : genoux sur la poitrine.

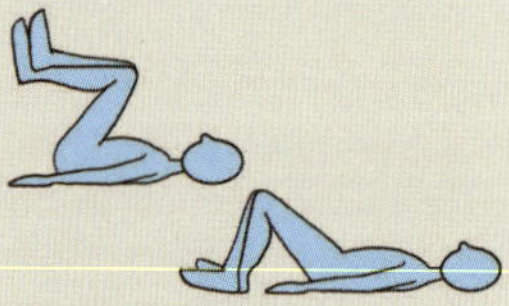
Le Relâché : avec un temps de pause, régulier ou pas.

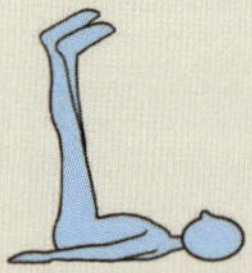
Le Non-stato-dynamique : pas de résistance statique sur le trajet.

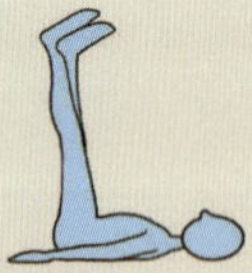
Le Ressort ❶ : mouvements très courts.

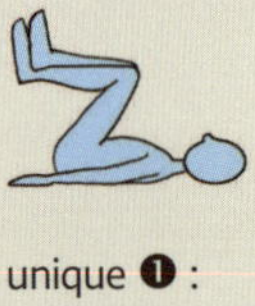
Le Sens unique ❶ : par le haut ou le bas.

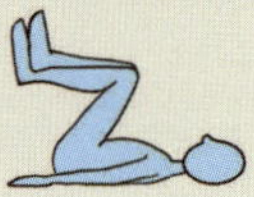
Le Groupé : genoux non tendus.

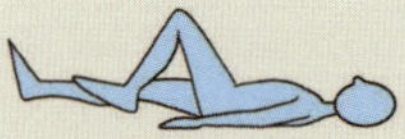
L'Alterné : pédalage classique.

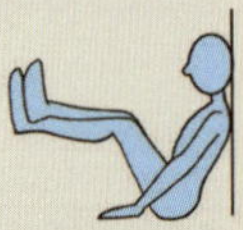
L'Adossé ❶ : appui sur le dos.

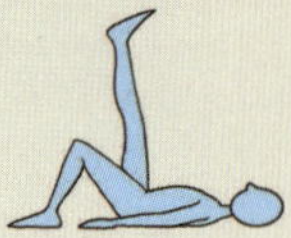
Une par une : une jambe à la fois.

variantes puissance

VARIANTES MULTIPLES

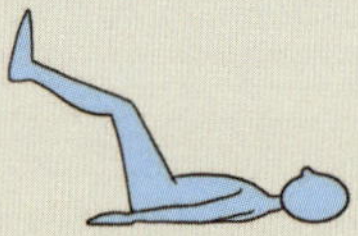
Le Mini + le Décroisé
Puissance + articulaire

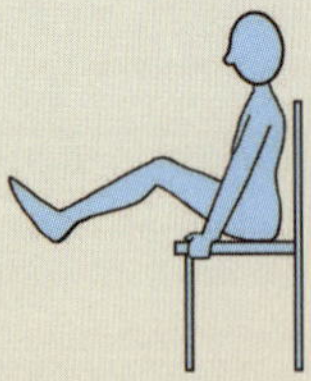
Le Décroisé, assis(e)
Puissance + ne vient pas au sol

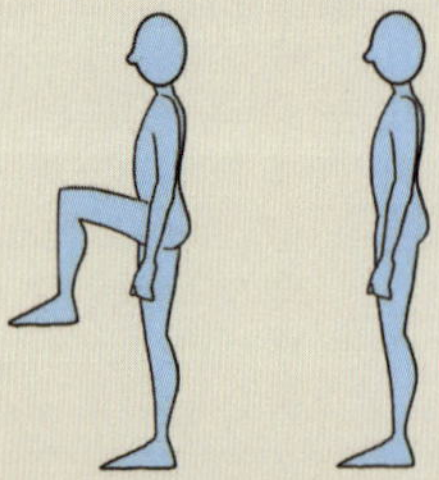
Le Relâché, debout ❺
Articulaire + ne vient pas au sol

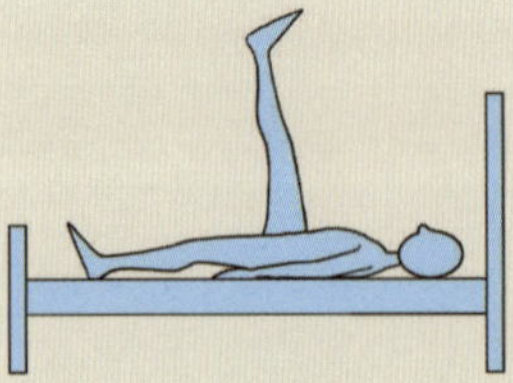
Une par une + le Vertical, sur un lit
Puissance + articulaire + ne vient pas au sol

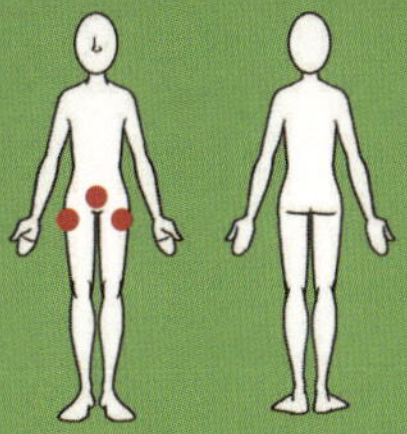

BAS VENTRE

VARIANTES ARTICULAIRES

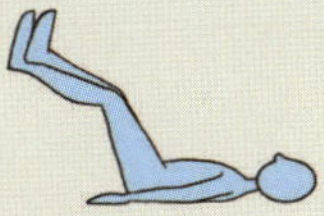

Le Mini ❶ (ménagement du dos, des hanches et des genoux)

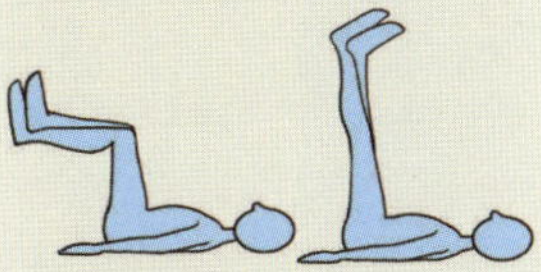

Le Vertical (ménagement du dos)

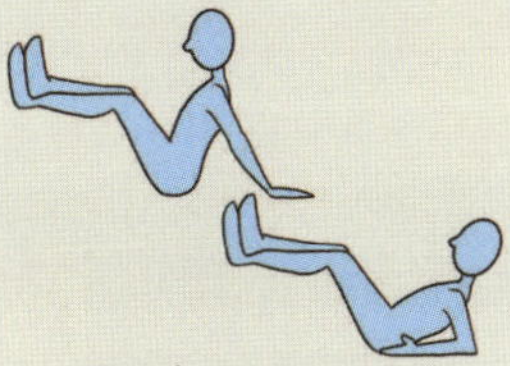

Les Coudes ou paumes (ménagement du dos et/ou des vertiges)

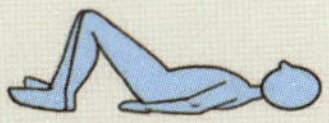

Les Mains sous les fessiers (ménagement du dos)

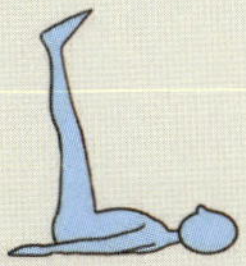

Le Décroisé (ménagement des chevilles, des genoux, des hanches et du dos)

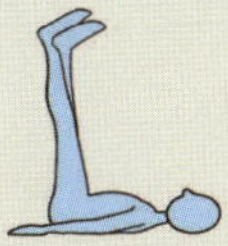

Le Ressort ❶ (ménagement du dos, des hanches et des genoux)

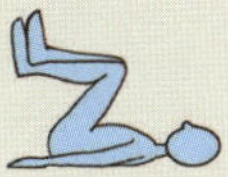

Le Sens unique ❶ (ménagement des hanches et du dos)

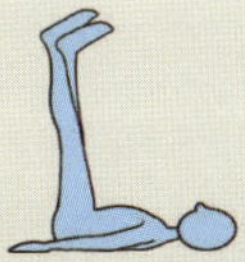

Le Battement de pieds ❷ (ménagement des hanches et du dos)

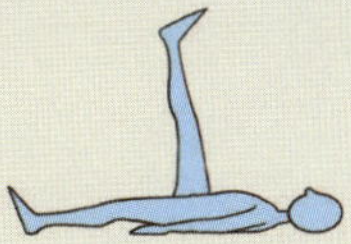

L'Unique ❸ (ménagement latéral)

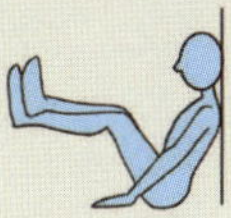

L'Adossé ❶ (ménagement du dos et/ou des vertiges)

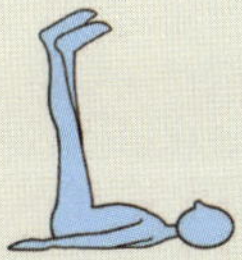

La Sirène ❹ (ménagement des genoux)

variantes articulaires

À NOTER

❶ Un même mouvement pour des raisons différentes.
❷ Pieds croisés ou non.
❸ Handicap éventuel.
❹ Battements de hanches, jambes croisées ou pas.
❺ Une seule jambe, et serrez le ventre ; vérifiez l'appui.
❻ En équilibre ou tenez-vous à la fois au dossier et à l'assise.

NE VIENT PAS AU SOL

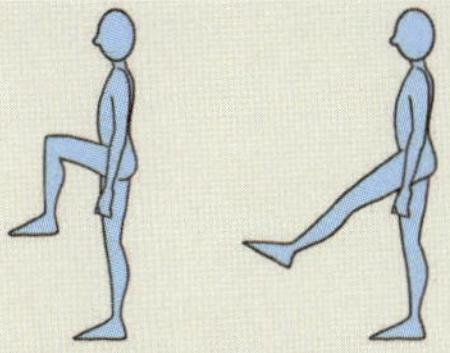

Debout, sans se tenir

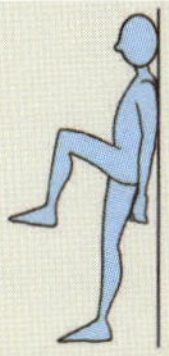

Debouts ❺, adossé(e) ou en se tenant

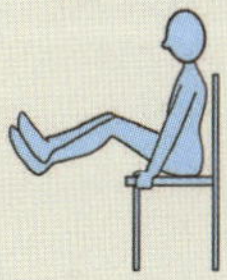

Sur une chaise, appui sur les mains

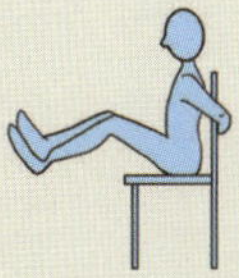

Sur une chaise, saisie du dossier

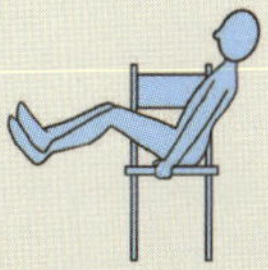

Sur chaise ❻ de profil

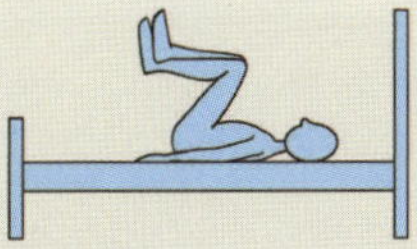

Sur un lit

ne vient pas au sol

10. LES CHIFFRES ET LES LETTRES

→ *Tonifier le bas du grand droit et les fléchisseurs des hanches*

MOUVEMENT DE BASE

1
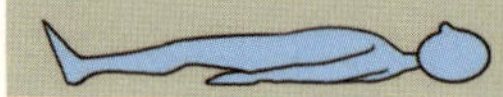

2
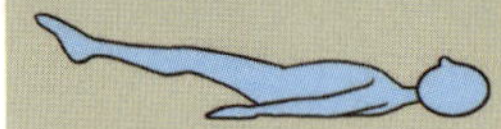

1. S'allonger sur le dos, les genoux tendus proches du sol, les pieds en pointes.

2. Réaliser des petits chiffres ou lettres au-dessus du sol.

3. Superposer les chiffres et/ou lettres.

⚠ *Les chiffres de 0 à 9 et de 8 à 0 ; les lettres, mots plus ou moins longs, à l'endroit, puis à l'envers.*

⚠ *Le mouvement part des hanches.*

⚠ *Stabilisez le haut du corps avec les bras au sol.*

⚠ *Serrez le ventre afin de maintenir le dos au sol.*

⚠ *Les fléchisseurs de hanches (haut des cuisses) fatiguent plus vite que le bas-ventre, surtout debout.*

⚠ *Expirez dans la réalisation du chiffre et/ou de la lettre ; inspirez en dehors.*

⚠ *En cas de maxi, une référence suffit, sauf en cas de choix multiple.*

mouvement de base

VARIANTES PUISSANCE

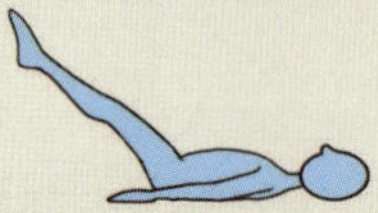
Le Mini ❶ : moins d'amplitude.

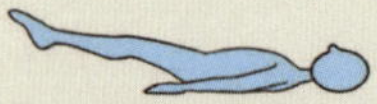
Le Bon sens : à l'endroit.

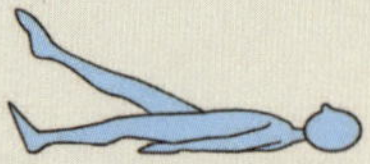
Une par une : une jambe à la fois.

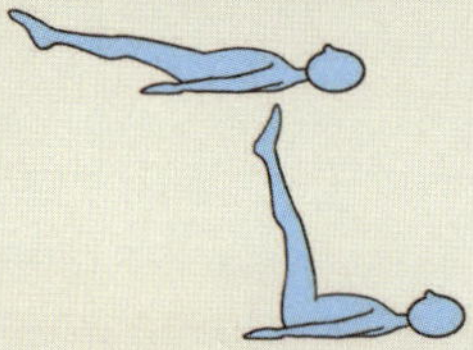
Le Grand format : les cuisses vers le thorax (grands modèles de lettres et/ou de chiffres).

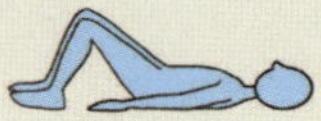
Le Groupé ❶❷ : genoux fléchis.

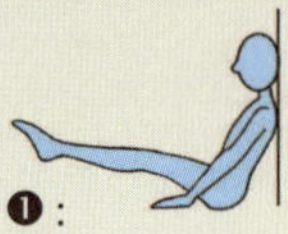
L'Adossé ❶ : appui sur le dos.

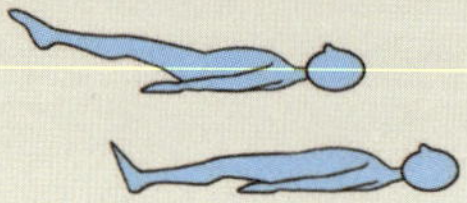
Le Relaché : avec un temps de pause, régulier ou pas.

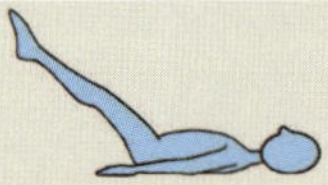
Le Non-stato-dynamique : pas de résistance statique sur le trajet.

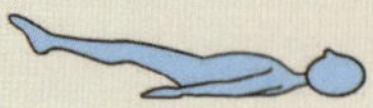
Le Ressort ❶ : mouvements très courts.

variantes puissance

VARIANTES MULTIPLES

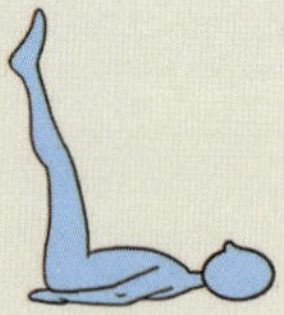
Le Grand format + Mains sous les fessiers
Puissance + articulaire

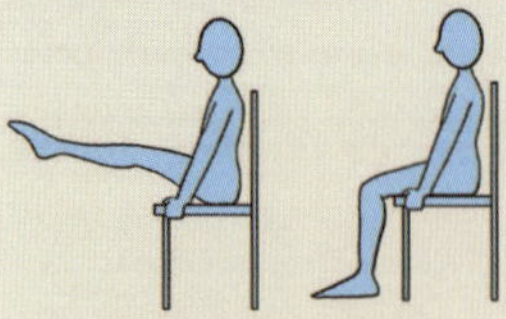
Le Relâché, assis(e)
Puissance + ne vient pas au sol

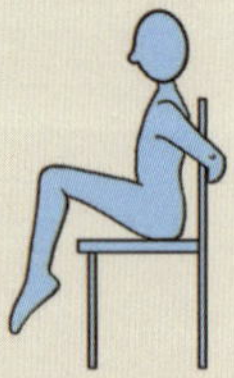
Comme un pied, assis(e)
Articulaire + ne vient pas au sol

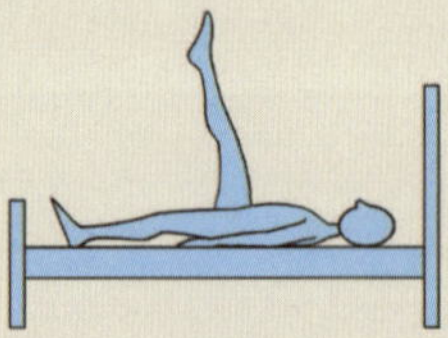
Une par une + le Vertical, sur un lit
Puissance + articulaire + ne vient pas au sol

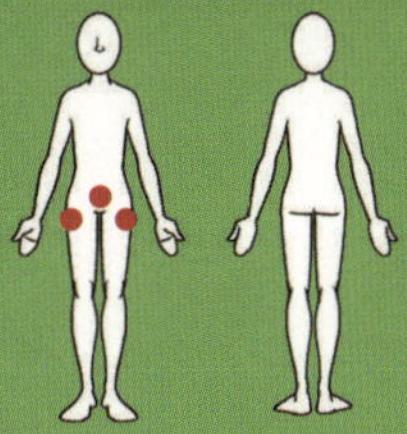

BAS VENTRE

VARIANTES ARTICULAIRES

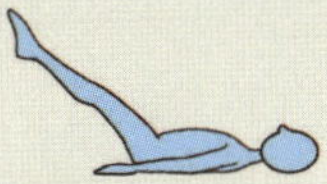

Le Mini ❶ (ménagement du dos, des hanches et des genoux)

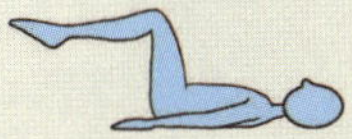

Le Comme un pied ❸ (ménagement des hanches et du dos)

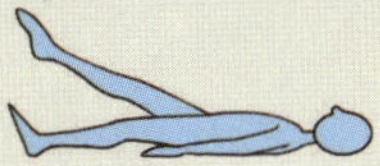

L'Unique ❹ (ménagement latéral)

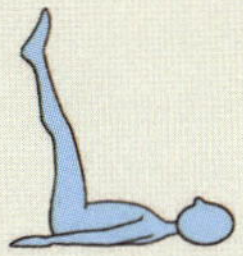

Le Vertical (ménagement du dos)

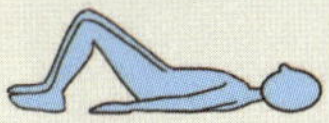

Le Groupé ❶❷ (ménagement du dos et des genoux)

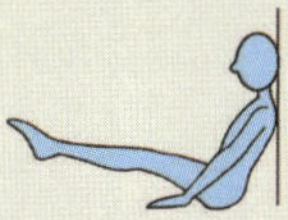

L'Adossé ❶ (ménagement dos et/ou des vertiges)

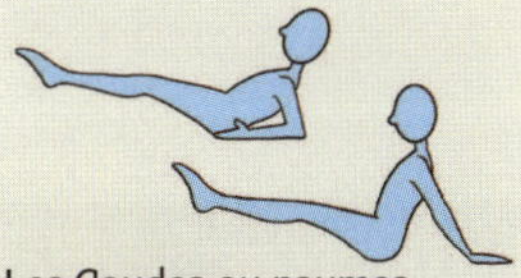

Les Coudes ou paumes (ménagement du dos et/ou des vertiges)

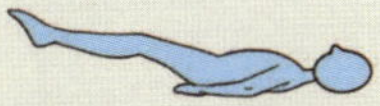

Les mains sous les fessiers (ménagement du dos)

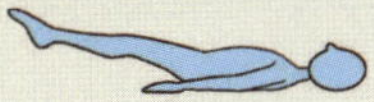

Le Ressort ❶ (ménagement du dos, des hanches et des genoux)

variantes articulaires

NE VIENT PAS AU SOL

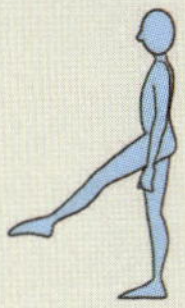

Debout, sans se tenir

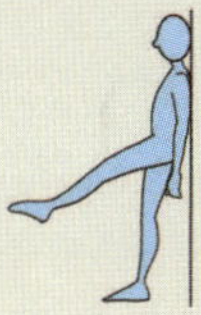

Debout ❺, adossé(e) ou en se tenant

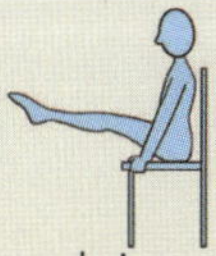

Sur une chaise, appui sur les mains

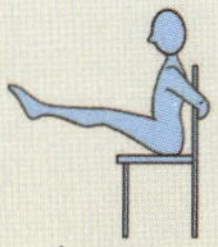

Sur une chaise, saisie du dossier

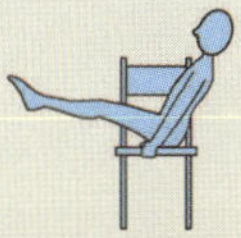

Sur une chaise ❻, de profil

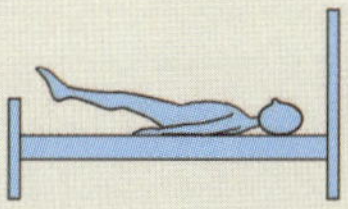

Sur un lit

ne vient pas au sol

À NOTER

❶ Un même mouvement pour des raisons différentes.
❷ Écrivez avec les genoux.
❸ Écrivez avec les pieds ; hanches fixes.
❹ Handicap éventuel.
❺ Une seule jambe, et serrez le ventre ; vérifiez l'appui.
❻ En équilibre ou tenez-vous à la fois au dossier et à l'assise.

11. LE SIFFLET COTILLON

→ *Tonifier le bas du grand droit et les fléchisseurs des hanches*

MOUVEMENT DE BASE

1
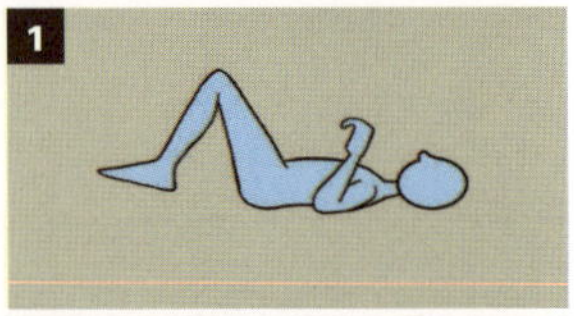

2
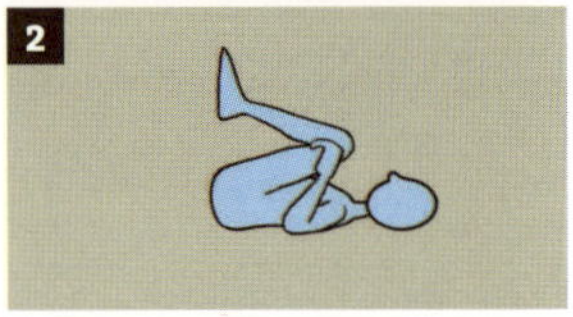

3
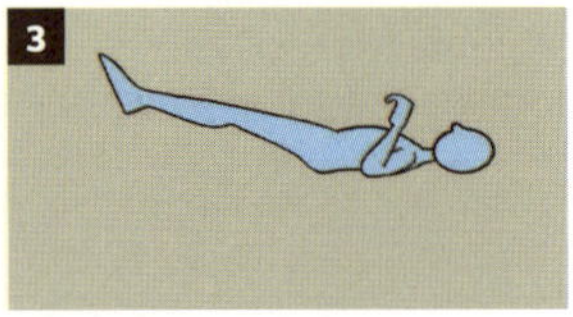

1. S'allonger sur le dos, les mains en dehors du sol.

2. S'enrouler sur soi-même : cuisses-ventre et genoux-thorax.

3. Dérouler le tout ensuite.

4. Lancer les jambes, tendues au-dessus du sol.

▲ *Le contrôle du mouvement se fait par le bas-ventre. Les bras n'aident pas. Pas d'élan des jambes.*

▲ *Serrez le ventre afin de maintenir le dos au sol.*

▲ *Les fléchisseurs des hanches (haut des cuisses) fatiguent plus vite que le bas-ventre, surtout debout.*

▲ *Expirez dans l'enrouler et le dérouler-lancer ; inspirez entre les deux.*

▲ *En cas de maxi, une référence suffit.*

mouvement de base

VARIANTES PUISSANCE

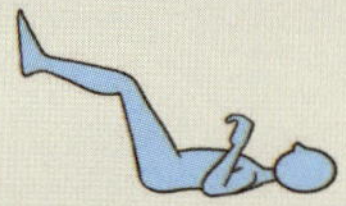

Le Mini ❶ : moins d'amplitude.

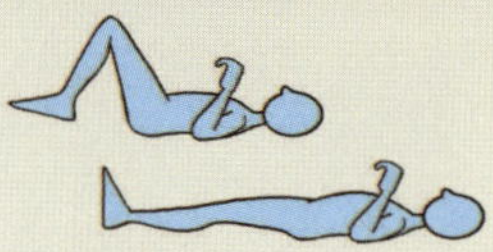

Le Relâché : avec un temps de pause, régulier ou pas.

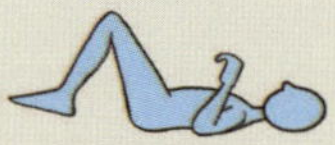

Le Non-stato-dynamique : pas de résistance statique sur le trajet.

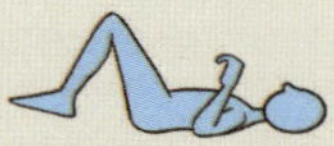

Le Ressort ❶ : mouvements très courts.

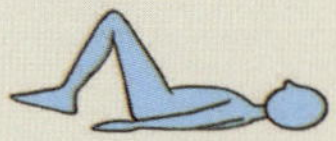

Le Contrôle bras : bras au sol.

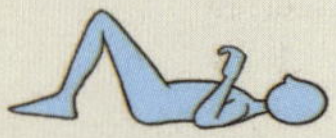

Le Glissé : les talons frôlent le sol.

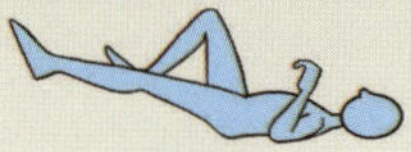

Le Lancé simple : 1 jambe lancée.

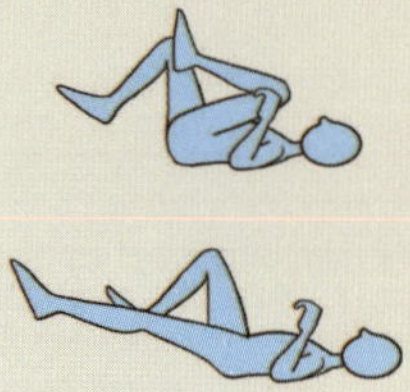

L'Alterné : un genou, une jambe.

variantes puissance

VARIANTES MULTIPLES

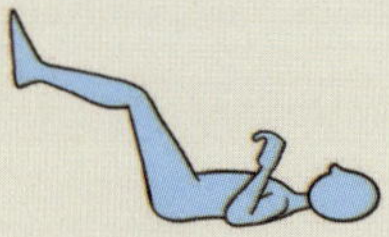

***Le Mini* ❶**
Puissance + articulaire

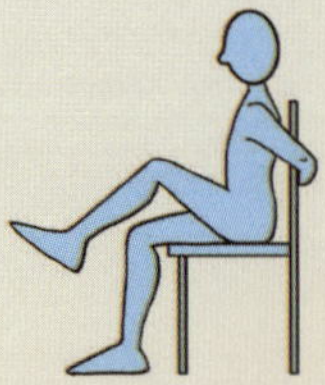

L'Alterné sur chaise
Puissance + ne vient pas au sol

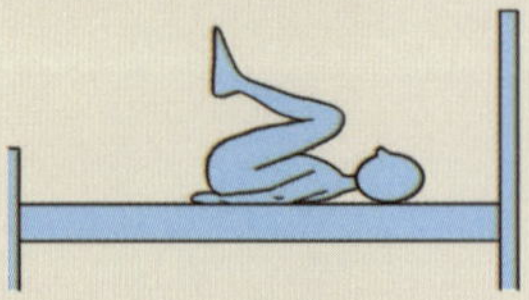

Les Mains sous les fessiers, sur un lit
Articulaire + ne vient pas au sol

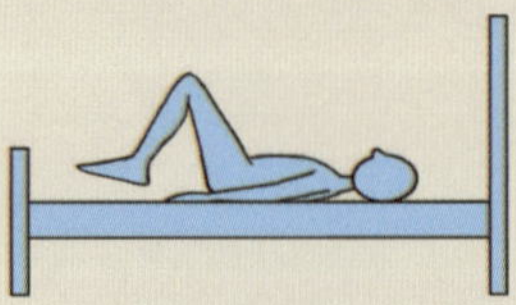

Le Contrôle bras + 2/3, sur un lit
Puissance + articulaire + ne vient pas au sol

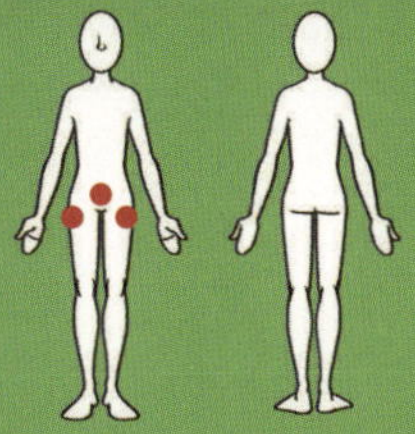

BAS VENTRE

VARIANTES ARTICULAIRES

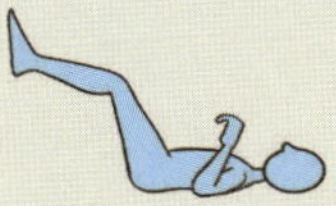
Le Mini ❶ (ménagement du dos, des hanches et des genoux)

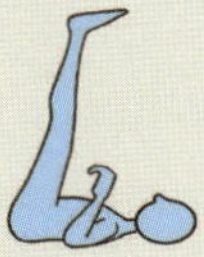
Le Tendu ❷ (ménagement des genoux)

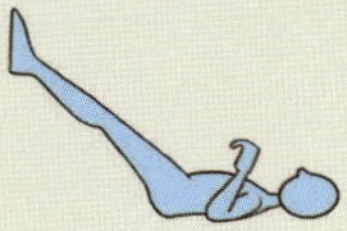
Le 1/3 ❹ (ménagement du dos)

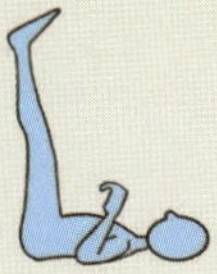
Le Vertical (ménagement du dos)

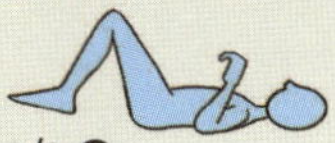
Le 2/3 ❸ (ménagement du dos et des hanches)

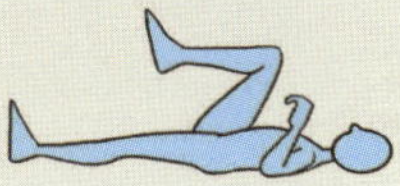
L'Unique ❺ (ménagement latéral)

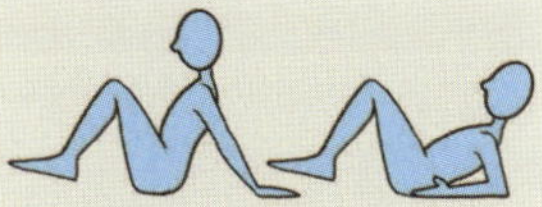
Les Coudes ou paumes (ménagement du dos et/ou des vertiges)

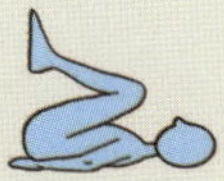
Les mains sous les fessiers (ménagement du dos)

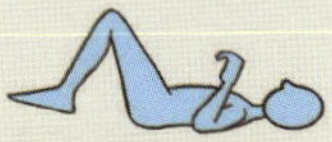
Le Ressort ❶ (ménagement du dos, des hanches et des genoux)

variantes articulaires

À NOTER

❶ Un même mouvement pour des raisons différentes.
❷ Extension des genoux, tout le temps.
❸ Mouvement sans lancer les jambes.
❹ Uniquement le lancer de jambes.
❺ Handicap éventuel.
❻ Une seule jambe, et serrez le ventre ; vérifiez l'appui.
❼ En équilibre ou tenez-vous à la fois au dossier.

NE VIENT PAS AU SOL

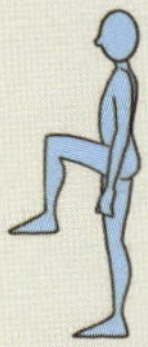
Debout, sans se tenir

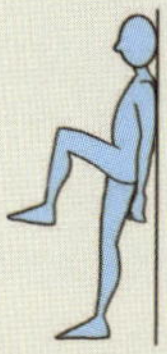
Debout ❻, adossé(e) ou en se tenant

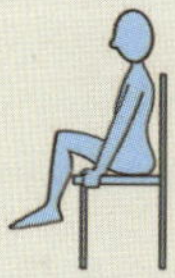
Sur une chaise, appui sur les mains

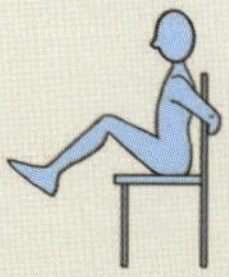
Sur une chaise, saisie du dossier

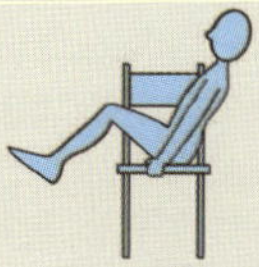
Sur une chaise ❼, de profil

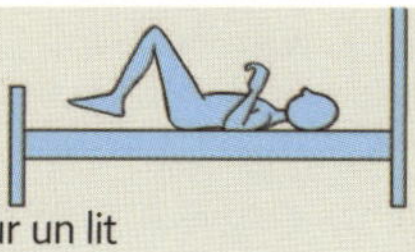
Sur un lit

ne vient pas au sol

12. LA GRENOUILLE À VÉLO

→ *Tonifier le bas du grand droit et les fléchisseurs des hanches*

MOUVEMENT DE BASE

1
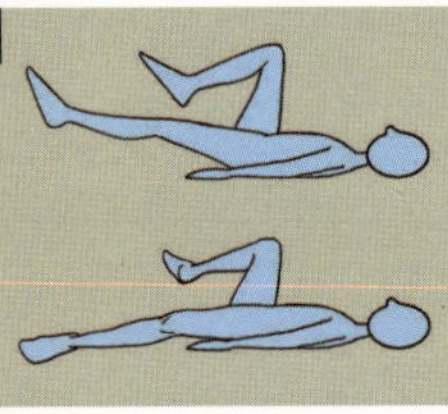

2
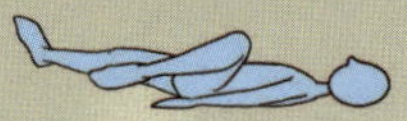

3
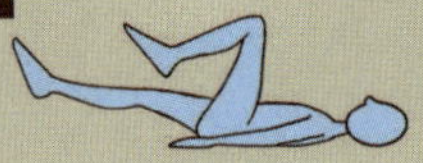

1. S'allonger sur le dos, les mains au sol, proches du corps.

2. Déclencher un mouvement de pédalage des jambes intérieur-extérieur (pédalage classique : antérieur-postérieur).

3. Fléchir et étendre les genoux de manière simultanée et inversée.

⚠ *Pensez à changer de sens.*

⚠ *Serrez le ventre afin de maintenir le dos au sol.*

⚠ *Les fléchisseurs des hanches (haut des cuisses) fatiguent plus vite que le bas-ventre, surtout debout.*

⚠ *Expirez pieds éloignés ; inspirez pieds proches.*

⚠ *En cas de maxi, une référence suffit, sauf en cas de choix des 2 sens.*

mouvement de base

VARIANTES PUISSANCE

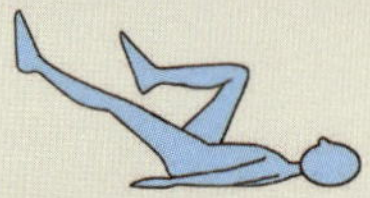

Le Mini ❶ : moins d'amplitude.

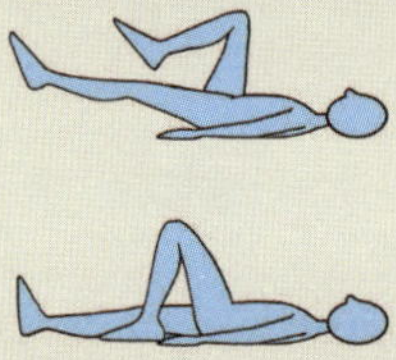

Le Relaché : avec un temps de pause, régulier ou pas.

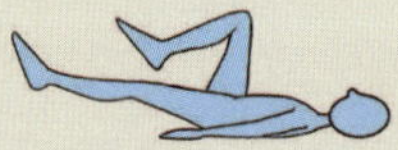

Le Non-stato-dynamique : pas de résistance statique sur le trajet.

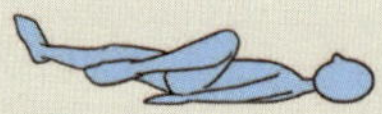

Le Ressort ❶ : mouvements très courts.

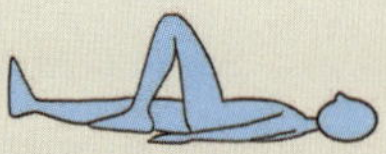

Le Glissé : les talons frôlent le sol.

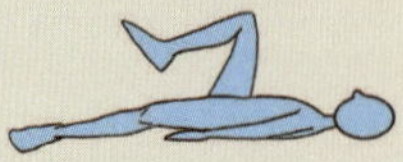

Le Relais : une jambe après l'autre.

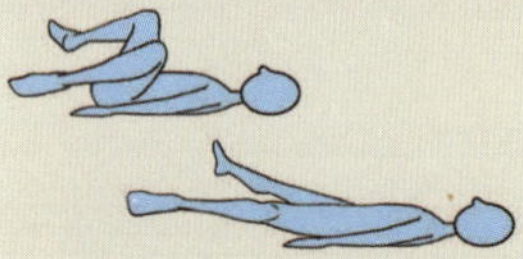

Le Classique : les jambes brassent.

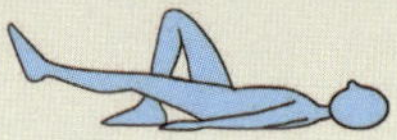

Une par une ❷ : une jambe à la fois.

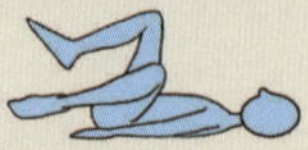

Le Water-polo ❸ : rétropédalage.

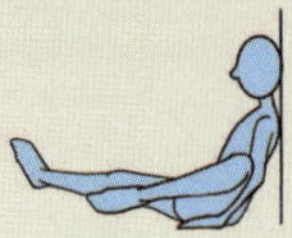

L'Adossé ❶ : appui dos.

variantes puissance

VARIANTES MULTIPLES

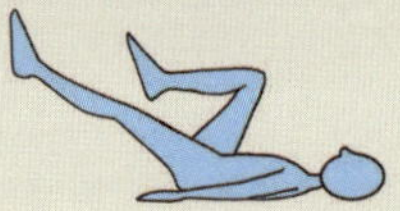

***Le Mini* ❶**
Puissance + articulaire

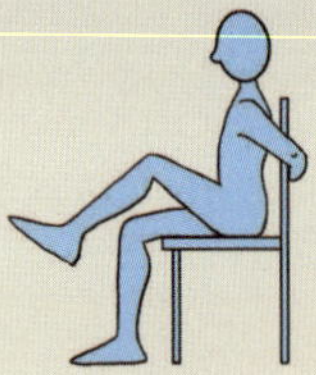

Une jambe, assis(e)
Puissance + ne vient pas au sol

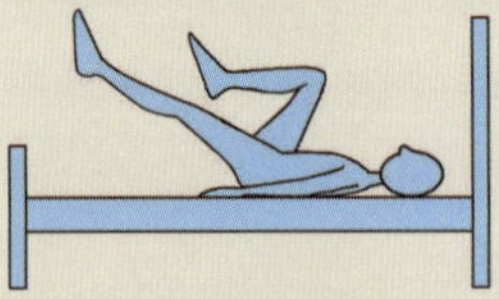

Sans grenouille, sur un lit
Articulaire + ne vient pas au sol

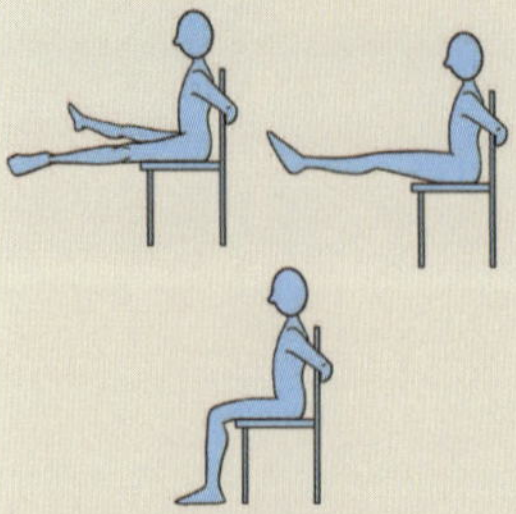

Le Relâché + Ouverture-fermeture, saisie du dossier
Puissance + articulaire + ne vient pas au sol

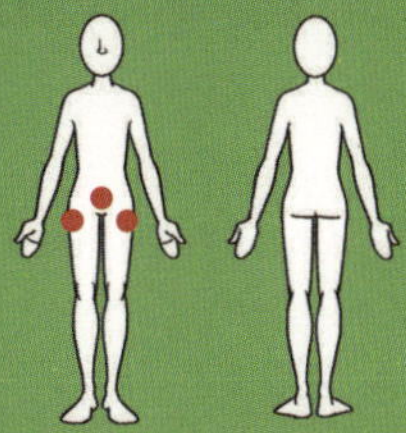

BAS VENTRE

VARIANTES ARTICULAIRES

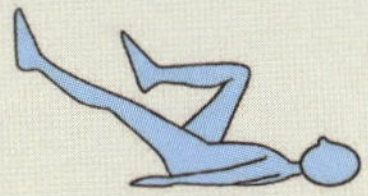

Le Mini ❶ (ménagement du dos, des hanches et des genoux)

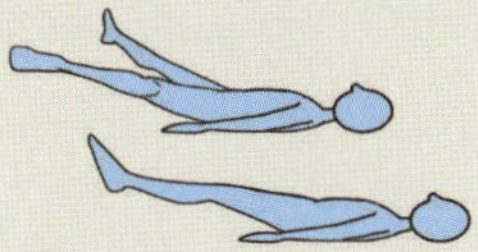

L'Ouverture-fermeture ❺ (ménagement des genoux)

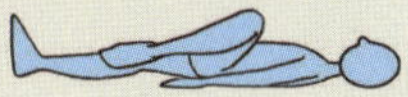

L'Unique ❼ (ménagement latéral)

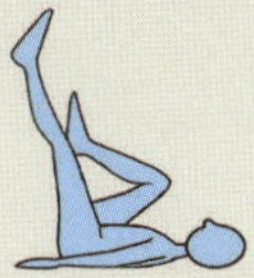

Le Vertical (ménagement du dos)

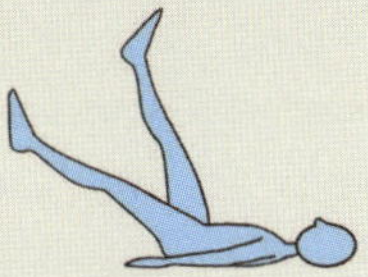

Les Ciseaux ❻ (ménagement des genoux)

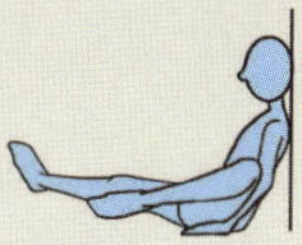

L'Adossé ❶ (ménagement du dos et/ou des vertiges)

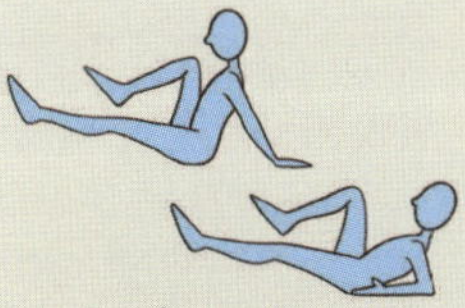

Les Coudes ou paumes (ménagement du dos et/ou des vertiges)

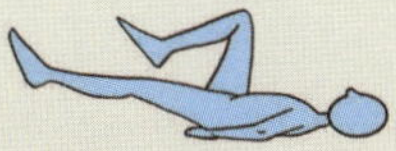

Les mains sous les fessiers (ménagement du dos)

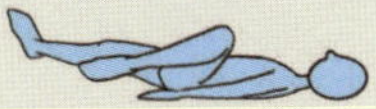

Le Ressort ❶ (ménagement du dos, des hanches et des genoux)

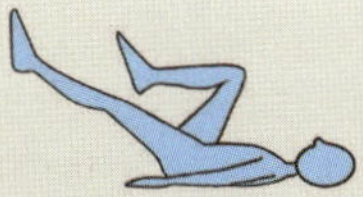

Sans grenouille ❹ (ménagement des hanches)

variantes articulaires

NE VIENT PAS AU SOL

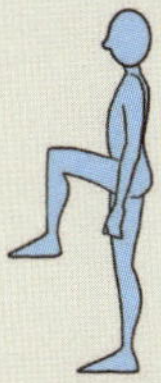

Debout, sans se tenir

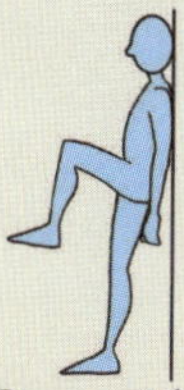

Debout ❽, adossé(e) ou en se tenant

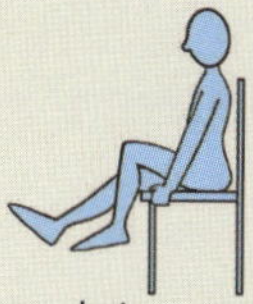

Sur une chaise, appui sur les mains

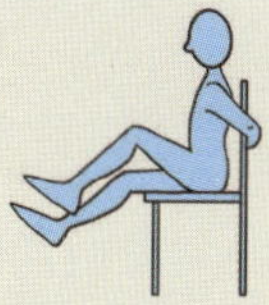

Sur une chaise, saisie du dossier

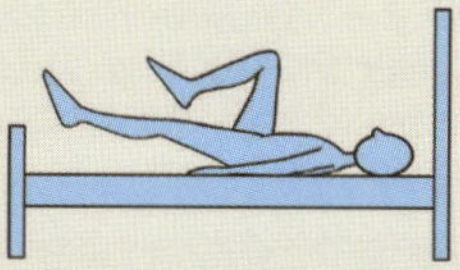

Sur un lit

ne vient pas au sol

À NOTER

❶ Un même mouvement pour des raisons différentes.
❷ L'autre jambe est posée, contrairement au « Relais ».
❸ Technique à partir des genoux. Deux cercles légèrement décalés.
❹ Pédalage humain, dans l'axe.
❺ Jambes tendues se rapprochent et s'écartent.
❻ Jambes tendues se croisent (dynamique verticale).
❼ Handicap éventuel
❽ Une seule jambe, et serrez le ventre ; vérifiez l'appui.

13. LE COMPAS

→ *Tonifier le bas du grand droit et les fléchisseurs des hanches*

MOUVEMENT DE BASE

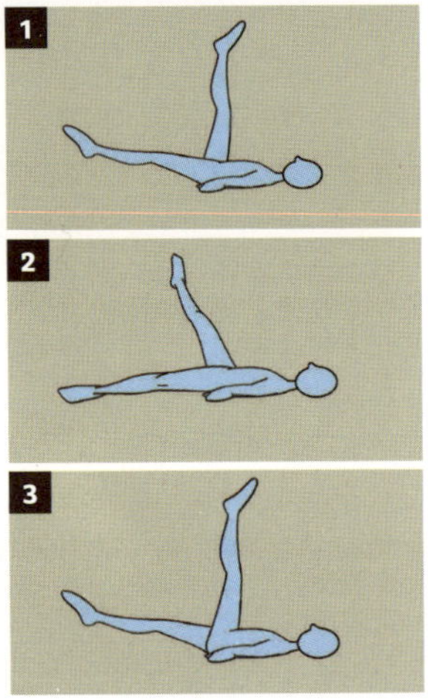

1. S'allonger sur le dos, les mains au sol, les jambes verticales.

2. Ouvrir les jambes (angle de 90° minimum) ; axes vertical et horizontal.

3. Tracer deux demi-cercles opposés avec les pieds-pointes.

4. Inverser le sens une fois que la jambe a pris la place de l'autre.

⚠ *Contractez les abdominaux afin de maintenir le dos au sol.*

⚠ *Les fléchisseurs des hanches (haut des cuisses) fatiguent plus vite que le bas-ventre, surtout debout.*

⚠ *Expirez dans le mouvement ; inspirez au moment du changement de sens.*

⚠ *En cas de maxi, une référence suffit, sauf en cas de choix d'une jambe à la fois.*

mouvement de base

VARIANTES PUISSANCE

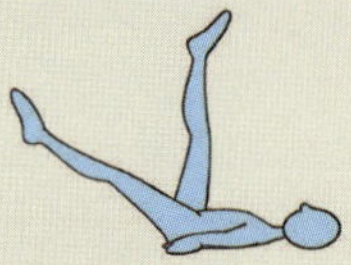

Le Mini ❶ : moins d'amplitude.

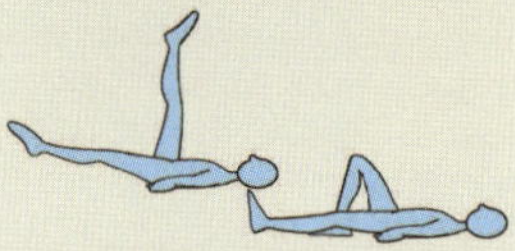

Le Relâché : avec un temps de pause, régulier ou pas.

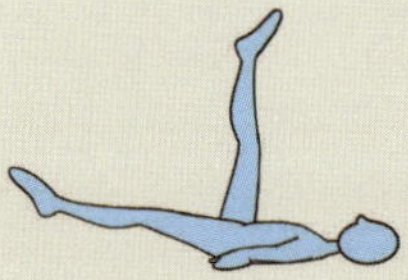

Le Non-stato-dynamique : pas de résistance statique sur le trajet.

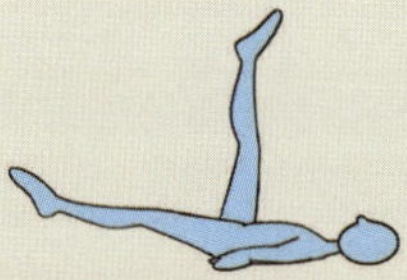

Le Ressort ❶ : mouvements très courts.

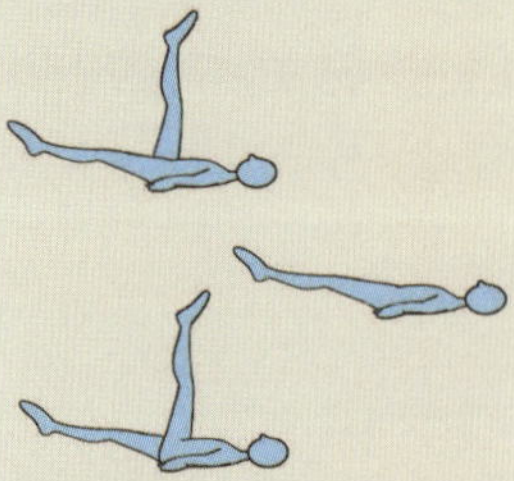

Le Relais inférieur ❷ : jonction avec la jambe en bas.

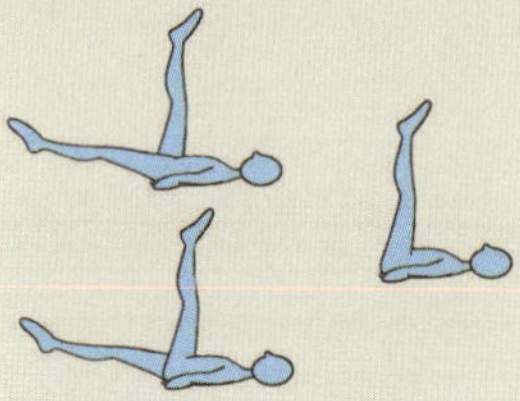

Le Relais supérieur ❷ : jonction avec la jambe en haut.

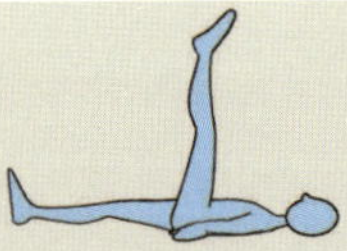

Le une par une ❸ : une jambe à la fois.

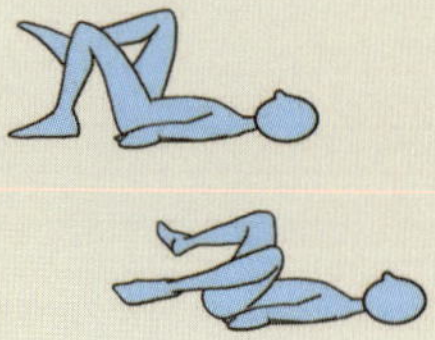

Le Groupé ❶ ❹ : genoux fléchis.

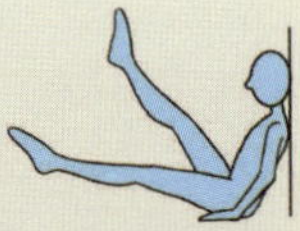

L'Adossé ❶ : appui sur le dos.

variantes puissance

VARIANTES MULTIPLES

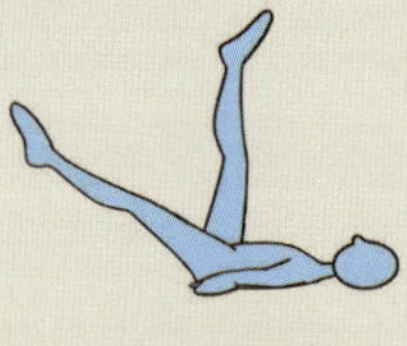

***Le Mini* ❶**
Puissance + articulaire

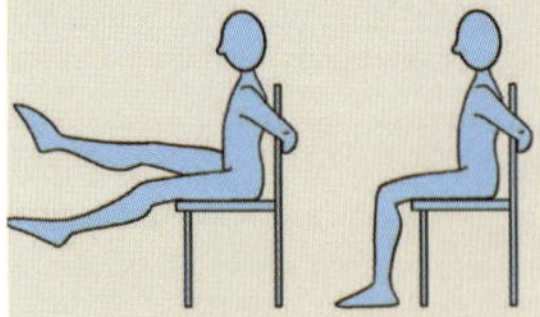

Le Relâché, saisie du dossier
Puissance + ne vient pas au sol

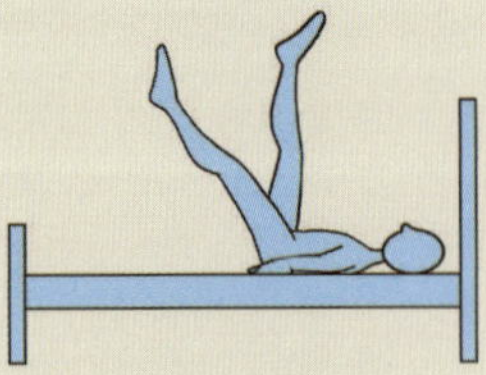

Le Vertical, sur un lit
Articulaire + ne vient pas au sol

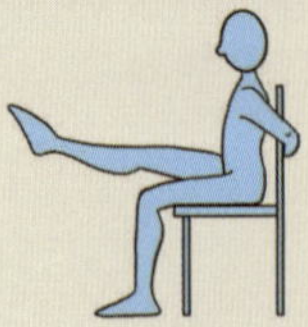

Le Mini + une jambe, saisie du dossier
Puissance + articulaire + ne vient pas au sol

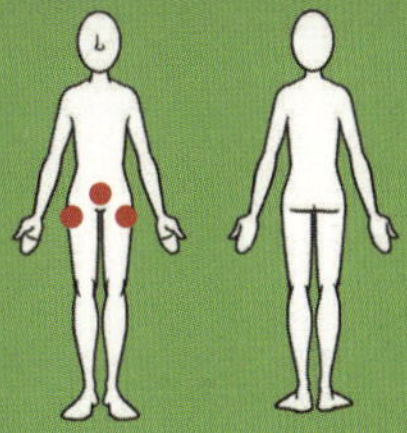

BAS VENTRE

VARIANTES ARTICULAIRES

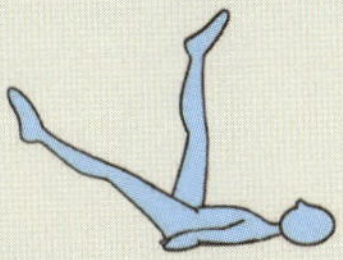

Le Mini ❶ (ménagement du dos, des hanches et des genoux)

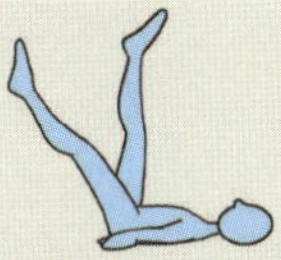

Le Vertical (ménagement du dos)

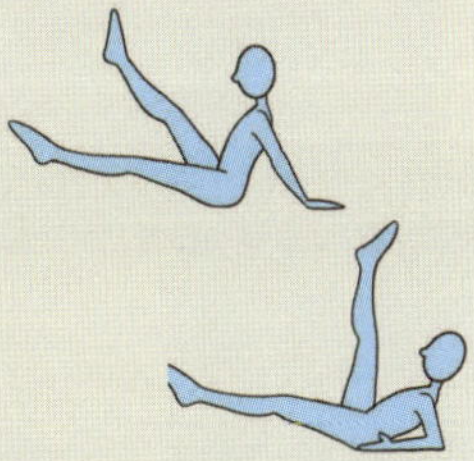

Les Coudes ou paumes (ménagement du dos et/ou des vertiges)

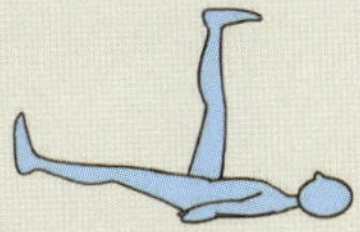

Les Pieds flex (ménagement des chevilles)

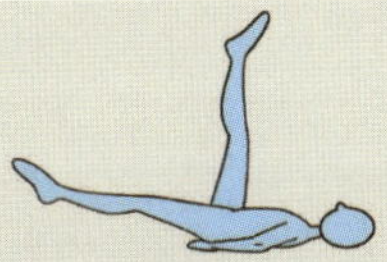

Les Mains sous les fessiers (ménagement du dos)

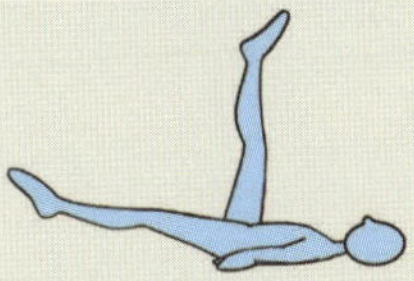

Le Ressort ❶ (ménagement du dos, des hanches et des genoux)

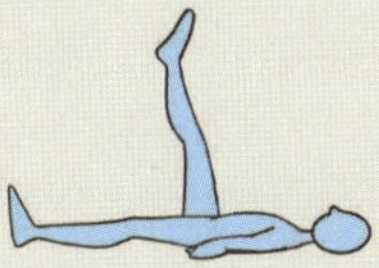

Les Ciseaux ❺ (ménagement des hanches)

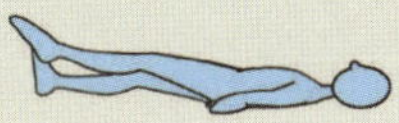

L'Unique ❻ (ménagement latéral)

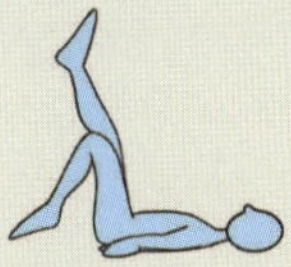

Le Demi ❼ (ménagement des hanches)

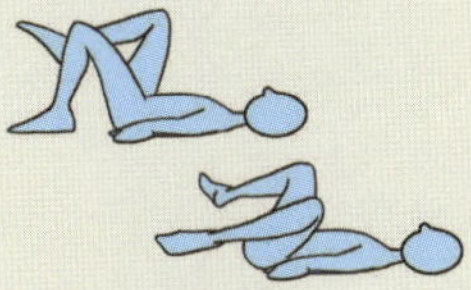

Le Groupé ❶❹ (ménagement du dos et des genoux)

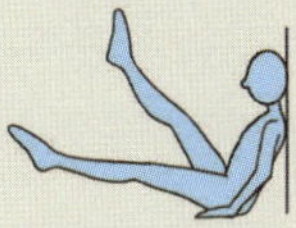

L'Adossé ❶ (ménagement du dos et/ou des vertiges)

variantes articulaires

À NOTER

❶ Un même mouvement pour des raisons différentes.
❷ « Point d'appui » vertical supérieur ou horizontal inférieur.
❸ L'autre jambe est posée, contrairement au « Relais ».
❹ Tracez avec les genoux.
❺ Les jambes tendues se croisent (dynamique verticale).
❻ Handicap éventuel.
❼ Genoux collés, tracez avec les pieds.
❽ Une seule jambe, et serrez le ventre ; vérifiez l'appui.

NE VIENT PAS AU SOL

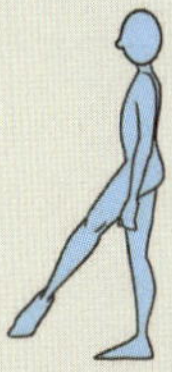

Debout, sans se tenir

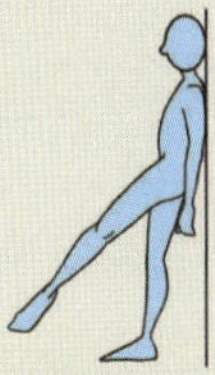

Debout ❽, adossé(e) ou en se tenant

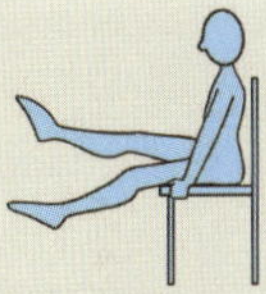

Sur une chaise, appui sur les mains

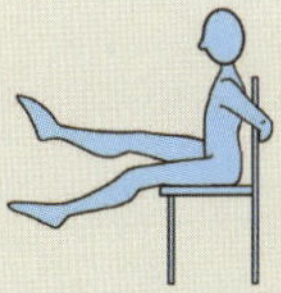

Sur une chaise, saisie du dossier

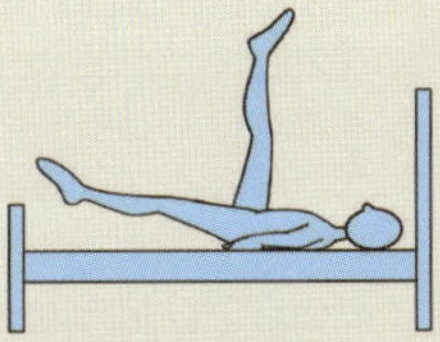

Sur un lit

ne vient pas au sol

14. LA CROISÉE DES CHEMINS

→ *Tonifier le bas du grand droit et les fléchisseurs des hanches*

MOUVEMENT DE BASE

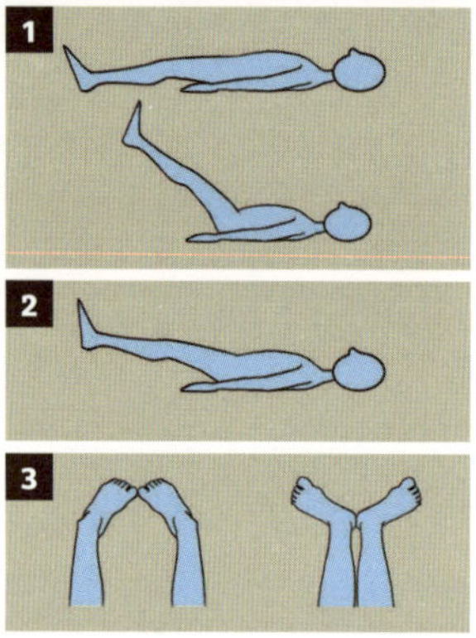

1. S'allonger sur le dos, les mains au sol, proches du corps.

2. Tendre les genoux et décider de descendre et monter les jambes ; départ haut.

3. Créer une dynamique des pieds dans le même temps ; pointe-pointe pour descendre et monter, et talon-talon pour la même chose.

⚠ *2 + 2 = 1 mouvement (2 descentes + 2 montées).*

⚠ *Le passage pointes-talons se fait en haut.*

⚠ *Contractez les abdominaux afin de maintenir le dos au sol.*

⚠ *Les fléchisseurs des hanches (haut des cuisses) fatiguent plus vite que le bas-ventre, surtout debout.*

⚠ *Expirez pour descendre et remonter ; inspirez dans le passage pointes-talons.*

⚠ *En cas de maxi, une référence suffit, sauf en cas de choix d'une jambe à la fois.*

mouvement de base

VARIANTES PUISSANCE

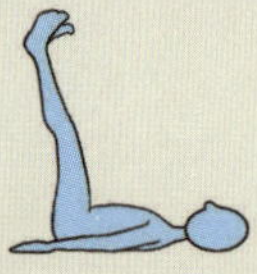

Le Mini ❶ : moins d'amplitude.

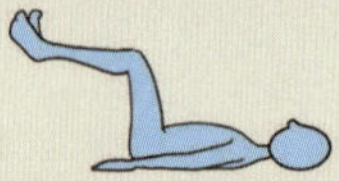

Le Groupé ❶ : genoux fléchis.

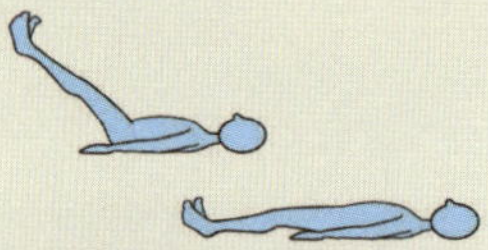

Le Relâché : avec un temps de pause, régulier ou pas.

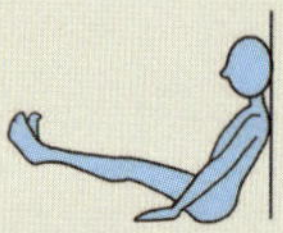

L'Adossé ❶ : appui sur le dos.

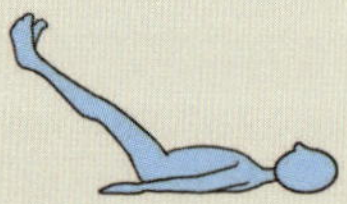

Le Non-stato-dynamique : pas de résistance statique sur le trajet.

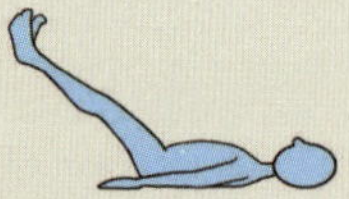

Le Ressort ❶: mouvements très courts.

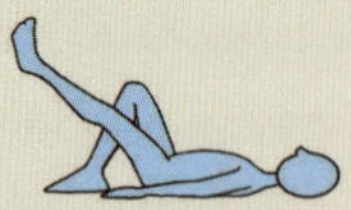

Le une par une ❷ : une jambe à la fois.

variantes puissance

VARIANTES MULTIPLES

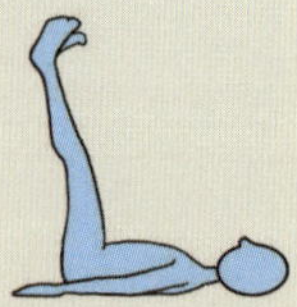

***Le Mini* ❶**
Puissance + articulaire

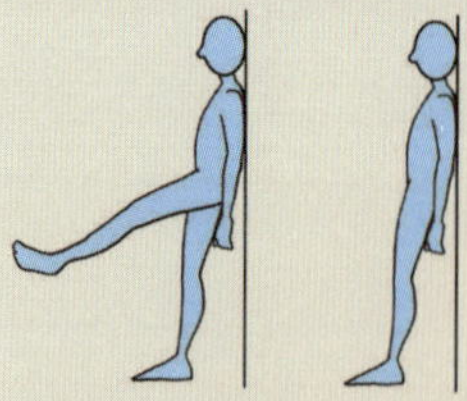

Le Relâché, debout, adossé(e)
Puissance + ne vient pas au sol

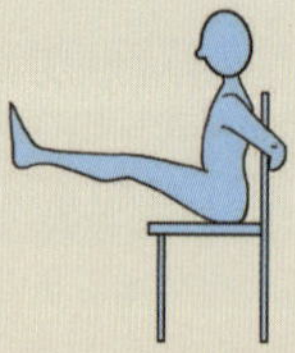

Sans les pieds, saisie du dossier
Articulaire + ne vient pas au sol

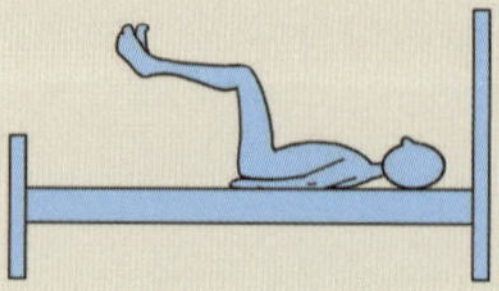

Le Groupé + mains sous les fessiers, sur un lit
Puissance + articulaire + ne vient pas au sol

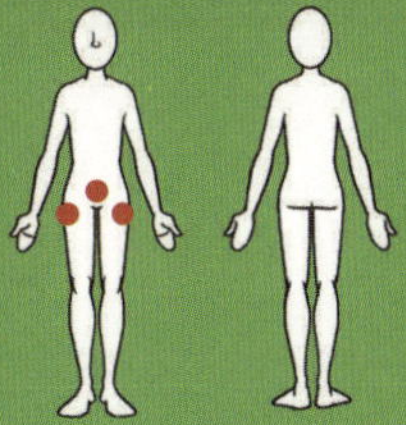

BAS VENTRE

VARIANTES ARTICULAIRES

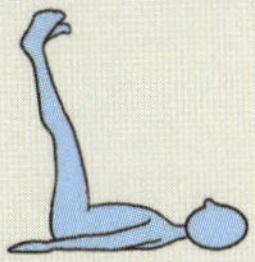
Le Mini ❶ (ménagement du dos, des hanches et des genoux)

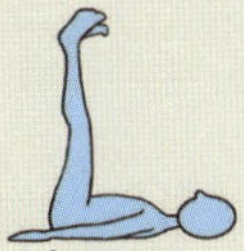
Le Vertical (ménagement du dos)

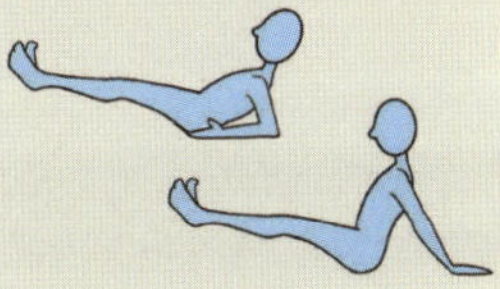
Les Coudes ou paumes (ménagement du dos et/ou des vertiges)

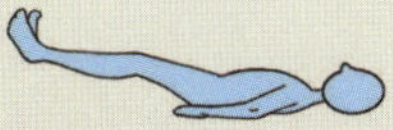
Les Mains sous les fessiers (ménagement du dos)

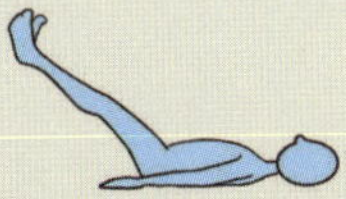
Le Ressort ❶ (ménagement du dos, des hanches et des genoux)

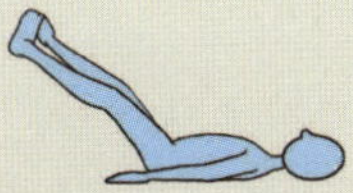
Juste les pointes (ménagement des hanches)

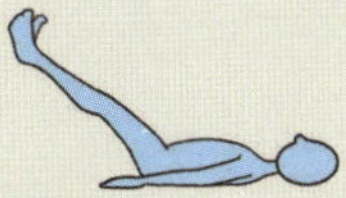
Juste les talons (ménagement des hanches)

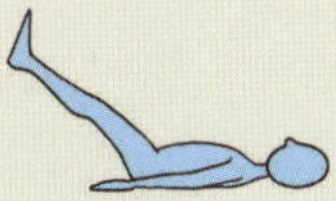
Sans les pieds ❸ (ménagement des hanches)

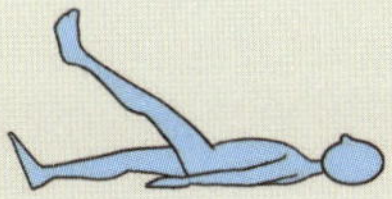
L'Unique ❹ (ménagement latéral)

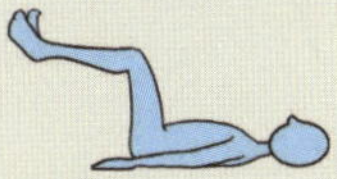
Le Groupé ❶ (ménagement du dos et des genoux)

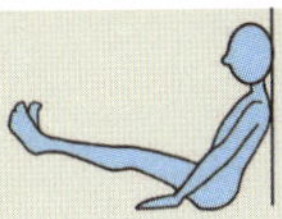
L'Adossé ❶ (ménagement du dos et/ou des vertiges)

variantes articulaires

À NOTER

❶ Un même mouvement pour des raisons différentes.
❷ L'autre jambe est au sol.
❸ Les jambes sont tendues.
❹ Handicap éventuel.
❺ Une seule jambe, et serrez le ventre ; vérifiez l'appui.

NE VIENT PAS AU SOL

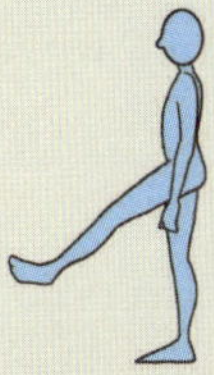
Debout ❺, sans se tenir

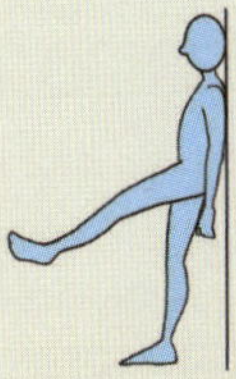
Debout ❺, adossé(e) ou en se tenant

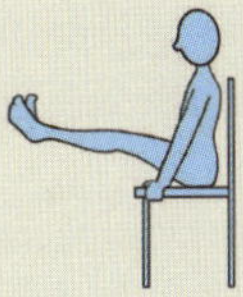
Sur une chaise, appui sur les mains

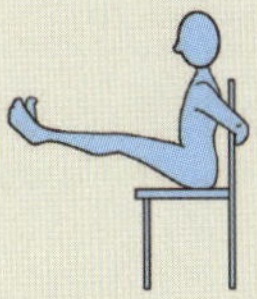
Sur une chaise, saisie du dossier

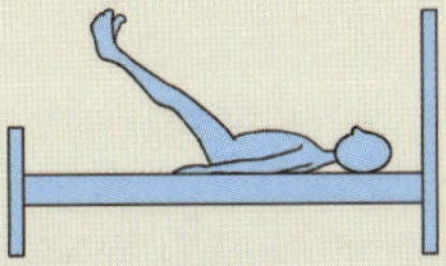
Sur un lit

ne vient pas au sol

15. LA NATATION SYNCHRONISÉE

→ *Tonifier le bas du grand droit et les fléchisseurs des hanches*

MOUVEMENT DE BASE

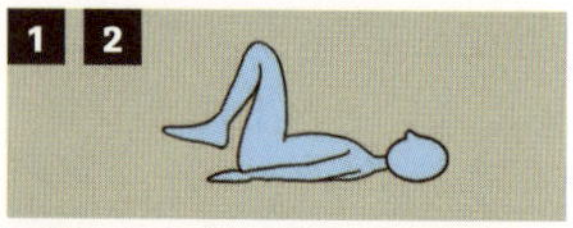

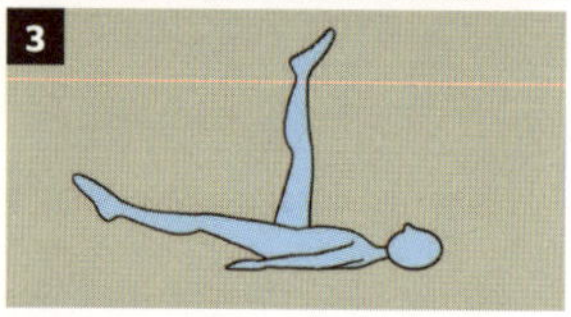

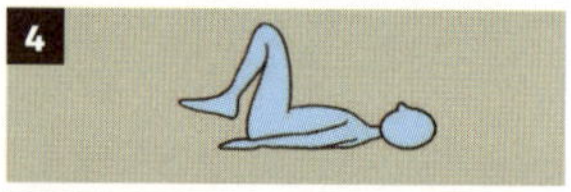

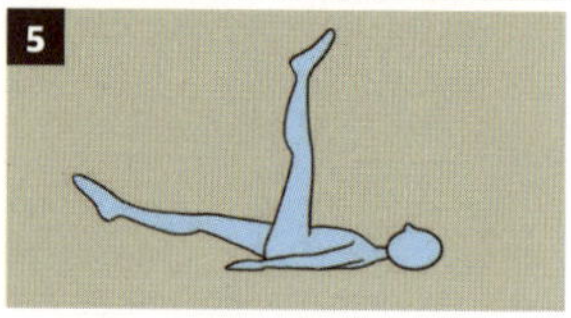

1. S'allonger sur le dos, les mains au sol, proches du corps.

2. Placer les cuisses à la verticale, les genoux fléchis.

3. Tendre chaque jambe dans 2 directions opposées (verticale et horizontale) ; les pieds en pointes

4. Rassembler les jambes à nouveau, les genoux fléchis.

5. Tendre à nouveaux en inversant les jambes.

⚠ *L'ouverture des jambes peut être supérieure à 90°.*

⚠ *Contractez les abdominaux afin de maintenir le dos au sol.*

⚠ *Expirez pour tendre et ramener ; inspirez genoux fléchis.*

⚠ *En cas de maxi, une référence suffit, sauf en cas de dissociation.*

mouvement de base

VARIANTES PUISSANCE

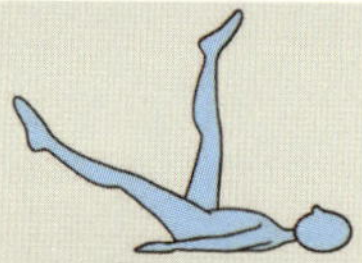

Le Mini ❶ : moins d'amplitude.

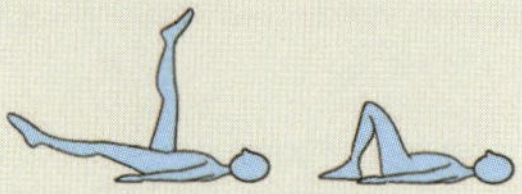

Le Relâché : avec un temps de pause, régulier ou pas.

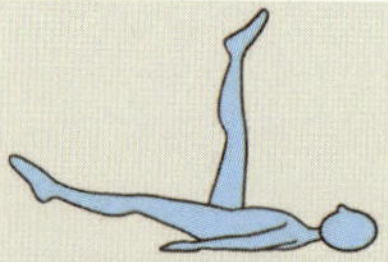

Le Non-stato-dynamique : pas de résistance statique sur le trajet.

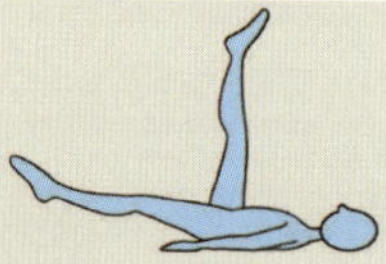

Le Ressort ❶ : mouvements très courts.

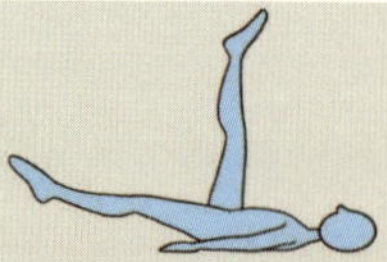

L'Alterné : pas de place pour le dissocié sauf avec un appui.

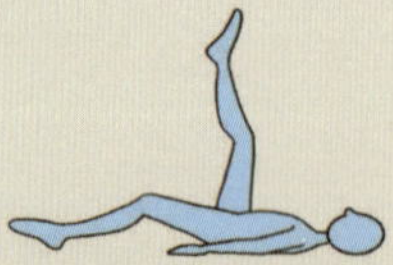

Le Glissé : le talon glisse au sol.

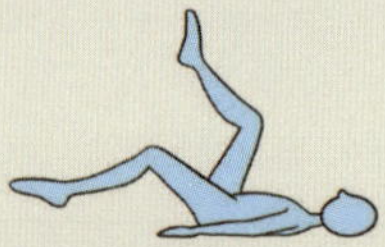

Le Groupé ❶ : genoux « fléchis ».

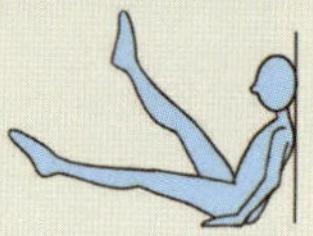

L'Adossé ❶ : appui sur le dos.

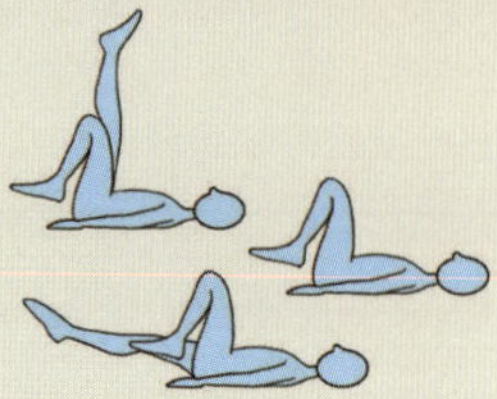

Le une par une : une jambe à la fois.

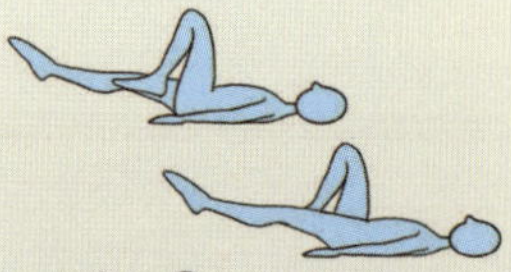

Le Relais ❷ : une jambe puis l'autre.

variantes puissance

VARIANTES MULTIPLES

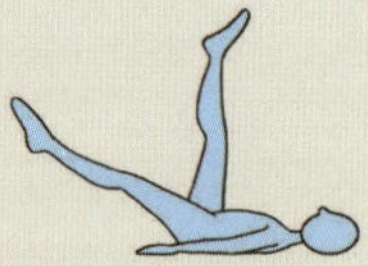

Le Mini ❶
Puissance + articulaire

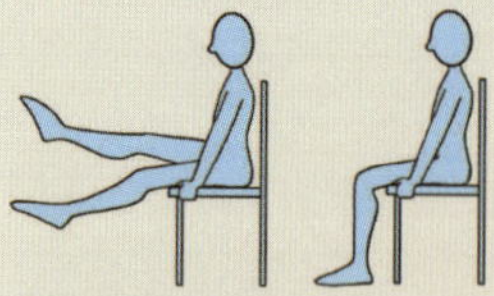

Le Relâché, assis(e)
Puissance + ne vient pas au sol

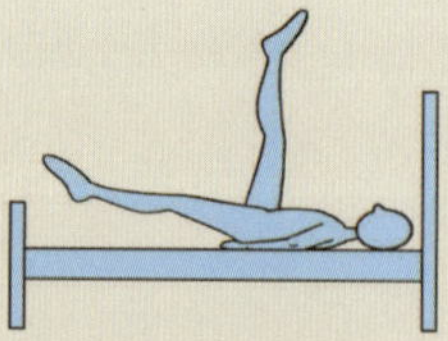

Mains sous les fessiers, sur un lit
Articulaire + ne vient pas au sol

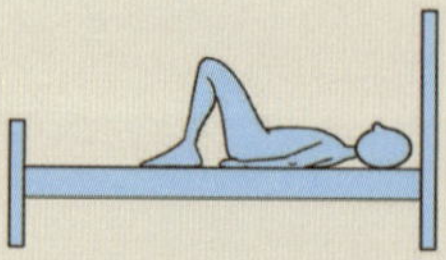

Le Relâché + Mains sous les fessier, sur un lit
Puissance + articulaire + ne vient pas au sol

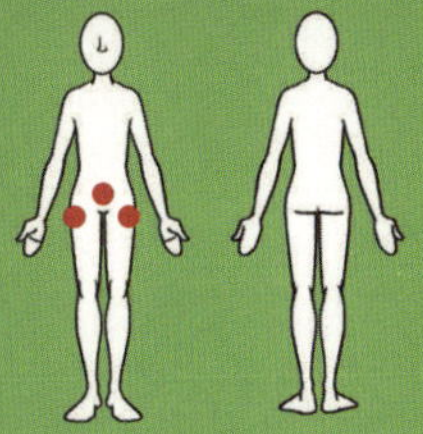

BAS VENTRE

VARIANTES ARTICULAIRES

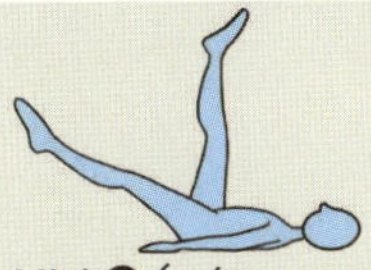

Le Mini ❶ (ménagement du dos, des hanches et des genoux)

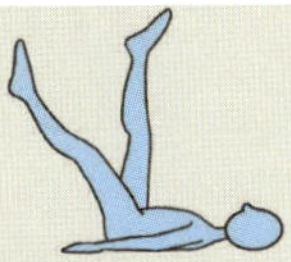

Le Vertical (ménagement du dos)

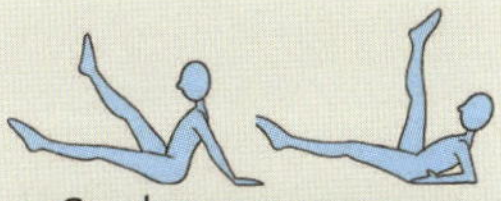

Les Coudes ou paumes (ménagement du dos et/ou des vertiges)

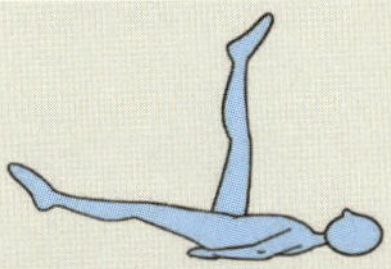

Les Mains sous les fessiers (ménagement du dos)

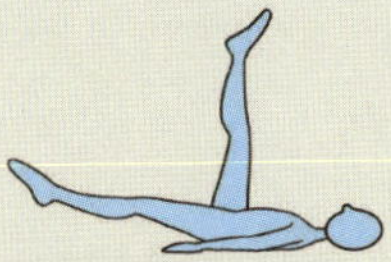

Le Ressort ❶ (ménagement du dos, des hanches et des genoux)

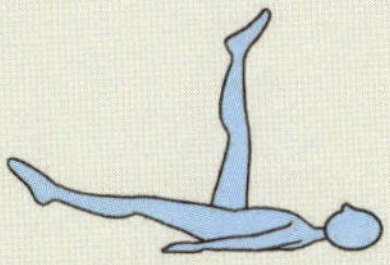

Les Ciseaux ❸ (ménagement des hanches)

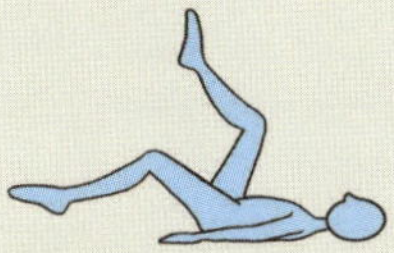

Le Groupé ❶ (ménagement du dos et des genoux)

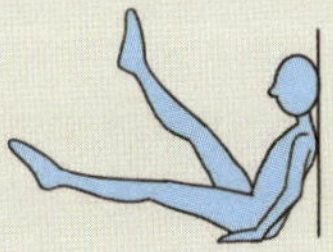

L'Adossé ❶ (ménagement du dos et/ou des vertiges)

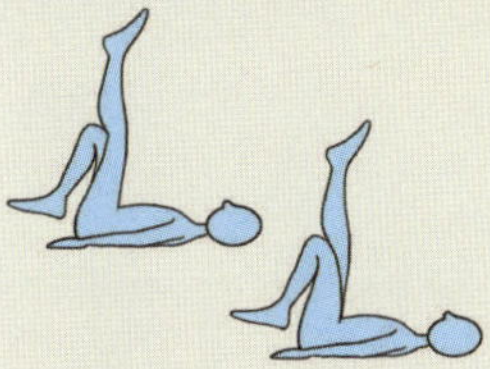

Le Battement de pieds ❹ (ménagement du dos et des hanches)

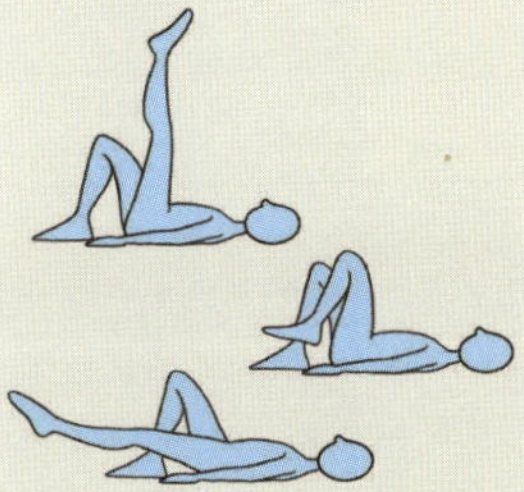

L'Unique ❺ (ménagement latéral)

variantes articulaires

NE VIENT PAS AU SOL

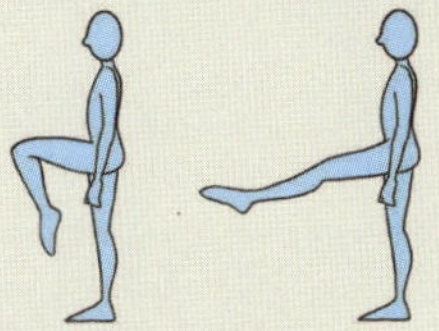

Debout sans se tenir

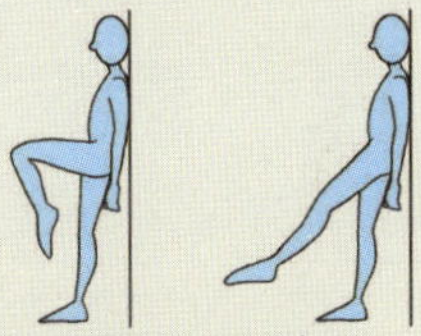

Debout ❻, adossé(e) ou en se tenant

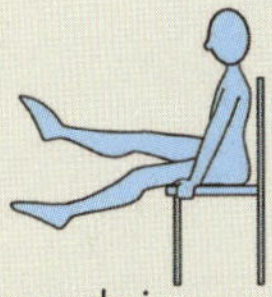

Sur une chaise, appui sur les mains

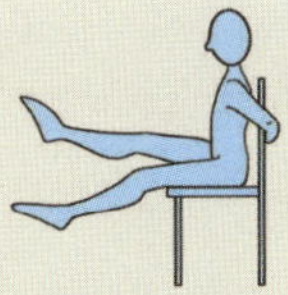

Sur une chaise, saisie du dossier

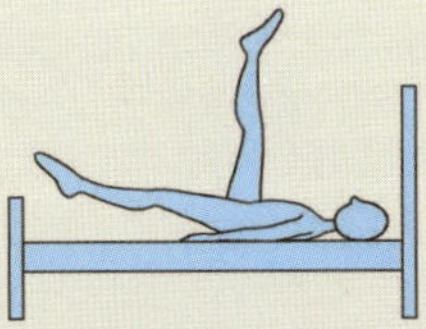

Sur un lit

ne vient pas au sol

À NOTER

❶ Un même mouvement pour des raisons différentes.
❷ 3 formes possibles : la jambe copie l'autre totalement, partiellement ou termine le mouvement.
❸ Les jambes tendues se croisent (dynamique verticale).
❹ Les hanches restent fixes.
❺ Handicap éventuel.
❻ Une seule jambe, et serrez le ventre ; vérifiez l'appui.

16. LA ROTATION DES GENOUX

→ *Tonifier le bas du grand droit et les fléchisseurs des hanches*

MOUVEMENT DE BASE

1
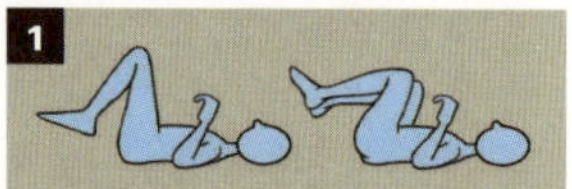

2
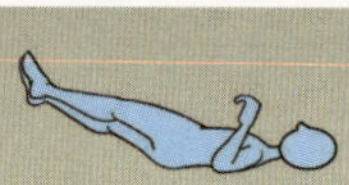

3
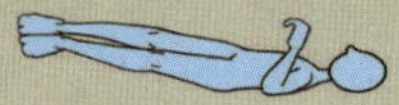

4
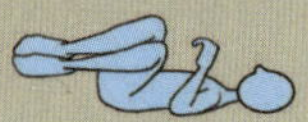

1. S'allonger sur le dos, les mains non au sol et les genoux fléchis.

2. Effectuer une rotation des genoux à partir des hanches.

3. Réaliser une rotation complète et maximum en déclenchant une extension des genoux (loin du thorax).

⚠ *Pensez à changer de sens.*

⚠ *Flexions des genoux : les genoux sont fléchis quand ils sont proches du thorax, et tendus quand ils s'en éloignent.*

⚠ *Il est possible que le corps se déplace au sol.*

⚠ *Expirez dans la rotation ; inspirez en position initiale, genoux fléchis.*

⚠ *En cas de maxi, deux références sont nécessaires, sauf en cas de choix de l'altenance ou un seul sens.*

mouvement de base

VARIANTES PUISSANCE

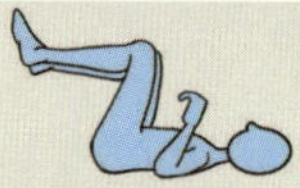

Le Mini ❶ : moins d'amplitude.

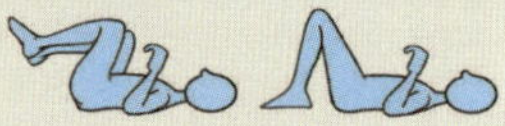

Le Relâché : avec un temps de pause, régulier ou pas.

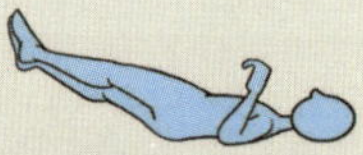

Le Non-stato-dynamique : pas de résistance statique sur le trajet.

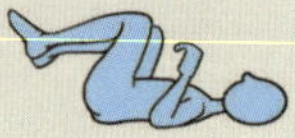

Le Ressort ❶ : mouvements très courts.

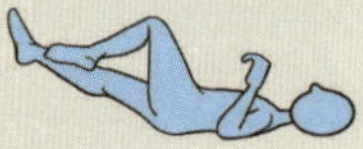

Extension simple ❷.

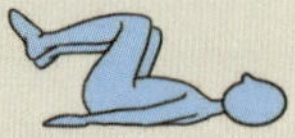

Le Contrôle bras : bras au sol.

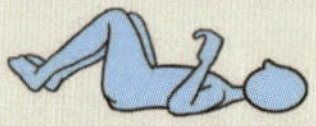

Le Glissé ❸ : les talons frôlent le sol.

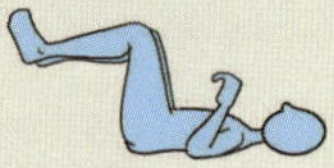

Le Groupé ❶ : genoux fléchis.

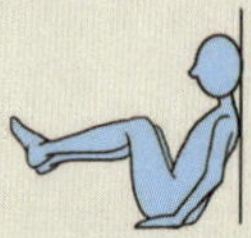

L'Adossé ❶ : appui sur le dos.

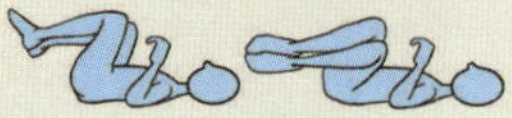

L'Alterné : un sens puis l'autre.

variantes puissance

VARIANTES MULTIPLES

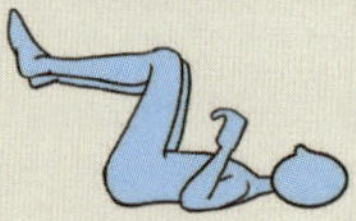

***Le Mini* ❶**
Puissance + articulaire

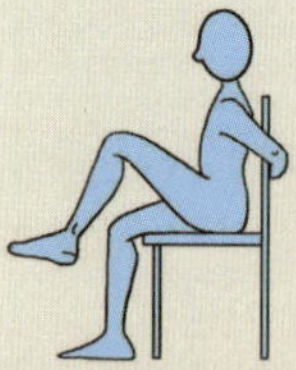

Extension simple, sur une chaise
Puissance + ne vient pas au sol

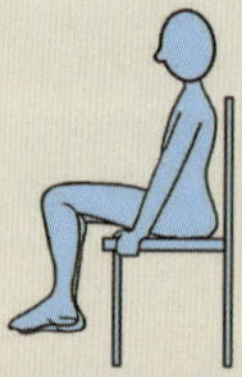

Le 1/4, sur une chaise, appui sur les mains
Articulaire + ne vient pas au sol

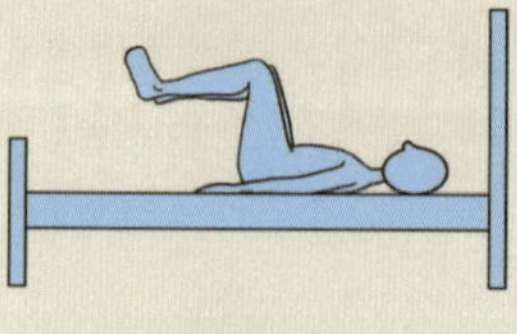

Contrôle des bras + vertical, sur un lit
Puissance + articulaire + ne vient pas au sol

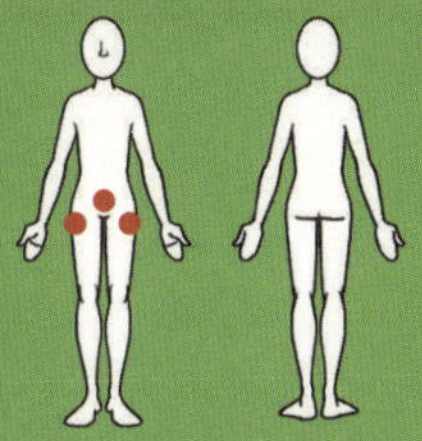

BAS VENTRE

VARIANTES ARTICULAIRES

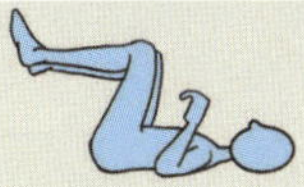

Le Mini ❶ (ménagement du dos, des hanches et des genoux)

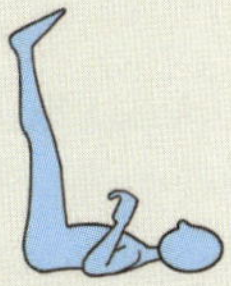

Le Vertical (ménagement du dos)

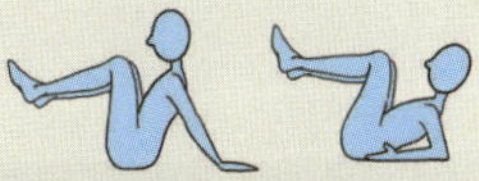

Les Coudes ou paumes (ménagement du dos et/ou des vertiges)

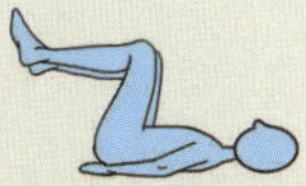

Les Mains sous les fessiers (ménagement du dos)

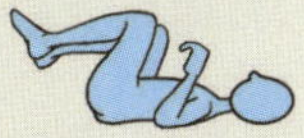

Le Ressort ❶ (ménagement du dos, des hanches et des genoux)

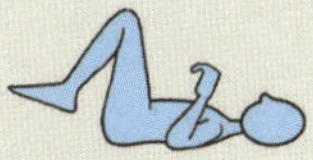

« Le Sifflet festif » ❹ (ménagement du dos)

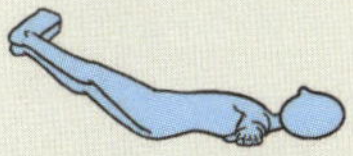

Le Tendu ❺ (ménagement des genoux)

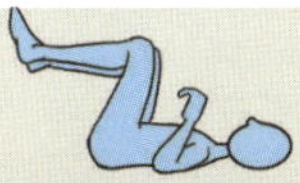

Le ¼ ❻ (ménagement du dos et des hanches)

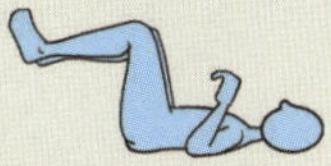

Le Groupé ❶ (ménagement du dos et des genoux)

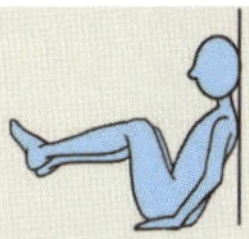

L'Adossé ❶ (ménagement du dos et/ou des vertiges)

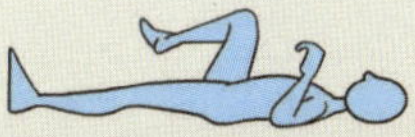

L'Unique ❼ (ménagement latéral)

variantes articulaires

NE VIENT PAS AU SOL

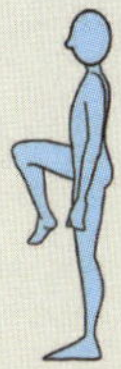

Debout sans se tenir

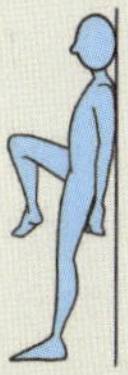

Debout ❽, adossé(e) ou en se tenant

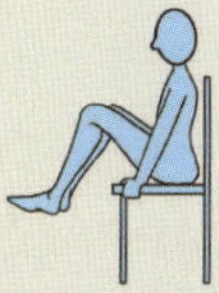

Sur une chaise, appui sur les mains

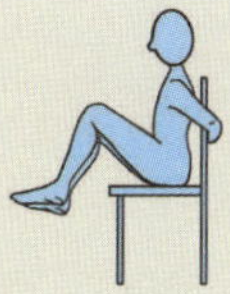

Sur une chaise, saisie du dossier

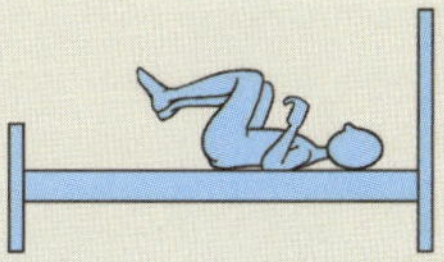

Sur un lit

ne vient pas au sol

À NOTER

❶ Un même mouvement pour des raisons différentes.
❷ Une extension genou à la fois.
❸ Attention au pincement lombaire.
❹ Enroulez et déroulez complètement votre corps dans l'axe (Le sifflet cotillon, pp.92-93).
❺ Extension des genoux, tout le temps, avec contrôle des bras, au sol en croix si besoin.
❻ Petites rotations des genoux, genoux fléchis.
❼ Handicap éventuel.
❽ Une seule jambe, et serrez le ventre ; vérifiez l'appui.

17. LES GENOUX-PIEDS

→ *Tonifier le bas du grand droit et les fléchisseurs des hanches*

MOUVEMENT DE BASE

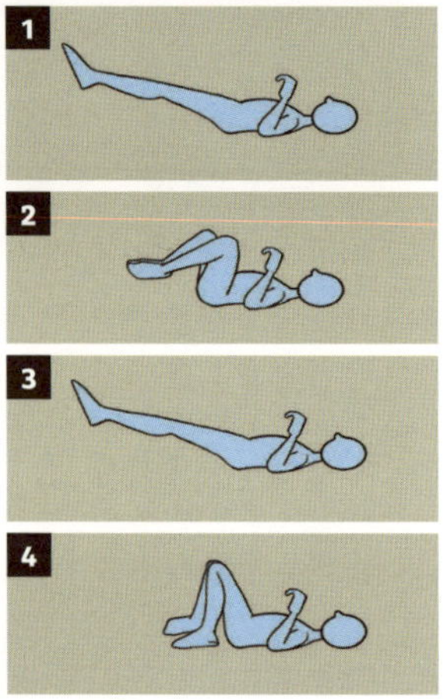

1. S'allonger sur le dos, les genoux tendus et proches du sol.

2. Ouvrir et fléchir les genoux ; dans le même temps, rapprocher les pieds de soi.

3. Tendre les genoux (position initiale).

4. Écarter les pieds vers le bas et les côtés.

⚠ *Fléchir les genoux-tendre-écarter les pieds-tendre = 1 mouvement.*

⚠ *Contractez les abdominaux afin de maintenir le dos au sol.*

⚠ *Les fléchisseurs des hanches (haut des cuisses) fatiguent plus vite que le bas-ventre, surtout debout.*

⚠ *Expirez pour tendre les genoux.*

⚠ *En cas de maxi, une référence suffit.*

mouvement de base

VARIANTES PUISSANCE

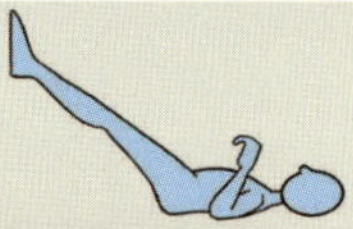

Le Mini ❶ : moins d'amplitude.

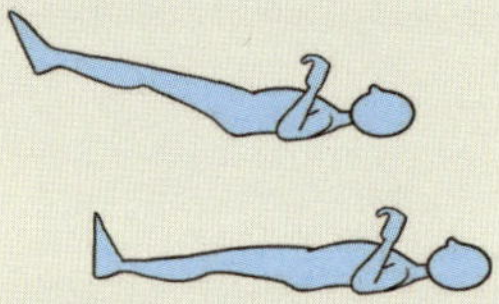

Le Relâché : avec un temps de pause, régulier ou pas.

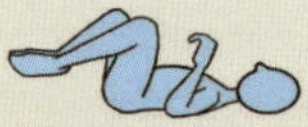

Le Non-stato-dynamique : pas de résistance statique sur le trajet.

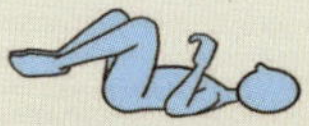

Le Ressort ❶ : mouvements très courts.

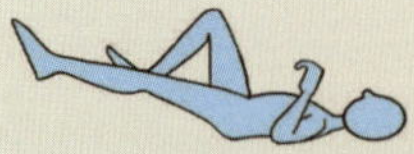

Le Une par une : une jambe à la fois.

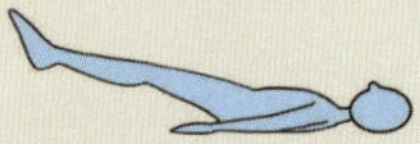

Le Contrôle bras : bras au sol.

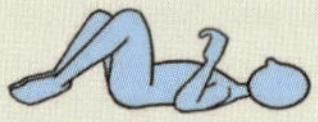

Le Glissé ❷ : les talons frôlent le sol.

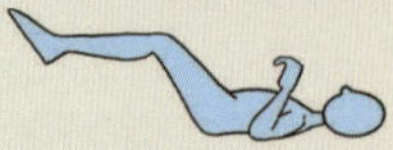

Le Groupé ❶ : genoux fléchis.

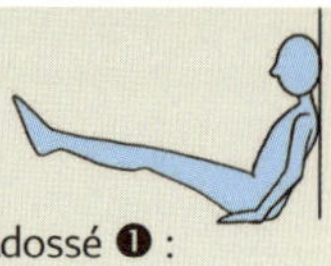

L'Adossé ❶ : appui sur le dos.

variantes puissance

VARIANTES MULTIPLES

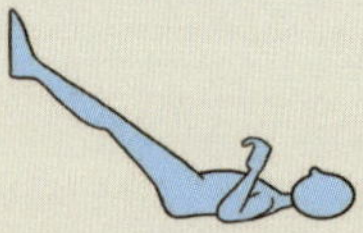

***Le Mini* ❶**
Puissance + articulaire

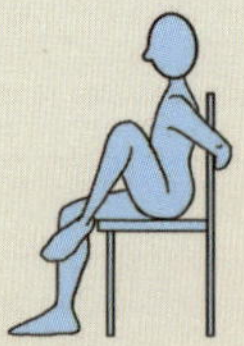

Le Une par une : une jambe à la fois, assis(e)
Puissance + ne vient pas au sol

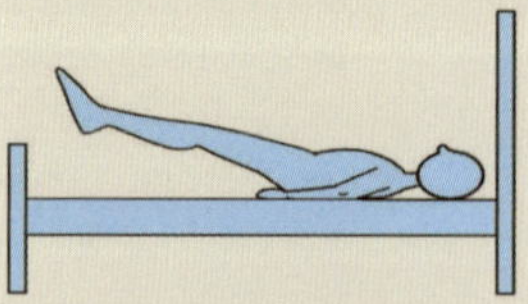

Mains sous les fessiers, sur un lit
Articulaire + ne vient pas au sol

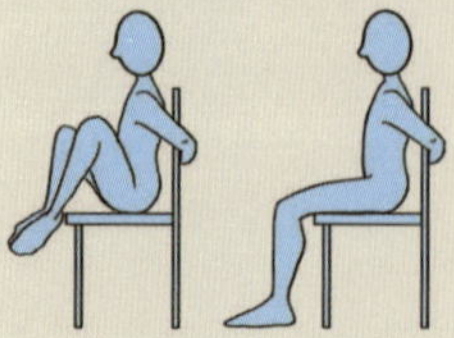

Le Relâché + juste les genoux, assis(e)
Puissance + articulaire + ne vient pas au sol

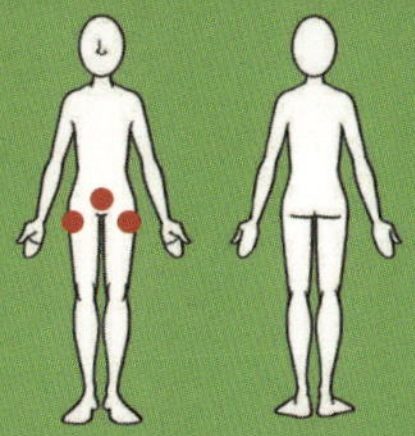

BAS VENTRE

VARIANTES ARTICULAIRES

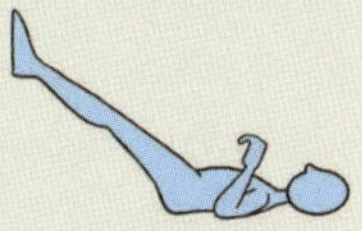

Le Mini ❶ (ménagement du dos, des hanches et des genoux)

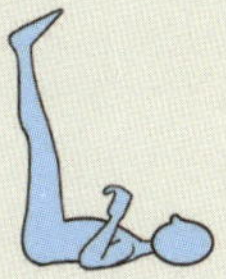

Le Vertical (ménagement du dos)

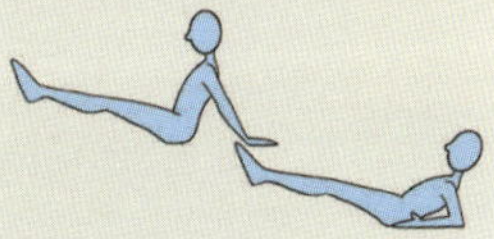

Les Coudes ou paumes (ménagement du dos et/ou des vertiges)

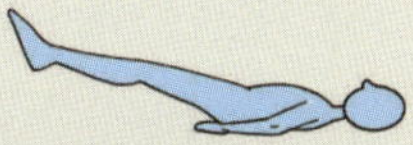

Les mains sous les fessiers (ménagement du dos)

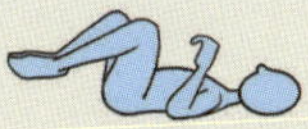

Le Ressort ❶ (ménagement du dos, des hanches et des genoux)

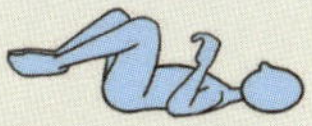

Juste les genoux (ménagement des hanches et des genoux)

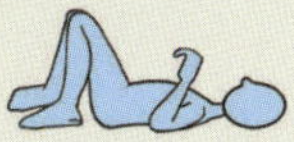

Juste les pieds (ménagement des hanches)

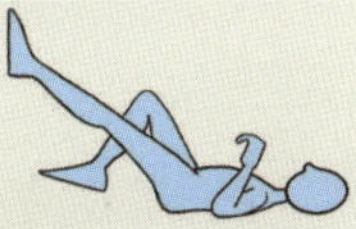

Le Battement de pieds ❸ (ménagement du dos et des hanches)

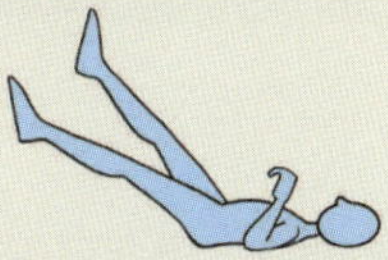

Les Ciseaux ❹ (ménagement des hanches)

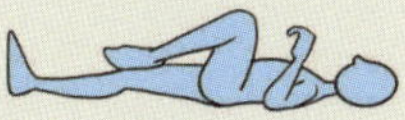

L'Unique ❺ (ménagement latéral)

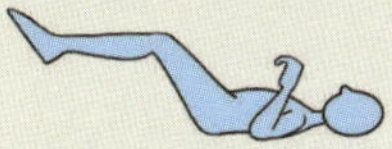

Le Groupé ❶ (ménagement du dos et des genoux)

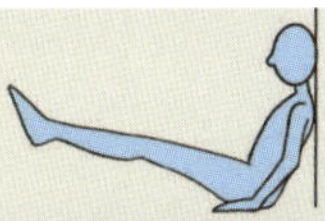

L'Adossé ❶ (ménagement du dos et/ou des vertiges)

NE VIENT PAS AU SOL

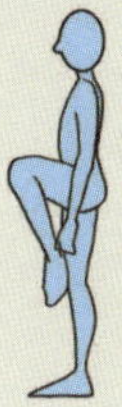

Debout, sans se tenir

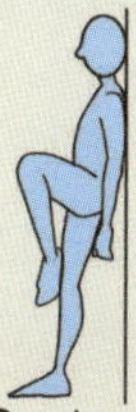

Debout ❻, adossé ou en se tenant

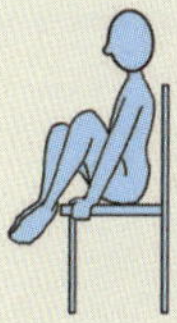

Sur une chaise, appui sur les mains

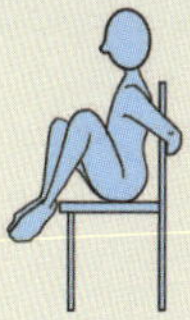

Sur une chaise, saisie du dossier

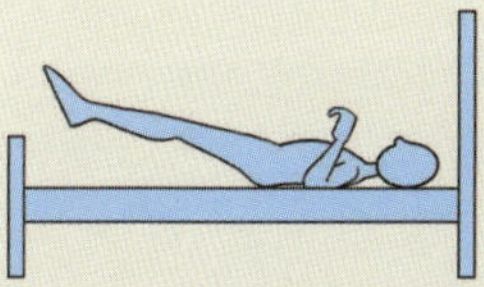

Sur un lit

À NOTER

❶ Un même mouvement pour des raisons différentes.
❷ Attention au pincement lombaire.
❸ Les hanches restent fixes.
❹ Les jambes tendues se croisent (dynamique verticale).
❺ Handicap éventuel.
❻ Une seule jambe, et serrez le ventre ; vérifiez l'appui.

18. LE PASSE-PARTOUT / 1 JAMBE

→ *Tonifier le grand fessier et les ischio-jambiers*

MOUVEMENT DE BASE

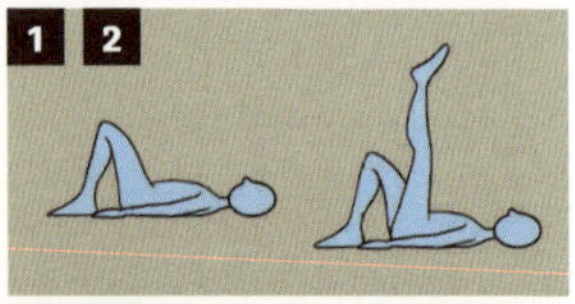

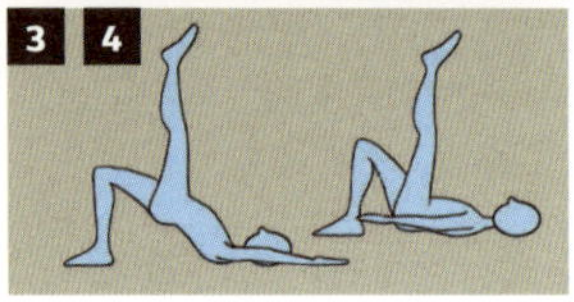

1. S'allonger sur le dos, les genoux fléchis, les mains et les pieds au sol.

2. Placer une jambe à la verticale, le genou tendu et le pied en pointe.

3. Monter et descendre le bassin, appui sur un pied, en maintenant la jambe libre à la verticale.

4. Suivre le mouvement du bassin avec les bras : le bassin haut, les bras au-dessus de tête ; puis le bassin bas et les bras proches du sol.

▲ *Le bassin et les bras se rapprochent du sol sans se poser.*

▲ *Pour ne pas saturer les muscles postérieurs de la cuisse porteuse, rapprochez votre talon du fessier au départ (maximum), en piétinant ou à l'aide de la main (saisie de la jambe).*

▲ *Expirez dans la montée ; inspirez dans la descente.*

▲ *En cas de maxi, deux références seront nécessaires, sauf en cas d'alternance.*

mouvement de base

VARIANTES PUISSANCE

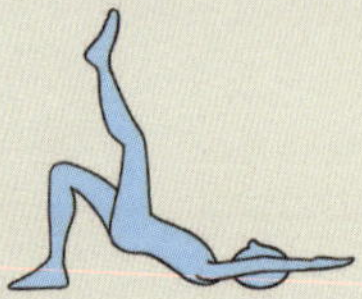

Le Mini ❶ : moins d'amplitude.

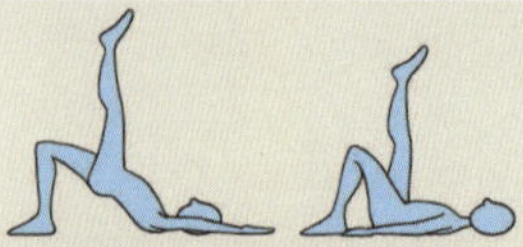

L'Alterné : changement du pied porteur après descente du bassin.

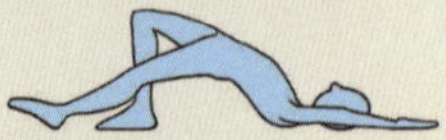

Le Super-posé : jambe libre posée au sol.

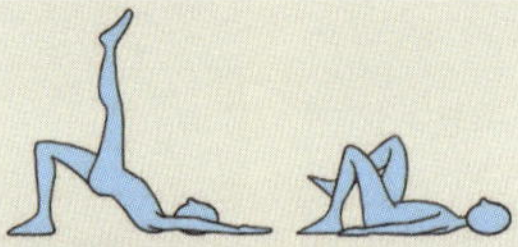

Le Relâché : avec un temps de pause, régulier ou pas.

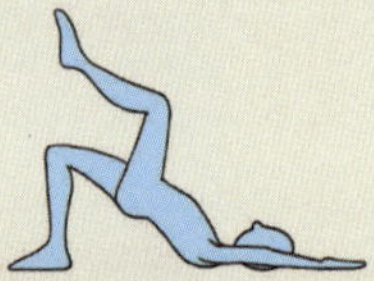

Le Groupé : genou libre fléchi.

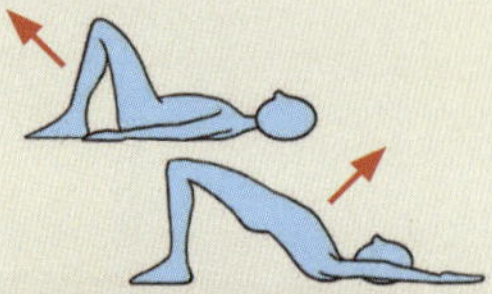

Le Passe-partout ❶ : appui sur les deux pieds, genoux fléchis.

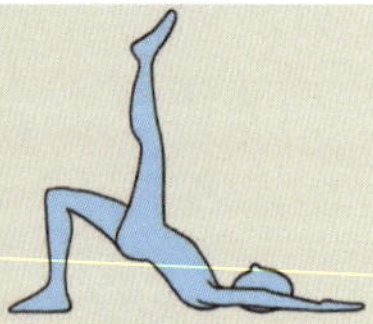

Le Non-stato-dynamique : pas de résistance statique sur le trajet.

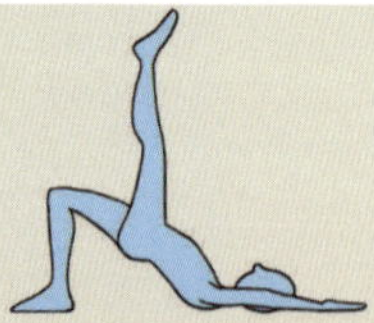

Le Ressort ❶ : mouvements très courts.

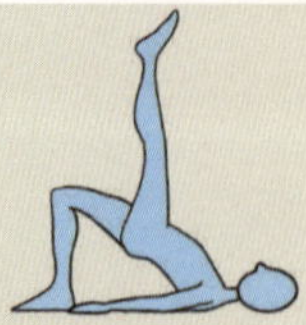

Le Soutien ❶ : bras, avant-bras et mains repoussent le sol.

variantes puissance

VARIANTES MULTIPLES

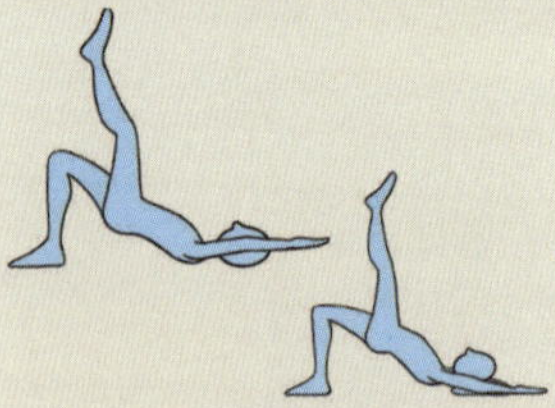

***Le Mini* ❶**
Puissance + articulaire

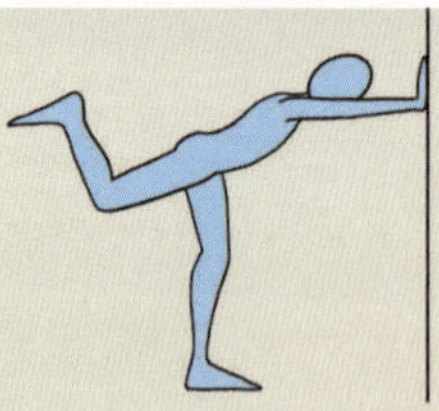

L'Alterné, debout avec appui
Puissance + ne vient pas au sol

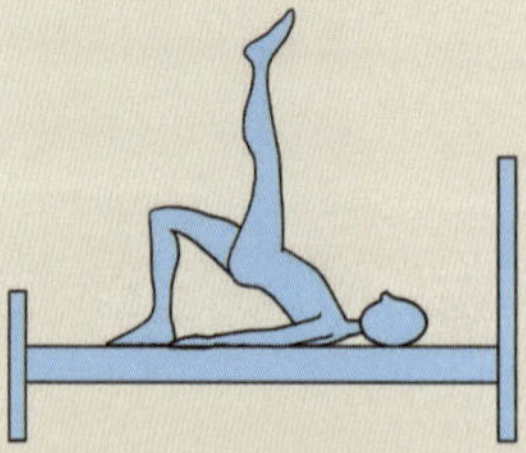

Le Soutien, sur un lit
Articulaire + ne vient pas au sol

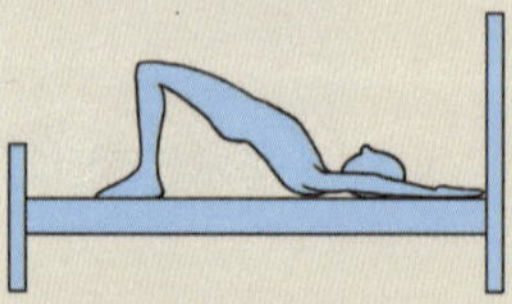

Le Passe-partout, sur un lit
Puissance + articulaire + ne vient pas au sol

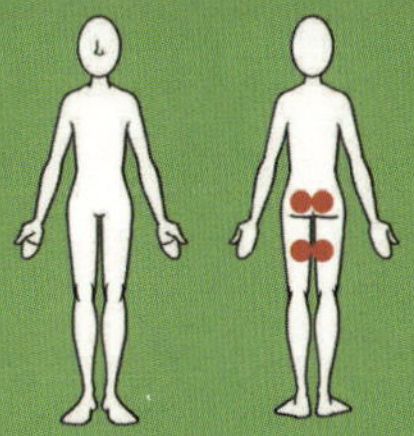

LES FESSIERS

VARIANTES ARTICULAIRES

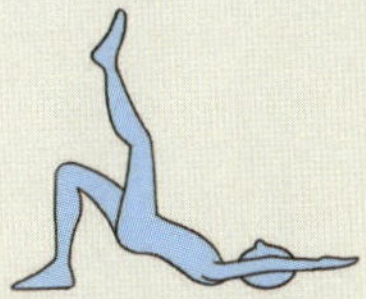

Le Mini ❶ (ménagement du dos, des hanches et des genoux)

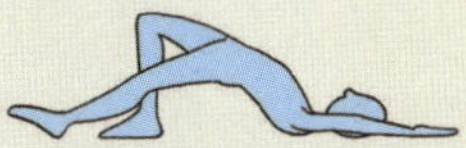

Le double appui désaxé ❷ (ménagement du dos, des hanches et des genoux)

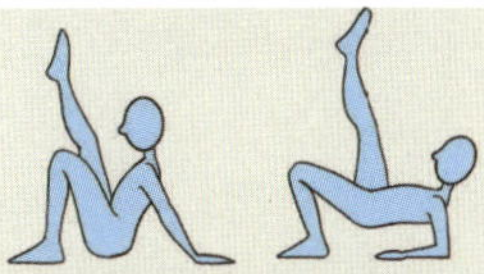

Les Coudes ou paumes (ménagement du dos et/ou des vertiges)

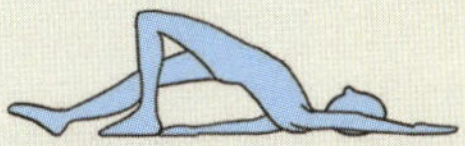

L'Unique ❸ (ménagement latéral)

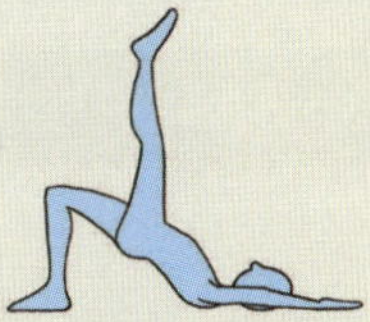

Le Ressort ❶ (ménagement du dos, des hanches et des genoux)

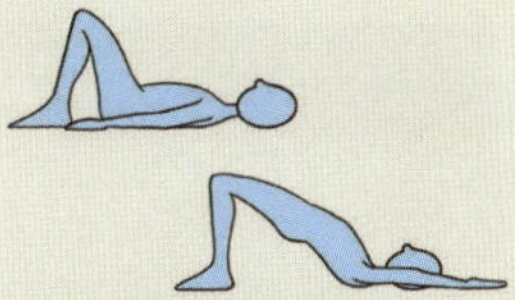

Le Passe-partout ❶ (ménagement du dos, des hanches et des genoux)

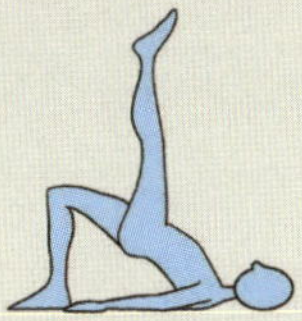

Le Soutien ❶ (ménagement articulaire global)

variantes articulaires

NE VIENT PAS AU SOL

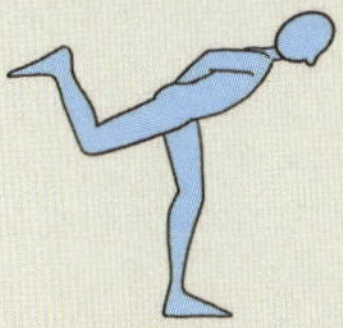

Debout ❹ sans se tenir

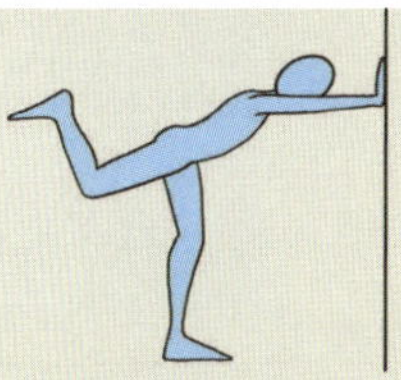

Appui contre un mur

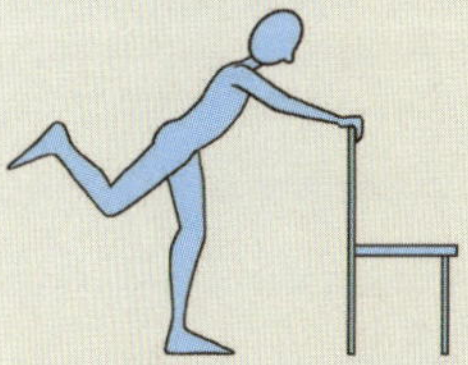

Appui contre un dossier ❺

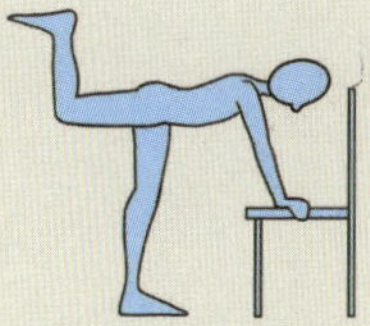

Appui, contre l'assise d'une chaise ❺

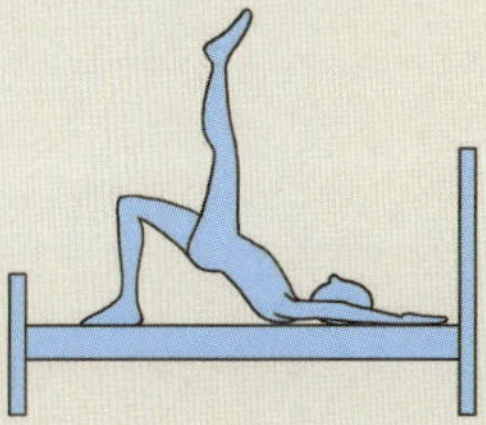

Sur un lit

ne vient pas au sol

À NOTER

❶ Un même mouvement pour des raisons différentes.
❷ La jambe « libre » est au sol avec un appuisur le talon, le genou tendu.
❸ Handicap éventuel.
❹ Le buste est à l'horizontale, le genou libre fléchi, le coup de pied vers le ciel, et les mains dans le dos, le genou porteur fléchi ou tendu.
❺ Les mains sur la cuisse, ou l'appui extérieur (vérifiez les stabilité et solidité de l'appui !).

19. LE ROLLER

→ Tonifier le grand fessier, les extenseurs du tronc, les adducteurs et abducteurs des hanches, le quadriceps, les ischio-jambiers, les triceps suraux et les extenseurs des pieds

MOUVEMENT DE BASE

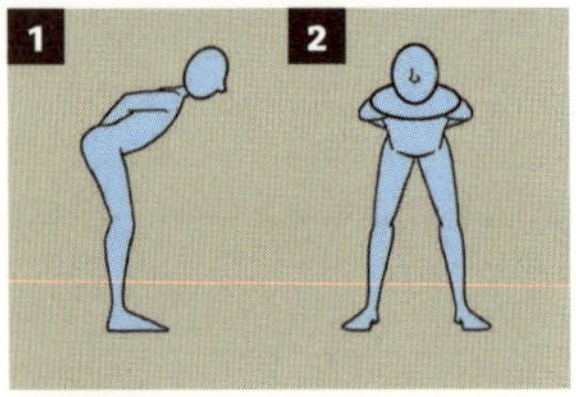

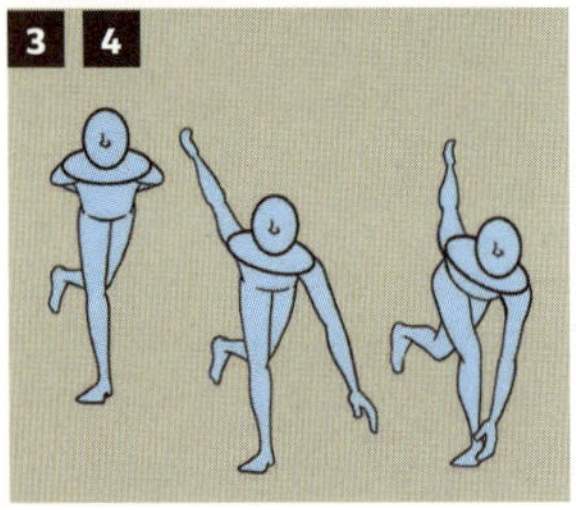

1. Se pencher vers l'avant, le dos plat, les mains dans le dos en appui sur les reins et le regard vers l'horizon.

2. Passer d'un pied à l'autre, latéralement (type pas du patineur en Roller).

3. Réaliser des sauts pour passer d'un pied à l'autre.

4. Croiser la jambe libre derrière la jambe porteuse.

▲ *Possibilité d'accélérer en y associant une dynamique bras (la main opposée vient toucher la pointe du pied porteur : type accélération en Roller) ; le buste « pivote ».*

▲ *La jambe libre reste au-dessus du sol.*

▲ *Expirez dans la poussée et à la réception ; inspirez dans le saut.*

▲ *En cas de maxi, une référence suffit.*

mouvement de base

VARIANTES PUISSANCE

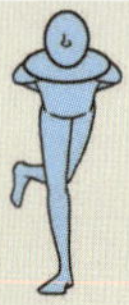

Le Mini ❶ : moins d'amplitude.

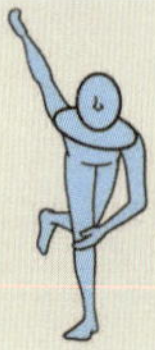

Le Toucher genou

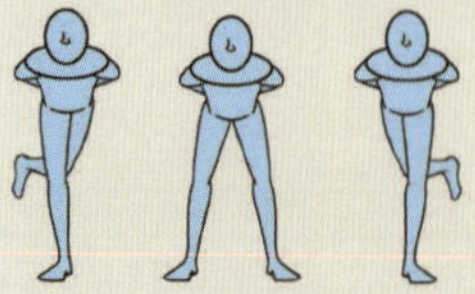

Le Relais, sans saut

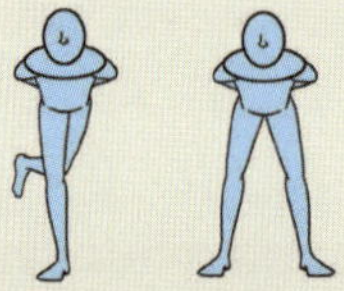

Le Relâché : avec un temps de pause, régulier ou pas.

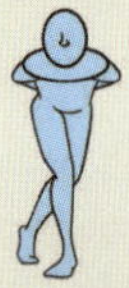

Le Double-appui croisé ❷

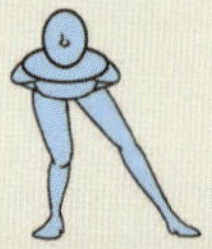

Le Transfert ❶ : les pieds collés au sol (extension genoux ou pas).

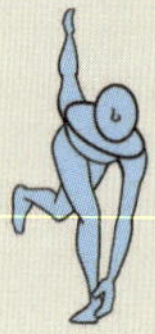

Le Non-stato-dynamique : pas de résistance statique sur le trajet.

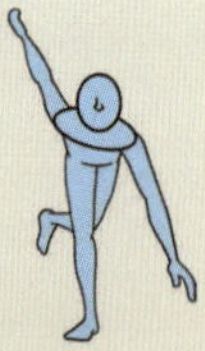

Le Ressort ❶ : mouvements très courts.

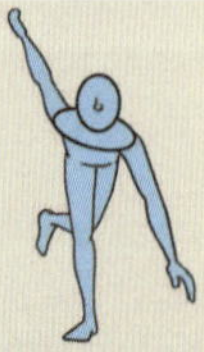

Le Semblant : pas de contact main-pied.

variantes puissance

VARIANTES MULTIPLES

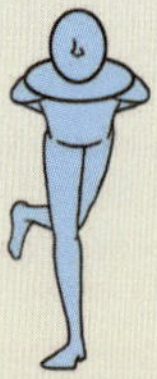

***Le Mini* ❶**
Puissance + articulaire

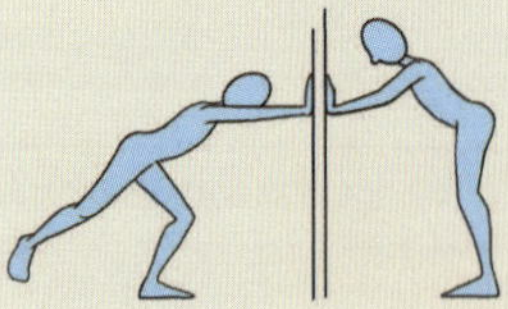

Le Relâché, appui contre un mur
Puissance + ne vient pas au sol

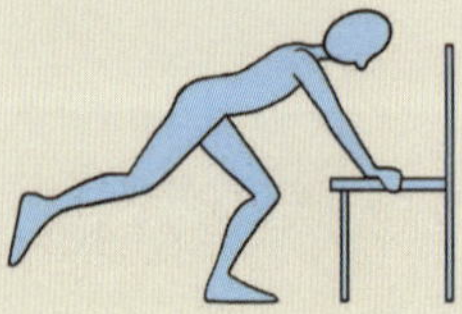

L'Axé, appui sur l'assise d'une chaise
Articulaire + ne vient pas au sol

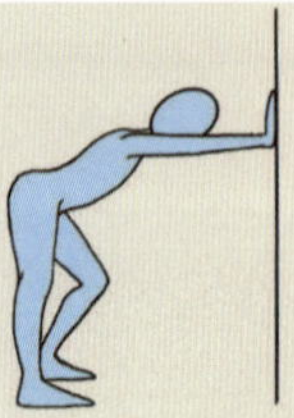

Le Transfert, appui contre un mur
Puissance + articulaire + ne vient pas au sol

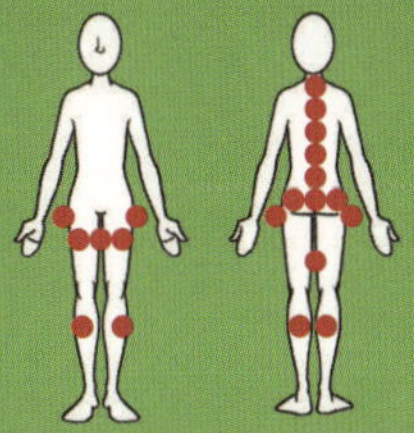

LES FESSIERS

VARIANTES ARTICULAIRES

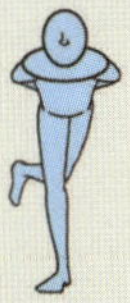

Le Mini ❶ (ménagement articulaire global)

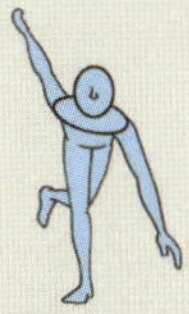

Le Ressort ❶ (ménagement articulaire global)

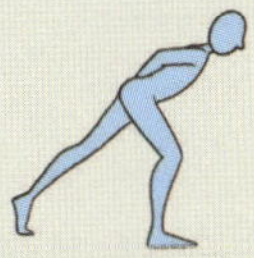

Le Double-appui axé ❼ (ménagement du dos et des hanches)

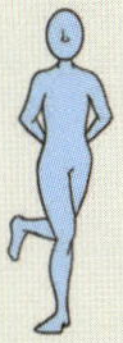

Le Vertical (ménagement du dos)

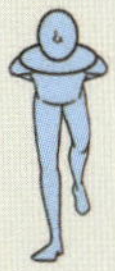

L'Axé ❺ (ménagement du dos, des hanches, et du genou porteur)

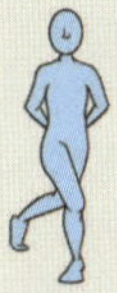

La Révérence ❽ (ménagement du dos et des hanches)

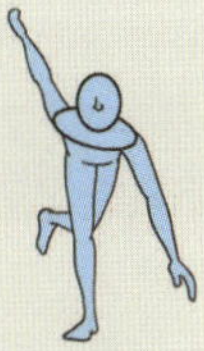

Le Sans pivot ❸ (ménagement du dos et des épaules)

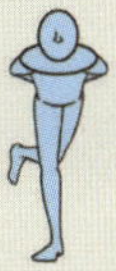

L'Unique ❻ (ménagement latéral)

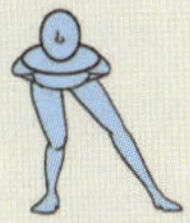

Le Transfert ❶ (ménagement articulaire global)

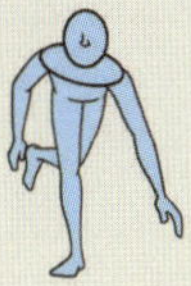

Le Sans les mains ❹ (ménagement des épaules)

NE VIENT PAS AU SOL

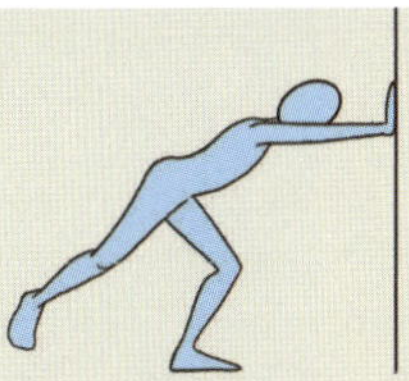

Debout, appui contre un mur

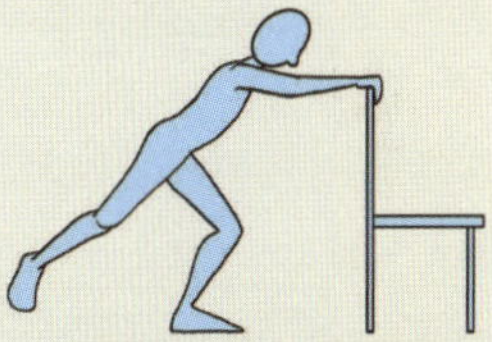

Appui contre un dossier ❾

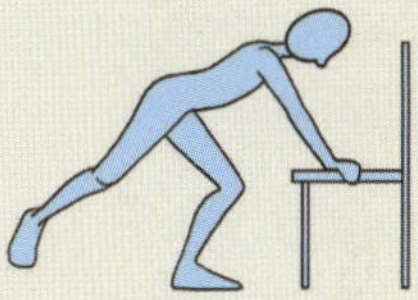

Appui sur l'assise d'une chaise ❾

À NOTER

❶ Un même mouvement pour des raisons différentes.
❷ Le pied libre se pose à chaque fois (pose croisée).
❸ Mode « Accélération » : absent.
❹ Les bras ailleurs, hors du dos.
❺ Sans croiser, ni poser le pied libre ; voyage dans l'axe.
❻ Handicap éventuel.
❼ Sans croiser et pose du pied libre, derrière dans l'axe.
❽ Relais + Vertical + Double-appui croisé.
❾ Vérifiez les stabilité et solidité de l'appui.

variantes articulaires

ne vient pas au sol

20. LE PREMIER ENVOL

→ Tonifier le grand fessier, les muscles extenseurs du tronc et le deltoïde antérieur

MOUVEMENT DE BASE

1
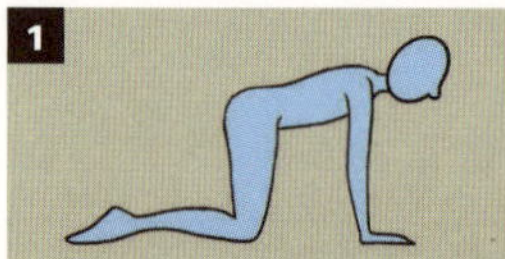

2
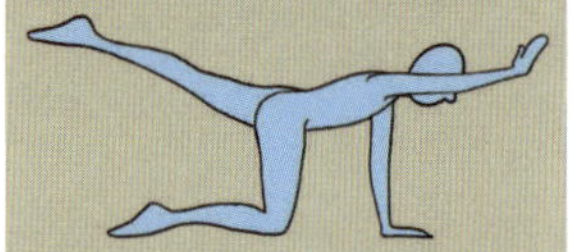

3
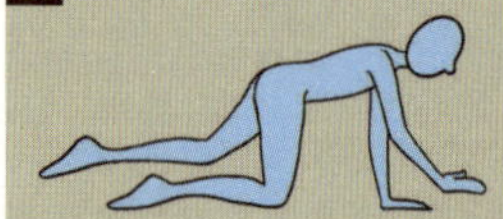

1. Tendre la jambe et le bras opposés à partir du « 4 pattes ».

2. Chercher à monter le bras et la jambe le plus haut possible.

3. Redescendre simultanément le bras et la jambe sans reposer.

4. Insister du même côté.

⚠ *Expirez dans la montée ; inspirez dans la descente.*

⚠ *En cas de maxi, 2 références seront nécessaires, sauf en cas d'alternance.*

mouvement de base

VARIANTES PUISSANCE

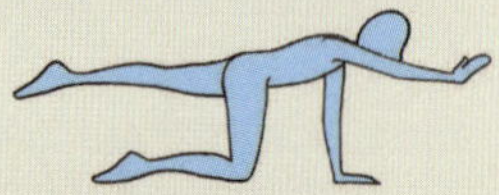

Le Mini ❶ : moins d'amplitude.

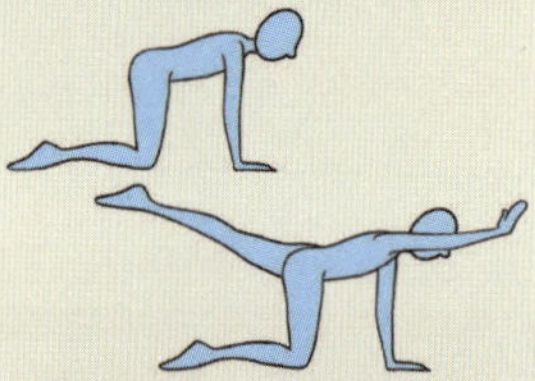

Le Relâché : avec un temps de pause, régulier ou pas.

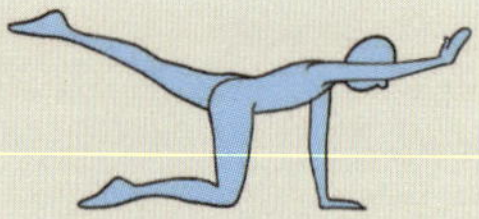

Le Non-stato-dynamique : pas de résistance statique sur le trajet.

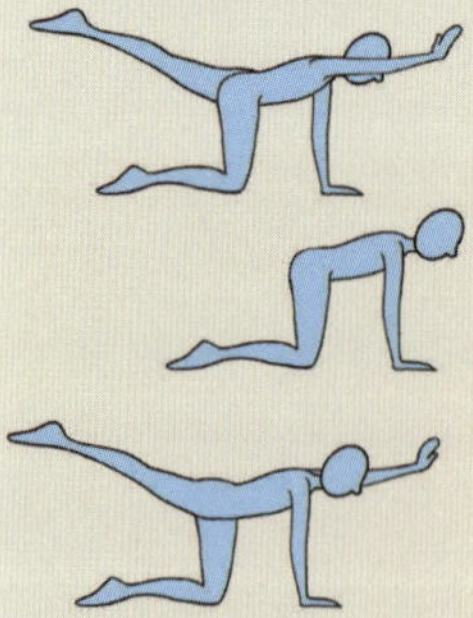

L'Alterné : intéressant aussi pour la coordination.

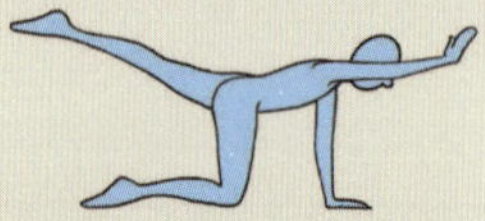

Le Ressort ❶ : mouvements très courts.

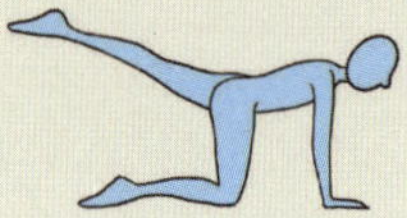

Le Trois appuis ❶ : seule la jambe est dynamique.

variantes puissance

VARIANTES MULTIPLES

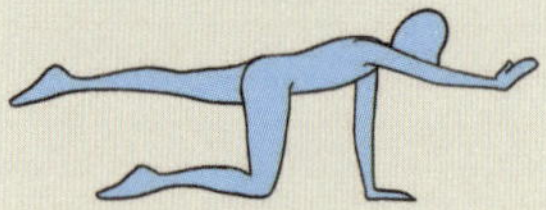

***Le Mini* ❶**
Puissance + articulaire

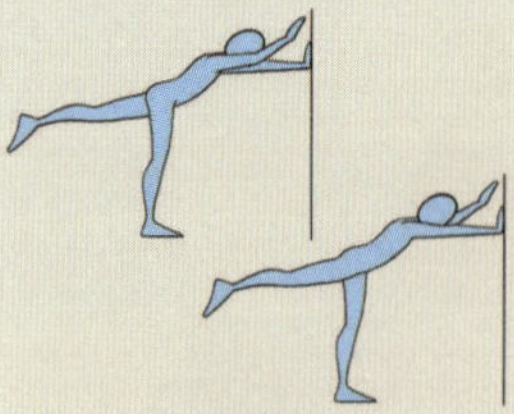

L'Alterné, appui contre un mur
Puissance + ne vient pas au sol

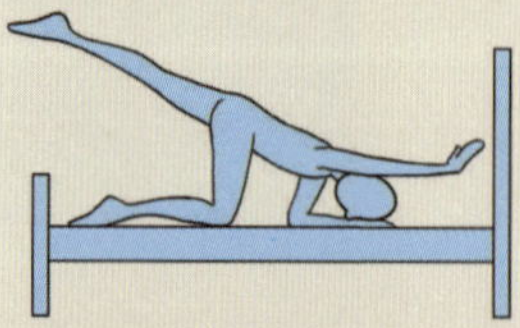

Les Coudes-tête, sur un lit
Articulaire + ne vient pas au sol

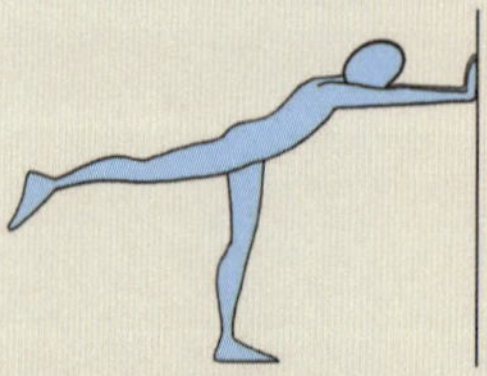

Le Trois appuis, appui contre un mur
Puissance + articulaire + ne vient pas au sol

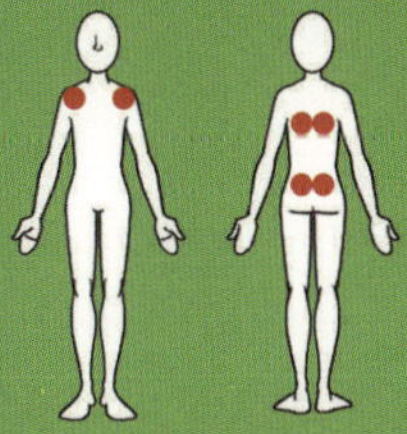

LES FESSIERS

VARIANTES ARTICULAIRES

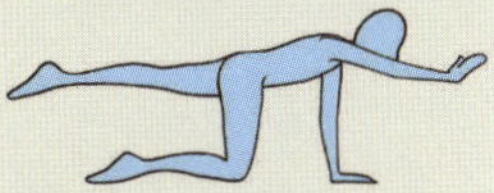

Le Mini ❶ (ménagement articulaire global)

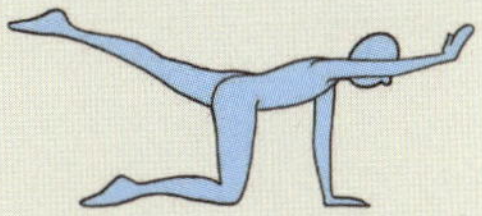

Le Ressort ❶ (ménagement articulaire global)

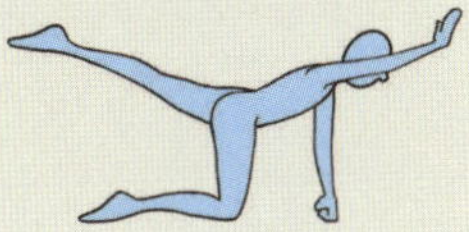

Les Poings (ménagement des poignets)

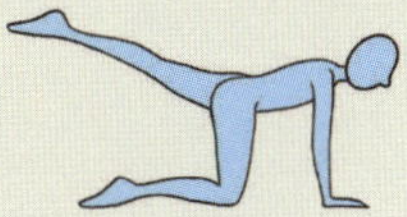

Le Trois appuis ❶ (ménagement des épaules)

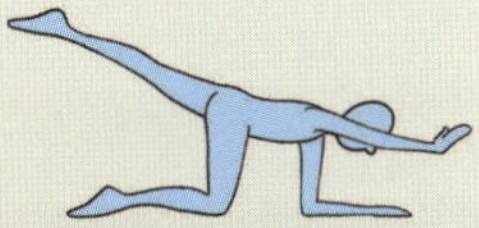

Les Coudes (ménagement des poignets)

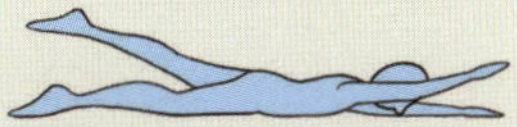

« Le Gecko » (pp. 148-149) ❸ (ménagement des genoux)

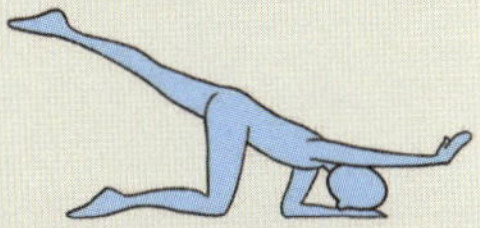

Les Coudes-tête ❷ (ménagement des poignets et des cervicales)

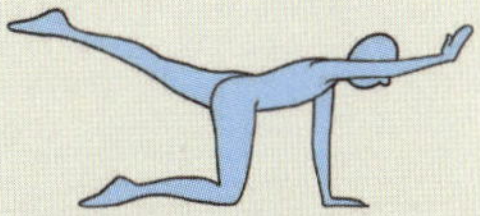

L'Unique ❹ (ménagement latéral)

À NOTER

❶ Un même mouvement pour des raisons différentes.
❷ La tête est posée.
❸ Soulevez le bras et la jambe opposés, allongé(e) sur le ventre ; avec ou sans alternance.
❹ Handicap éventuel.
❺ Vérifiez les stabilité et solidité de l'appui.

variantes articulaires

NE VIENT PAS AU SOL

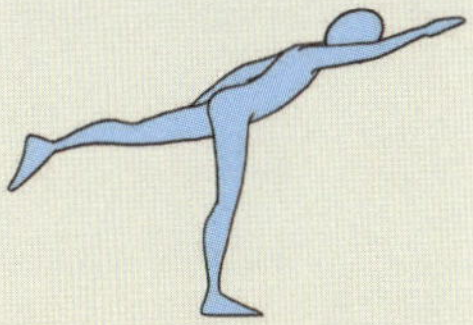

Debout, sans se tenir

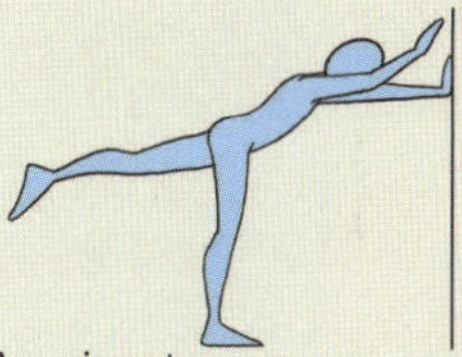

Appui contre un mur

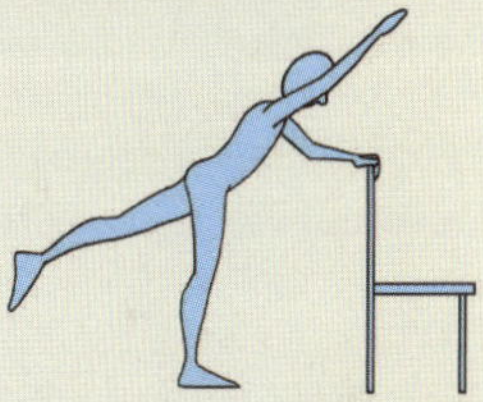

Appui contre un dossier ❺

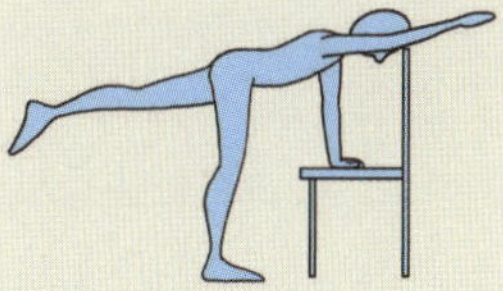

Appui sur l'assise d'une chaise ❺

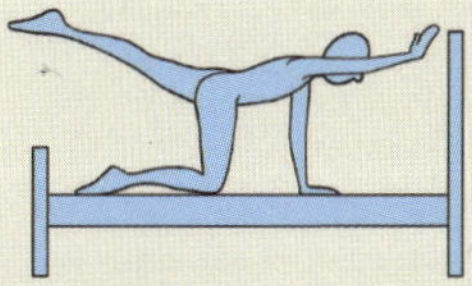

Sur un lit

ne vient pas au sol

21. LA DÉSIGNATION DU PLAFOND

→ *Tonifier le grand fessier*

MOUVEMENT DE BASE

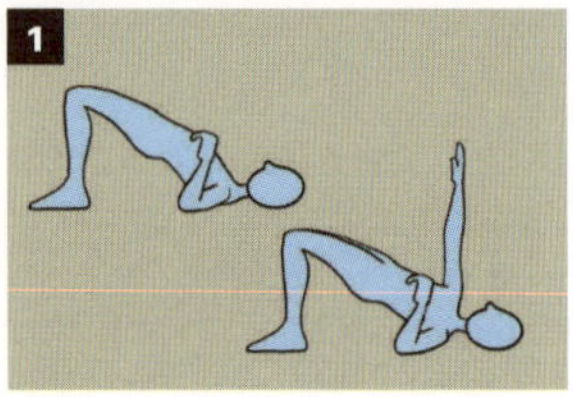

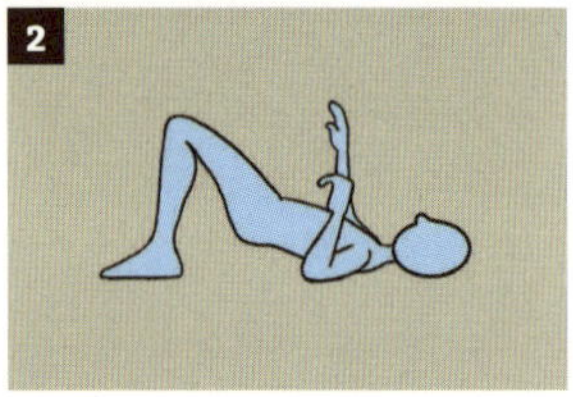

1. Se positionner le bassin haut, appui sur les deux pieds, genoux fléchis.

2. Créer un roulis sur une épaule, et profiter du décalage pour désigner le plafond avec la main.

3. Désigner le plafond ou le ciel avec la main opposée à l'épaule porteuse.

4. Insister d'un côté, sans reposer la main, ni le bassin.

⚠ *Expirez dans la montée et la poussée ; inspirez dans la descente.*

⚠ *Pour ne pas saturer au niveau des cuisses postérieures, rapprochez vos talons des fessiers au départ (maximum) ; en piétinant ou à l'aide des mains (saisie des jambes).*

⚠ *En cas de maxi, 2 références seront nécessaires, sauf en cas d'alternance.*

mouvement de base

VARIANTES PUISSANCE

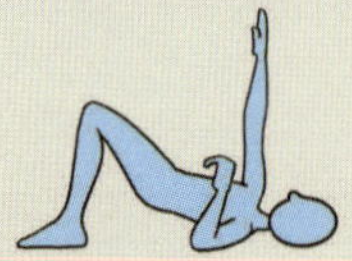

Le Mini ❶ : moins d'amplitude.

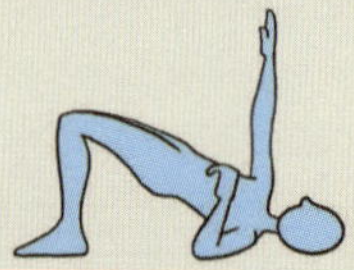

Le Ressort ❶ : mouvements très courts.

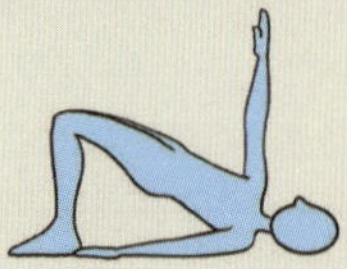

Le Soutien : bras au sol.

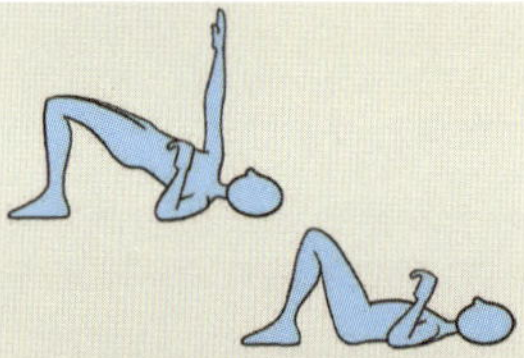

Le Relâché : avec un temps de pause, régulier ou pas.

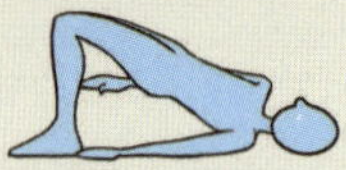

Sans les mains ❶❷

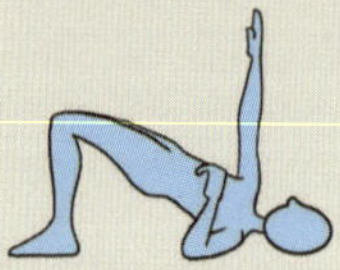

Le Non-stato-dynamique : pas de résistance statique sur le trajet.

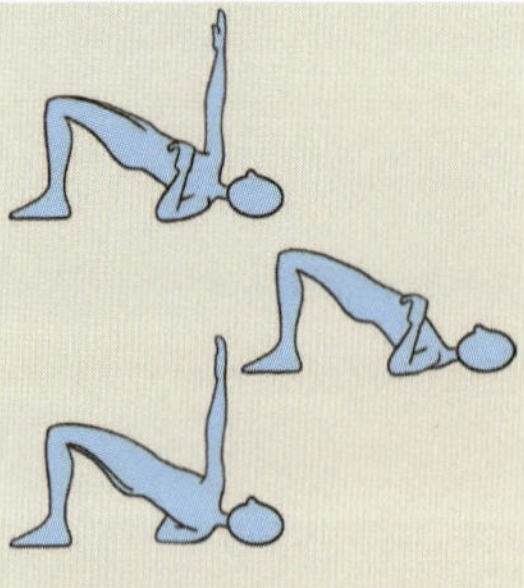

L'Alterné

variantes puissance

VARIANTES MULTIPLES

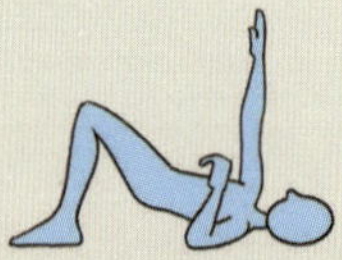

***Le Mini* ❶**
Puissance + articulaire

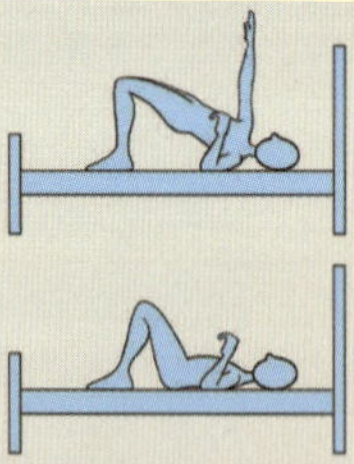

Le Relâché après chaque désignation, sur un lit
Puissance + ne vient pas au sol

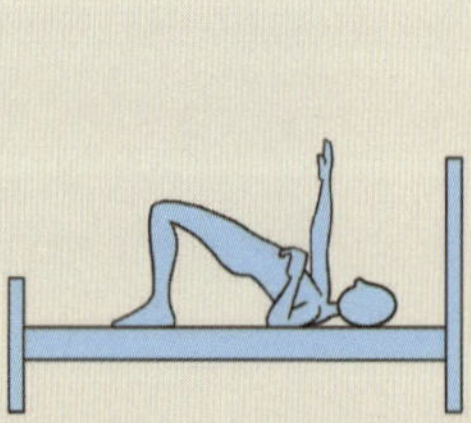

Sans roulis, sur un lit
Articulaire + ne vient pas au sol

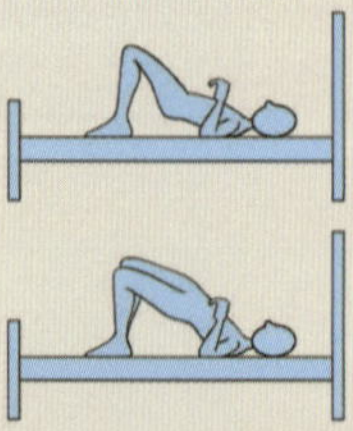

L'Alterné + le ½, sur un lit
Puissance + articulaire + ne vient pas au sol

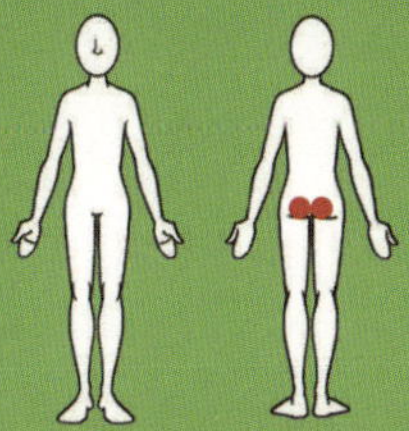

LES FESSIERS

VARIANTES ARTICULAIRES

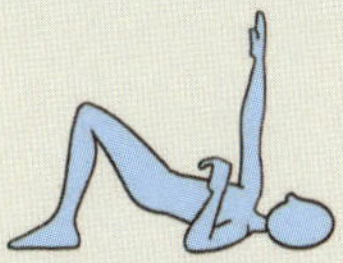

Le Mini ❶ (ménagement articulaire global)

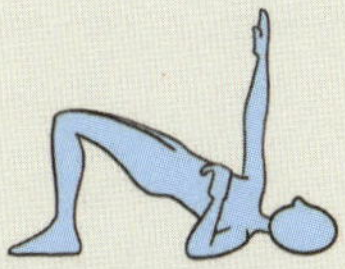

Le Ressort ❶ (ménagement articulaire global)

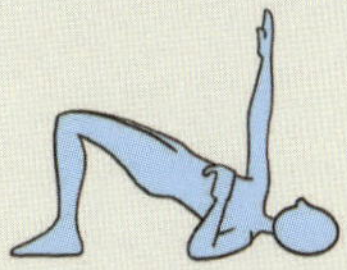

L'Unique ❻ (ménagement latéral)

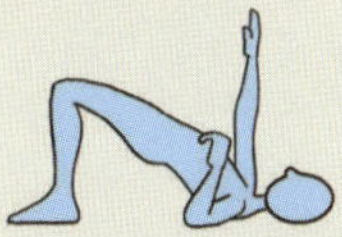

Sans roulis ❸ (ménagement des épaules)

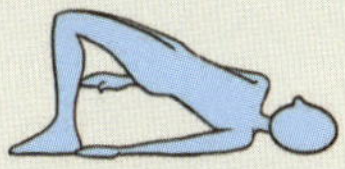

Sans les mains ❶❷ (ménagement des épaules)

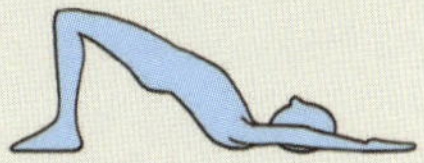

Le « Passe-partout » (pp.106-107) (ménagement du dos, des hanches et des genoux)

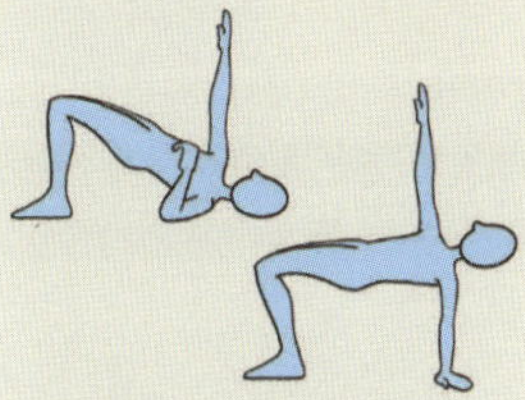

Les Coudes ou paumes (ménagement du dos et/ou des vertiges)

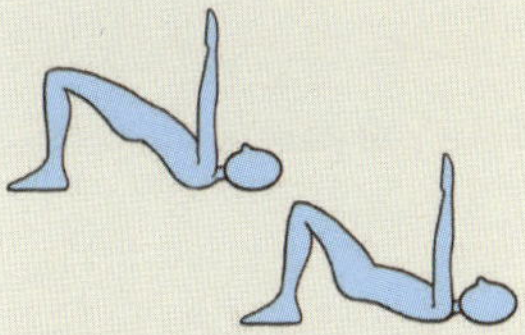

À deux mains ❹ (ménagement du dos)

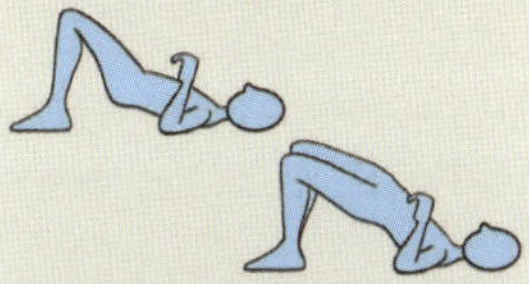

Le Demi ❺ (ménagement des épaules et du dos)

À NOTER

❶ Un même mouvement pour des raisons différentes.
❷ Seule l'épaule désigne.
❸ Seule la main désigne.
❹ Les deux mains restent en l'air, et désignent le plafond ou le ciel. Alternance ou non, courte et sans roulis.
❺ Sans les mains + sans roulis ; dynamique basse.
❻ Handicap éventuel.

variantes articulaires

NE VIENT PAS AU SOL

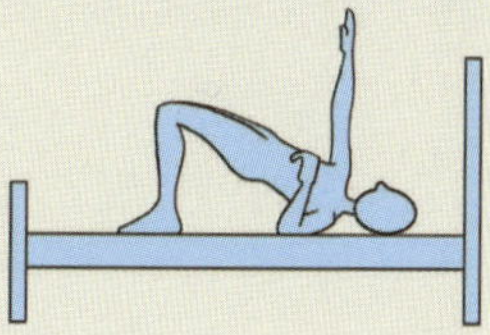

Sur un lit

ne vient pas au sol

22. LA GRENOUILLE À UNE PATTE

→ *Tonifier le grand, moyen et petit fessiers*

MOUVEMENT DE BASE

1
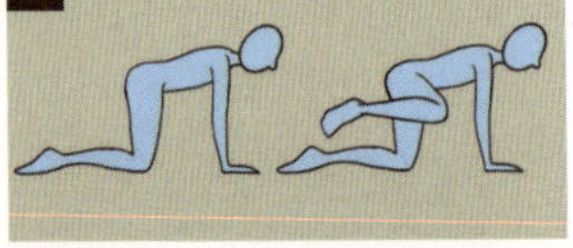

2
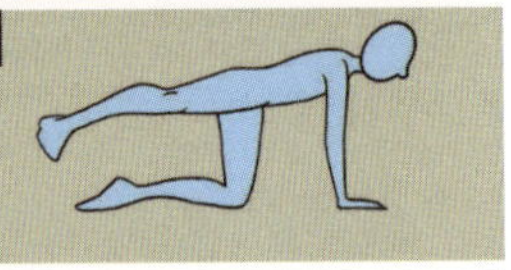

3
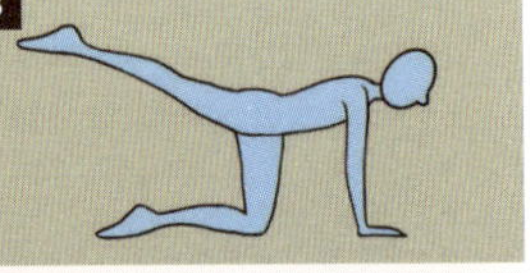

4
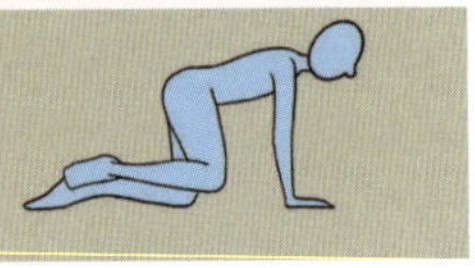

1. Se placer à « 4 pattes ».

2. Créer un mouvement de ciseaux (type brasse en natation) avec une jambe.

3. Chercher à être le plus ample possible (en ouverture et en hauteur) ; insister du même côté sans reposer le genou.

▲ *Possibilité de le vivre dans les deux sens (extérieur-intérieur, intérieur-extérieur).*

▲ *Expirez dans le mouvement ; inspirez quand le genou se retrouve sous le thorax.*

▲ *En cas de maxi, 2 références à prendre en cas de choix d'un sens pour chaque jambe ; 4 références en cas de choix des 2 sens ; 1 référence en cas de choix de l'alternance avec un seul sens.*

mouvement de base

VARIANTES PUISSANCE

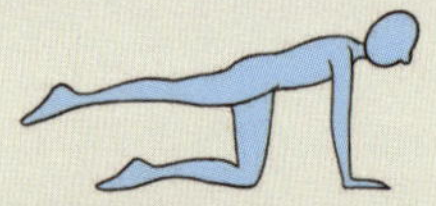

Le Mini ❶ : moins d'amplitude.

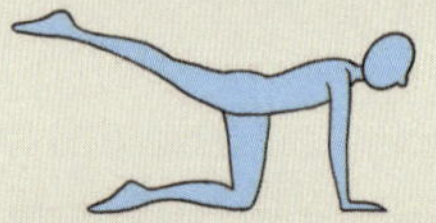

Le Ressort ❶ : mouvements très courts.

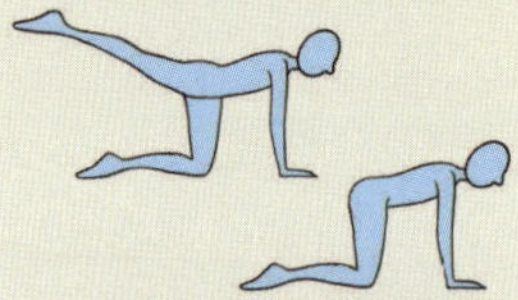

Le Relâché : avec un temps de pause, régulier ou pas.

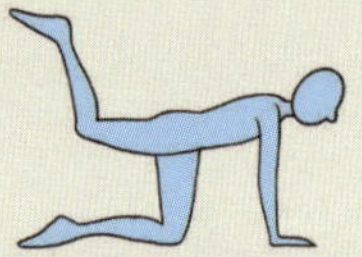

Le Groupé ❶ : le genou reste fléchi.

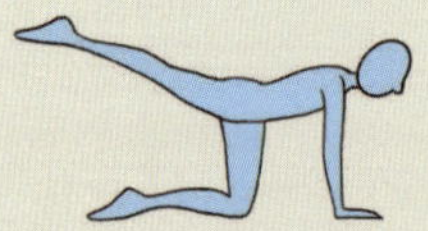

Le Non-stato-dynamique : pas de résistance statique sur le trajet.

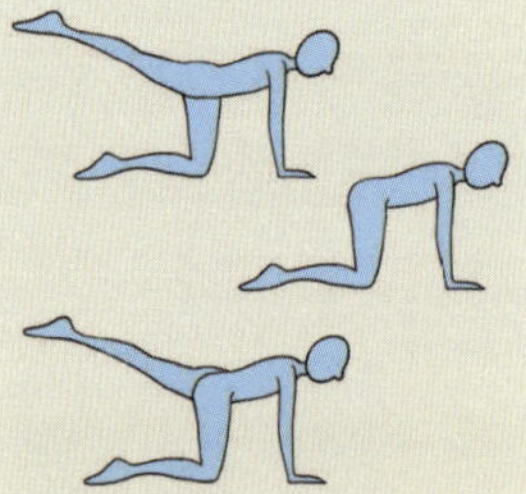

L'Alterné : un mouvement par jambe.

variantes puissance

VARIANTES MULTIPLES

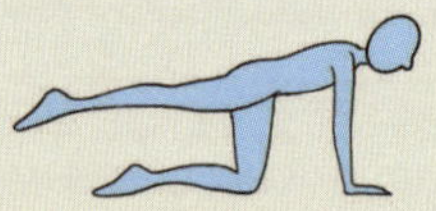

***Le Mini* ❶**
Puissance + articulaire

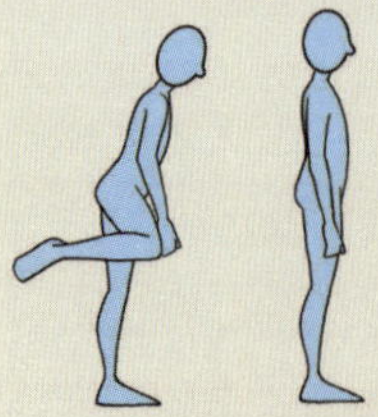

Le Relâché, sans se tenir
Puissance + ne vient pas au sol

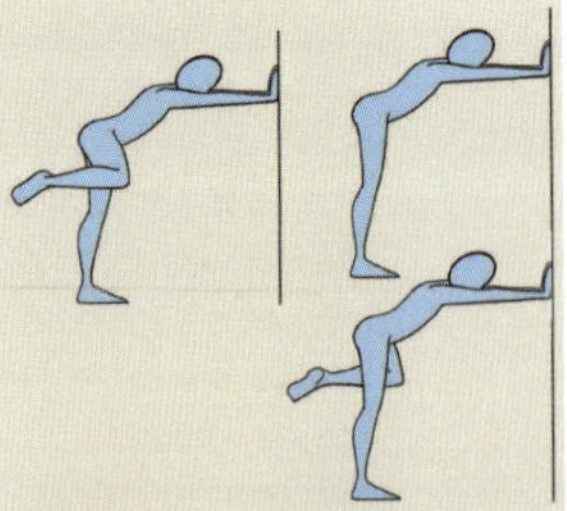

L'Alterné, appui contre un mur
Articulaire + ne vient pas au sol

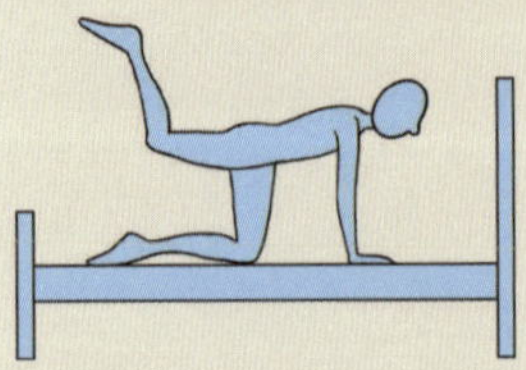

Le Groupé, sur un lit
Puissance + articulaire + ne vient pas au sol

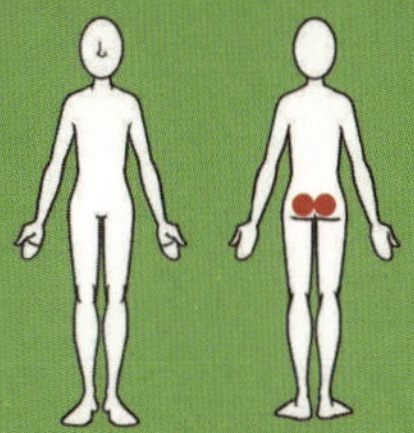

LES FESSIERS

VARIANTES ARTICULAIRES

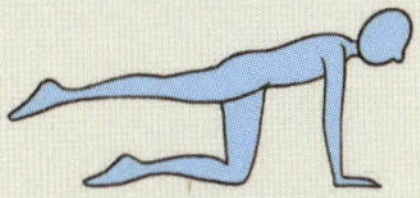

Le Mini ❶ (ménagement articulaire global)

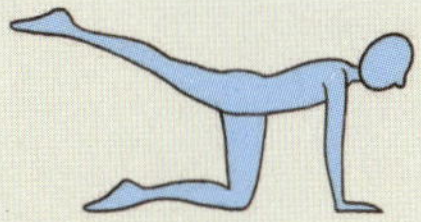

Le Ressort ❶ (ménagement articulaire global)

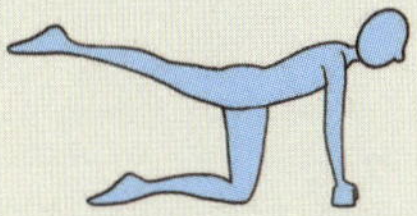

Les Poings (ménagement des poignets)

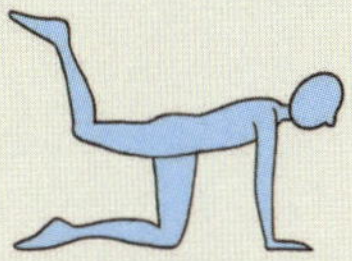

Le Groupé ❶ (ménagement du dos et du genou)

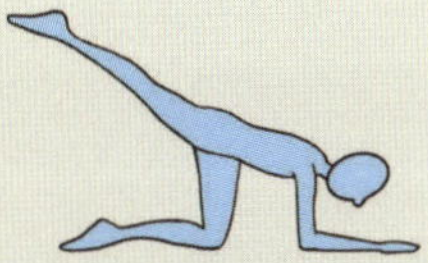

Les Coudes (ménagement des poignets)

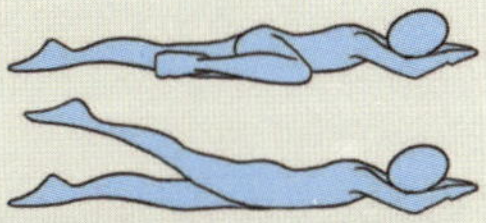

L'Allongé ❹ (ménagement des genoux)

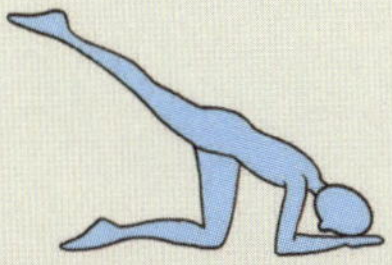

Les Coudes-tête ❷ (ménagement des poignets et des cervicales)

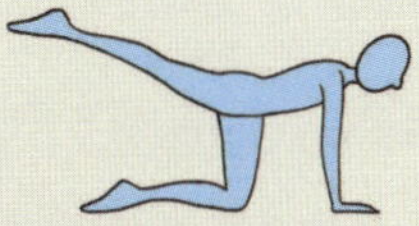

L'Unique ❺ (ménagement latéral)

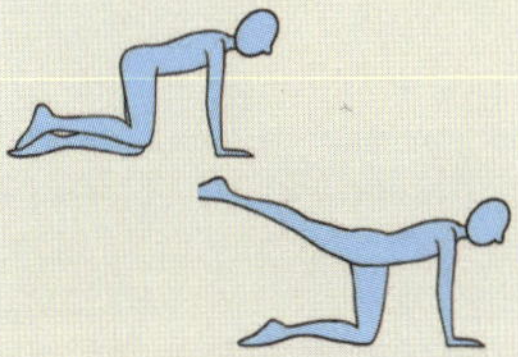

L'Axé ❸ (ménagement des hanches)

NE VIENT PAS AU SOL

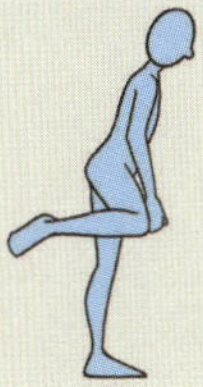

Debout, sans se tenir

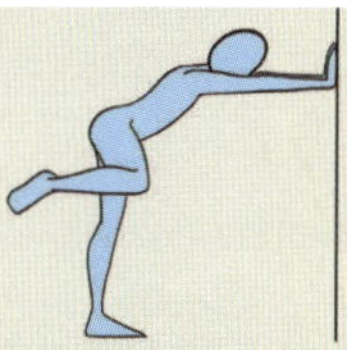

Appui contre un mur

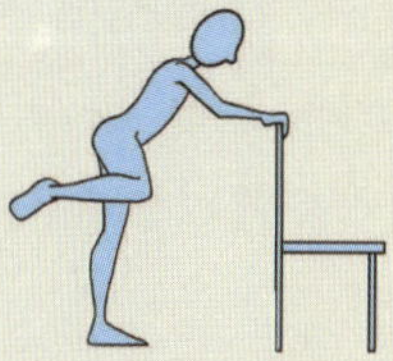

Appui contre un dossier ❻

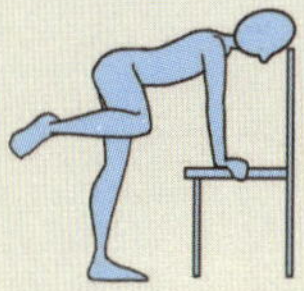

Appui sur l'assise d'une chaise ❻

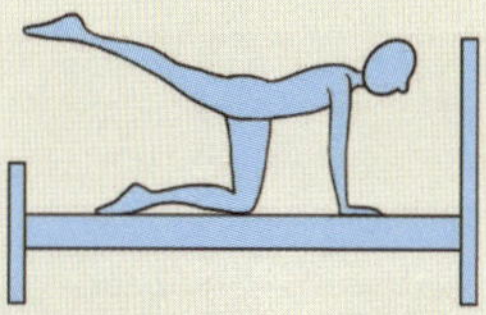

Sur un lit

À NOTER

❶ Un même mouvement pour des raisons différentes.
❷ La tête est posée.
❸ Tendez et ramenez la jambe dans l'axe.
❹ Attention au pincement lombaire.
❺ Handicap éventuel.
❻ Vérifiez les stabilité et solidité de l'appui.

23. LES CHIFFRES ET LES LETTRES

→ *Tonifier le grand, moyen et petit fessiers*

MOUVEMENT DE BASE

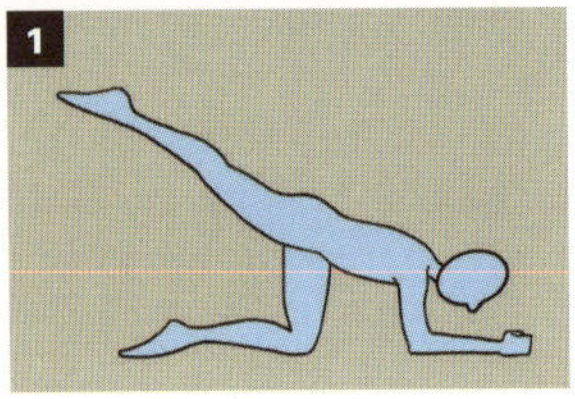

1. Se positionner sur trois appuis : deux coudes et un genou.

2. Tendre une jambe, le pied en pointe, le plus haut possible (au-dessus de la ligne du dos).

3. Réaliser des petits chiffres ou des lettres, le genou tendu, le pied en pointe.

4. Superposer les chiffres et/ou les lettres

⚠ *Les chiffres de 0 à 9 et de 8 à 0 ; les lettres, mots plus ou moins longs, à l'endroit, puis à l'envers.*

⚠ *Le mouvement part de la hanche.*

⚠ *Expirez dans la réalisation du chiffre et/ou de la lettre ; inspirez en dehors.*

⚠ *En cas de maxi, faire au moins une référence sur chaque jambe, sauf en cas d'alternance.*

mouvement de base

VARIANTES PUISSANCE

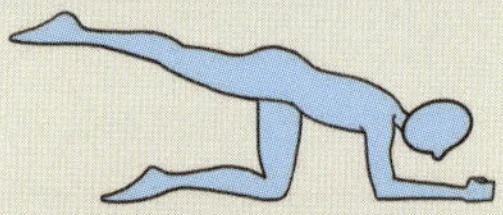

Le Mini ❶ : moins d'amplitude.

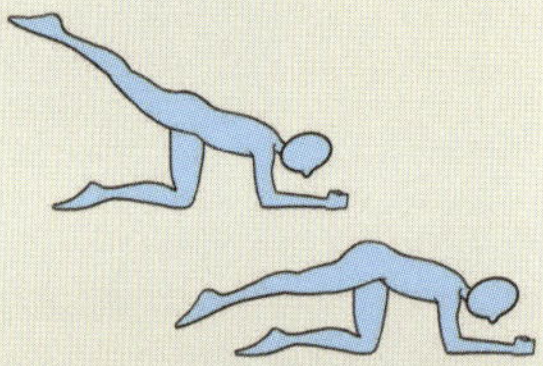

Le Grand format : au-dessus et en-dessous de l'horizontale.

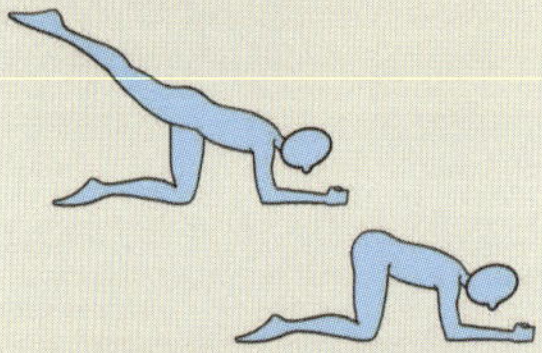

Le Relâché : avec un temps de pause, régulier ou pas.

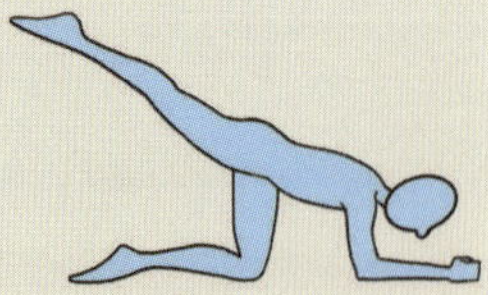

Le Non-stato-dynamique : pas de résistance statique sur le trajet.

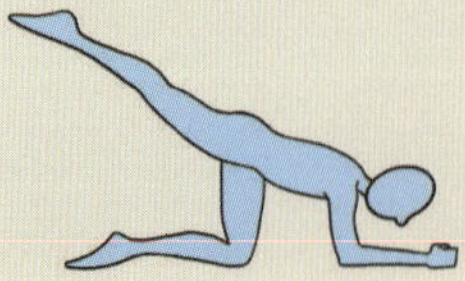

Le Bon sens : à l'endroit.

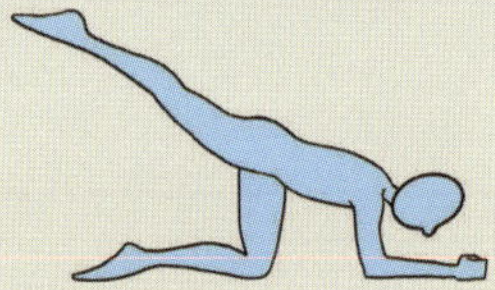

Le Ressort ❶ : mouvements très courts.

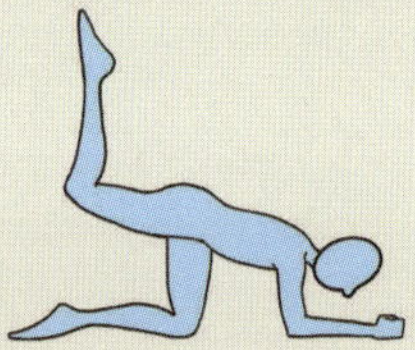

Le Groupé ❶ : genou libre fléchi.

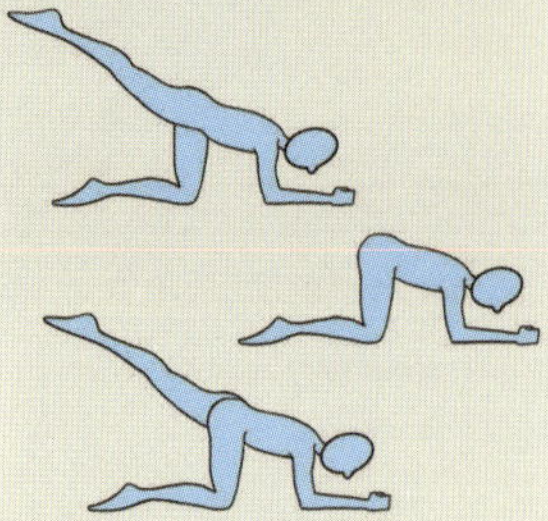

L'Alterné : un chiffre ou une lettre par jambe.

variantes puissance

VARIANTES MULTIPLES

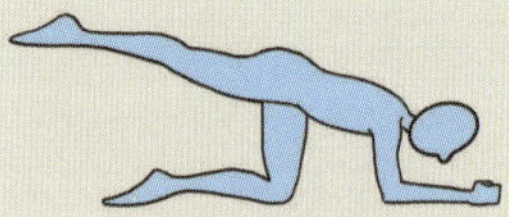

***Le Mini* ❶**
Puissance + articulaire

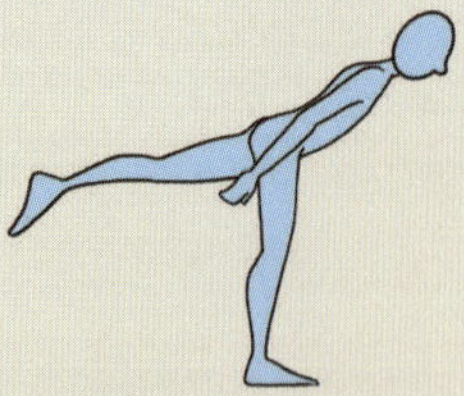

Le Non-stato-dynamique, sans se tenir
Puissance + ne vient pas au sol

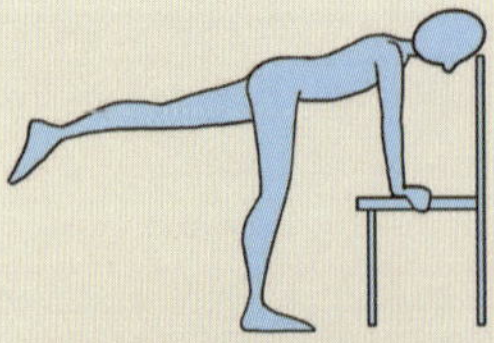

Le Bon sens, appui sur l'assise d'une chaise
Articulaire + ne vient pas au sol

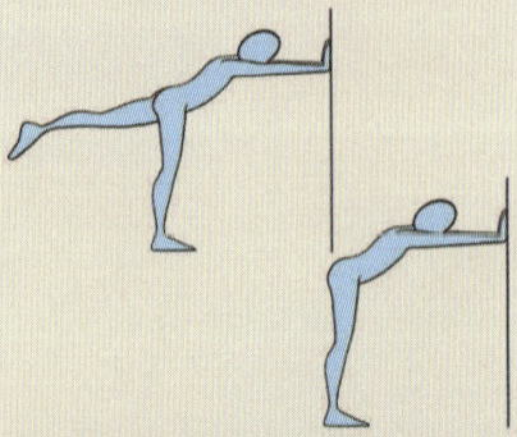

Le Relâché + l'Axé, appui mur
Puissance + articulaire + ne vient pas au sol

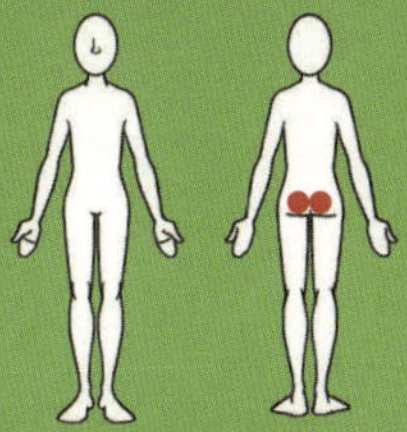

LES FESSIERS

VARIANTES ARTICULAIRES

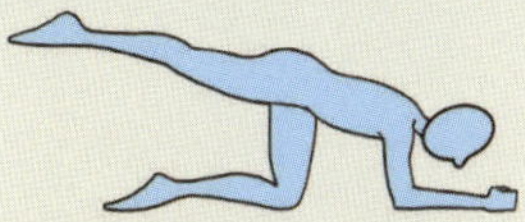

Le Mini ❶ (ménagement du dos et des hanches)

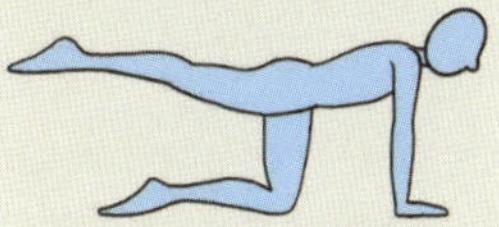

Les Paumes (ménagement des vertiges)

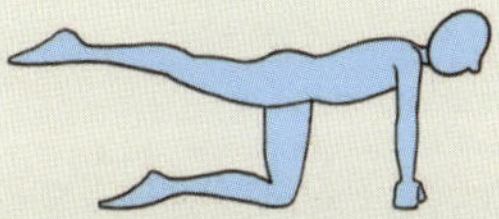

Les Poings (ménagement des poignets et des vertiges)

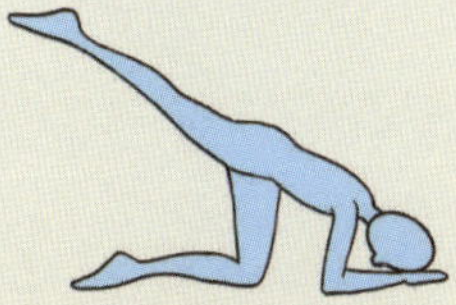

Les Coudes-tête ❷ (ménagement des poignets et des cervicales)

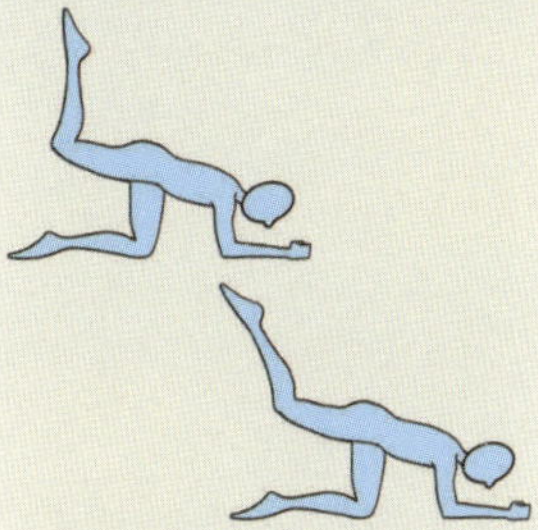

Le Comme un pied ❸ (ménagement du dos et des hanches)

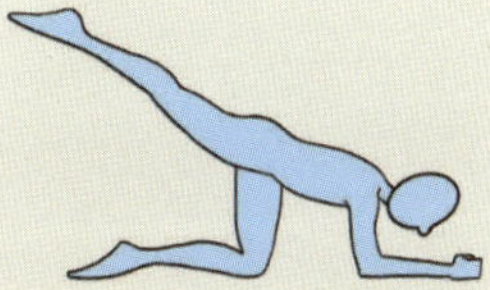

Le Ressort ❶ (ménagement du dos et des hanches)

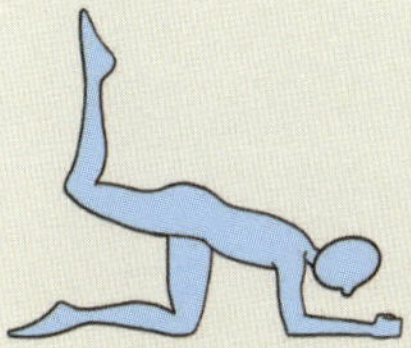

Le Groupé ❶ (ménagement du dos, du genou et de la hanche)

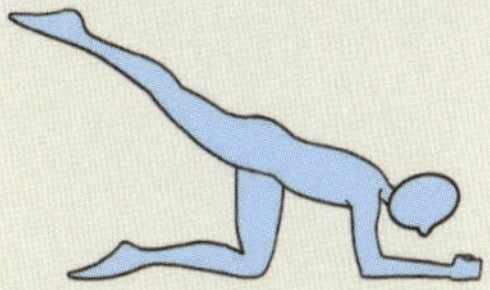

L'Axé ❹ (ménagement de la hanche)

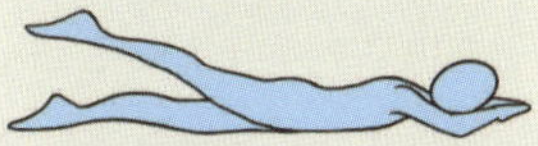

L'Allongé ❺ (ménagement des genoux)

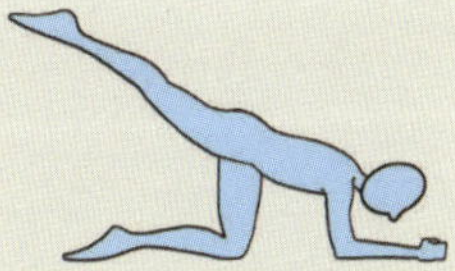

L'Unique ❻ (ménagement latéral)

NE VIENT PAS AU SOL

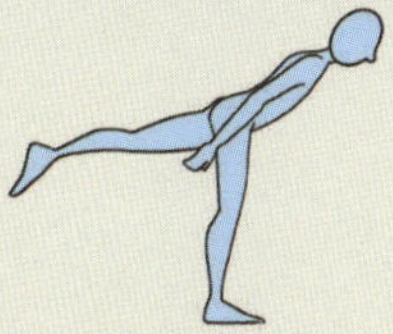

Debout, sans se tenir

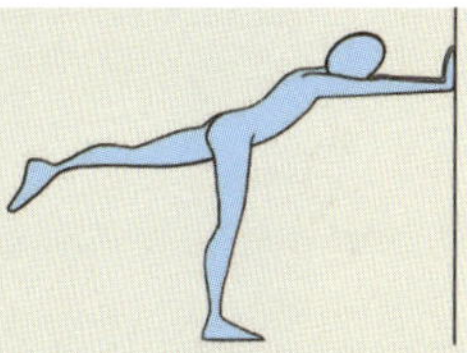

Appui contre un mur

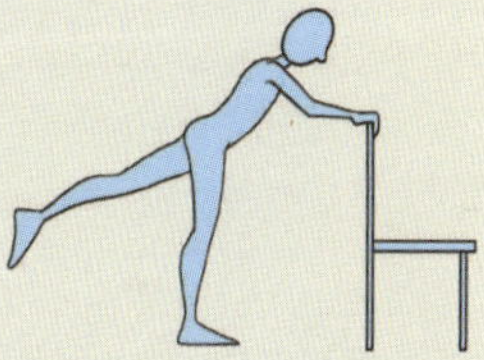

Appui contre un dossier ❼

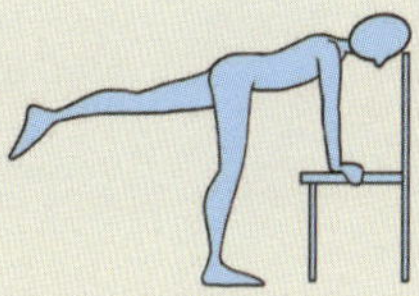

Appui sur l'assise d'une chaise ❼

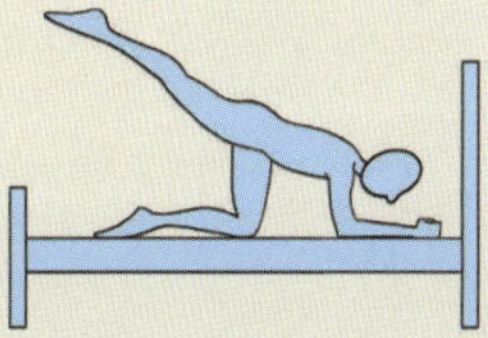

Sur un lit

À NOTER

❶ Un même mouvement pour des raisons différentes.
❷ La tête est posée.
❸ Écrivez avec le pied, à partir du genou, genou levé.
❹ Le genou tendu, dynamique verticale.
❺ Attention au pincement lombaire.
❻ Handicap éventuel.
❼ Vérifiez les stabilité et solidité de l'appui.

variantes articulaires

ne vient pas au sol

24. LE FESSIER CÔTÉ

→ *Tonifier le moyen et petit fessiers*

MOUVEMENT DE BASE

1

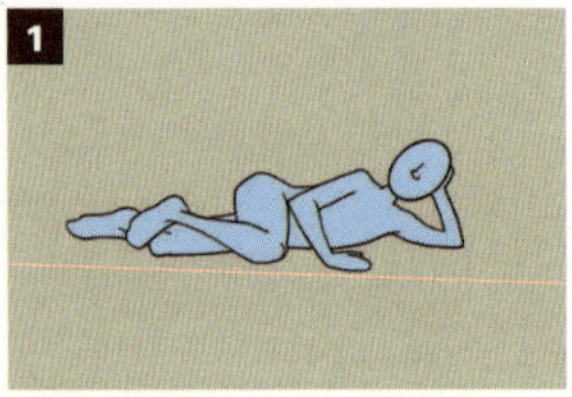

2

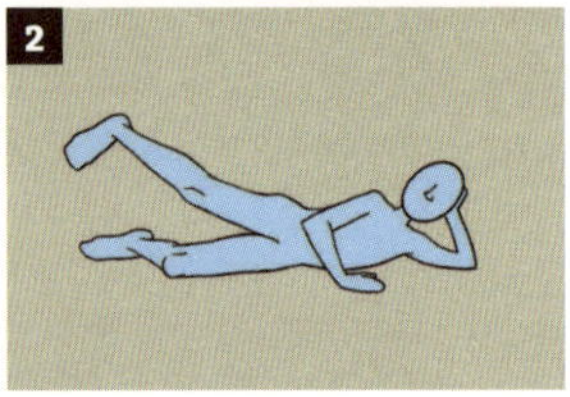

1. S'allonger sur le côté.

2. Ramener le genou libre et fléchi (supérieur) proche du sol, devant l'autre cuisse.

3. Tendre le genou en plaçant le pied sur l'arrière, la pointe de pied orientée vers le sol.

⚠ *Trouvez votre confort sur le haut du corps : appui sur le coude ou la tête dans la main, ou totalement allongé(e).*

⚠ *Le confort sur le bas : la jambe au sol est fléchie afin que la hanche porteuse « n'entre pas » dans le sol (plus stable aussi).*

⚠ *Maintenez la pointe de pied toujours orientée vers le sol (rotation interne).*

⚠ *Expirez pour tendre le genou, jambe à l'arrière ; inspirez au retour, genou fléchi vers l'avant !*

⚠ *En cas de maxi, 2 références seront necessaires, sauf en cas d'alternance.*

mouvement de base

VARIANTES PUISSANCE

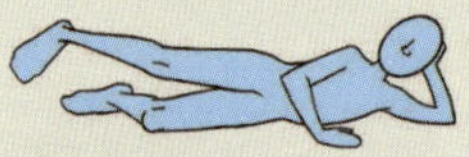

Le Mini ❶ : moins d'amplitude.

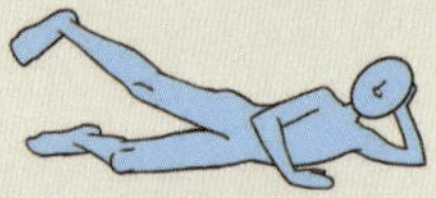

Le Ressort ❶ : mouvements très courts.

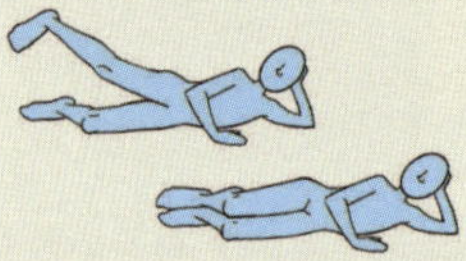

Le Relâché : avec un temps de pause, régulier ou pas.

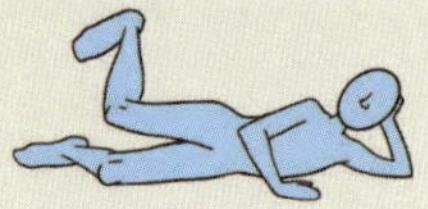

Le Groupé ❶ : le genou libre reste fléchi.

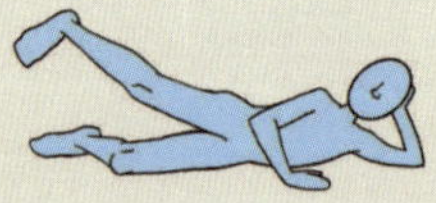

Le Non-stato-dynamique : pas de résistance statique sur le trajet.

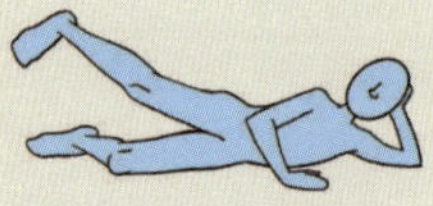

L'Alterné ❷ : un seul mouvement par jambe.

variantes puissance

VARIANTES MULTIPLES

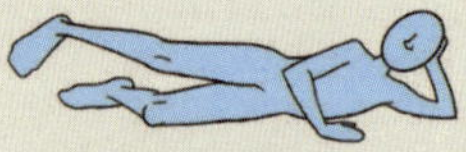

***Le Mini* ❶**
Puissance + articulaire

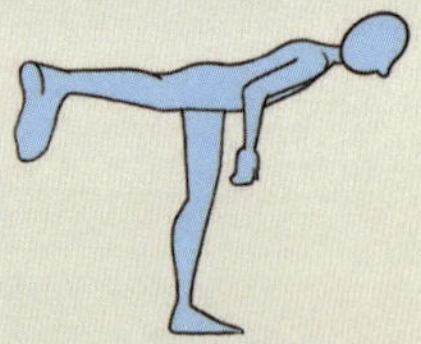

Le Non-stato-dynamique, sans se tenir
Puissance + ne vient pas au sol

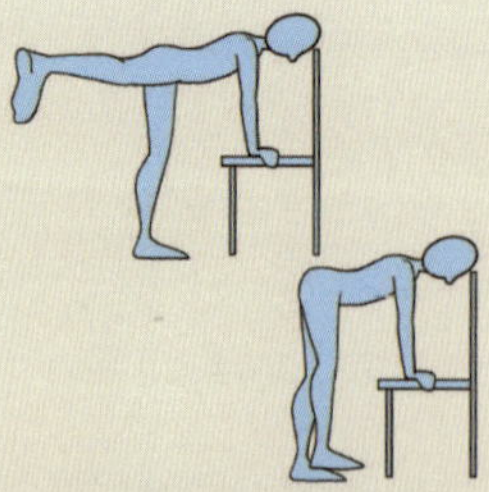

Le Tendu, appui sur l'assise d'une chaise
Articulaire + ne vient pas au sol

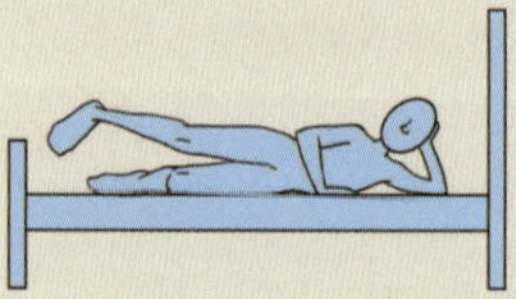

Le Mini, sur un lit
Puissance + articulaire + ne vient pas au sol

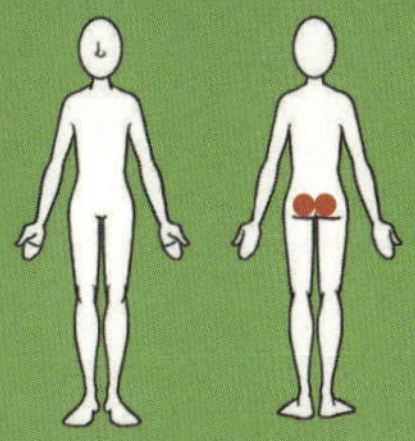

LES FESSIERS

VARIANTES ARTICULAIRES

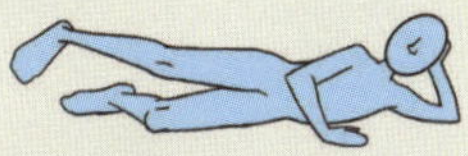

Le Mini ❶ (ménagement du dos, des hanches et des genoux)

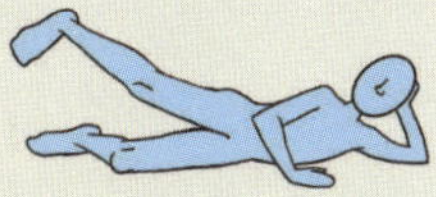

Le Ressort ❶ (ménagement du dos, des hanches et des genoux)

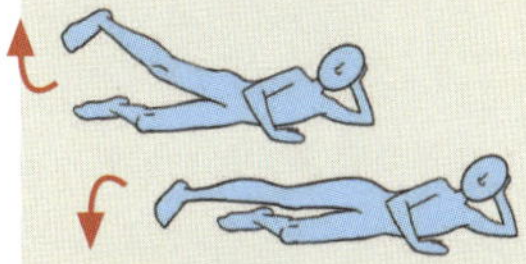

Le Tendu ❸ (ménagement du genou)

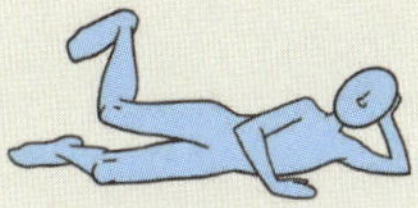

Le Groupé ❶ (ménagement du dos et du genou)

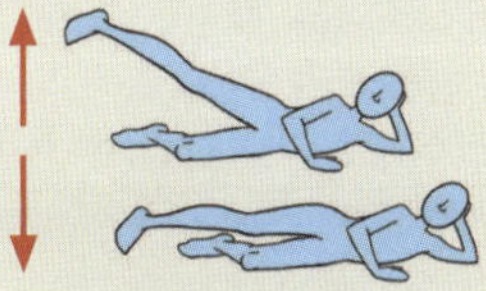

L'Axé ❹ (ménagement du dos et du genou)

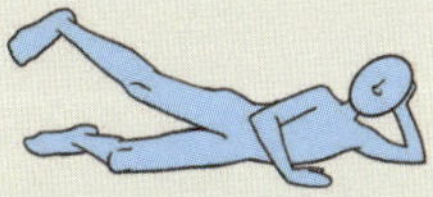

L'Unique ❻ (ménagement latéral)

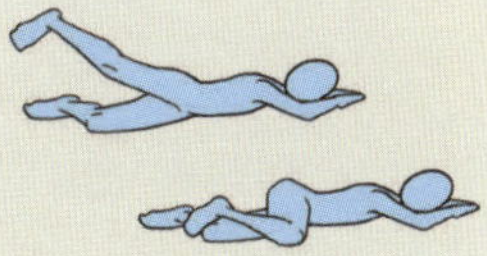

L'Allongé ❺ (ménagement du dos et de l'épaule)

variantes articulaires

NE VIENT PAS AU SOL

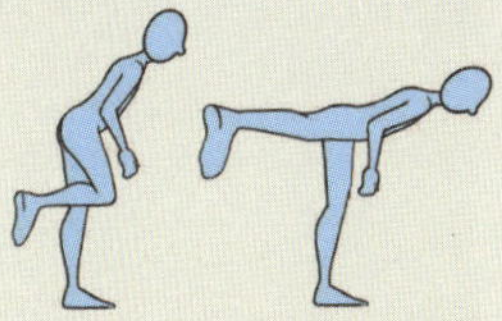

Debout, sans se tenir

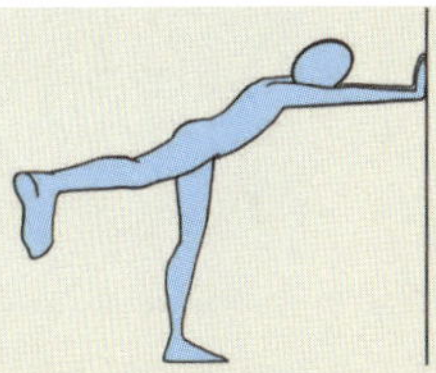

Appui contre un mur

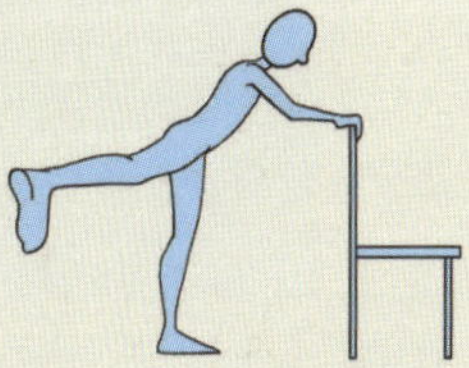

Appui contre un dossier ❼

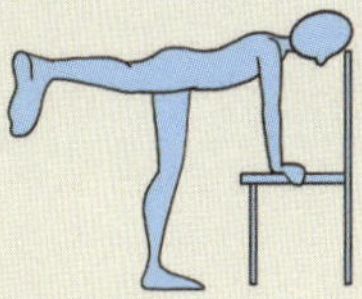

Appui sur l'assise d'une chaise ❼

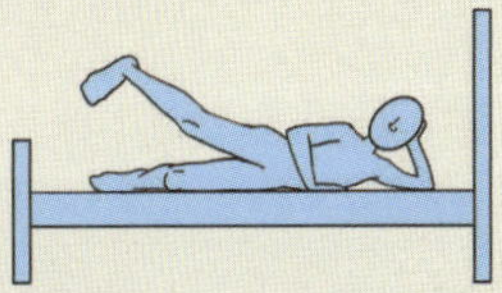

Sur un lit

ne vient pas au sol

À NOTER

❶ Un même mouvement pour des raisons différentes.
❷ Nécessite de rouler rapidement sur le ventre.
❸ Le genou libre reste en extension.
❹ Montez et descendez la jambe, le genou tendu, dans l'axe de la ligne du dos, le pied orienté vers le sol.
❺ Cherchez à allonger la poitrine au sol.
❻ Handicap éventuel.
❼ Vérifiez les stabilité et solidité de l'appui.

25. LE FRENCH CANCAN

→ *Tonifier le grand fessier et les ischio-jambiers*

MOUVEMENT DE BASE

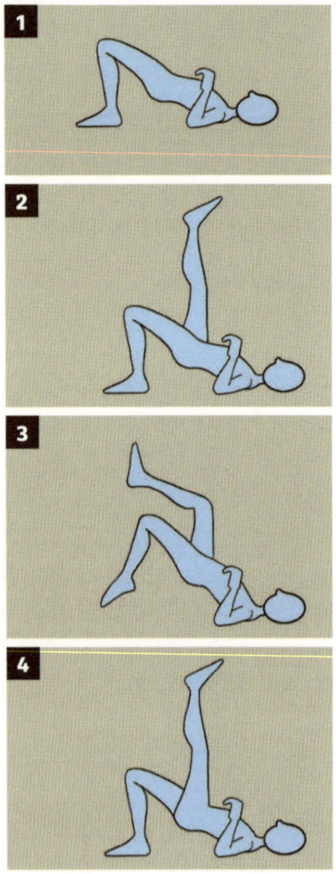

1. Se positionner le bassin haut, en appui sur les deux pieds, genoux fléchis.

2. Chercher à donner un coup de pied en l'air vertical.

3. Alterner aussitôt grâce à un saut (un seul pied au sol).

⚠ *Mouvement « explosif » ; il demande un gros échauffement avant de le vivre.*

⚠ *Échange respiratoire naturel, l'effort est permanent.*

⚠ *En cas de maxi, une référence suffit.*

mouvement de base

VARIANTES PUISSANCE

variantes puissance

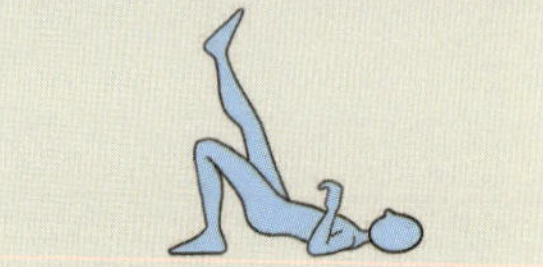

Le Mini ❶ : moins d'amplitude.

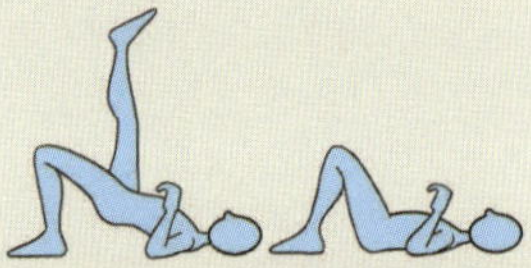

Le Relâché : avec un temps de pause, régulier ou pas.

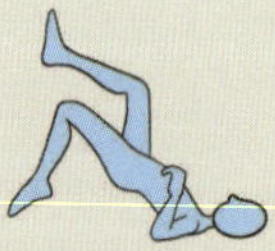

Le Non-stato-dynamique : pas de résistance statique sur le trajet.

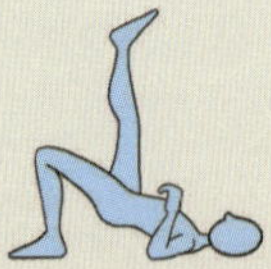

Le Ressort ❶ : mouvements très courts.

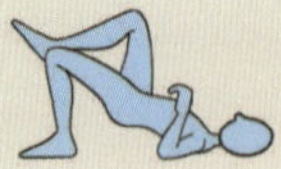

Le Groupé ❶ : genou fléchi.

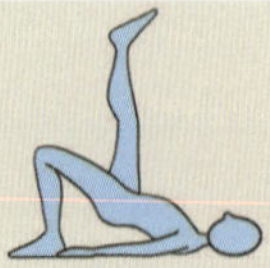

Le Soutien ❶ : bras au sol.

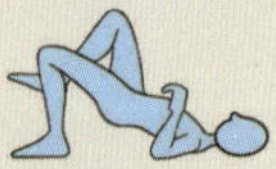

Le Dressage : sauts sans coup de pied.

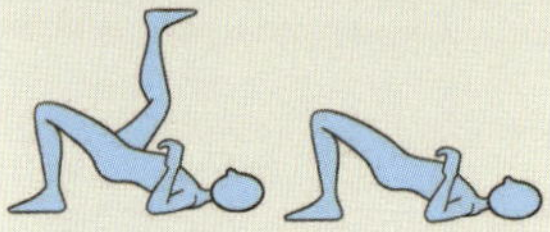

Le Relais ❶ : marche au plafond.

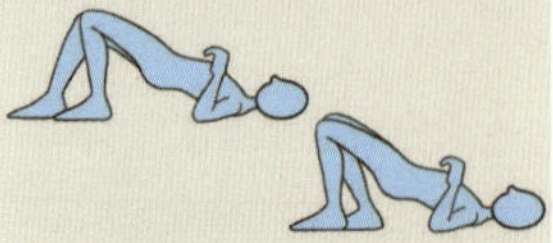

L'Escalier ❶ : marche avant et arrière.

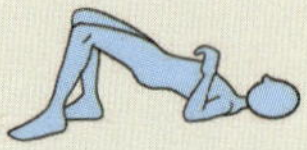

Le Patiné ❶ : les pieds glissent au sol et se croisent.

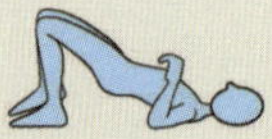

Le Piétiné ❶: marche sur place.

VARIANTES MULTIPLES

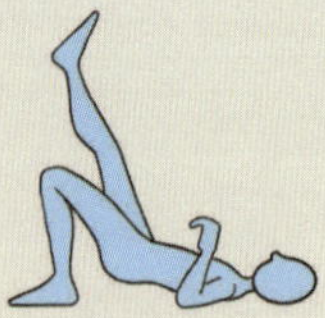

***Le Mini* ❶**
Puissance + articulaire

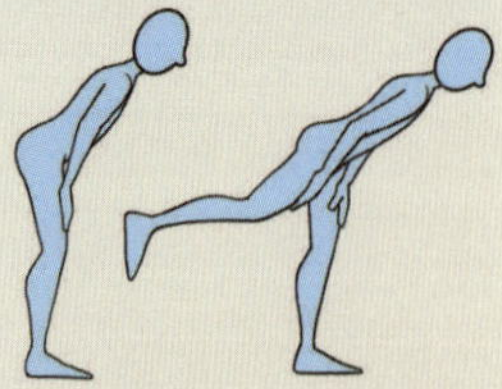

Le Relâché, sans se tenir
Puissance + ne vient pas au sol

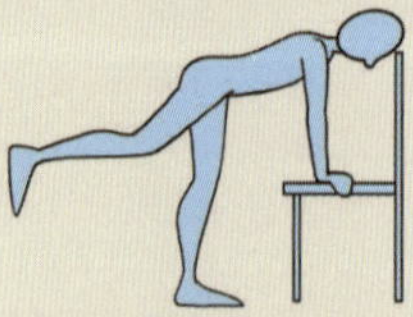

Le Mini, appui sur l'assise d'une chaise
Articulaire + ne vient pas au sol

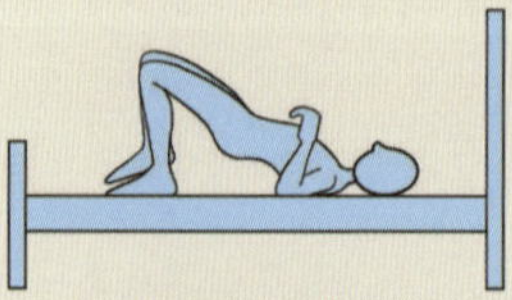

Le Piétiné, sur un lit
Puissance + articulaire + ne vient pas au sol

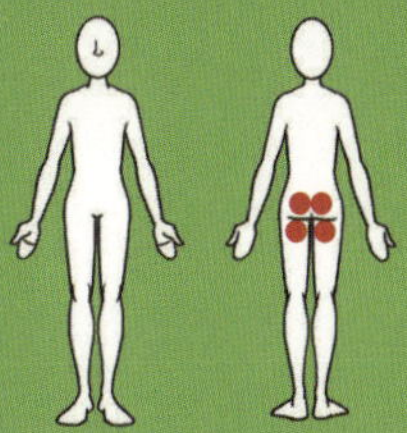

LES FESSIERS

VARIANTES ARTICULAIRES

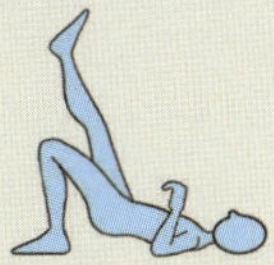

Le Mini ❶ (ménagement articulaire global)

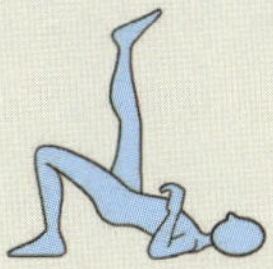

L'Unique ❷ (ménagement latéral)

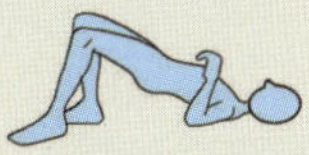

Le Patiné ❶ (ménagement du dos et des hanches)

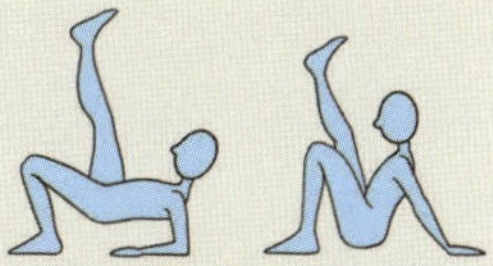

Les Coudes ou paumes (ménagement du dos et/ou des vertiges)

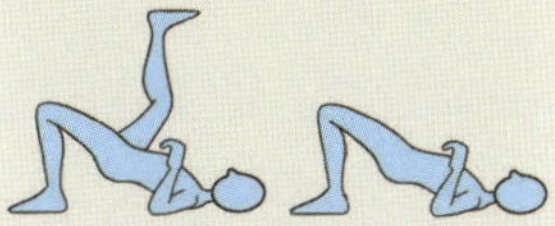

Le Relais ❶ (ménagement articulaire global)

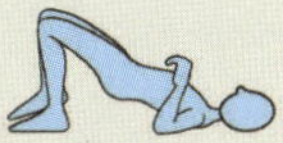

Le Piétiné ❶ (ménagement articulaire global)

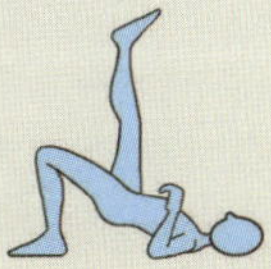

Le Ressort ❶ (ménagement articulaire global)

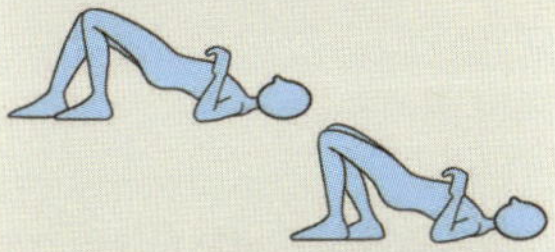

L'Escalier ❶ (ménagement du dos)

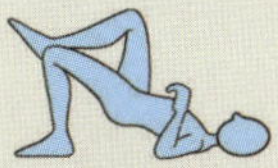

Le Groupé ❶ (ménagement du dos et des genoux)

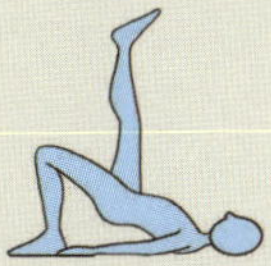

Le Soutien ❶ (ménagement articulaire global)

NE VIENT PAS AU SOL

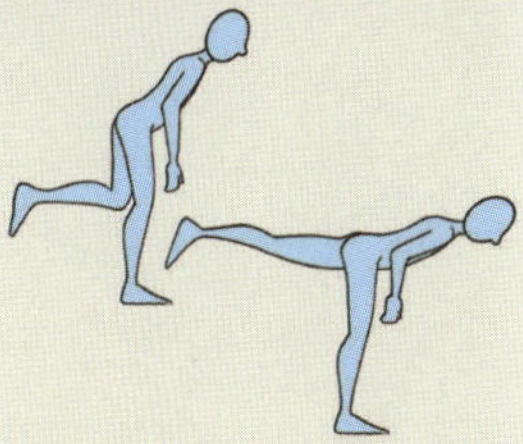

Debout ❸, sans se tenir

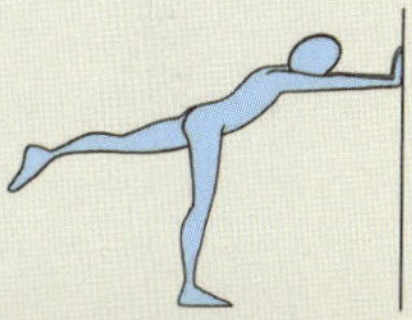

Appui contre un mur

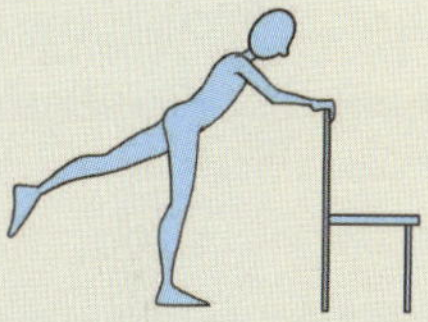

Appui contre un dossier ❸❹

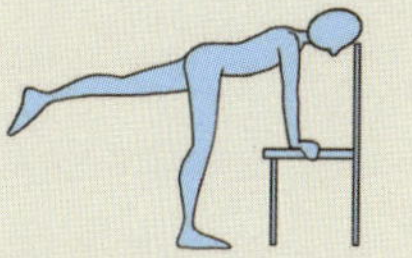

Appui sur l'assise d'une chaise ❸❹

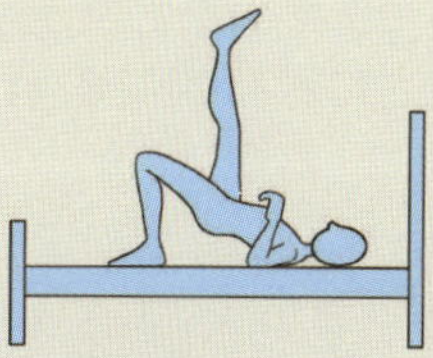

Sur un lit ❺

À NOTER

❶ Un même mouvement pour des raisons différentes.
❷ Handicap éventuel.
❸ Coup de pied arrière (type « ruade » du cheval).
❹ Vérifiez les stabilité et solidité de l'appui.
❺ Le « Sur un lit » préfèrera un mouvement autre que celui de base.

26. LES ANNEAUX

→ *Tonifier le grand, moyen et petit fessiers*

MOUVEMENT DE BASE

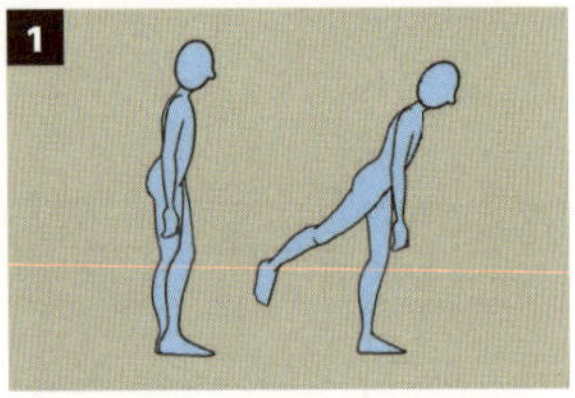

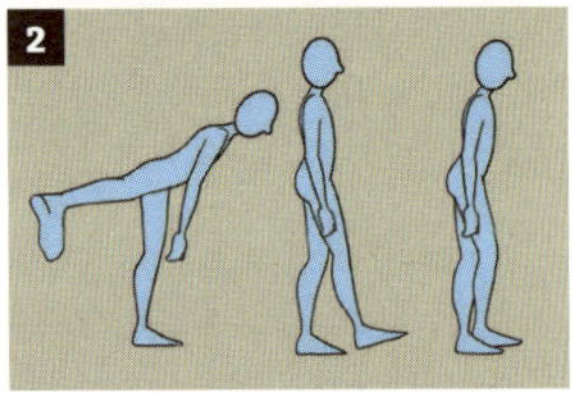

1. Se positionner debout, les pieds croisés et qui se touchent (face externe/externe).

2. Déclencher un cercle, le plus ample possible sur l'arrière, avec la jambe (départ pied arrière).

3. Passer cette jambe devant l'autre et placer le pied contre l'autre, face externe/externe, sans poser.

4. Repartir avec cette jambe, devant.

⚠ *Le buste peut basculer vers l'avant comme contre-poids.*

⚠ *Le genou porteur est tendu (moins de fatigue, moins d'équilibre).*

⚠ *Expirez dans la rotation ; inspirez quand les pieds sont proches.*

⚠ *En cas de maxi, deux références seront nécessaires, sauf en cas d'alterner (une seule référence).*

mouvement de base

VARIANTES PUISSANCE

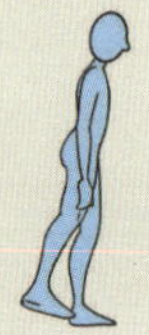

Le Mini ❶ : moins d'amplitude.

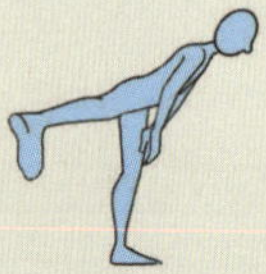

Le Soutien ❶ : mains sur la cuisse porteuse.

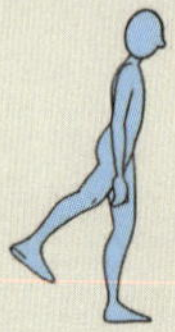

Le Demi ❶ : sans bascule du buste.

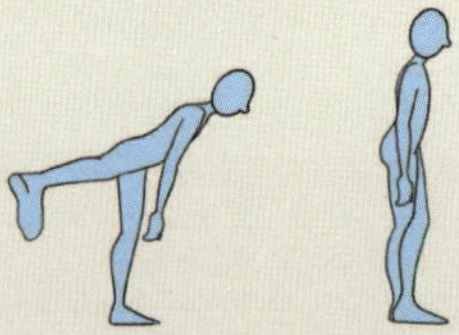

Le Relâché : avec un temps de pause, régulier ou pas.

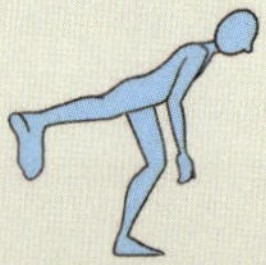

L'Autre porteur ❷ : genou porteur fléchi.

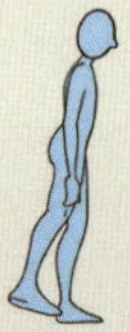

L'Alterné : par l'arrière ou par l'avant.

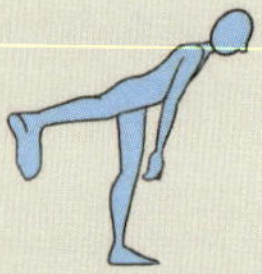

Le Non-stato-dynamique : pas de résistance statique sur le trajet.

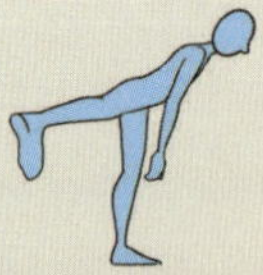

Le Ressort ❶ : mouvements très courts.

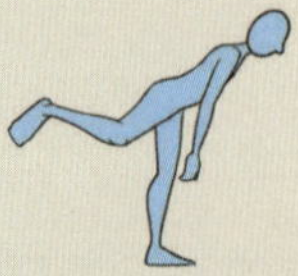

Le Groupé ❶ : genou fléchi.

variantes puissance

VARIANTES MULTIPLES

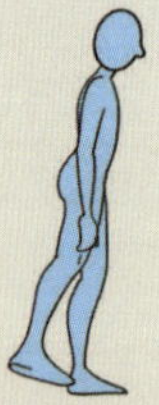

***Le Mini* ❶**
Puissance + articulaire

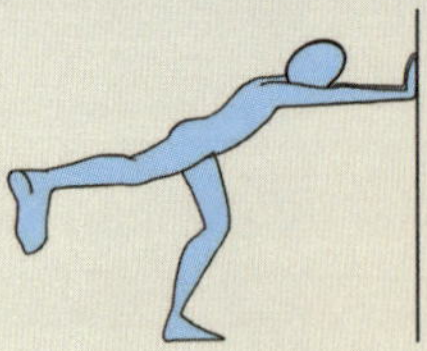

L'Autre porteur, appui contre un mur
Puissance + ne vient pas au sol

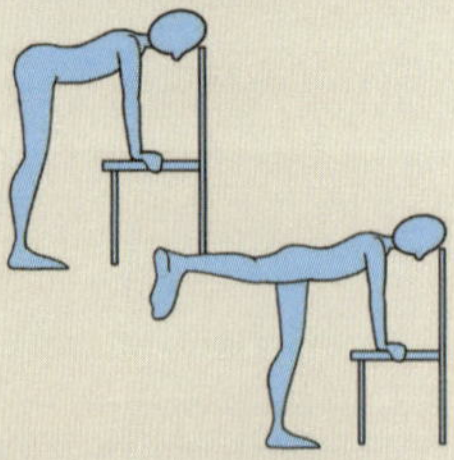

Les Internes, appui sur l'assise d'une chaise
Articulaire + ne vient pas au sol

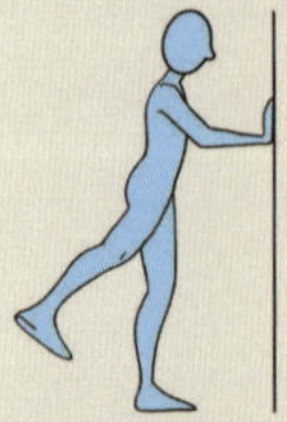

Le ½, appui contre un mur
Puissance + articulaire + ne vient pas au sol

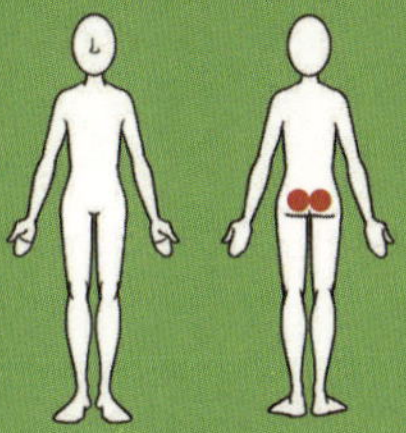

LES FESSIERS

VARIANTES ARTICULAIRES

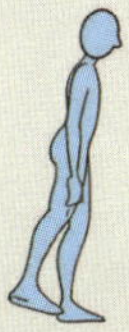

Le Mini ❶ (ménagement du dos et des hanches)

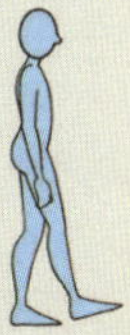

Par l'avant ❸(ménagement des hanches)

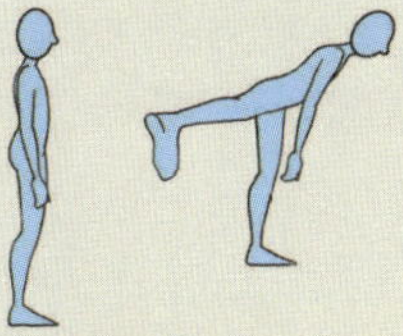

Les Internes ❹ (ménagement du dos, des hanches et des genoux)

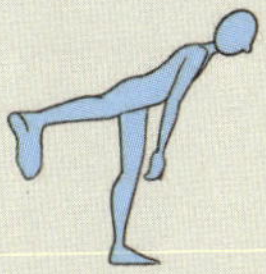

Le Ressort ❶ (ménagement du dos et des hanches)

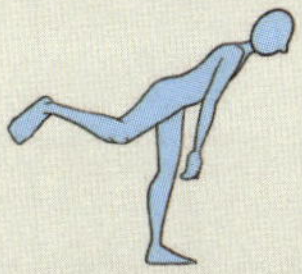

Le Groupé ❶ (ménagement du dos et du genou)

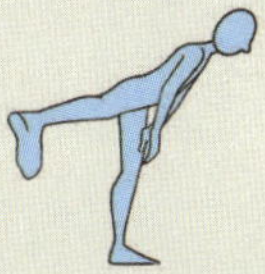

Le Soutien ❶ (ménagement du dos)

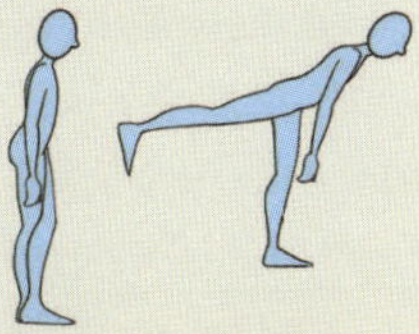

L'Axé ❺ (ménagement des hanches)

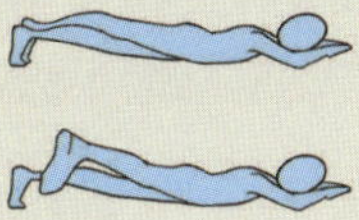

L'Allongé ❶ (ménagement du dos)

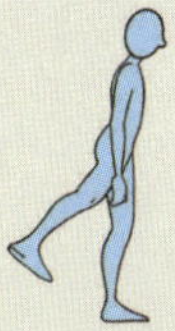

Le Demi ❶ (ménagement du dos)

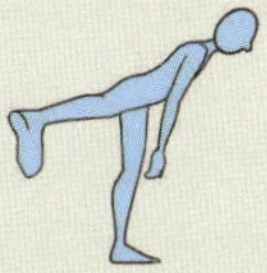

L'Unique ❻ (ménagement latéral)

NE VIENT PAS AU SOL

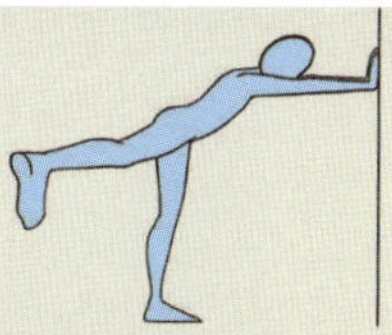

Debout, appui contre un mur

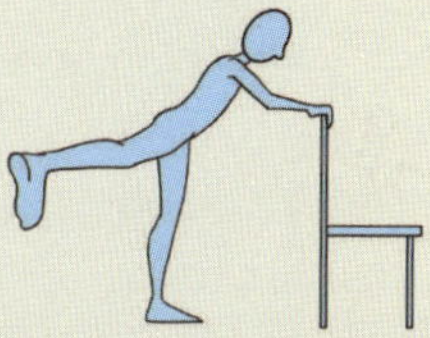

Appui sur un dossier ❼

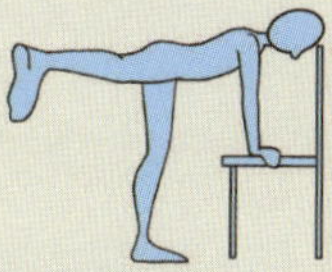

Appui sur l'assise d'une chaise ❼

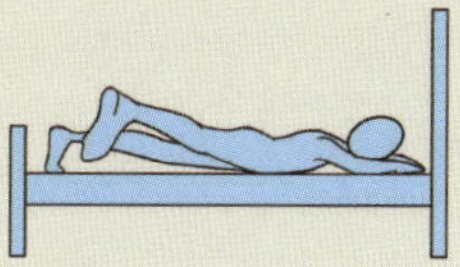

L'Allongé ❶ sur un lit

À NOTER

❶ Un même mouvement pour des raisons différentes.
❷ Plus de fatigue, cependant plus d'équilibre.
❸ Un départ par l'avant peut sembler plus confortable.
❹ Les pieds joints, face interne/face interne.
❺ Croisez mais sans tracer les « anneaux ».
❻ Handicap éventuel.
❼ Vérifiez les stabilité et solidité de l'appui.

27. LA PINCE-CUILLÈRE

→ *Tonifier le grand droit*

MOUVEMENT DE BASE

1
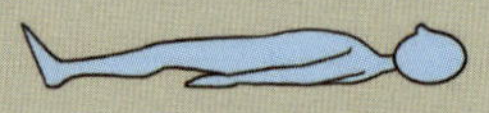

2
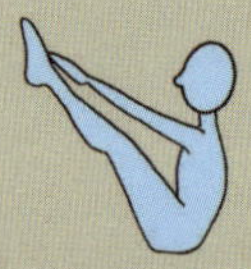

3
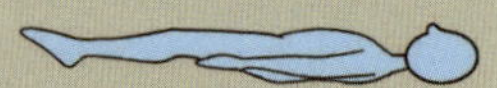

1. S'allonger sur le dos, les bras le long du corps.

2. Relever le buste et les jambes tendues en même temps pour venir toucher les mains et les pieds à la verticale.

3. Revenir dans le même temps proche du sol, sans poser.

⚠ *Expirez dans la montée; inspirez dans la descente.*

⚠ *En cas de maxi, une référence suffit.*

mouvement de base

VARIANTES PUISSANCE

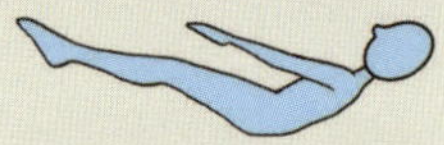

Le Mini ❶ moins d'amplitude.

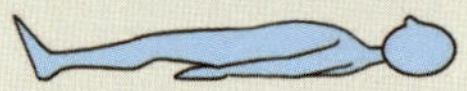

Le Relâché avec un temps de pause, régulier ou pas.

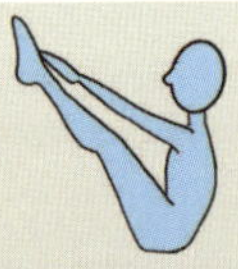

Le Non-stato-dynamique : pas de résistance statique sur le trajet.

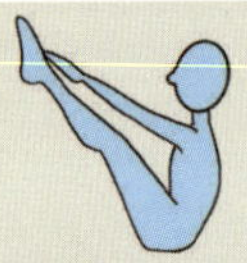

Le Ressort ❶ mouvements très courts.

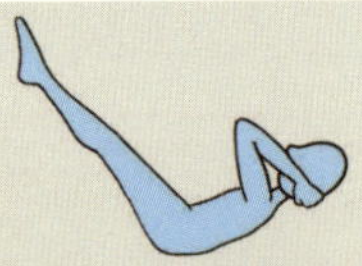

Le Soutien nuque ❶❷

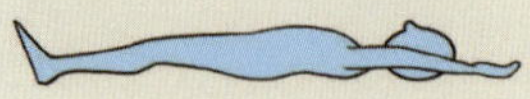

Les Bras de levier : aide avec un lancer de bras.

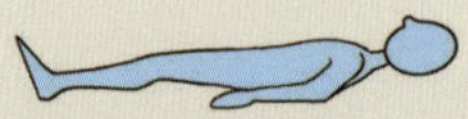

Le Soutien : les mains repoussent le sol au départ.

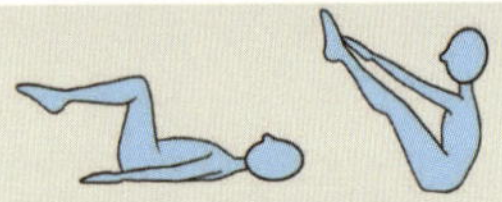

Le 2 temps : montée de cuisses, et lancer de jambes après.

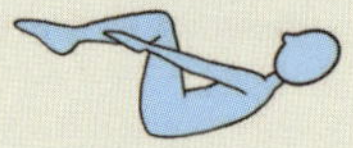

Le Grouper ❶❸ genoux fléchis.

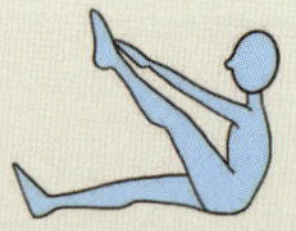

Le 2/3 : buste + une jambe à la fois.

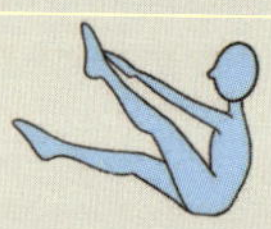

Le 1+1+1 : monter une jambe vers le buste, l'autre suit.

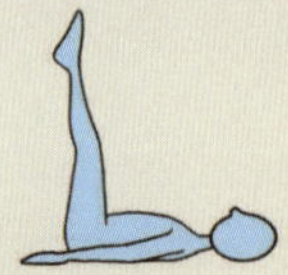

Le 1/2 ❶ : les jambes restent verticales.

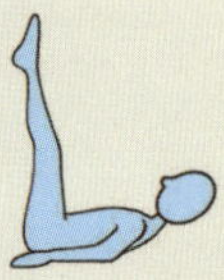

La Tête et les jambes.

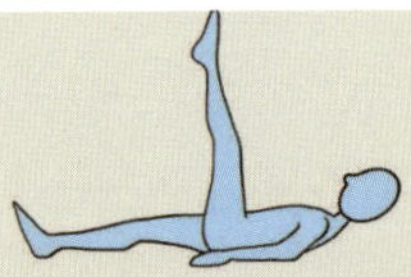

Le 1/4 Tête + 1 jambe.

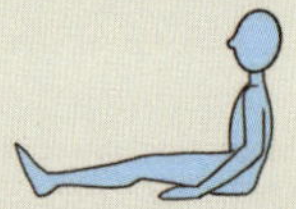

Départ assis

variantes puissance

VARIANTES MULTIPLES

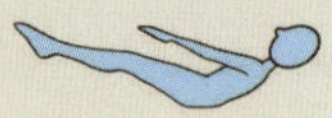

Le Mini ❶
Puissance + articulaire

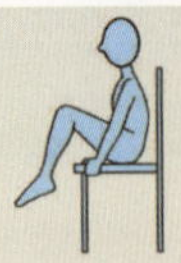

Le 2 temps, appui sur les mains
Puissance + ne vient pas au sol

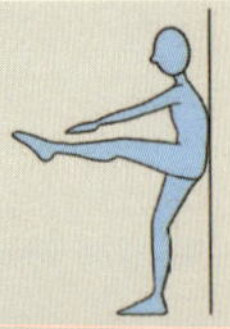

Une jambe, debout adossé(e)
Articulaire + ne vient pas au sol

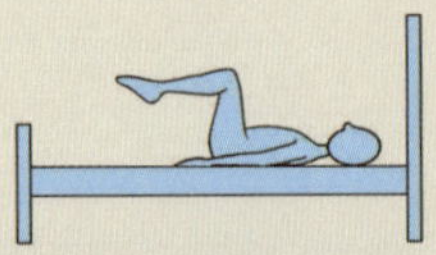

Le Relâché + le Groupé, sur un lit
Puissance + articulaire + ne vient pas au sol

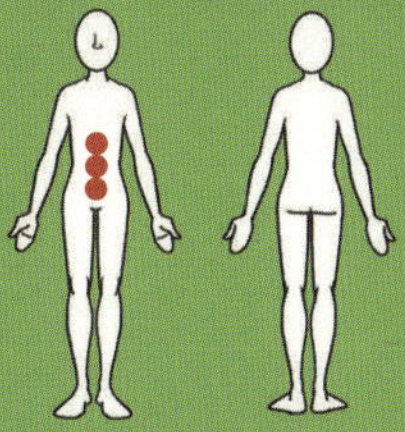

LA CEINTURE ABDOMINALE

VARIANTES ARTICULAIRES

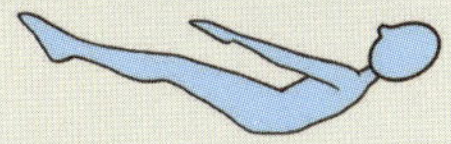

Le Mini ❶ (ménagement articulaire global)

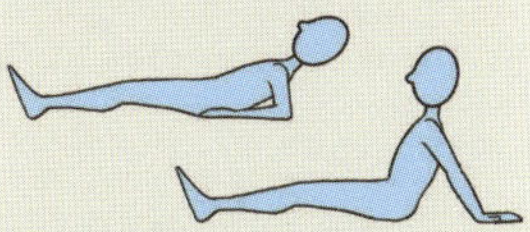

Les Coudes ou paumes (ménagement du dos et/ou des vertiges)

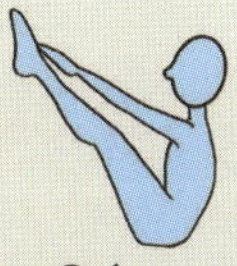

Le Ressort ❶ (ménagement articulaire global)

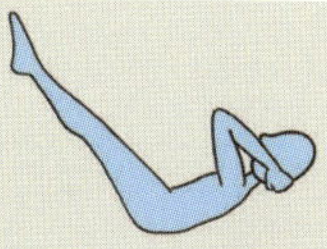

Le Soutien nuque ❶❷ (ménagement des cervicales)

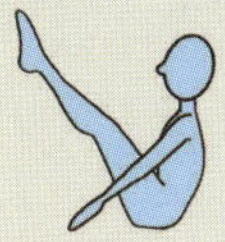

Le Sans bras (ménagement des épaules)

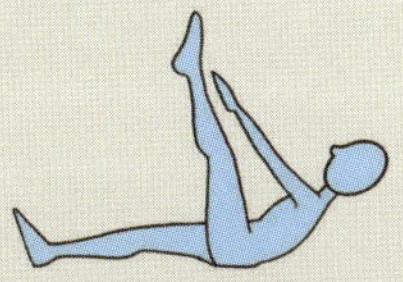

L'Appui vertical ❹ (ménagement du dos)

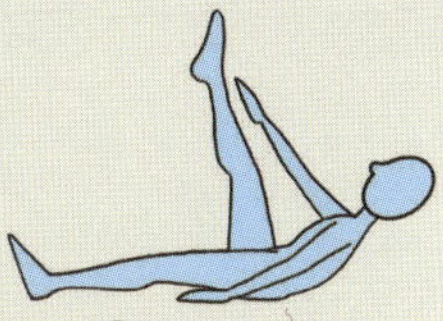

L'Unique ❺ (ménagement latéral)

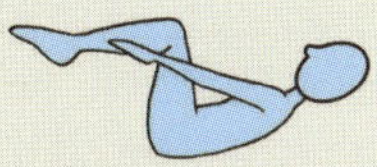

Le Groupé ❶❸ (ménagement du dos)

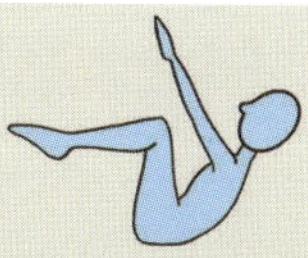

Les Imaginaires ❻ (ménagement du dos et des hanches)

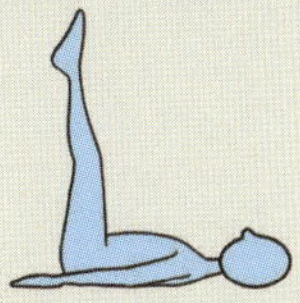

Le 1/2 ❶ (ménagement du dos et des hanches)

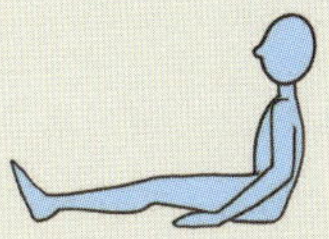

Le Départ assis ❶ (ménagement du dos)

À NOTER

❶ Un même mouvement pour des raisons différentes.
❷ Les mains soutiennent mais ne tirent pas. Si elles tirent, en soutenant la nuque, pas de souci pour les cervicales. Sinon, attention aux dégâts cervicaux.
❸ Les genoux restent à la verticale (différence avec « le 2 temps »).
❹ Une jambe reste verticale.
❺ Handicap éventuel.
❻ Touchez des pieds absents. Pas de lancer de jambes.
❼ Possibilité de ne monter qu'une seule jambe.
❽ Vérifiez les stabilité et solidité de l'appui.
❾ Occasion de monter la ou les jambes sans possibilité évidente de les toucher.
❿ À vivre avec précaution.

variantes articulaires

NE VIENT PAS AU SOL

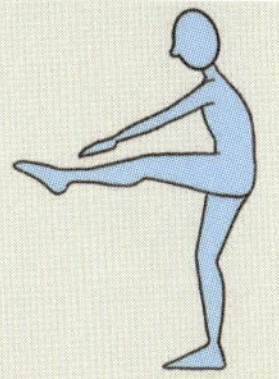

Debout, ❼ sans se tenir

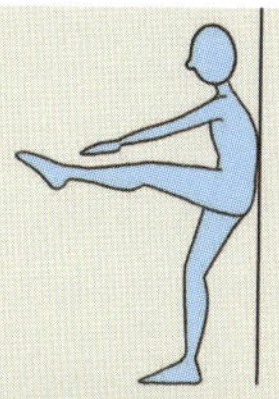

Debout, ❼❽ adossé(e) ou en se tenant

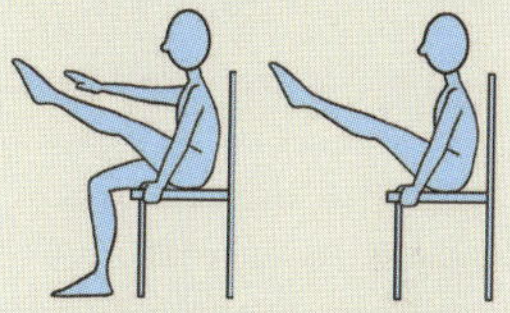

Sur une chaise ❾, appuis sur les mains

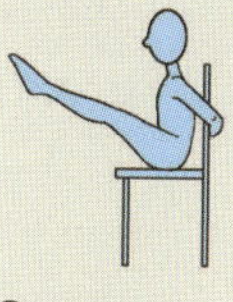

Sur une chaise ❾, saisie du dossier

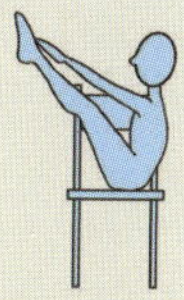

Sur une chaise ❾, ❿ de profil

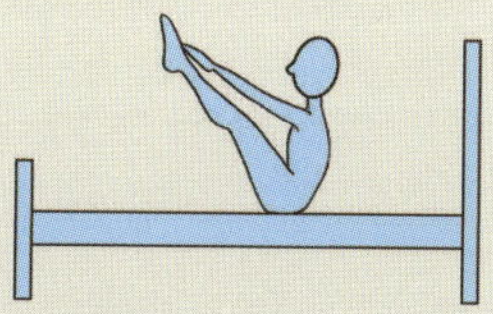

Sur un lit

ne vient pas au sol

28. LE « RELEVER DE BUSTE AMÉLIORÉ »

→ Tonifier le grand droit

MOUVEMENT DE BASE

1
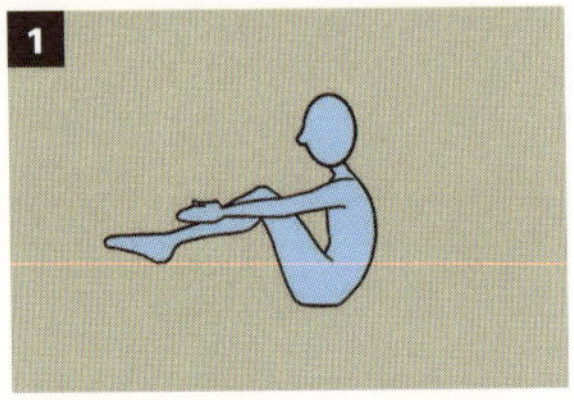

2
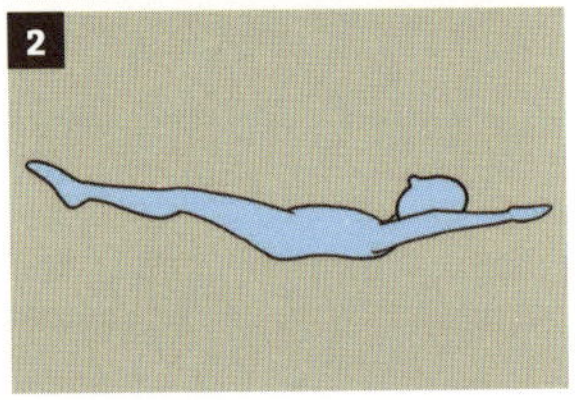

1. S'allonger sur le dos, les mains au-dessus de la tête.

2. Rassembler les pieds et les mains avec une dynamique groupée.

3. Dégrouper sans reposer les mains ni les pieds.

⚠ *L'idée est de toucher les pieds avec les mains.*

⚠ *Expirez pour grouper ; inspirez pour dégrouper.*

⚠ *En cas de maxi, une référence suffit.*

mouvement de base

VARIANTES PUISSANCE

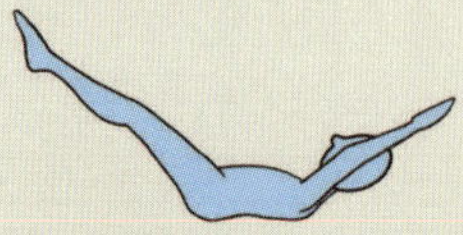

Le Mini ❶ : moins d'amplitude.

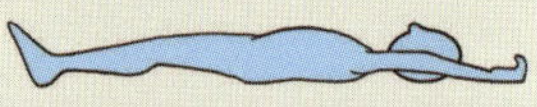

Le Relâché : avec un temps de pause, régulier ou pas.

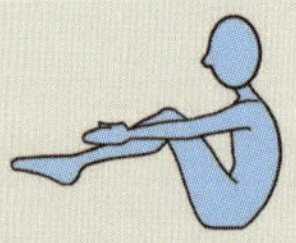

Le Non-stato-dynamique : pas de résistance statique sur le trajet.

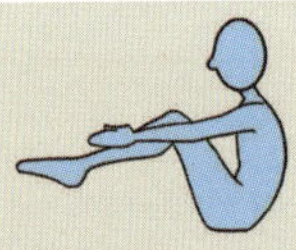

Le Ressort ❶ : mouvements très courts.

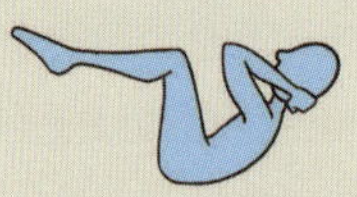

Le Soutien nuque ❶❷

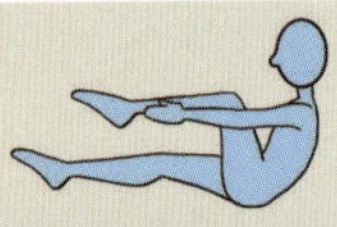

1 Genou : chercher à se chausser.

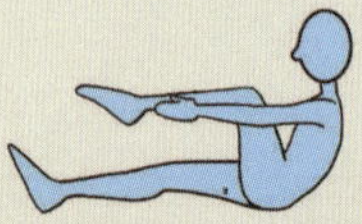

Le Super-posé : 1 genou dynamique, et pied opposé posé.

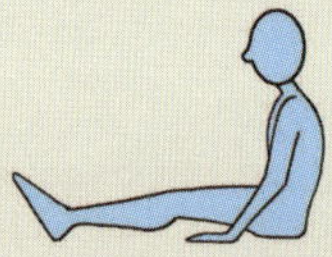

Le Départ assis ❶

variantes puissance

VARIANTES MULTIPLES

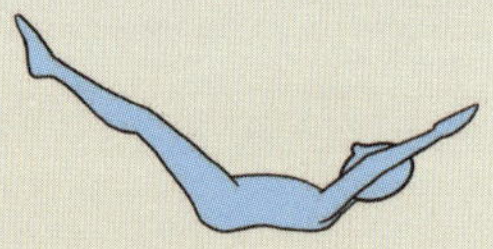

***Le Mini* ❶**
Puissance + articulaire

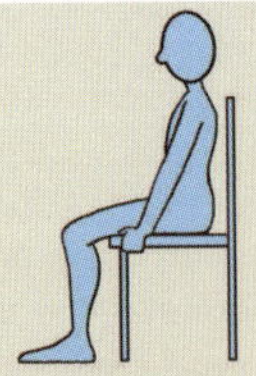

Le Relâché, dynamique deux genoux, assis(e), appui sur les mains
Puissance + ne vient pas au sol

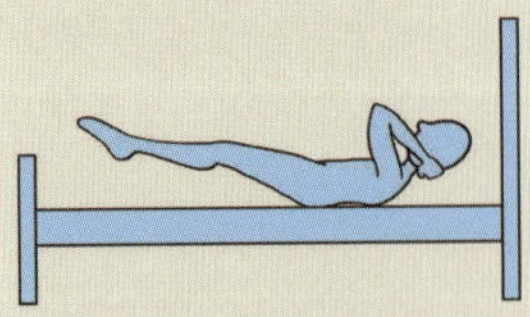

Le 1/2 inférieur, sur un lit
Articulaire + ne vient pas au sol

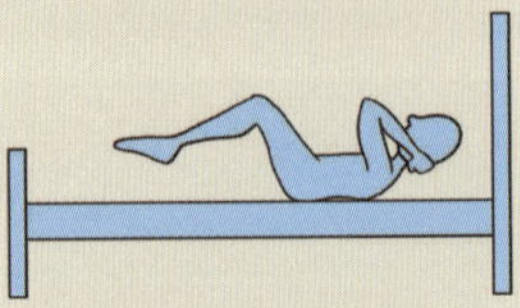

Le Mini + Soutien nuque, sur un lit
Puissance + articulaire + ne vient pas au sol

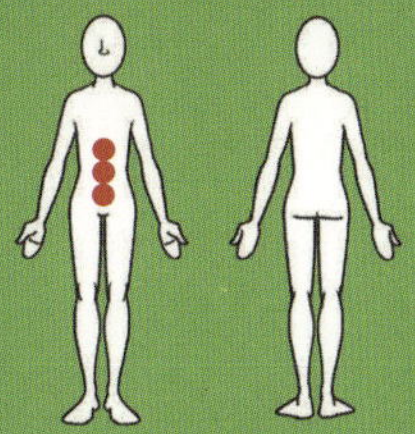

VARIANTES ARTICULAIRES

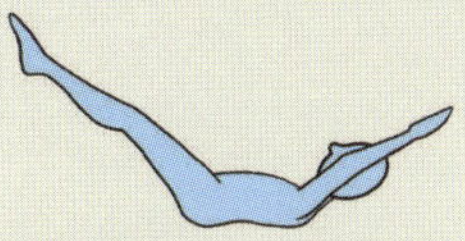

Le Mini ❶ (ménagement articulaire global)

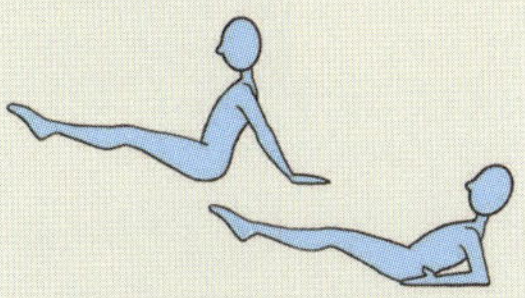

Les Coudes ou paumes (ménagement du dos et/ou des vertiges)

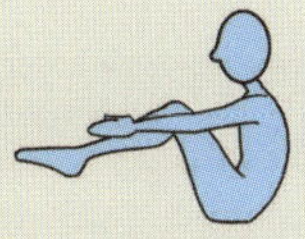

Le Ressort ❶ (ménagement articulaire global).

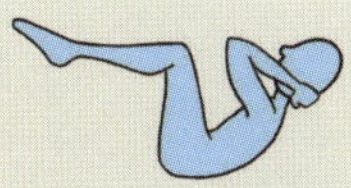

Le Soutien nuque ❶❷ (ménagement des cervicales)

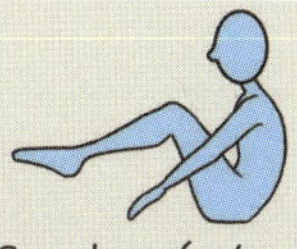

Le Sans bras (ménagement épaules)

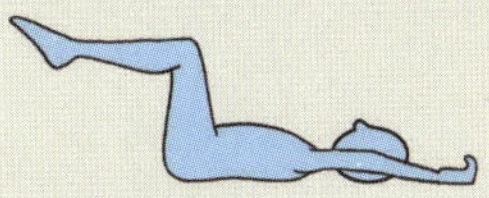

Le 1/2 supérieur ❸ (ménagement du dos)

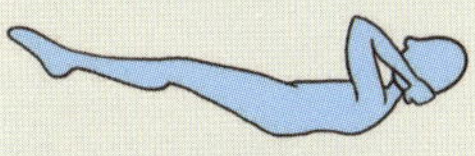

Le 1/2 inférieur ❹ (ménagement du dos)

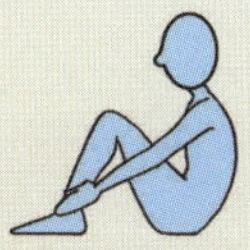

Le 1/3 supérieur ❺ (ménagement du dos et des hanches)

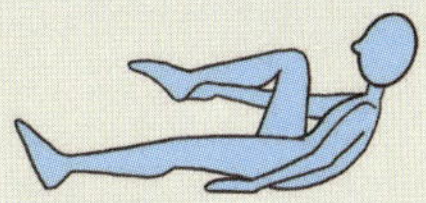

L'Unique ❻ (ménagement latéral)

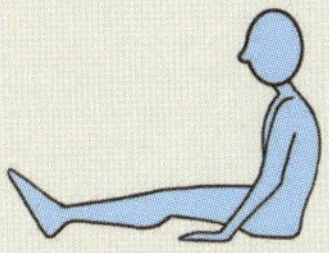

Le Départ assis ❶ (ménagement du dos)

variantes articulaires

À NOTER

❶ Un même mouvement pour des raisons différentes.
❷ Les mains soutiennent mais ne tirent pas. Si elles tirent, en soutenant la nuque, pas de souci pour les cervicales. Sinon, attention aux dégâts cervicaux.
❸ Dynamique haute, les cuisses verticales sont immobiles.
❹ Dynamique basse, la tête relevée est soutenue par les mains à la nuque.
❺ Dynamique haute, les pieds restent au sol, les genoux fléchis.
❻ Handicap éventuel.
❼ Chercher à se chausser debout.
❽ Vérifiez les stabilité et solidité de l'appui.
❾ Bien assis(e) au fond, mains en avant de l'assise ou saisie du dossier, montez les genoux.
❿ À vivre avec précaution.

NE VIENT PAS AU SOL

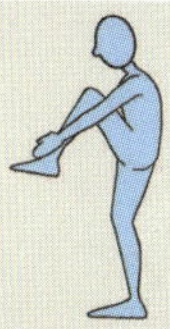

Debout ❼, sans se tenir

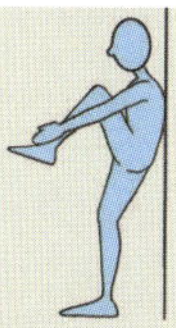

Debout ❼❽, adossé(e) ou en se tenant

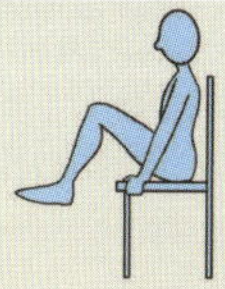

Sur une chaise ❾, appuis sur les mains

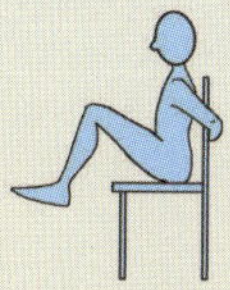

Sur une chaise ❾, saisie du dossier

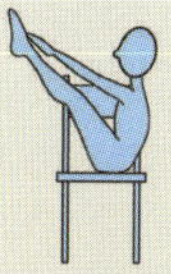

Sur une chaise ❿, de profil

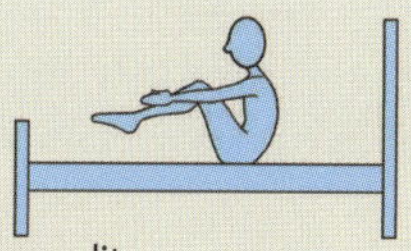

Sur un lit

ne vient pas au sol

29. LE « S'ALLONGER-S'ASSEOIR »

→ *Tonifier le grand droit*

MOUVEMENT DE BASE

1
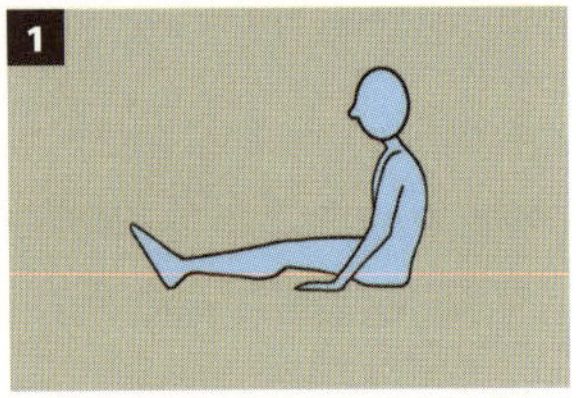

2
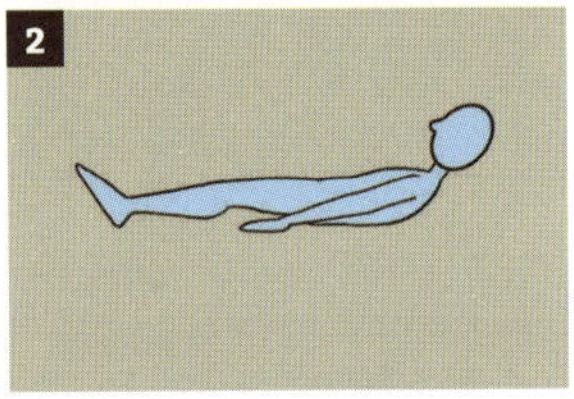

1. Départ assis : s'allonger, vertèbre par vertèbre, sans poser la tête (l'aller).

2. Départ allongé : s'asseoir, vertèbre par vertèbre, (le retour).

⚠ *Cela demande une souplesse vertébrale. Les dos droits et/ou plats n'apprécient pas ce mouvement de base. Dirigez-vous vers les variantes !*

⚠ *Gardez vos jambes au sol à l'aller et au retour.*

⚠ *Expirez à l'aller et au retour ; inspirez entre les deux.*

⚠ *En cas de maxi, une référence suffit.*

mouvement de base

VARIANTES PUISSANCE

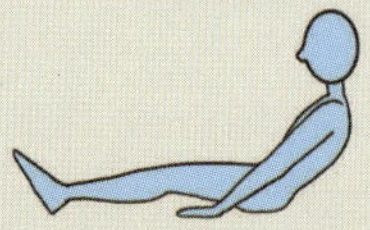

Le Mini ❶ : moins d'amplitude.

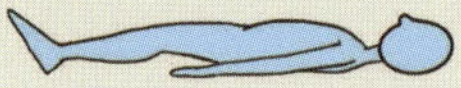

Le Relâché : avec un temps de pause, régulier ou pas.

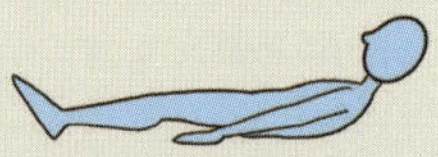

Le Non-stato-dynamique : pas de résistance statique sur le trajet.

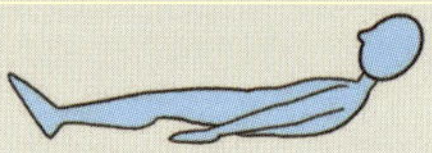

Le Ressort ❶ : mouvements très courts.

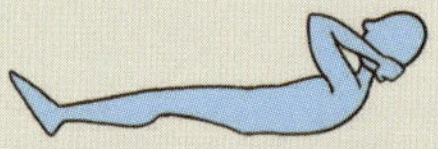

Le Soutien nuque ❶❷

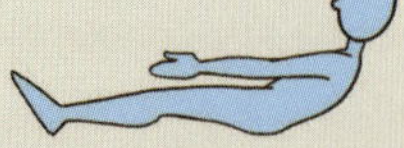

Les Bras de levier : aide avec un lancer de bras (le retour).

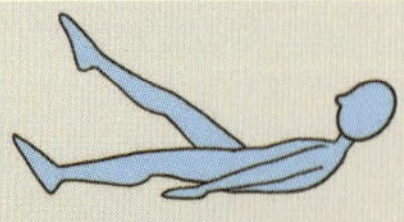

Le Simple balancier : 1 jambe fait contre-poids.

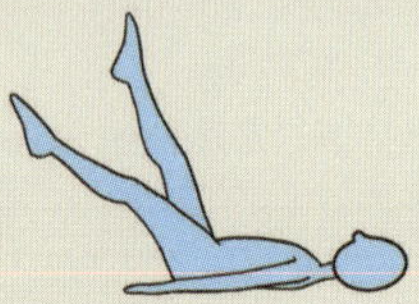

Le 1+1 : jambes décalées qui se suivent.

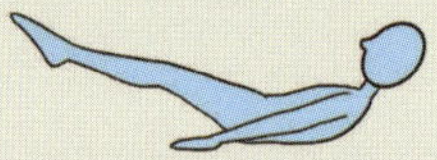

Le Double balancier : les 2 jambes font contre-poids.

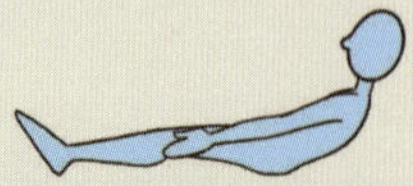

L'Autre soutien ❶ : les mains s'accrochent aux cuisses si besoin.

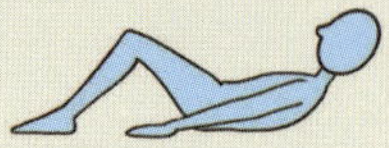

Le Groupé ❶ : genoux fléchis.

variantes puissance

VARIANTES MULTIPLES

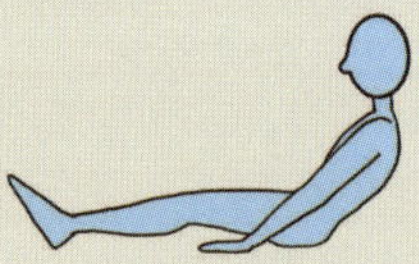

Le Mini ❶
Puissance + articulaire

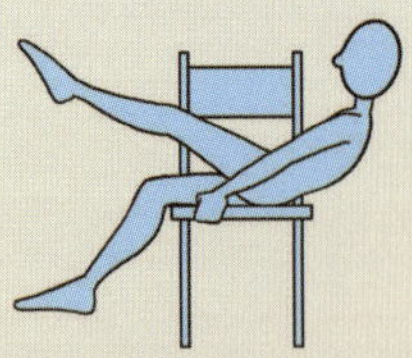

Le Simple balancier, assis(e) ❺
Puissance + ne vient pas au sol

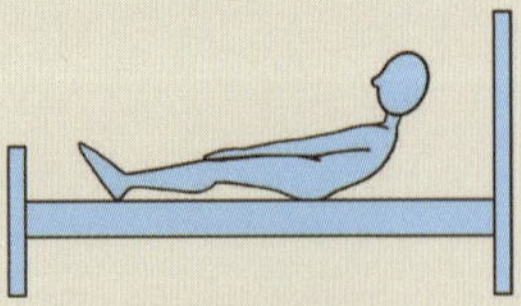

Le « s'allonger sans », sur un lit
Articulaire + ne vient pas au sol

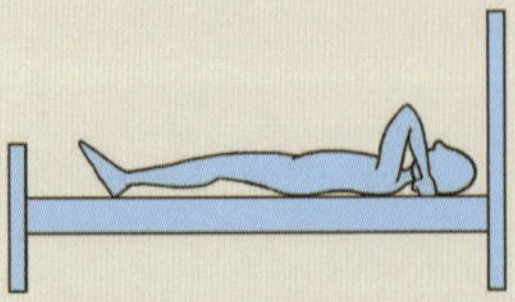

Le Relâché + le Soutien nuque, sur un lit
Puissance + articulaire + ne vient pas au sol

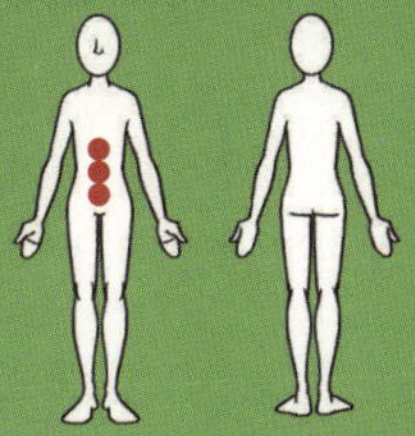

VARIANTES ARTICULAIRES

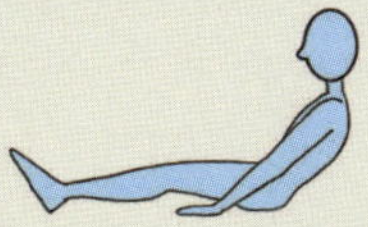

Le Mini ❶ (ménagement du dos)

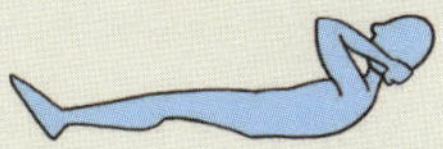

Le Soutien nuque ❶❷ (ménagement des cervicales)

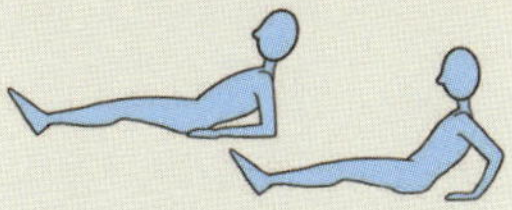

Les Coudes ou paumes (ménagement du dos et/ou des vertiges)

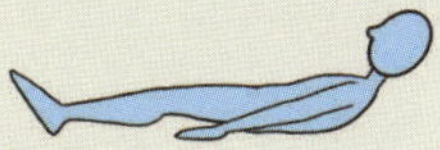

Le « s'asseoir » sans ❹ (ménagement du dos et du coccys)

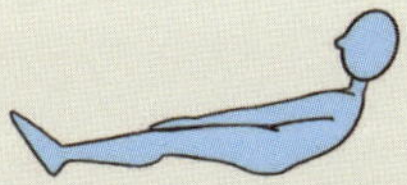

Le « s'allonger » sans ❸ (ménagement des cervicales et du dos)

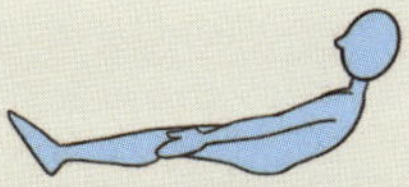

L'Autre soutien ❶ (ménagement du dos)

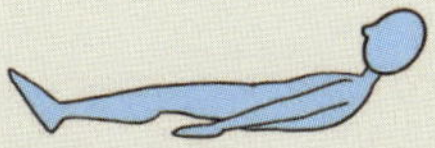

Le Ressort ❶ (ménagement du dos)

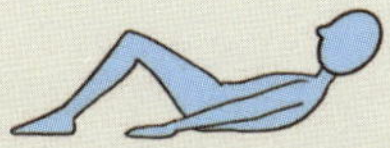

Le Groupé ❶ (ménagement du dos)

NE VIENT PAS AU SOL

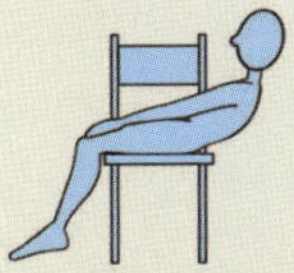

Sur une chaise ❺ de profil

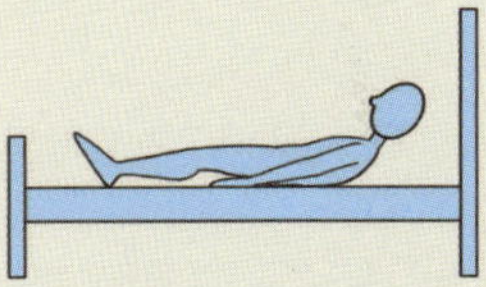

Sur un lit

À NOTER

❶ Un même mouvement pour des raisons différentes.
❷ Les mains soutiennent mais ne tirent pas.
Si elles tirent, en soutenant la nuque, pas de souci pour les cervicales. Sinon, attention aux dégâts cervicaux.
❸ Départ assis(e), ne vous allongez pas.
❹ Départ allongé(e), ne vous asseyez pas.
❺ À vivre avec précaution.

30. LE « TOUCHER MALLÉOLES* »

→ *Tonifier le grand droit et les obliques*

MOUVEMENT DE BASE

1
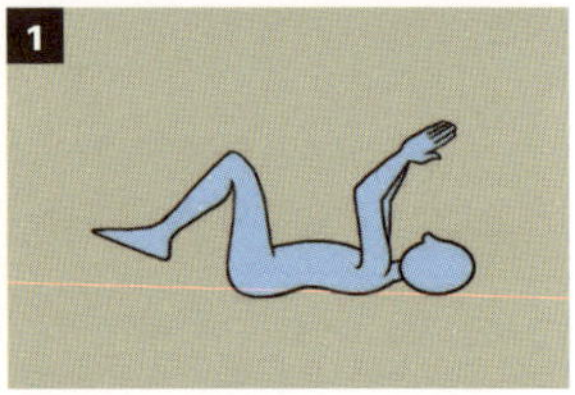

2
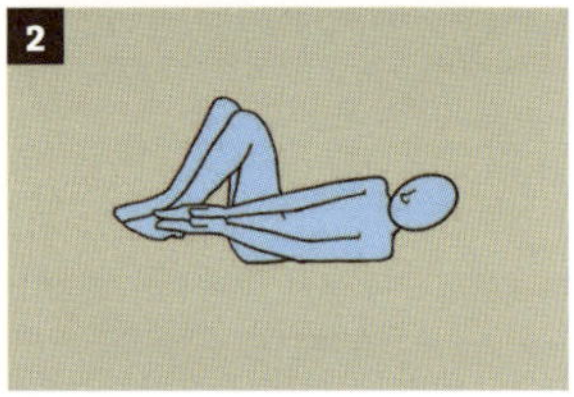

1. S'allonger sur le dos, et joindre les mains.

2. Relever le buste, les mains jointes, et chercher à toucher la malléole externe (côté cheville).

3. Effectuer une sorte de mouvement d'accordéon pour rapprocher et éloigner pieds et mains.

4. Revenir en position initiale sans poser la tête avant de le vivre de l'autre côté. Ou dissocier (1 seul côté).

⚠ *Double mouvement d'ouverture-fermeture.*

⚠ *Expirez sur la fermeture ; inspirez sur l'ouverture (éloignement pieds-mains).*

⚠ *En cas de maxi, une référence suffit, sauf en cas de choix de dissociation.*

mouvement de base

VARIANTES PUISSANCE

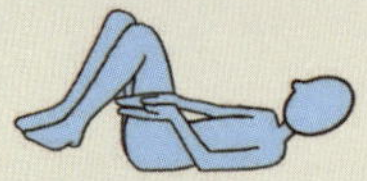
Le Mini ❶ : moins d'amplitude.

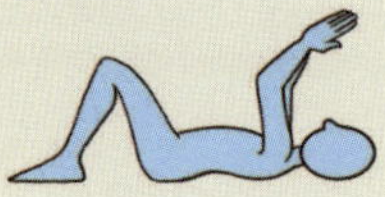
Le Relâché : avec un temps de pause, régulier ou pas.

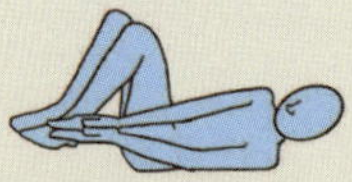
Le Non-stato-dynamique : pas de résistance statique sur le trajet.

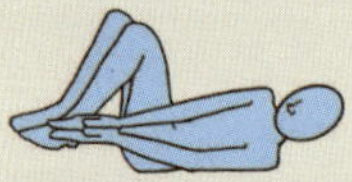
Le Ressort❶ : mouvements très courts.

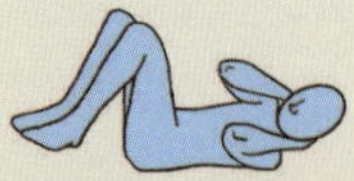
Le Soutien nuque ❶

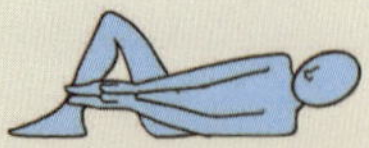
Le Groupé ❶❷ : genoux fléchis, pieds au sol.

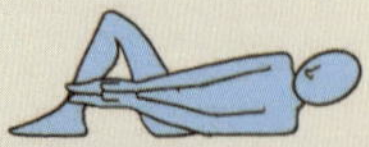
Le Super-posé : pose du coude lors du contact pied-mains.

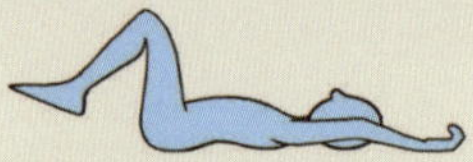
Les Bras de levier : aide avec un lancer de bras.

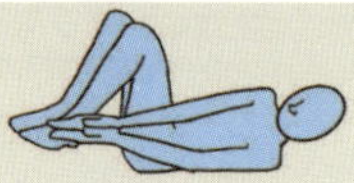
L'Alterné avant tout

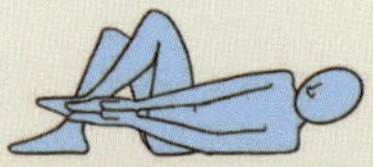
Le Dissocié : avec appui, après tout.

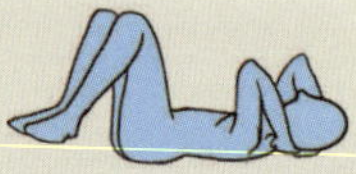
Le Double essuie-glace ❶ ❸ mains à la nuque, genoux fléchis

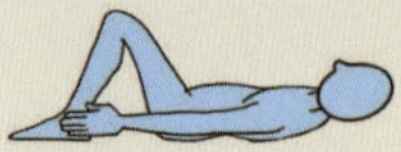
Le Toucher malléole simple ❶❹ : une main pour la malléole externe.

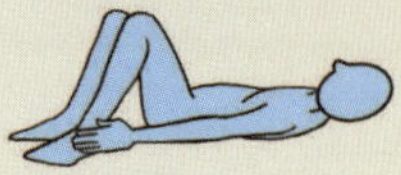
Le Glissé ❺ : main et pieds glissent au sol.

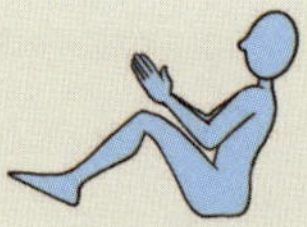
La Position assise ❶

variantes puissance

VARIANTES MULTIPLES

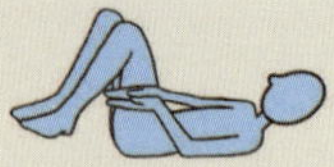
Le Mini ❶
Puissance + articulaire

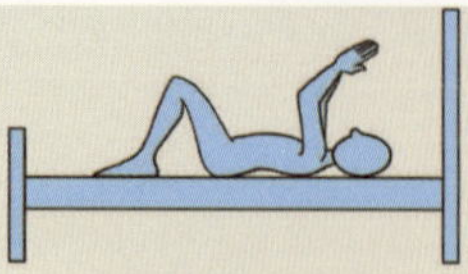
Le Relâché, sur un lit
Puissance + ne vient pas au sol

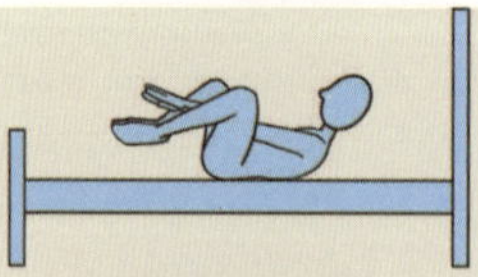
L'Axé, sur un lit
Articulaire + ne vient pas au sol

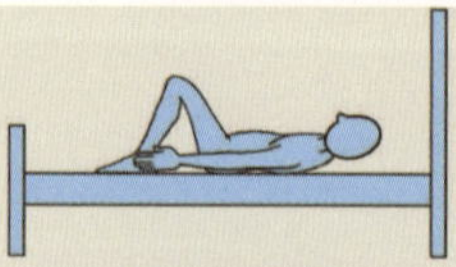
Le Toucher-malléole simple, sur un lit
Puissance + articulaire + ne vient pas au sol

*Excroissances osseuses latérales des chevilles.

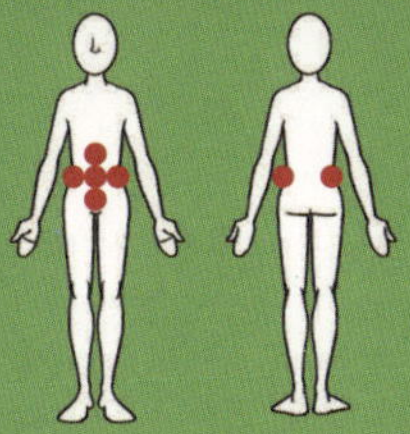

LA CEINTURE ABDOMINALE

VARIANTES ARTICULAIRES

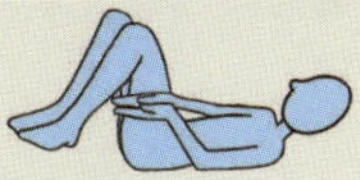

Le Mini ❶
(ménagement dos)

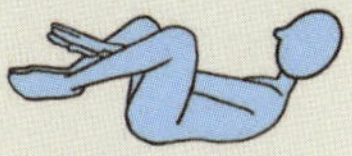

L'Axer ❻
(ménagement du dos)

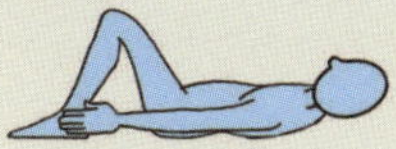

Le Toucher malléole simple
❶❹ (ménagement du dos)

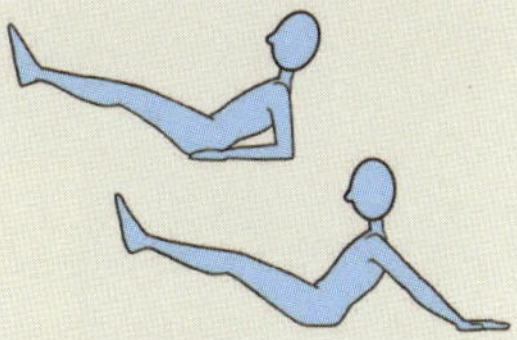

Les Coudes ou paumes
(ménagement du dos et/ou des vertiges)

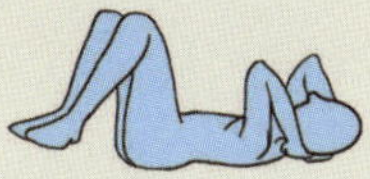

Le Double essuie-glace ❶❸
(ménagement du dos et des cervicales)

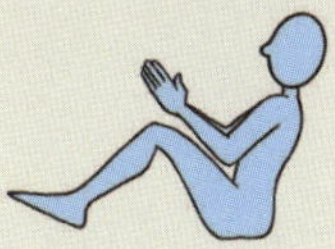

La Posititon assise❶
(ménagement du dos)

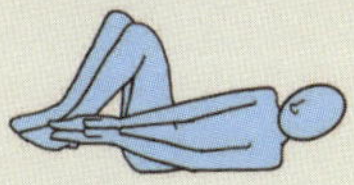

Le Ressort ❶
(ménagement du dos)

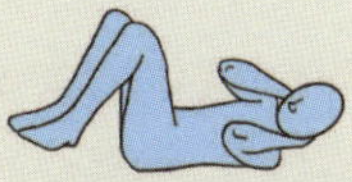

Le Soutien nuque ❶
(ménagement des cervicales)

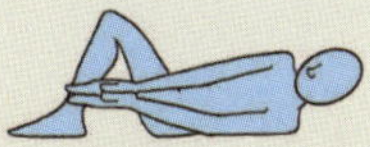

Le Groupé ❶❷
(ménagement du dos)

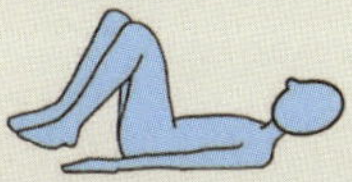

Le Sans bras
(ménagement des épaules)

NE VIENT PAS AU SOL

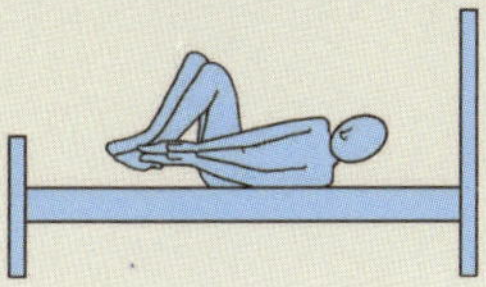

Sur un lit

À NOTER

❶ Un même mouvement pour des raisons différentes.
❷ Rapprochement des mains sans toucher.
❸ Buste relevé, fléxions latérales du rachis.
❹ = « Le Groupé » à une main.
❺ Le « Toucher mallélole simple » en glissant au sol, avec le mouvement d'accordéon du mouvement de base.
❻ Venez toucher les malléoles internes.
et externes (1 main par malléole) dans l'axe.

variantes articulaires

ne vient pas au sol

31. LE DÉMÉNAGEUR

→ *Tonifier le grand droit et les obliques*

MOUVEMENT DE BASE

1
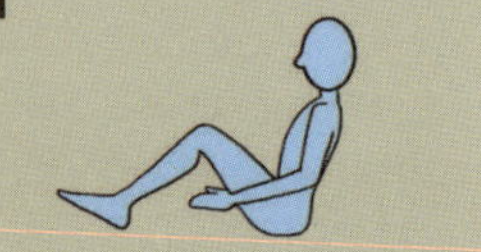

2
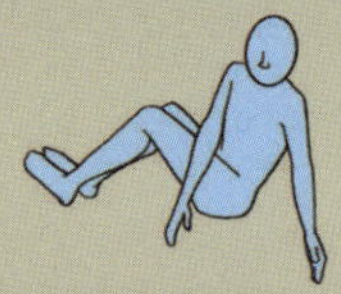

3
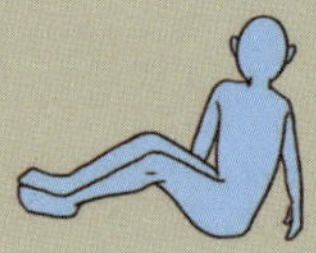

1. S'asseoir en équilibre, genoux fléchis, pieds levés.

2. Pivoter le buste pour récupérer un carton imaginaire sur le côté. Les genoux font contre-poids (pivot opposé).

3. Poser ensuite ce « carton » de l'autre côté. Continuer ou insister d'un côté (dissocier).

⚠ *Les mains touchent le sol.*

⚠ *Expirez pour prendre et poser ; inspirez entre les deux.*

⚠ *En cas de maxi, une référence suffit, sauf en cas de dissociation.*

mouvement de base

VARIANTES PUISSANCE

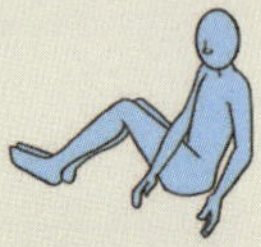

Le Mini ❶ moins d'amplitude.

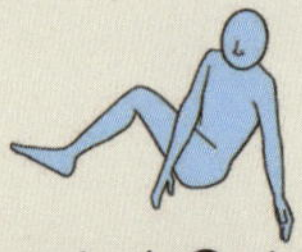

Le Pivot simple ❶ : épaules ou les genoux pivotent.

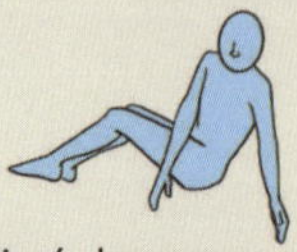

Le Glissé : les genoux pivotent et les pieds glissent.

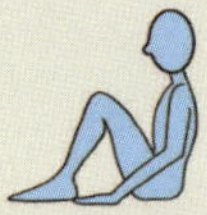

Le Relâché avec un temps de pause, régulier ou pas.

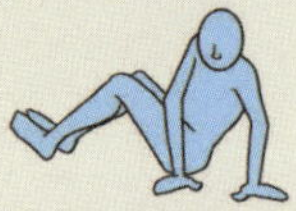

La Demi-pose supérieure : une ou deux mains posées au sol après le double pivot.

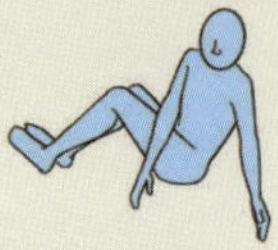

L'Alterné : avant tout.

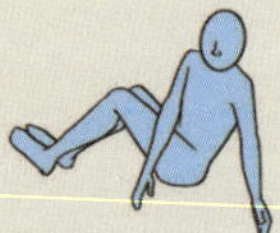

Le Non-stato-dynamique : pas de résistance statique sur le trajet.

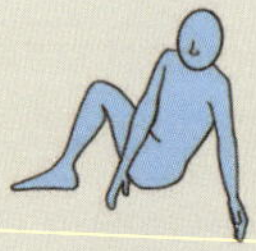

La Demi-pose inférieure ❷ les pieds restent au sol.

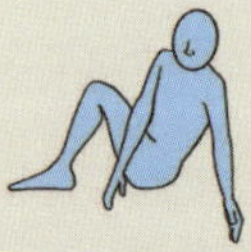

Le Dissocié : avec appui, après tout.

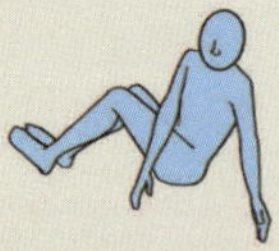

Le Ressort ❶ mouvements très courts.

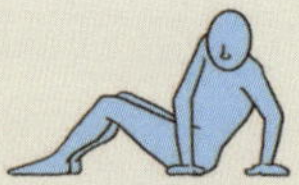

Le Super-posé ❸ : pose des mains et des pieds.

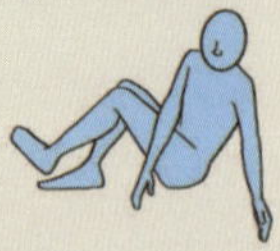

Le Soutien : appui du pied droit pour un carton à gauche, …

variantes puissance

À NOTER

❶ Un même mouvement pour des raisons différentes.
❷ Les pieds restant au sol, le buste bascule un peu plus sur l'arrière pour garder de l'intensité abdominale.
❸ Les pieds peuvent rester ou non au sol.
❹ Les bras voyagent sans que les épaules pivotent.
❺ = Le « s'allonger sans » (p. 128).
❻ Allongé(e) au sol, la tête levée, les genoux fléchis, les pieds levés, les bras d'un côté, et les genoux de l'autre.
❼ À vivre avec précaution.

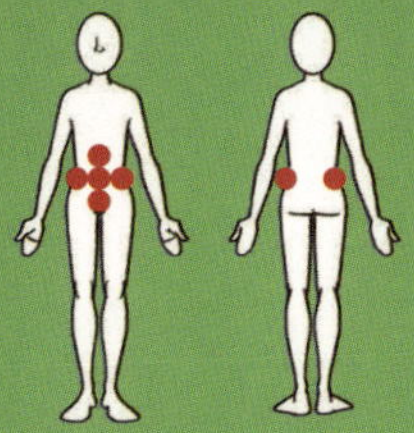

LA CEINTURE ABDOMINALE

VARIANTES ARTICULAIRES

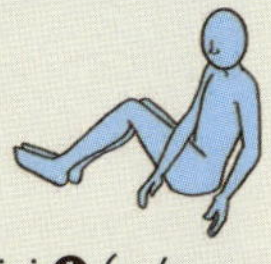
Le Mini ❶ (ménagement articulaire global)

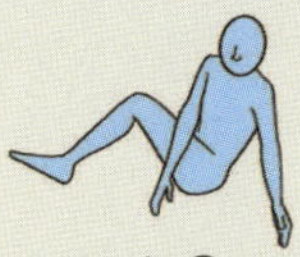
Le Pivot simple ❶ (ménagement du dos)

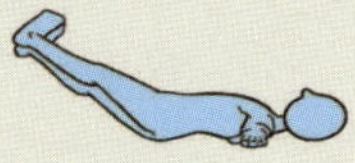
Le « Métronome » (ménagement du coccys)

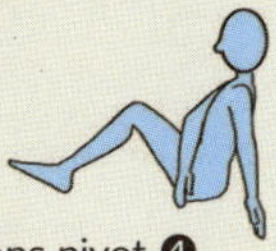
Le Sans pivot ❹ (ménagement du dos)

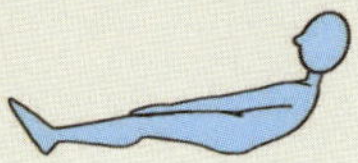
L'Axé ❺ (ménagement du dos)

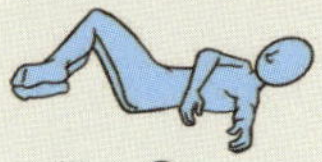
La Serpillère ❻ (ménagement du dos et du coccys)

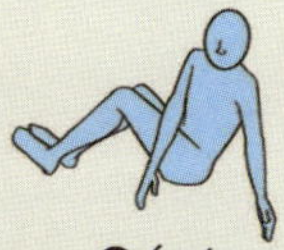
Le Ressort ❶ (ménagement articulaire global)

NE VIENT PAS AU SOL

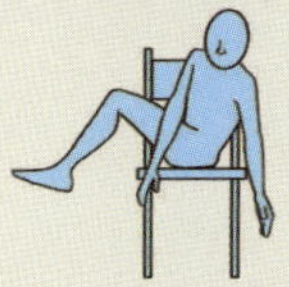
Sur une chaise ❼, de profil

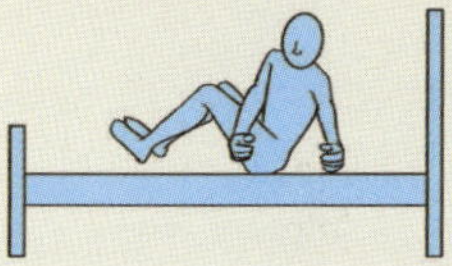
Sur un lit

VARIANTES MULTIPLES

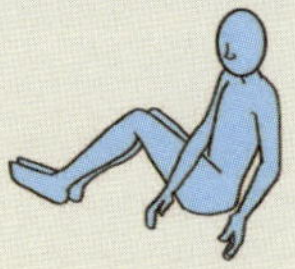
Le Mini ❶
Puissance + articulaire

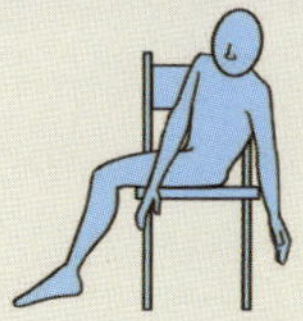
La Demi-pose inférieure assis(e) ❼
Puissance + ne vient pas au sol

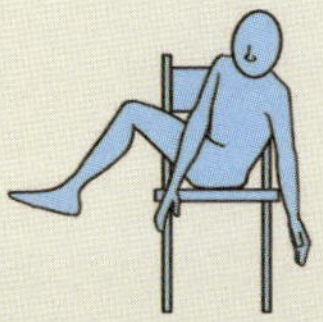
Le Pivot simple, assis(e) ❼
Articulaire + ne vient pas au sol

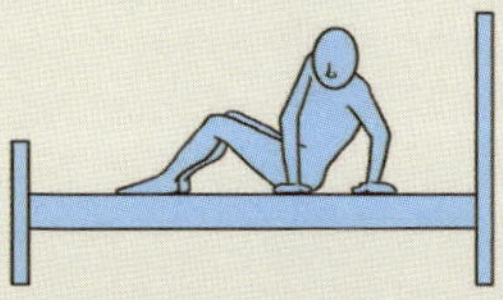
Le Super-posé + Le Mini, sur un lit
Puissance + articulaire + ne vient pas au sol

variantes articulaires

ne vient pas au sol

32. LA FAUX

→ *Tonifier le grand droit et les obliques*

MOUVEMENT DE BASE

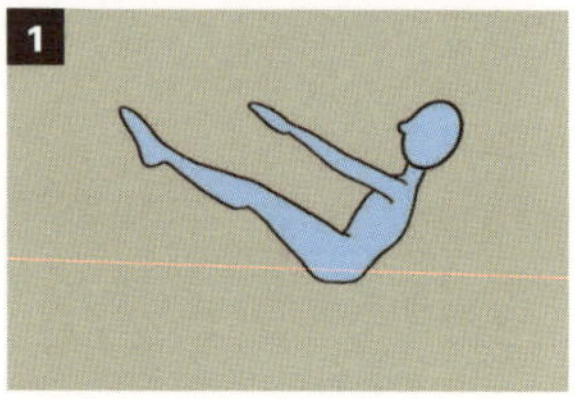

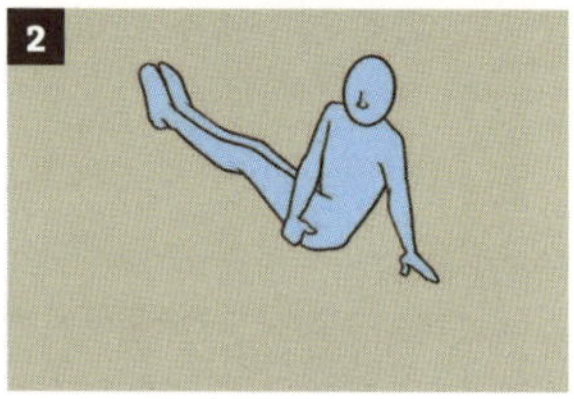

1. S'asseoir en équilibre, les jambes tendues levées, et les bras tendus en accord avec les jambes.

2. Faire pivoter les jambes d'un côté, et le bras de l'autre dans le même temps.

3. Alterner ou dissocier (1 côté) sans revenir au sol.

⚠ *Mouvement qui demande de la puissance.*

⚠ *Expirez pour aller sur les côtés ; inspirez au retour (dans l'axe).*

⚠ *En cas de maxi, une référence suffit, sauf en cas de dissociation.*

mouvement de base

VARIANTES PUISSANCE

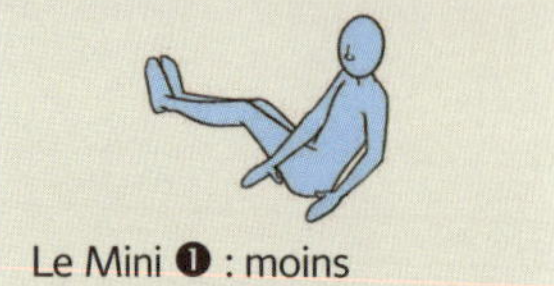

Le Mini ❶ : moins d'amplitude.

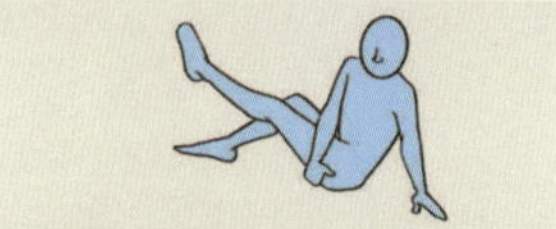

Le Dissocié : avec appui, après tout.

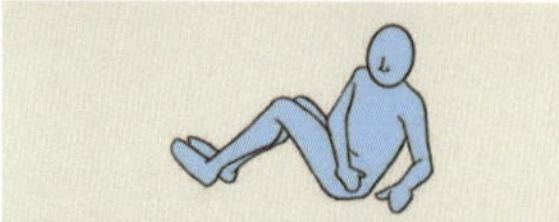

Le Groupé ❶ coudes et genoux fléchis.

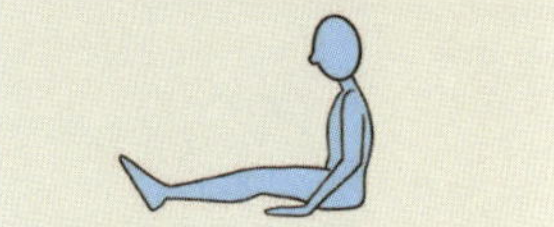

Le Relâché : avec un temps de pause, régulier ou pas.

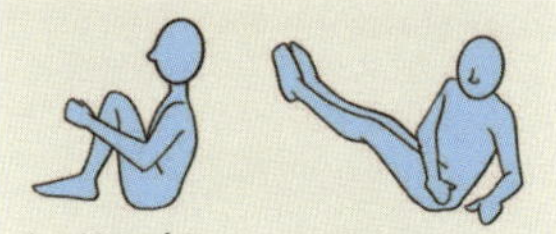

Le Kayakiste : passage par flexions bras et jambes opposés, sur les côtés.

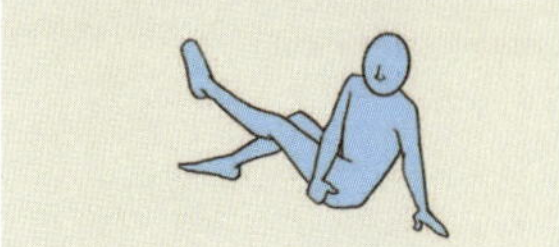

Le 3/4 ❸ : pose d'un pied pour pivoter (alterner).

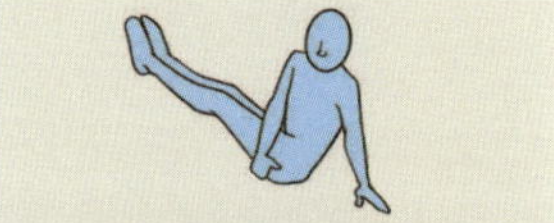

Le Non-stato-dynamique : pas de résistance statique sur le trajet.

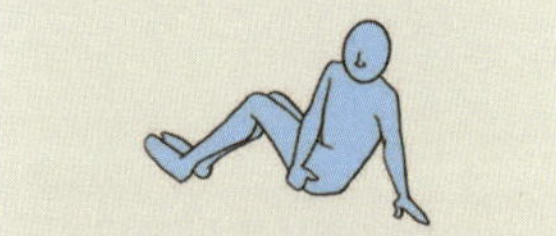

L'Autre modèle ❷ : bras tendus, genoux fléchis.

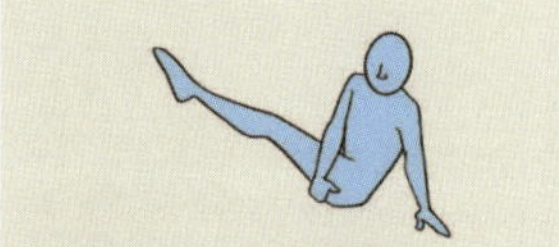

Le Pivot simple ❶❹ les bras ou les jambes.

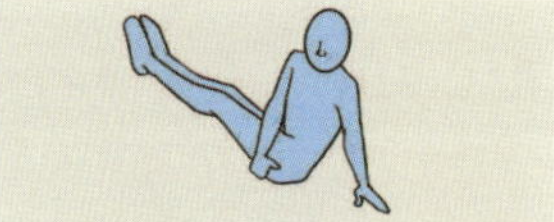

Le Ressort ❶ : mouvements très courts.

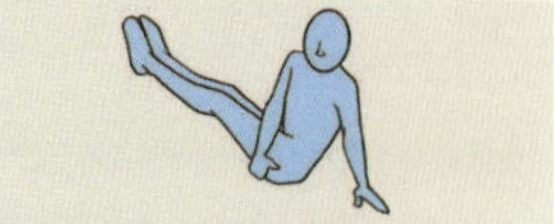

L'Alterné : avant tout.

variantes puissance

À NOTER

❶ Un même mouvement pour des raisons différentes.
❷ = le « Déménageur » (pp. 132-133).
❸ Bras à gauche, jambe gauche à droite, pied droit posé.
❹ Pour le pivot des jambes, mains en appui arrière.
❺ Passage par flexions bras et jambes opposés, dans l'axe.
❻ Sans pivoter le buste, les bras voyagent sur les côtés. Les jambes sont fixes et levées.
❼ Ouvertures et fermetures des bras et des jambes, sans pivoter.
❽ La « Faux » sur le dos, la tête levée.
❾ À vivre avec précaution.
❿ « Pivot simple » possible.

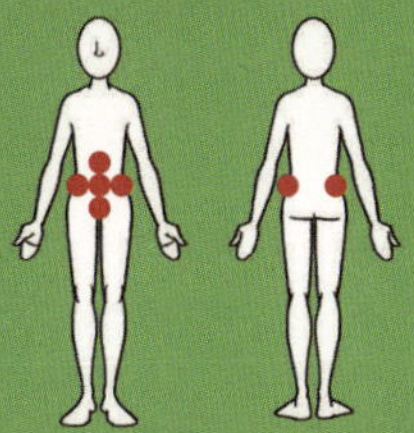

LA CEINTURE ABDOMINALE

VARIANTES ARTICULAIRES

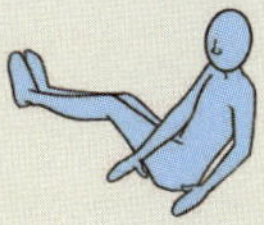

Le Mini ❶
(ménagement du dos)

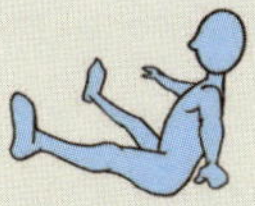

Les Doubles ciseaux ❼
(ménagement du dos)

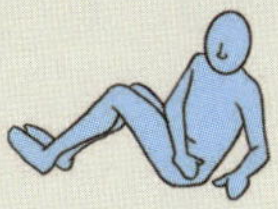

Le Groupé ❶
(ménagement du dos)

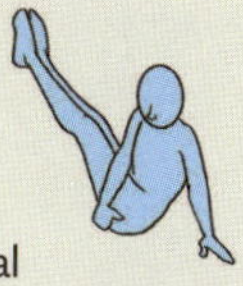

Le Vertical
(ménagement du dos)

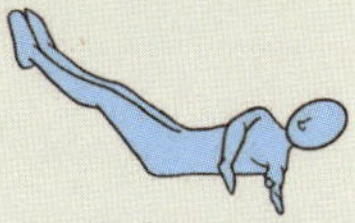

Le Faux-pas ❽ (ménagement du dos et du coccys)

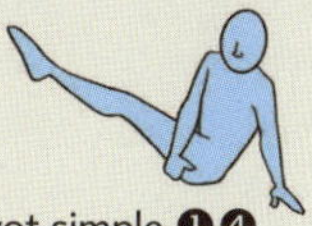

Le Pivot simple ❶❹
(ménagement du dos)

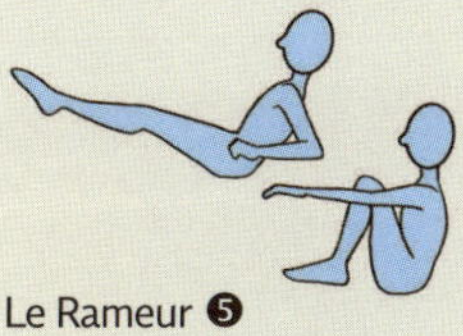

Le Rameur ❺
(ménagement du dos)

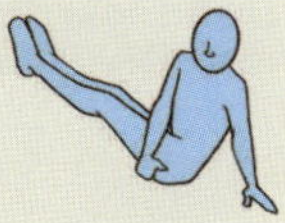

Le Ressort ❶
(ménagement du dos)

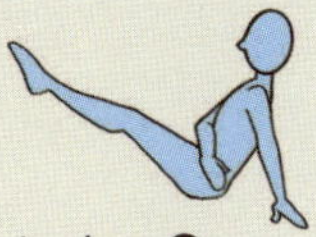

L'Essuie-glace ❻
(ménagement du dos)

variantes articulaires

VARIANTES MULTIPLES

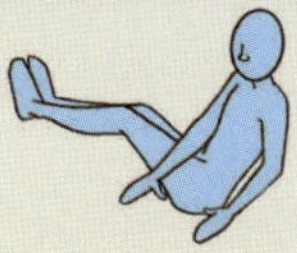

Le Mini ❶
Puissance + articulaire

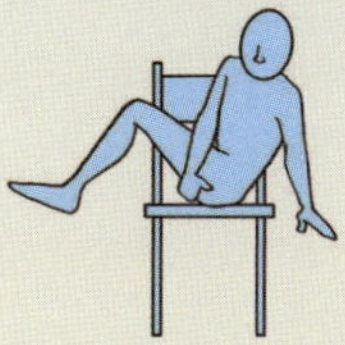

L'Autre modèle, de profil ❾
Puissance + ne vient pas au sol

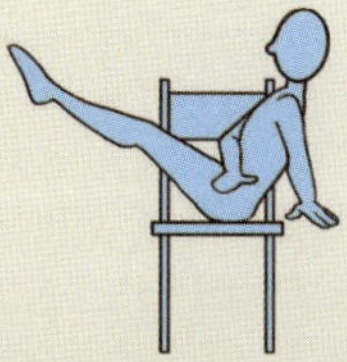

L'Essuie-glace, de profil ❾
Articulaire + ne vient pas au sol

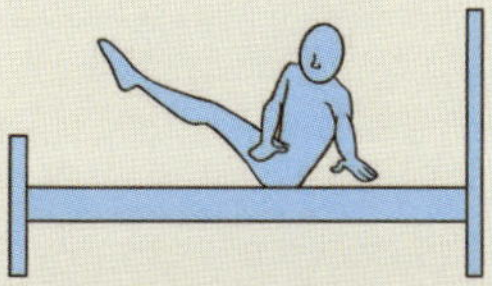

Le Pivot simple, sur un lit
Puissance + articulaire + ne vient pas au sol

NE VIENT PAS AU SOL

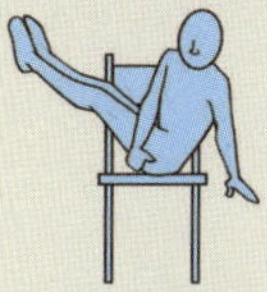

Sur une chaise ❾, de profil

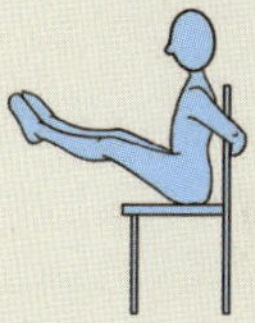

Sur une chaise ❿, saisie arrière

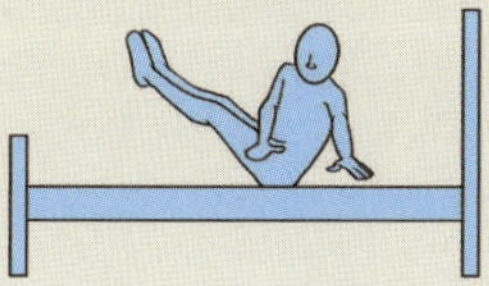

Sur un lit

ne vient pas au sol

33. LE « CROISER-KINÉ »

→ *Tonifier le grand droit et les obliques*

MOUVEMENT DE BASE

1
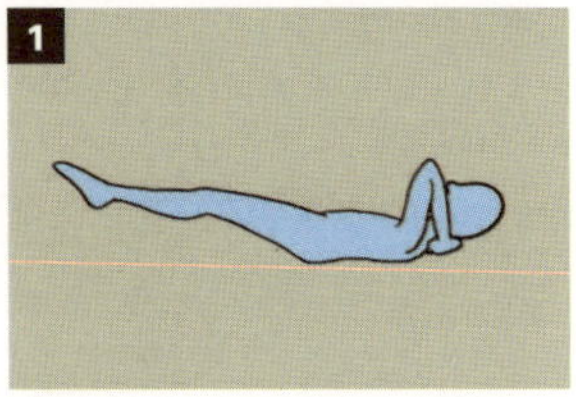

2
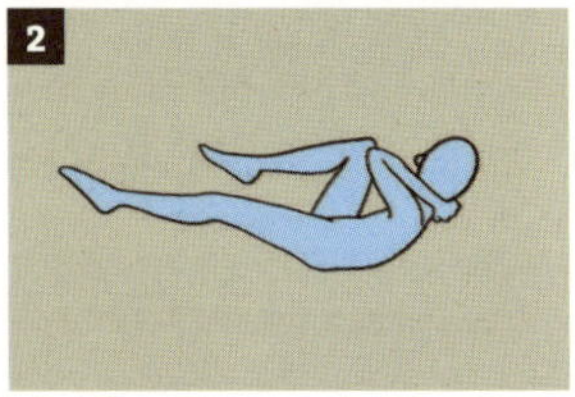

1. S'allonger sur le dos, mains à la nuque (non à la tête).

2. Relever et pivoter le buste pour toucher le coude et le genou opposés.

3. Tendre dans le même temps l'autre jambe au-dessus du sol.

4. Alterner ou dissocier (1 côté) sans revenir au sol.

⚠ *L'intention de toucher, sans réel contact, peut suffire.*

⚠ *Expirez pour le contact coude-genou ; inspirez entre les deux.*

⚠ *En cas de maxi, une référence suffit, sauf en cas de dissociation.*

VARIANTES PUISSANCE

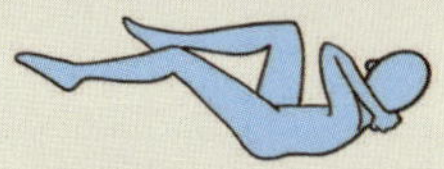

Le Mini ❶ : moins d'amplitude.

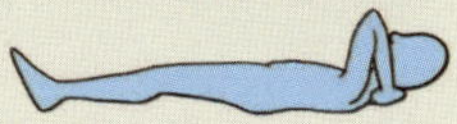

Le Relâché : avec un temps de pause, régulier ou pas.

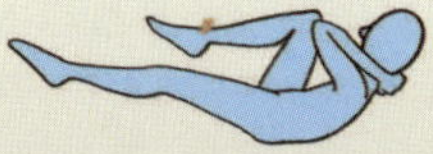

Le Non-stato-dynamique : pas de résistance statique sur le trajet.

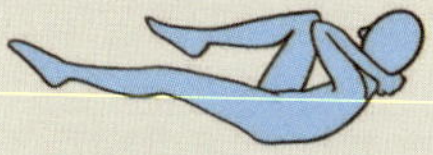

Le Ressort ❶ : mouvements très courts.

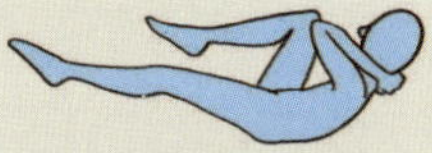

L'Alterné : avant tout.

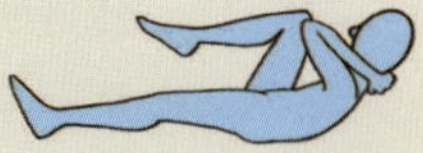

Le Dissocié : avec appui, après tout.

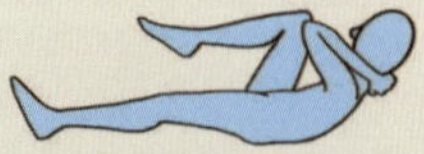

Le Soutien : pose du talon de la jambe tendue.

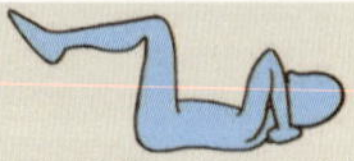

Le Groupé ❶ : genoux fléchis.

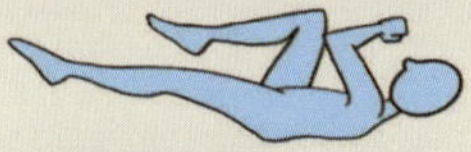

L'Allongé ❶: coude-genou, buste au sol, tête levée.

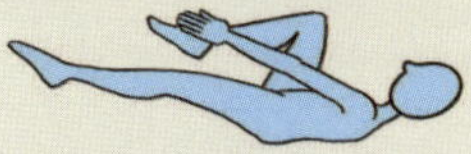

Le Pied-main ❶❷

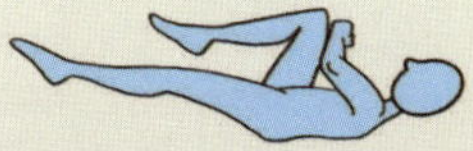

L'Avant-bras-cuisse ❶❷

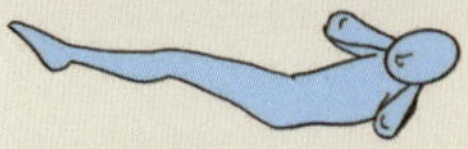

Le 1/2 supérieur ❶ dynamique du buste, jambes levées.

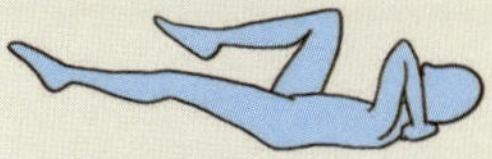

Le 1/2 inférieur ❶ dynamique jambes, buste levé, mains/nuque.

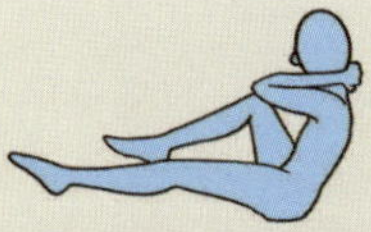

La Position assise ❶

VARIANTES MULTIPLES

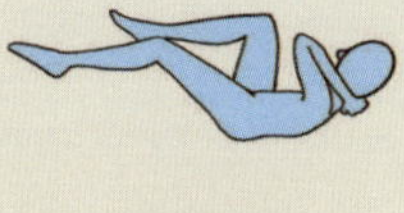

Le Mini ❶
Puissance + articulaire

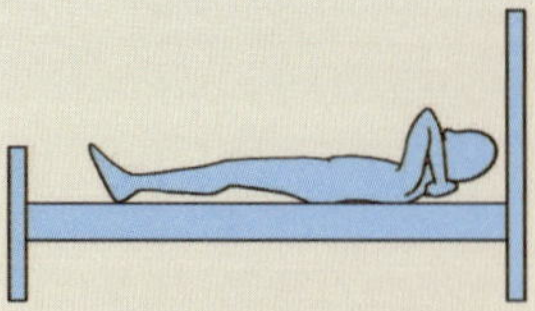

Le Relâché, sur un lit
Puissance + ne vient pas au sol

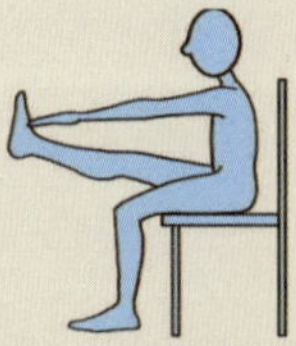

La Marche militaire, assis(e) ❺
Articulaire + ne vient pas au sol

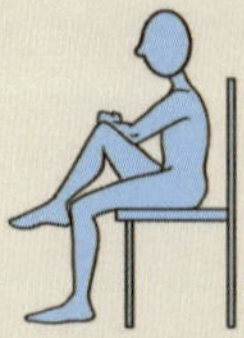

L'Avant-bras-cuisse, assis(e) ❺
Puissance + articulaire + ne vient pas au sol

mouvement de base

variantes puissance

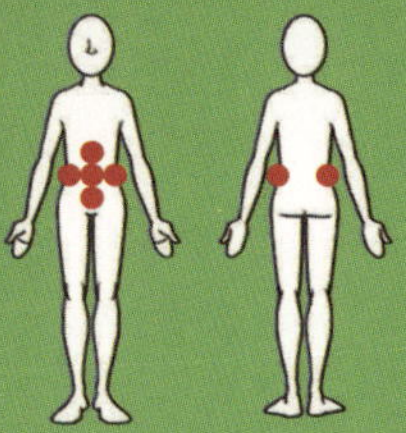

VARIANTES ARTICULAIRES

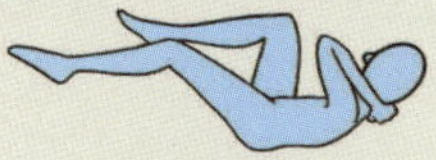

Le Mini ❶ (ménagement articulaire global)

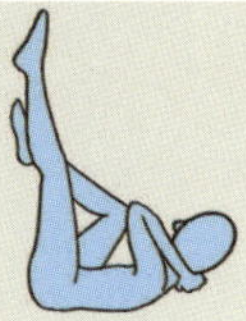

Le Vertical (ménagement du dos et des cervicales)

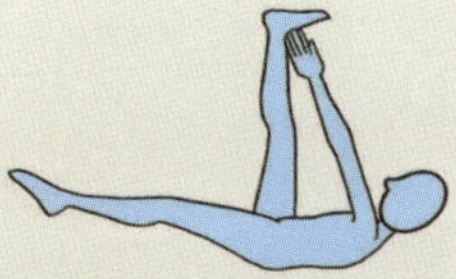

La Marche militaire ❷❸ (ménagement du dos et des genoux)

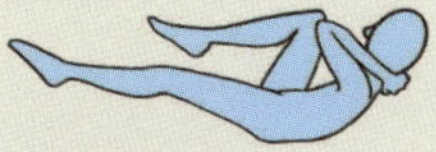

Le Ressort ❶ (ménagement articulaire global)

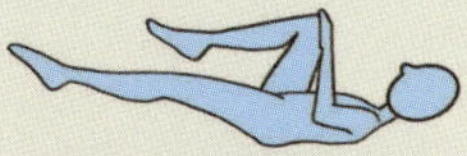

Le Main-genou ❷ (ménagement du dos)

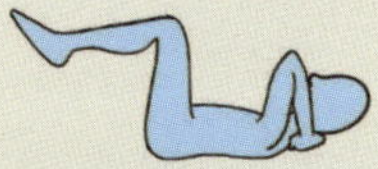

Le Groupé ❶ (ménagement du dos et des cervicales)

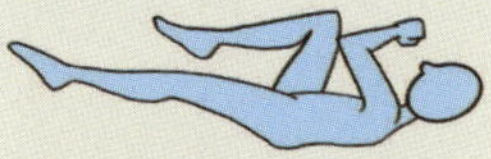

L'Allongé ❶ (ménagement du dos)

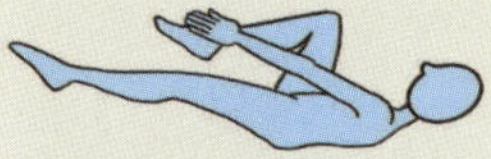

Le Pied-main ❶❷ (ménagement du dos)

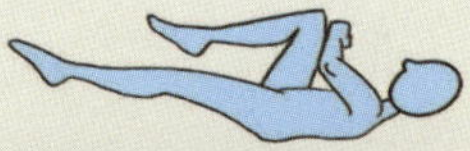

L'Avant-bras-cuisse ❶❷ (ménagement du dos)

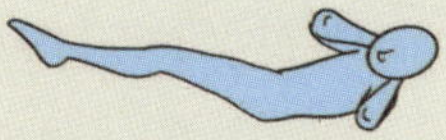

Le 1/2 supérieur ❶ (ménagement du dos, des hanches, des genoux et des cervicales)

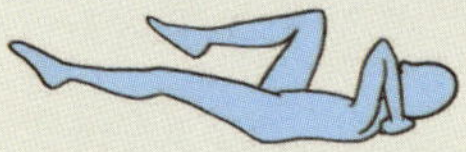

Le 1/2 inférieur ❶ (ménagement du dos et des cervicales)

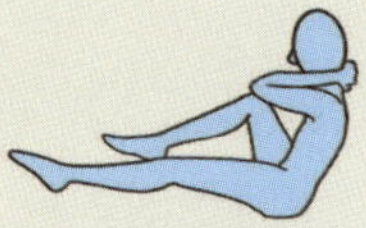

La Position assise ❶ (ménagement du dos et des cervicales)

À NOTER

❶ Un même mouvement pour des raisons différentes.
❷ Allongé(e) ou assis(e), l'intention de toucher suffit.
❸ Un « pied-main » spécial jambes tendues.
❹ À vivre avec précaution.
❺ Le dos reste droit

variantes articulaires

NE VIENT PAS AU SOL

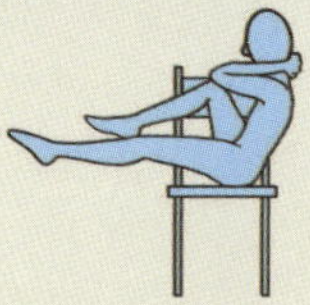

Sur une chaise ❹❺, de profil

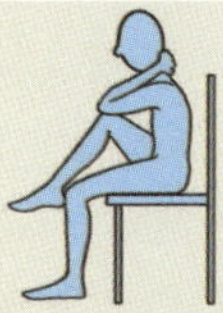

Sur une chaise ❺, assis(e)

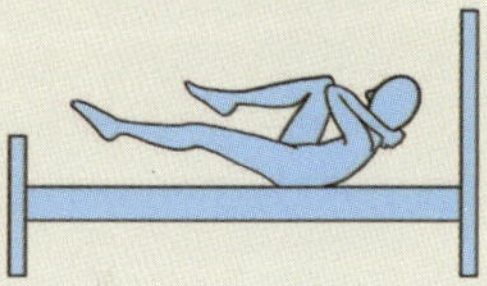

Sur un lit ❷

ne vient pas au sol

34. L'ÉTOILE DE MER INVERSÉE

→ *Tonifier le grand droit et les obliques*

MOUVEMENT DE BASE

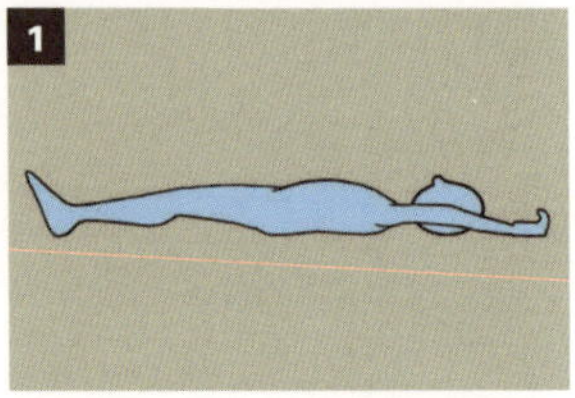

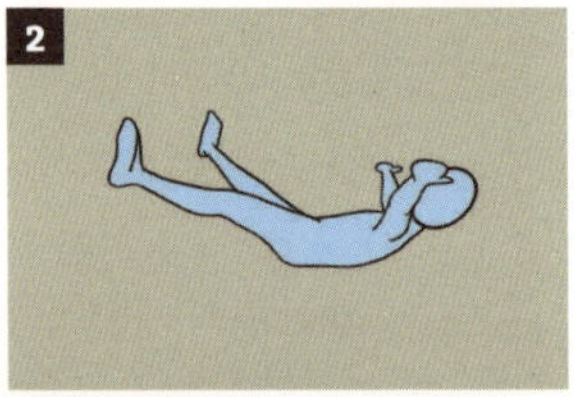

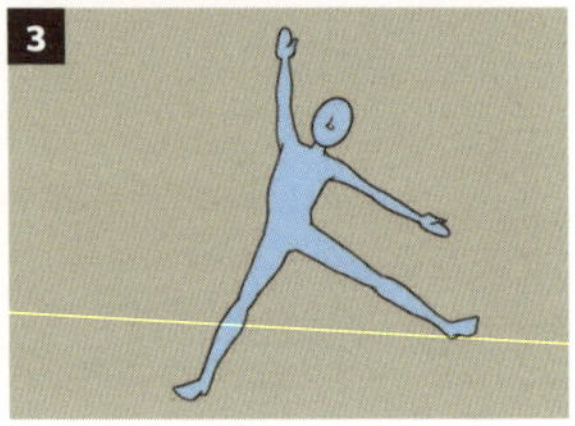

1. S'allonger sur le dos, les mains au-dessus de la tête, et les jambes tendues.

2. Relever les bras, le buste et les jambes, et écarter les bras et les jambes (garder un écart maximum).

3. Chercher à rapprocher le pied et la main du même côté grâce à une inclinaison dorso-lombaires latérale.

4. Alterner ou dissocier (1 côté) sans reposer.

▲ *Pour les plus souples, possibilité de toucher le pied et la main.*

▲ *Expirez dans le rapprochement ; inspirez entre.*

▲ *En cas de maxi, une référence suffit, sauf en cas de dissociation.*

mouvement de base

VARIANTES PUISSANCE

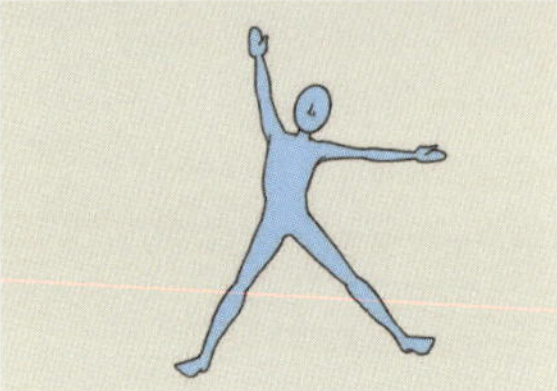

Le Mini ❶ : moins d'amplitude.

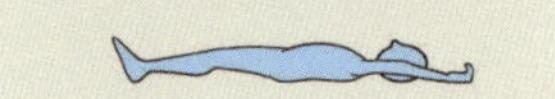

Le Relâché : avec un temps de pause, régulier ou pas.

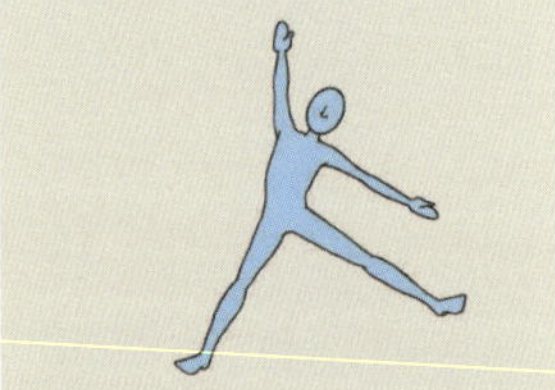

Le Non-stato-dynamique : pas de résistance statique sur le trajet.

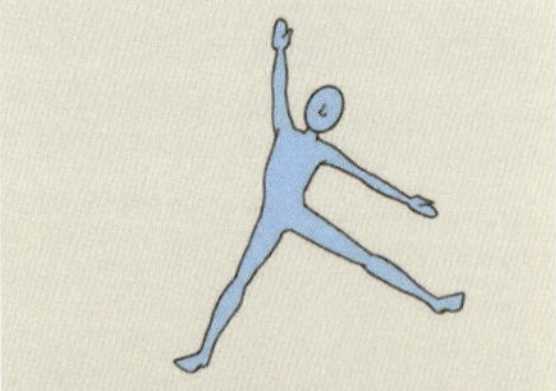

Le Ressort ❶ : mouvements très courts.

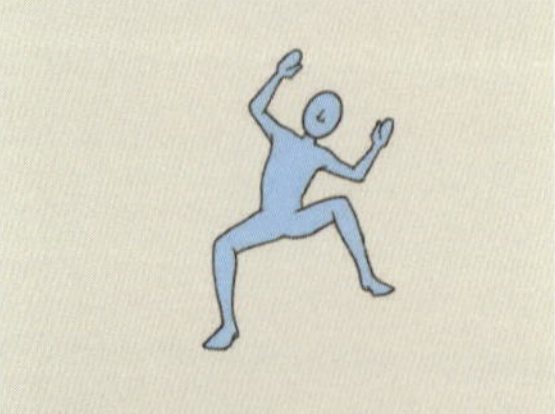

Le Groupé ❶ : coudes et genoux fléchis.

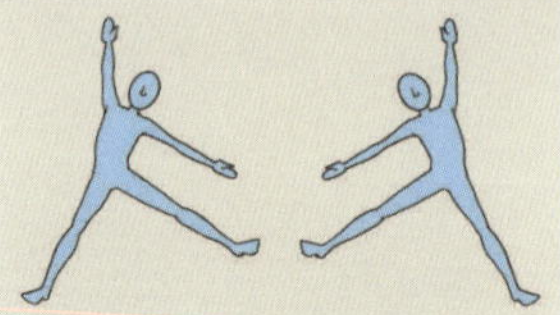

L'Alterné : avant tout.

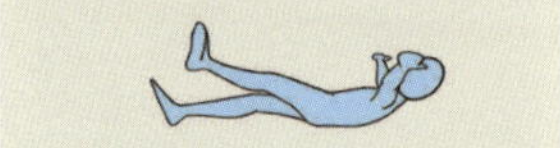

Le Dissocié : avec appui, après tout.

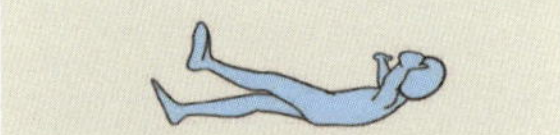

Le Relais : appui sur le pied opposé.

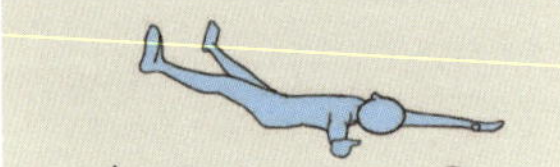

Le 1/2 Glissé antérieur ❷ : le buste frôle le sol.

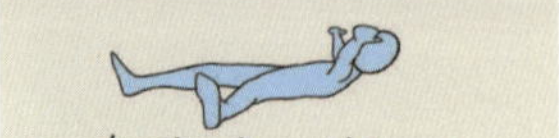

Le 1/2 Glissé postérieur : les talons frôlent le sol.

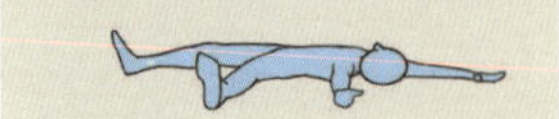

Le Glissé total ❶❷ : frôler ; le corps reste sous tension.

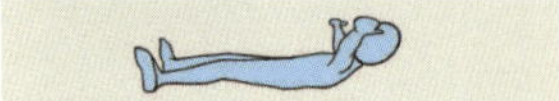

La 1/2 Étoile antérieure ❶❸

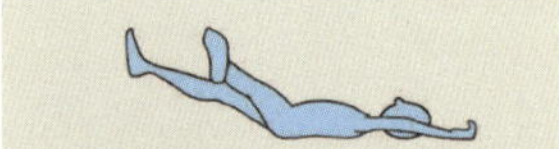

La 1/2 Étoile postérieure ❶❸

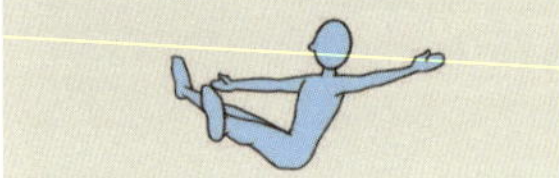

La Position assise ❶

variantes puissance

À NOTER

❶ Un même mouvement pour des raisons différentes.
❷ En fonction de votre souplesse, mains au sol ou pas.
❸ Antérieur : jambes inertes au sol ; postérieur : buste et bras inertes au sol.
❹ Le pied et la main cherchent à se rapprocher sans inclinaison vertébral latérale.
❺ Mouvement de haut en bas des bras et des cuisses écartés, extension et flexion du rachis (colonne vertébrale).
❻ Dissociation et/ou 1/2 obligés.
❼ À vivre avec précaution.

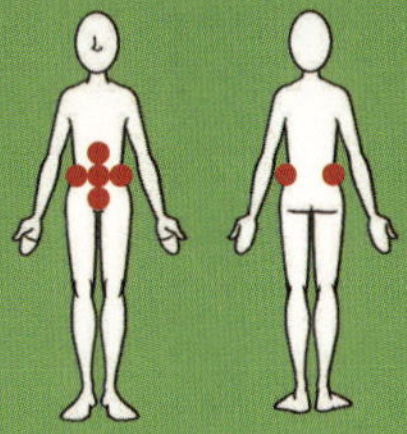

VARIANTES ARTICULAIRES

variantes articulaires

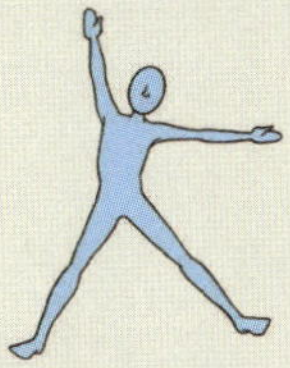

Le Mini ❶ (ménagement articulaire global)

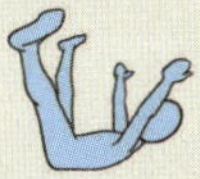

Le Vertical (ménagement du dos)

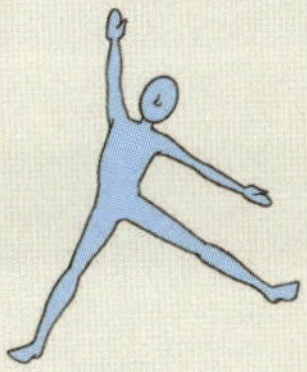

Le Ressort ❶ (ménagement articulaire global)

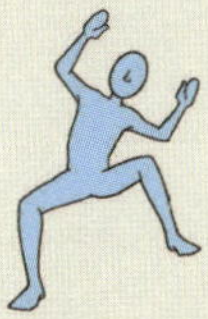

Le Groupé ❶ (ménagement articulaire global)

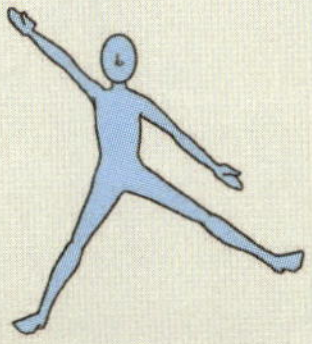

Le 1/2 Longitudinal ❹ (ménagement du dos)

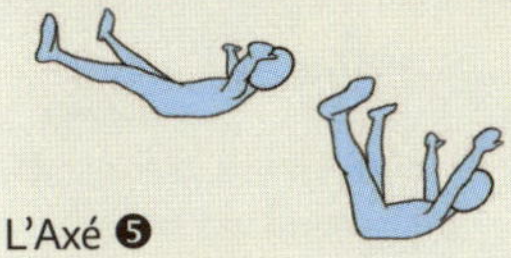

L'Axé ❺ (ménagement du dos)

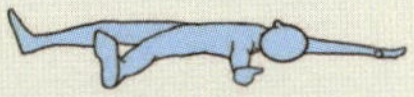

Le Glissé total ❶❷ (ménagement articulaire global)

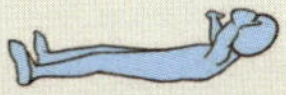

La 1/2 Étoile antérieure ❶❸ (ménagement du dos)

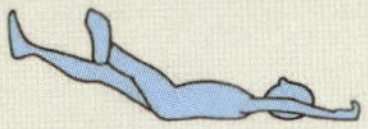

La 1/2 Étoile postérieure ❶❸ (ménagement des épaules et du dos)

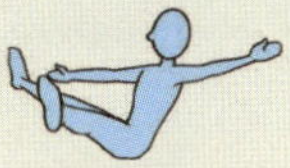

La Position assise ❶ (ménagement du dos)

VARIANTES MULTIPLES

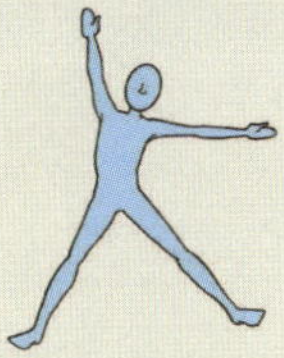

Le Mini ❶
Puissance + articulaire

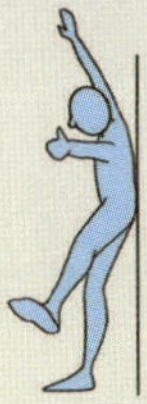

L'Alterné, debout adossé(e)
Puissance + ne vient pas au sol

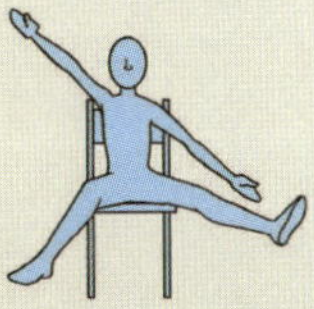

Le 1/2 longitudinal, assis(e)
Articulaire + ne vient pas au sol

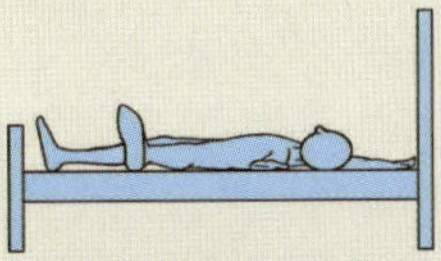

Le Glissé total, sur un lit
Puissance + articulaire + ne vient pas au sol

NE VIENT PAS AU SOL

ne vient pas au sol

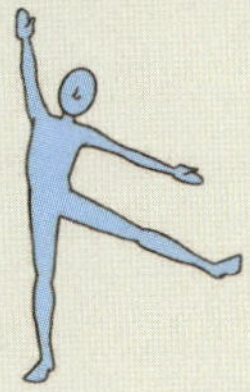

Debout ❻, sans se tenir

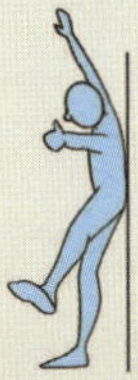

Debout ❻, adossé(e) ou en se tenant

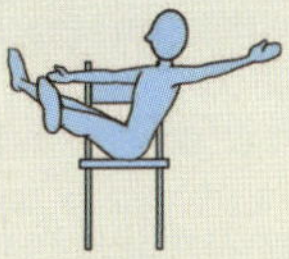

Sur une chaise ❼, de profil

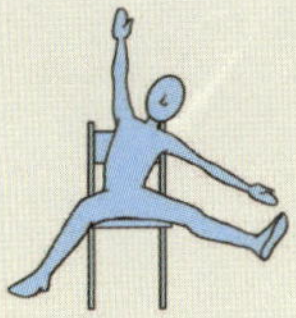

Sur une chaise, assis(e)

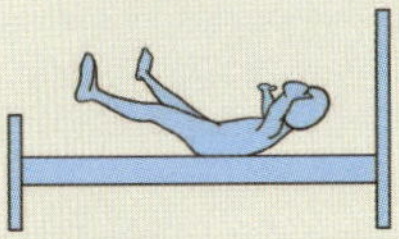

Sur un lit

35. L'HOMME DE VITRUVE

→ *Tonifier le grand droit*

MOUVEMENT DE BASE

1
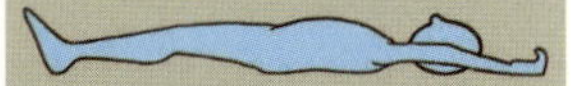

2
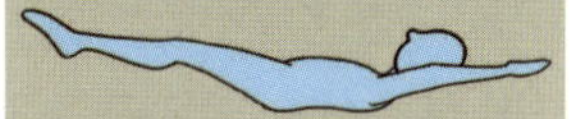

3
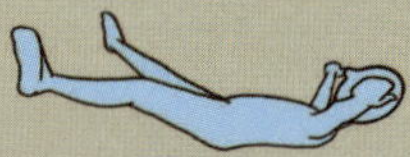

1. S'allonger sur le dos, les mains jointes au-dessus de la tête, les jambes tendues et jointes.

2. Relever les bras, la tête, le buste et les jambes.

3. Ouvrir et fermer simultanément les bras et les jambes.

4. Rester en position surélevée.

⚠ *Ce mouvement sollicite moins le rachis (colonne vertébrale) que « l'Étoile de mer inversée »* *pp. 138-139.*

⚠ *Expirez pour ouvrir ; inspirez en fermant.*

⚠ *En cas de maxi, une référence suffit, sauf en cas de dissociation.*

mouvement de base

VARIANTES PUISSANCE

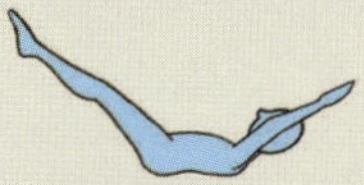
Le Mini ❶ : moins d'amplitude.

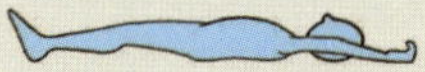
Le Relâché : avec un temps de pause, régulier ou pas.

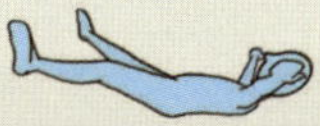
Le Non-stato-dynamique : pas de résistance statique sur le trajet.

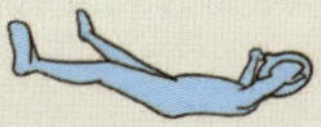
Le Ressort ❶ : mouvements très courts.

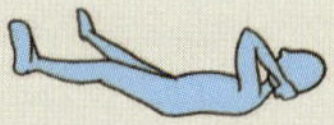
Le Soutien nuque ou repose-tête ❶

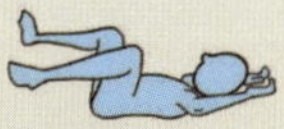
Le Groupé ❶ : coudes et genoux fléchis.

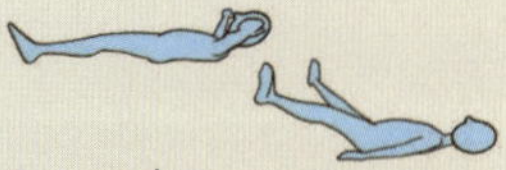
Autres alternances ❷ : 3 formes possibles.

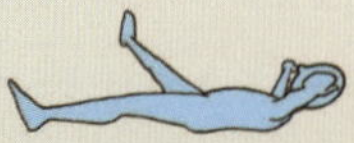
Le Relais : appui sur le pied opposé.

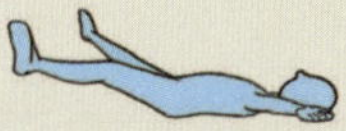
Le 1/2 Glissé supérieur ❸ : les bras frôlent le sol.

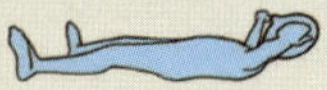
Le 1/2 Glissé inférieur : les talons frôlent le sol

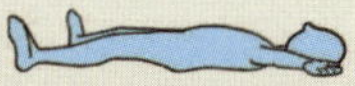
Le Glissé total ❶❸ : frôler ; le corps reste sous tension.

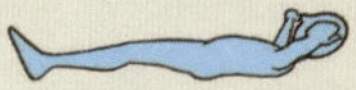
Le 1/2 Homme supérieur ❶❹

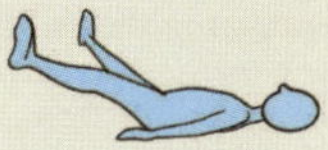
Le 1/2 Homme inférieur ❶❹

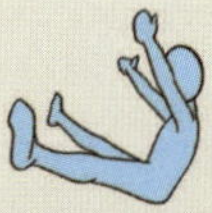
La Position assise ❶

variantes puissance

VARIANTES MULTIPLES

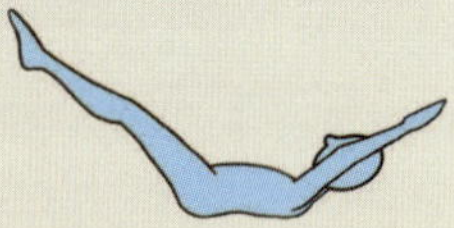
***Le Mini* ❶**
Puissance + articulaire

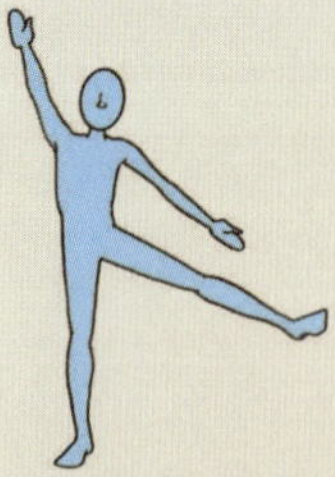
L'Alterné, debout sans se tenir
Puissance + ne vient pas au sol

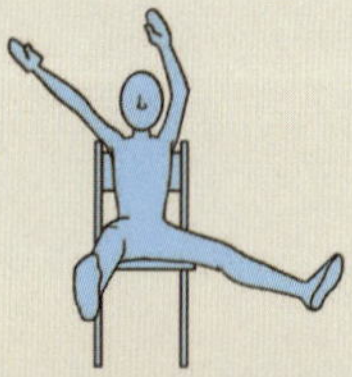
Le 1/2 Pantin* ❿*, assis(e)
Articulaire + ne vient pas au sol

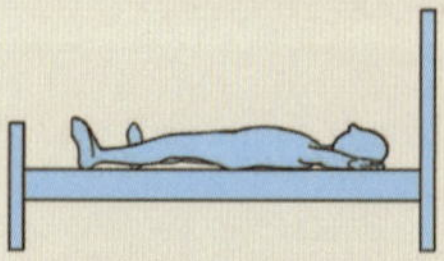
Le Glissé total, sur un lit
Puissance + articulaire + ne vient pas au sol

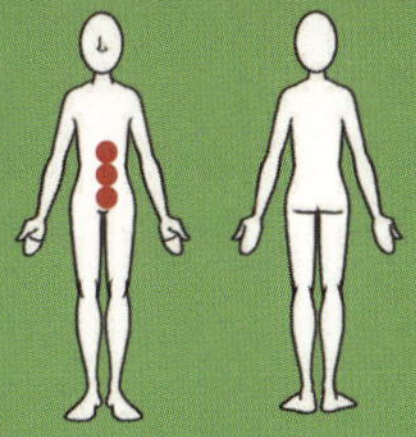

VARIANTES ARTICULAIRES

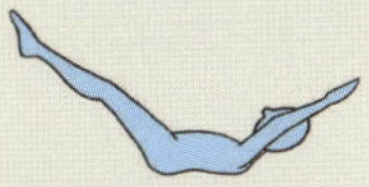

Le Mini ❶ (ménagement du dos, des hanches et des épaules)

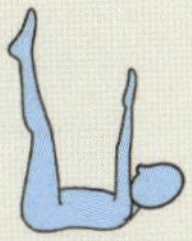

Le Vertical (ménagement du dos et des épaules)

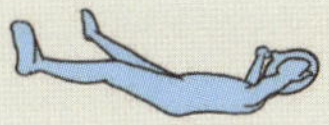

Le Ressort ❶ (ménagement du dos, des hanches et des épaules)

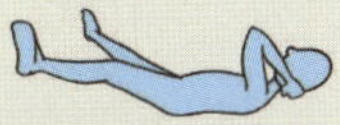

Le Soutien nuque ou repose-tête ❶ (ménagement des cervicales)

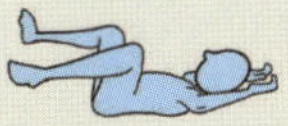

Le Groupé ❶ (ménagement du dos et des épaules)

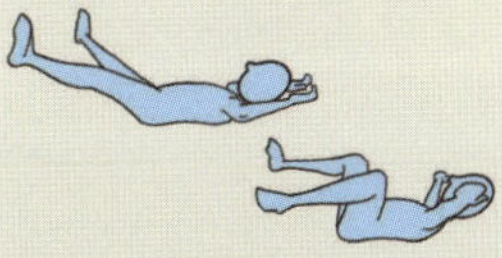

Le 1/2 Groupé ❺ (ménagement du dos)

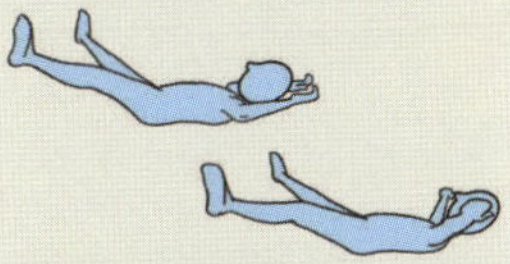

L'Axé ❻ (ménagement des épaules et des hanches)

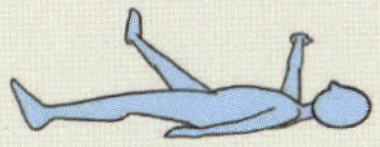

L'Unique ❼ (ménagement latéral)

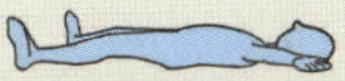

Le Glissé total ❶❸ (ménagement articulaire global)

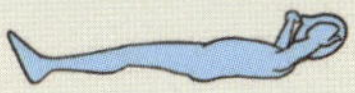

Le 1/2 Homme supérieur ❶❹ (ménagement du dos)

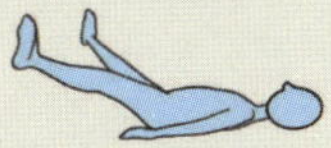

Le 1/2 Homme inférieur ❶❹ (ménagement des épaules et du dos)

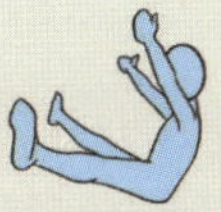

La Position assise❶ (aménagement dos)

NE VIENT PAS AU SOL

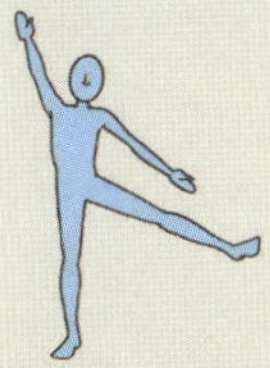

Debout ❽ sans se tenir

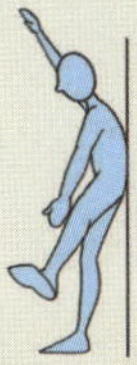

Debout ❽, adossé(e) ou en se tenant

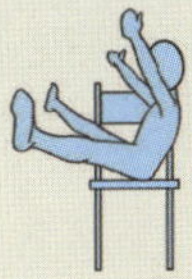

Sur une chaise ❾, de profil

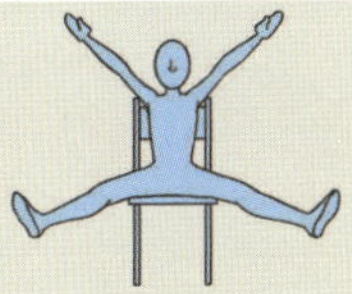

Sur une chaise, assis(e)

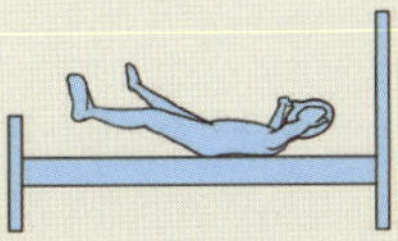

Sur un lit

À NOTER

❶ Un même mouvement pour des raisons différentes.
❷ Après un mouvement ou plus, vous pouvez changer la dynamique.
❸ En fonction de votre souplesse, mettez les mains au sol ou pas.
❹ Supérieur : jambes inertes au sol ; inférieur : le buste et les bras inertes au sol.
❺ Les coudes ou les genoux fléchis.
❻ Mouvement de haut en bas des bras et des cuisses, le rachis fixe en flexion.
❼ Handicap éventuel.
❽ Dissociation et/ou 1/2 obligés, sauf avec un saut.
❾ À vivre avec précaution.
❿ 1 jambe + 1 bras opposés.

variantes articulaires

ne vient pas au sol

36. L'ÉTOILE DE MER

→ *Tonifier les muscles postérieurs, extenseurs du tronc et des hanches*

MOUVEMENT DE BASE

1
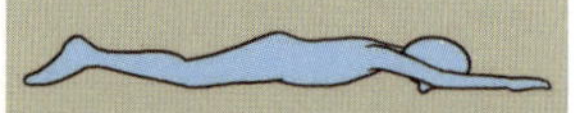

2
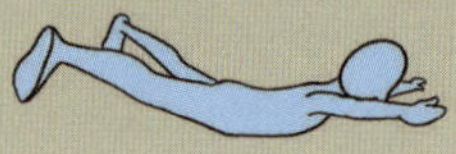

2
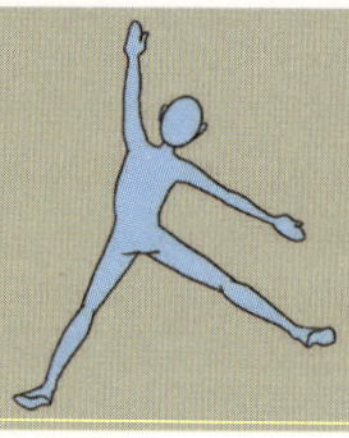

1. S'allonger sur le ventre, les mains au-dessus de la tête, et les jambes tendues.

2. Relever les bras, la tête, le buste et les jambes, et écarter les bras et les jambes (garder un écart maximum).

3. Chercher à rapprocher le pied et la main du même côté grâce à une inclinaison dorso-lombaire (latérale).

4. Alterner ou dissocier (1 côté) sans reposer.

⚠ *Pour les plus souples, possibilité de toucher le pied et la main.*

⚠ *Expirez dans le rapprochement ; inspirez entre ; pas simple de respirez en appui sur le thorax.*

⚠ *En cas de maxi, une référence suffit, sauf en cas de dissociation.*

mouvement de base

VARIANTES PUISSANCE

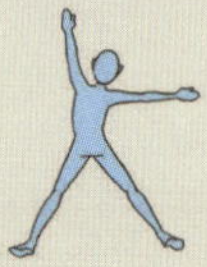
Le Mini ❶ : moins d'amplitude.

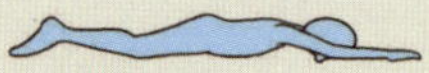
Le Relâché : avec un temps de pause, régulier ou pas.

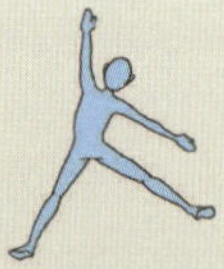
Le Non-stato-dynamique : pas de résistance statique sur le trajet.

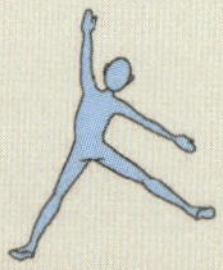
Le Ressort ❶ : mouvements très courts.

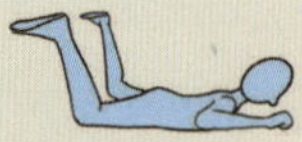
Le Groupé ❶ : coudes et genoux fléchis.

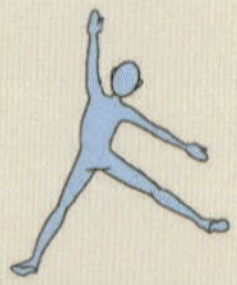
L'Alterné : avant tout.

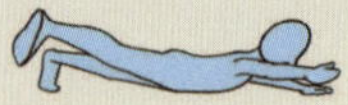
Le Dissocié : avec appui, après tout.

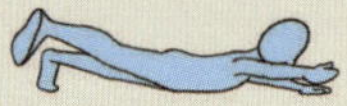
Le Relais et le Dissocié alternés

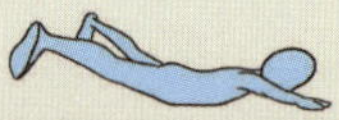
Le 1/2 Glissé antérieur : les mains et le buste frôlent le sol.

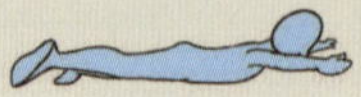
Le 1/2 Glissé postérieur : les orteils frôlent le sol.

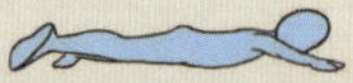
Le Glissé total ❶ : frôler ; le corps reste sous tension.

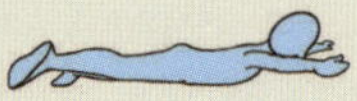
La 1/2 Étoile antérieure ❶❷

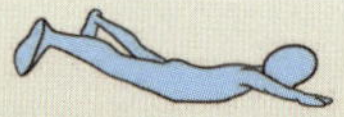
La 1/2 Étoile postérieure ❶❷

variantes puissance

VARIANTES MULTIPLES

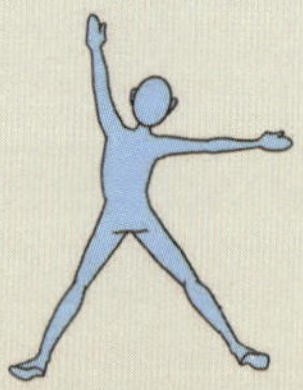
***Le Mini* ❶**
Puissance + articulaire

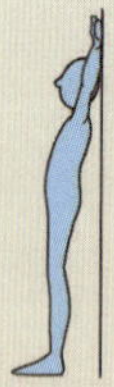
Le Relâché, dos au mur
Puissance + ne vient pas au sol

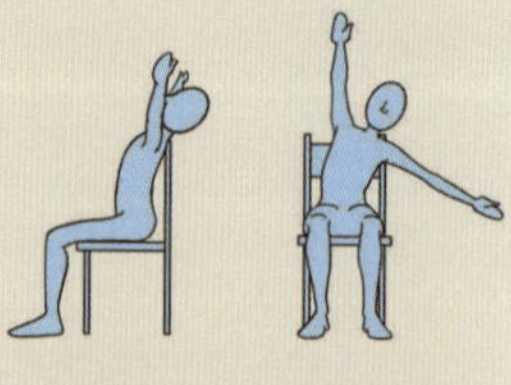
Le 1/2 Étoile antérieure, assis(e)
Articulaire + ne vient pas au sol

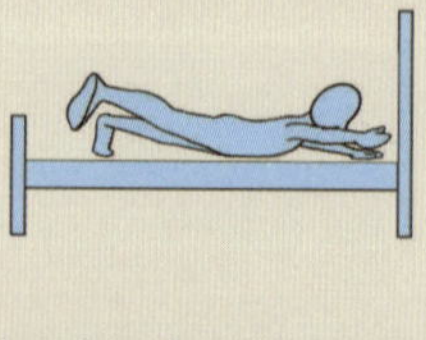
Le Relais + le Mini, sur un lit
Puissance + articulaire + ne vient pas au sol

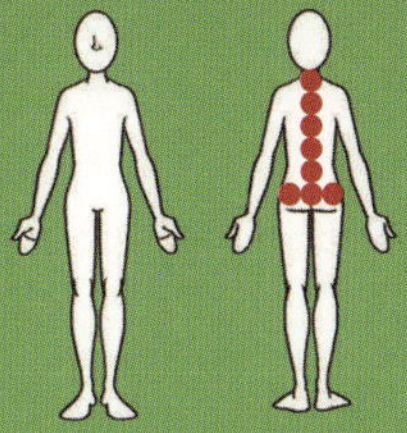

LE DOS

VARIANTES ARTICULAIRES

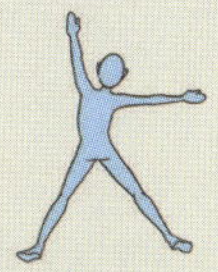

Le Mini ❶ (ménagement des épaules, du dos et des hanches)

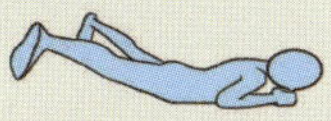

L'Armure ❸ (ménagement de la poitrine et de la cage thoracique)

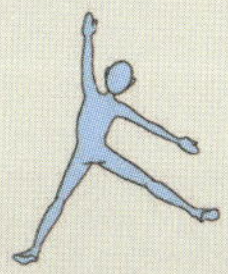

Le Ressort ❶ (ménagement des épaules, du dos et des hanches)

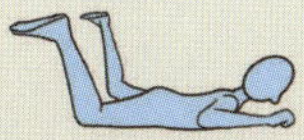

Le Groupé ❶ (ménagement du dos et des épaules)

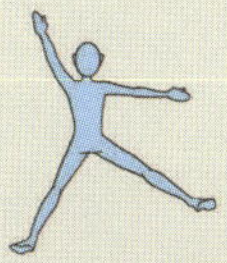

Le 1/2 Longitudinal ❹ (ménagement du dos)

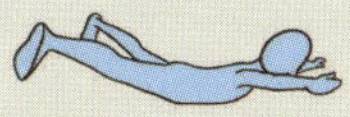

L'Axé ❺ (ménagement du dos)

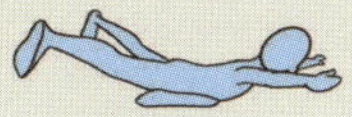

Le Coussin-bassin (ménagement du pubis)

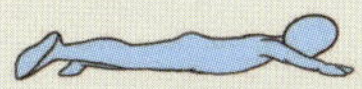

Le Glissé total ❶ (ménagement des épaules, du dos et des hanches)

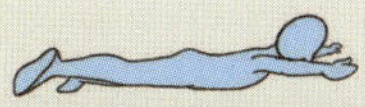

La 1/2 Étoile antérieure ❶❷ (ménagement du dos)

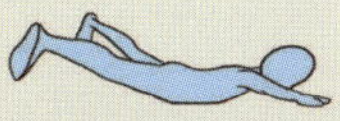

La 1/2 Étoile postérieure ❶❷ (ménagement des cervicales, des épaules et du dos)

À NOTER

❶ Un même mouvement pour des raisons différentes.
❷ Antérieur : les jambes inertes au sol ; postérieur : le buste et les bras inertes au sol.
❸ Les avant-bras en protection.
❹ Les pieds et les mains cherchent à se rapprocher sans inclinaison vertébrale (latérale).
❺ Mouvement de haut en bas des bras et cuisses écartés, flexion et extension du rachis.
❻ Dissociation et/ou 1/2 obligés.

NE VIENT PAS AU SOL

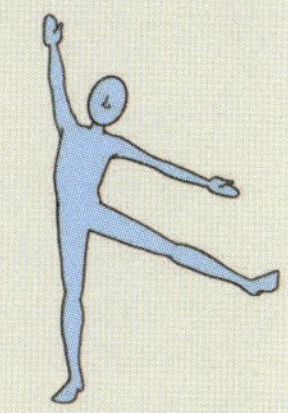

Debout❻, sans se tenir

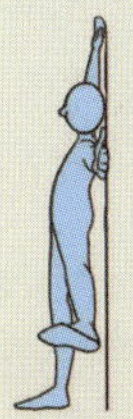

Le Dos au mur ❻ ou en se tenant

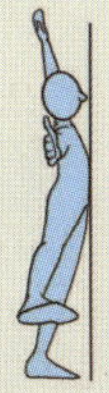

Le Face à face ❻, contact ventre ou autre

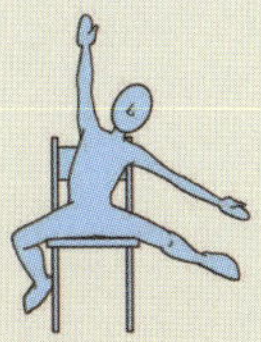

Sur une chaise ❻, assis(e)

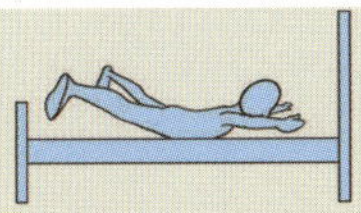

Sur un lit

37. LA LÉVITATION

→ *Tonifier les muscles postérieurs, extenseurs du tronc et des hanches*

MOUVEMENT DE BASE

1
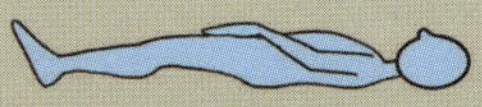

2
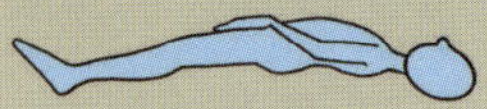

1. S'allonger sur le dos, les mains sur le haut des cuisses.

2. Chercher à soulever le bassin en repoussant le sol avec la tête, les hauts du dos et les talons.

3. Redescendre le bassin sans le reposer au sol.

⚠ *Il y a effort même si le bassin ne se soulève pas.*

⚠ *Expirez dans la montée ; inspirez dans la descente.*

⚠ *En cas de maxi, une référence suffit.*

mouvement de base

VARIANTES PUISSANCE

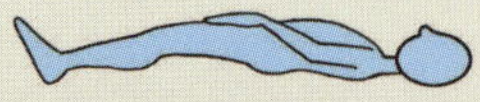

Le Mini ❶ : moins d'amplitude.

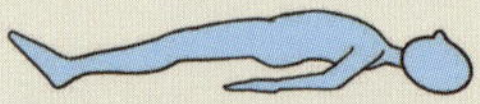

Le Soutien ❶ : bras au sol.

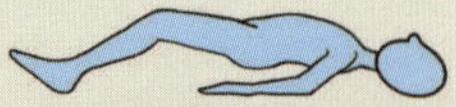

L'Assistant « Le Soutien » et « Le Semi-fléchi » réunis.

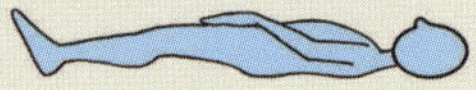

Le Relâché : avec un temps de pause, régulier ou pas.

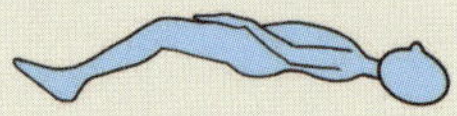

Le Semi-fléchi ❶❷ : genoux semi-fléchis.

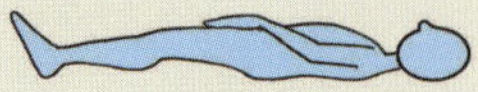

L'Intention validée : le bassin reste au sol malgré l'effort.

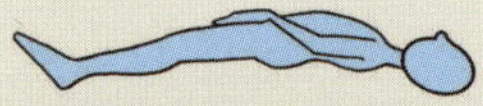

Le Non-stato-dynamique pas de résistance statique sur le trajet.

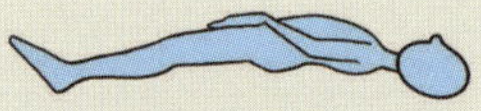

Le Ressort ❶ mouvements très courts.

variantes puissance

VARIANTES MULTIPLES

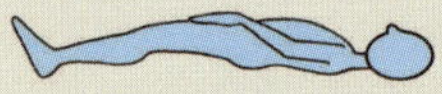

***Le Mini* ❶**
Puissance + articulaire

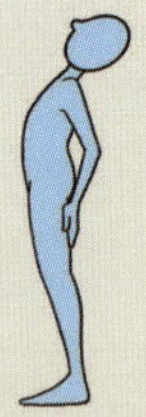

Le Non-stato-dynamique, extension du rachis
Puissance + ne vient pas au sol

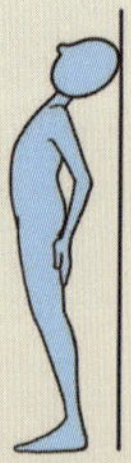

Le Ressort, debout adossé(e)
Articulaire + ne vient pas au sol

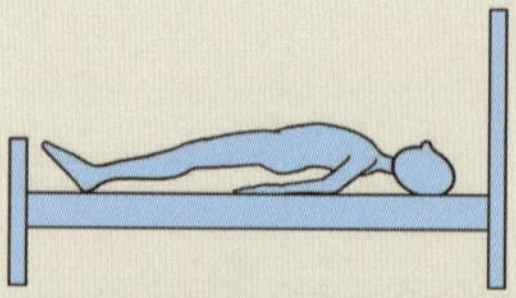

Le Soutien, sur un lit
Puissance + articulaire + ne vient pas au sol

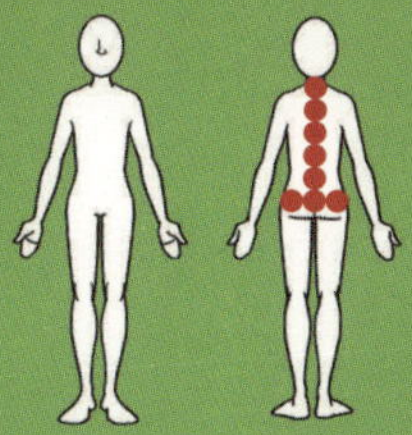

LE DOS

VARIANTES ARTICULAIRES

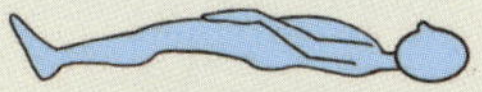

Le Mini ❶ (ménagement du dos et des genoux)

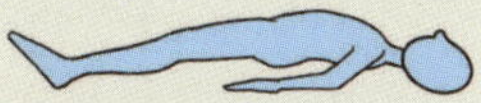

Le Soutien ❶ (ménagement articulaire global)

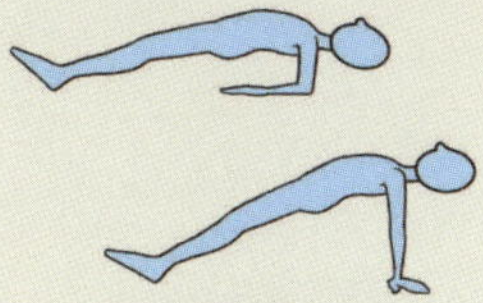

Les Coudes ou paumes (ménagement du dos et/ou des vertiges)

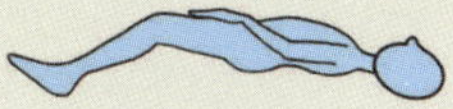

Le semi-fléchi ❶❷ (aménagement du dos et des genoux)

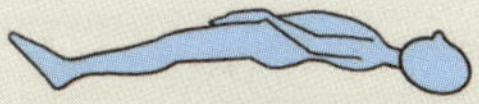

Le Ressort ❶ (ménagement du dos et des genoux)

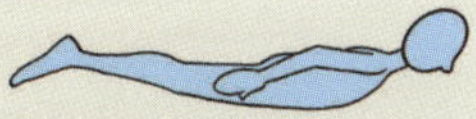

La Cuillère ❸ (ménagement articulaire global)

NE VIENT PAS AU SOL

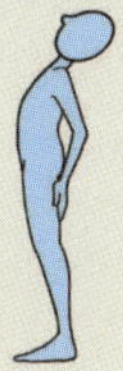

Debout, extension du rachis

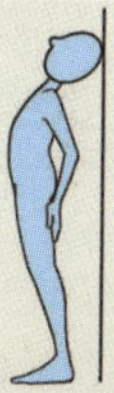

Debout, adossé(e) ou en se tenant

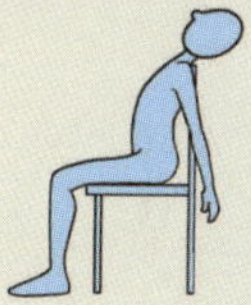

Sur une chaise, assis(e)

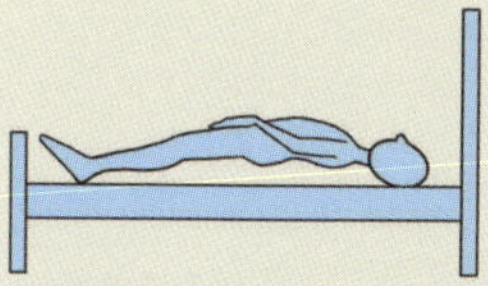

Sur un lit

À NOTER

❶ Un même mouvement pour des raisons différentes.
❷ Des genoux fléchis totalement concentreraient l'effort sur les fessiers principalement.
❸ Sur le ventre, les bras le long du corps, redressez vos buste et cuisses.

38. LE GERRIS*

→ *Tonifier les muscles postérieurs, extenseurs du tronc et des hanches*

MOUVEMENT DE BASE

1
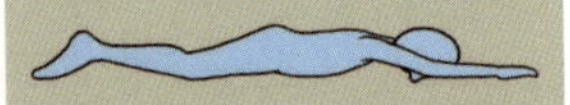

2
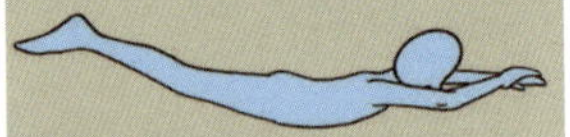

3
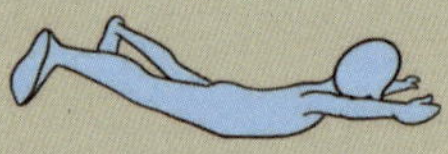

1. S'allonger sur le ventre, les mains jointes au-dessus de la tête, les jambes tendues et jointes.

2. Relever les bras, la tête, le buste et les jambes.

3. Ouvrir et fermer simultanément les bras et les jambes.

4. Rester en position surélevée.

▲ *Ce mouvement sollicite moins le rachis que « l'Étoile de mer » (pp. 142-143).*

▲ *Expirez pour ouvrir ; inspirez en fermant ; pas simple de respirer en appui sur le thorax.*

▲ *En cas de maxi, une référence suffit, sauf en cas de dissociation.*

mouvement de base

VARIANTES PUISSANCE

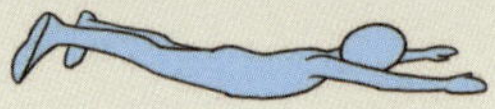
Le Mini ❶ : moins d'amplitude.

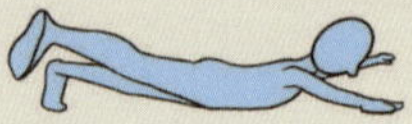
Le Relais : appui sur la main et le pied opposés.

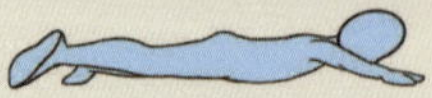
Le Glissé total ❶ : frôler ; le corps reste sous tension.

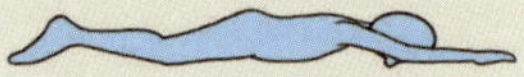
Le Relâché : avec un temps de pause, régulier ou pas.

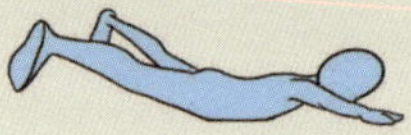
Le 1/2 Glissé antérieur : les mains frôlent le sol.

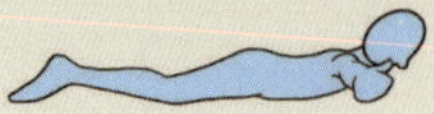
Le 1/2 Gerris antérieur ❶❸

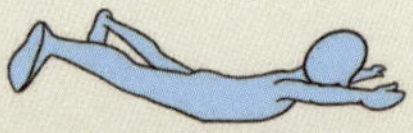
Le Non-stato-dynamique pas de résistance statique sur le trajet.

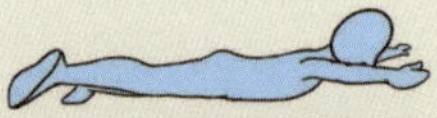
Le 1/2 Glissé postérieur : les orteils frôlent le sol.

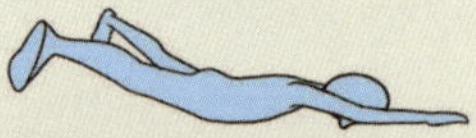
Le 1/2 Gerris postérieur ❶❸

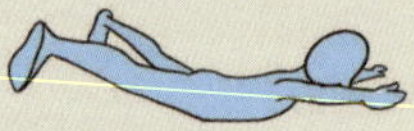
Le Ressort ❶ : mouvements très courts.

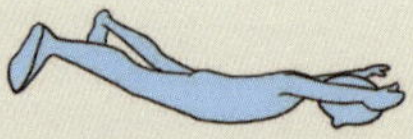
Le Repose-tête ❶ tête au sol.

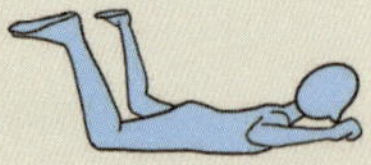
Le Groupé ❶ : coudes et genoux fléchis.

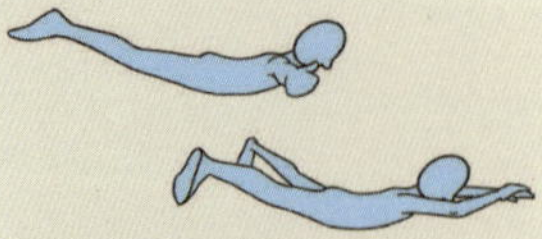
Autres alternances ❷ : 3 formes possibles.

variantes puissance

VARIANTES MULTIPLES

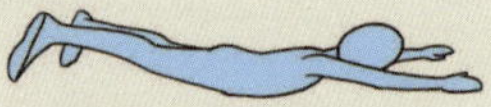
***Le Mini* ❶**
Puissance + articulaire

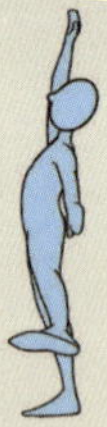
L'Alterné sans se tenir
Puissance + ne vient pas au sol

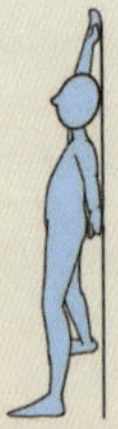
Le 1/2 Gerris Longitudinal + dos au mur
Articulaire + ne vient pas au sol

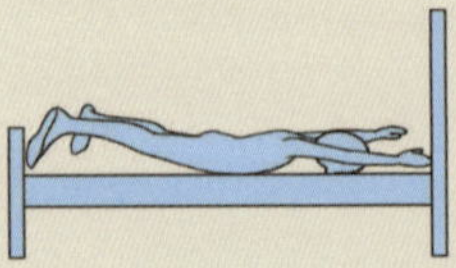
Le Repose-tête + Le Mini, sur un lit
Puissance + articulaire + ne vient pas au sol

*Insecte à la surface de l'eau.

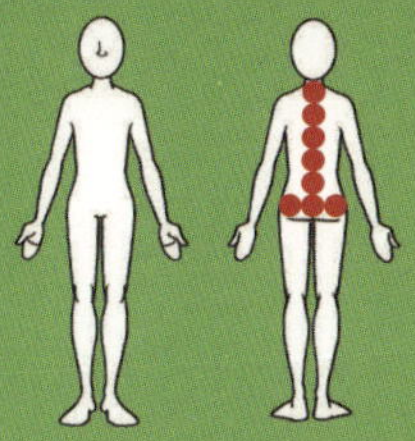

VARIANTES ARTICULAIRES

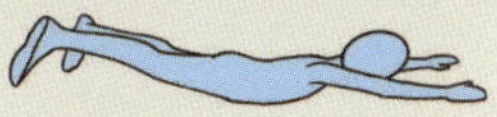
Le Mini ❶ (ménagement du dos des hanches et des épaules)

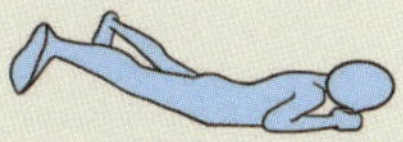
L'Armure ❹ (ménagement de la poitrine et de la cage thoracique)

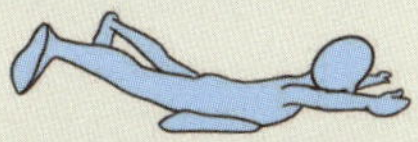
Le Coussin-bassin (ménagement du pubis)

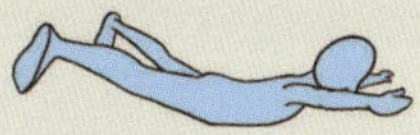
Le Ressort ❶ (ménagement du dos, des hanches et des épaules)

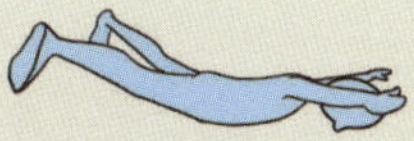
Le Repose-tête ❶ (ménagement des cervicales)

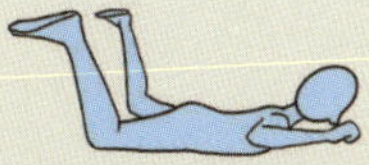
Le Groupé ❶ (ménagement du dos et des épaules)

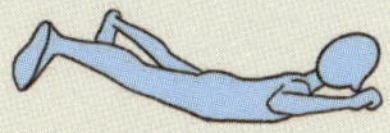
Le 1/2 Groupé ❺ (ménagement dos)

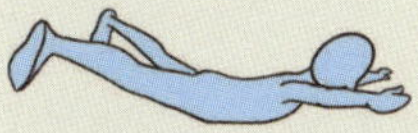
L'Axé ❻ (ménagement des épaules et des hanches)

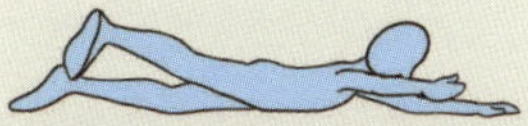
L'Unique ❼ (ménagement latéral)

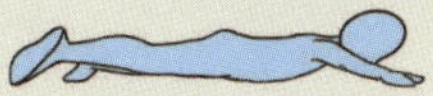
Le Glissé total ❶ (ménagement articulaire global)

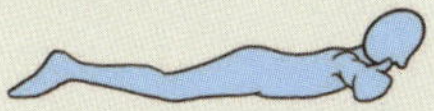
Le 1/2 Gerris antérieur ❶❸ (ménagement du dos)

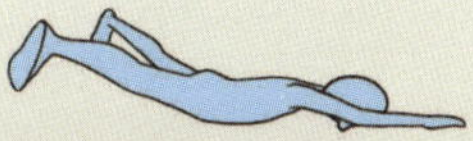
Le 1/2 Gerris postérieur ❶❸ (ménagement des cervicales, des épaules et du dos)

variantes articulaires

À NOTER

❶ Un même mouvement pour des raisons différentes.
❷ Après un mouvement ou plus, choix de changer la dynamique.
❸ Antérieur : jambes inertes au sol ; postérieur : buste et bras inertes au sol.
❹ Avant-bras en protection.
❺ Coudes ou genoux fléchis.
❻ Mouvement de haut en bas des bras et cuisses, rachis fixe en extension.
❼ Handicap éventuel.
❽ Dissociation et/ou 1/2 obligés, sauf avec saut (debout).

NE VIENT PAS AU SOL

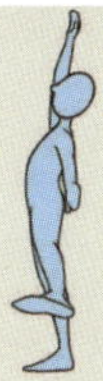
Debout ❽, sans se tenir

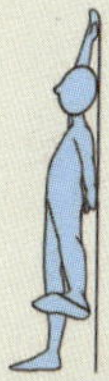
Le Dos au mur ❽ ou en se tenant

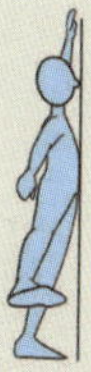
Le Face à face ❽ contact du ventre ou autre

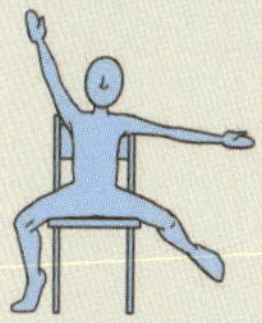
Sur une chaise ❽ assis(e)

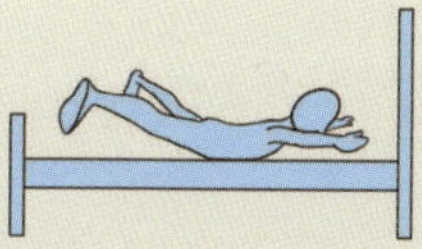
Sur un lit

ne vient pas au sol

39. LE GECKO DU DÉSERT

→ *Tonifier les muscles postérieurs, extenseurs du tronc et des hanches*

MOUVEMENT DE BASE

1
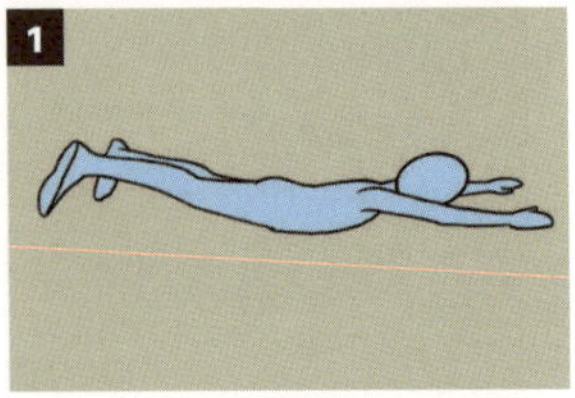

2
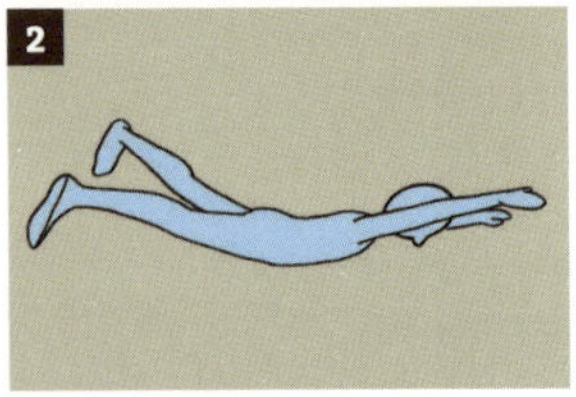

1. S'allonger sur le ventre ; les bras et les cuisses sont légèrement surélevés.

2. Déclencher une élévation maximum des bras et de la cuisse opposés.

3. Alterner ou dissocier (1 côté) sans poser au sol.

⚠ *Les coudes et les genoux restent décollés du sol, et en extension (non fléchis).*

⚠ *Pas simple de respirer en appui sur le thorax. Échange respiratoire naturel car l'effort est permanent.*

⚠ *En cas de maxi, une référence suffit sauf en cas de dissociation.*

mouvement de base

VARIANTES PUISSANCE

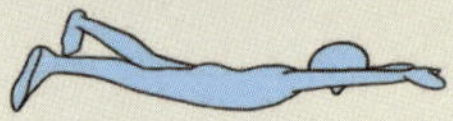

Le Mini ❶ : moins d'amplitude.

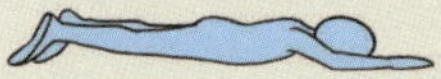

Le Relâché : avec un temps de pause, régulier ou pas.

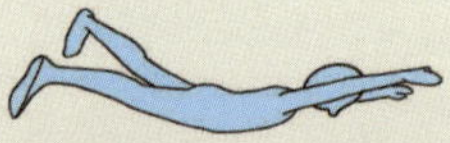

Le Non-stato-dynamique : pas de résistance statique sur le trajet.

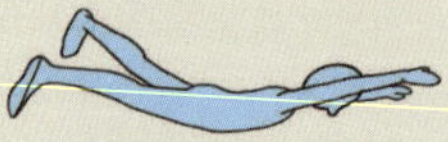

Le Ressort ❶ : mouvements très courts.

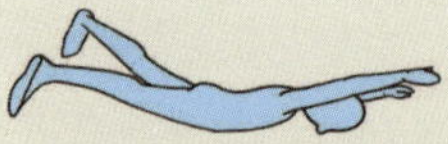

Le Repose-tête ❶ : tête au sol.

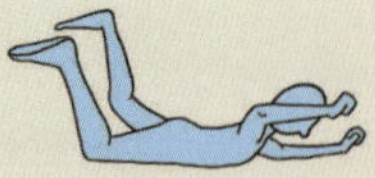

Le Groupé ❶ : coudes et genoux fléchis.

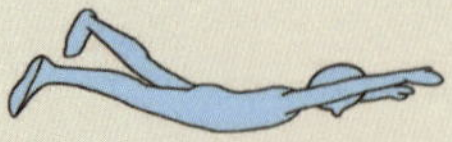

L'Alterné : avant tout.

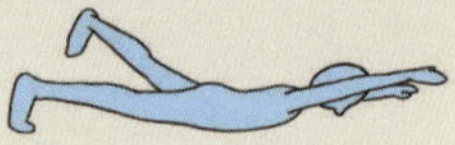

Le Dissocié : avec appui, après tout.

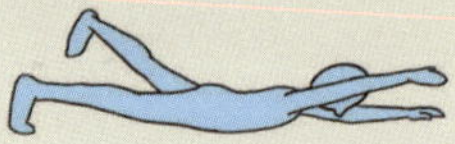

Le Relais : appui sur la main et le pied opposés.

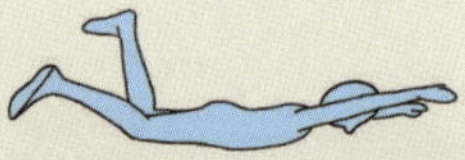

Le Super-posé : les genoux posés, battements de pieds.

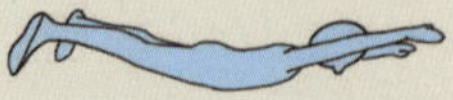

Le Gec : partie supérieure mobile, partie inférieure fixe.

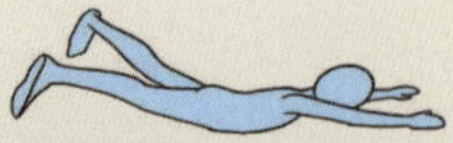

Le Ko : partie supérieure fixe, partie inférieure mobile.

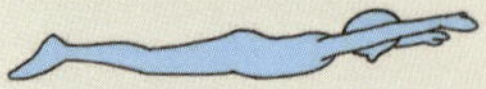

Le Demi-gecko antérieur ❶❷

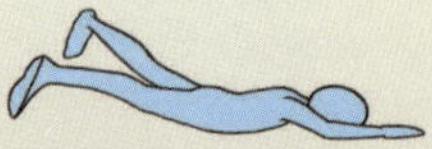

Le Demi-gecko postérieur ❶❷

variantes puissance

VARIANTES MULTIPLES

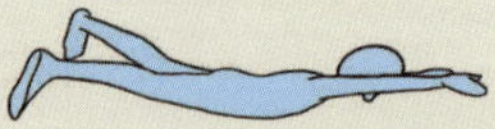

***Le Mini* ❶**
Puissance + articulaire

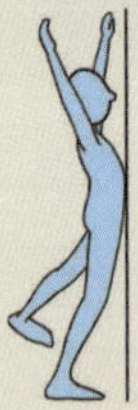

Le Dissocié, Le Face-à-face
Puissance + ne vient pas au sol

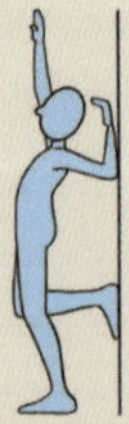

Le Demi-groupé + dos au mur
Articulaire + ne vient pas au sol

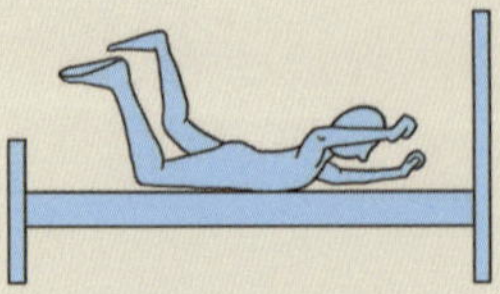

Le Groupé, sur un lit
Puissance + articulaire + ne vient pas au sol

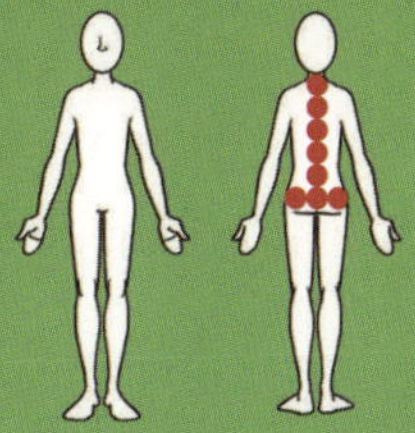

LE DOS

VARIANTES ARTICULAIRES

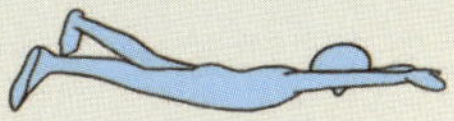

Le Mini ❶ (ménagement du dos, des hanches et des épaules)

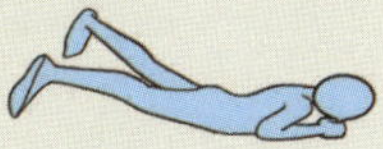

L'Armure ❸ (ménagement de la poitrine et de la cage thoracique)

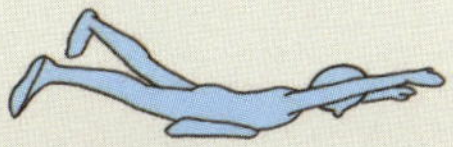

Le Coussin-bassin (ménagement du pubis)

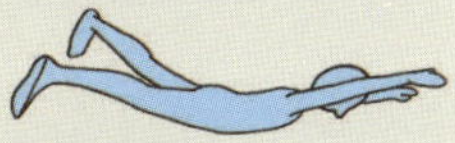

Le Ressort ❶ (ménagement du dos, des hanches et des épaules)

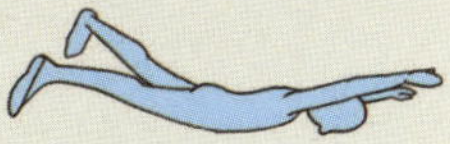

Le Repose-tête ❶ (ménagement des cervicales)

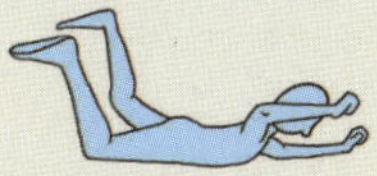

Le Groupé ❶ (ménagement du dos et des épaules)

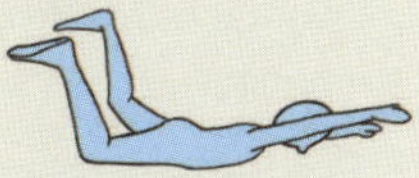

Le Demi-groupé ❹ (ménagement du dos)

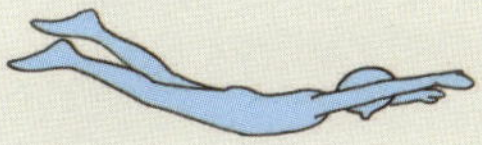

L'Axé ❺(ménagement du dos)

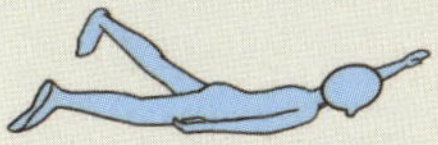

L'Unique ❻ (ménagement latéral)

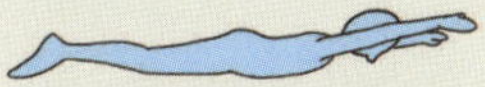

Le Demi-gecko antérieur ❶❷ (ménagement du dos)

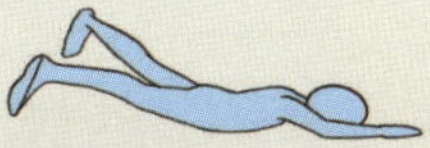

Le Demi-gecko postérieur ❶❷ (ménagement des cervicales, des épaules et du dos)

À NOTER

❶ Un même mouvement pour des raisons différentes.
❷ Antérieurs : les jambes inertes au sol ; postérieurs : le buste et les bras inertes au sol.
❸ Les avant-bras en protection.
❹ Les coudes ou les genoux fléchis.
❺ Mouvement de haut en bas des bras et des cuisses, le rachis fixe en extension.
❻ Handicap éventuel.
❼ Dissociation et/ou demi obligé : mouvement debout, vécu sous une forme dissociée. (insister uniquement d'un côté) ou à moitié (dynamique haute ou supérieure).

NE VIENT PAS AU SOL

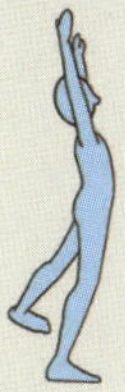

Debout ❼, sans se tenir

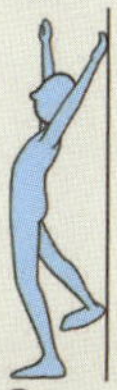

Dos au mur ❼ ou en se tenant

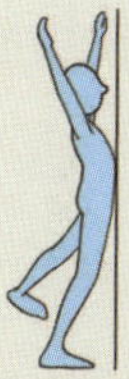

Le Face à face ❼ contact ventre ou autre

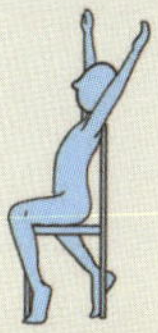

Sur une chaise ❼, assis(e)

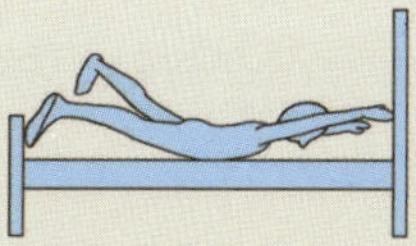

Sur un lit

40. LE REQUIN-MARTEAU

→ *Tonifier les muscles postérieurs, extenseurs du tronc et des hanches*

MOUVEMENT DE BASE

1

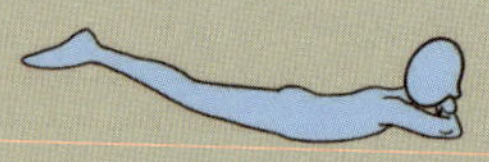

2

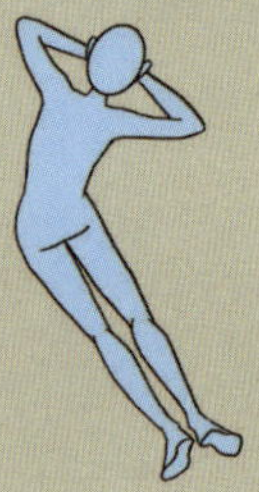

1. S'allonger sur le ventre ; les bras et les cuisses sont légèrement surélevés.

2. Placer les mains sous le menton, les coudes à l'horizontale.

3. Déclencher une inclinaison du rachis dorso-lombaire (latérale).

4. Faire passer les coudes et les pieds du même côté.

5. Alterner ou dissocier (1 côté).

⚠ *Les coudes et les genoux restent décollés du sol.*

⚠ *Expirez dans le mouvement ; inspirez en position initiale ; ce n'est pas simple de respirer en appui sur le thorax.*

⚠ *En cas de maxi, une référence suffit sauf en cas de dissociation.*

mouvement de base

VARIANTES PUISSANCE

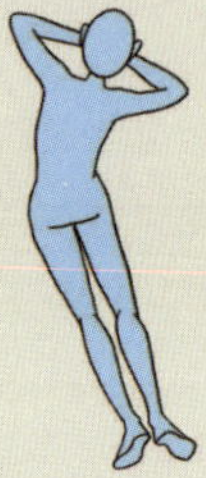

Le Mini ❶ : moins d'amplitude.

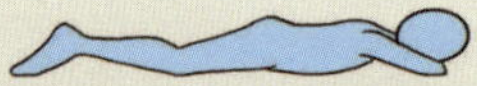

Le Relâché : avec un temps de pause, régulier ou pas.

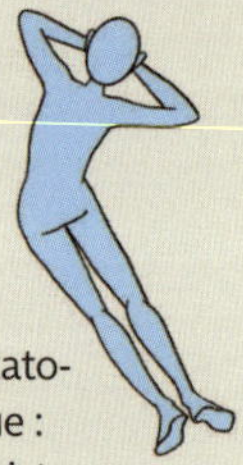

Le Non-stato-dynamique : pas de résistance statique sur le trajet.

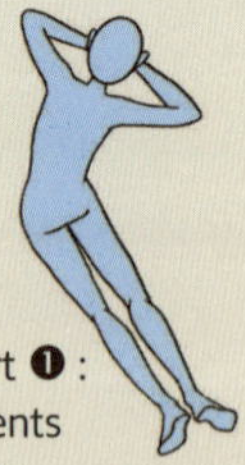

Le Ressort ❶ : mouvements très courts.

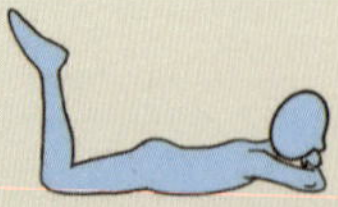

Le Groupé ❶ : genoux fléchis.

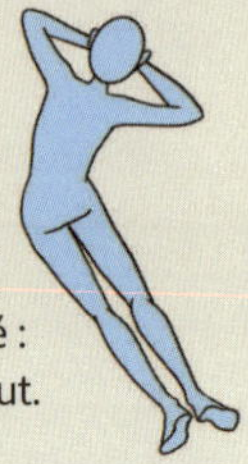

L'Alterné : avant tout.

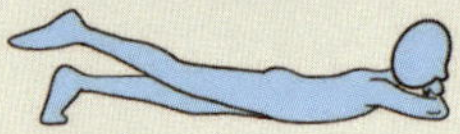

Le Dissocié : avec appui, après tout.

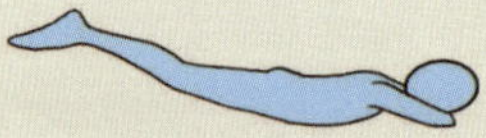

Le Demi-glissé antérieur : les mains et les avant-bras frôlent le sol.

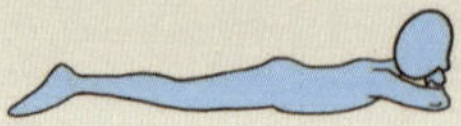

Le Demi-glissé postérieur : les orteils frôlent le sol.

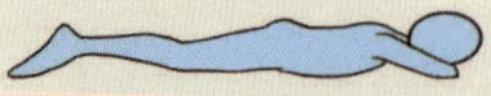

Le Glissé total ❶ : frôler ; le corps reste sous tension.

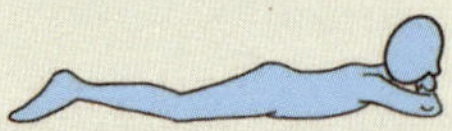

Le Demi-requin antérieur ❶❸

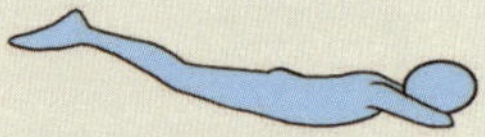

Le Demi-requin postérieur ❶❸

variantes puissance

VARIANTES MULTIPLES

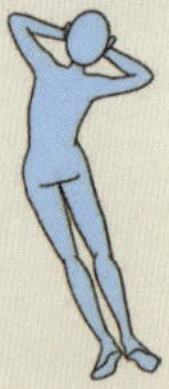

Le Mini ❶
Puissance + articulaire

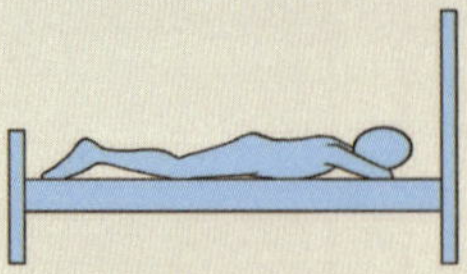

Le Relâché, sur un lit
Puissance + ne vient pas au sol

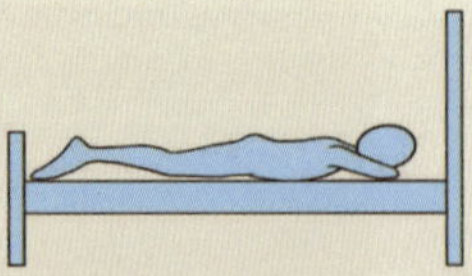

Le Glissé total, sur un lit
Articulaire + ne vient pas au sol

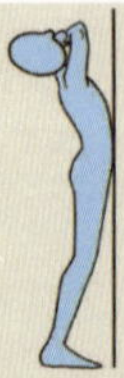

Le Demi-requin antérieur, face à face
Puissance + articulaire + ne vient pas au sol

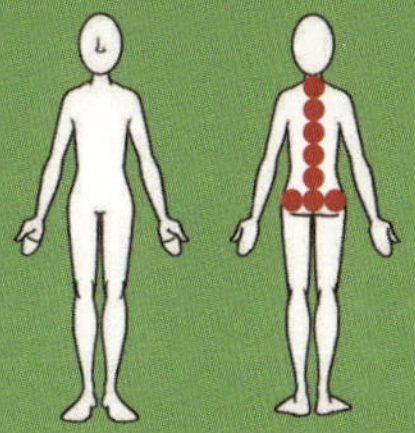

LE DOS

VARIANTES ARTICULAIRES

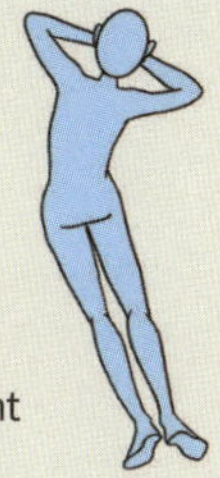

Le Mini ❶ (ménagement du dos, des hanches et des épaules)

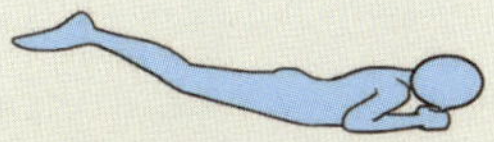

L'Armure ❹ (ménagement de la poitrine et de la cage thoracique)

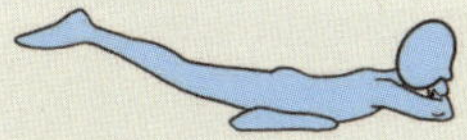

Le Coussin-bassin (ménagement du pubis)

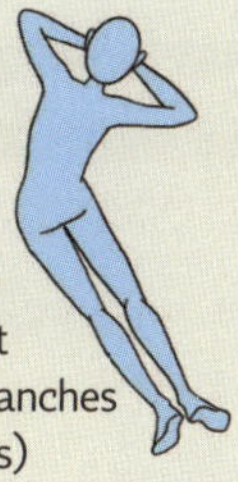

Le Ressort ❶ (ménagement du dos, des hanches et des épaules)

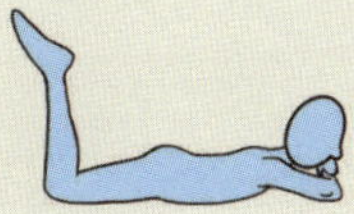

Le Groupé ❶ (ménagement du dos)

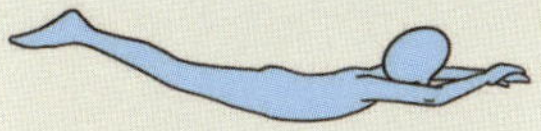

Le Dauphin ❺ (ménagement du dos)

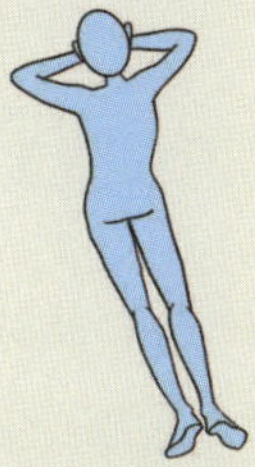

L'Autre espèce ❻ (ménagement du dos)

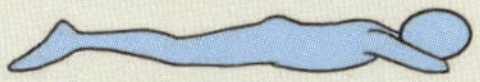

Le Glissé total ❶ (ménagement articulaire global)

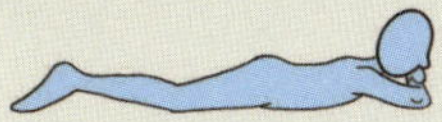

Le Demi-requin antérieur ❶❸ (ménagement du dos)

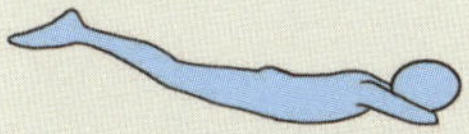

Le Demi-requin postérieur ❶❸ (ménagement des cervicales, des épaules et du dos)

variantes articulaires

NE VIENT PAS AU SOL

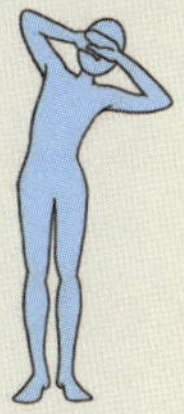

Debout ❼, sans se tenir

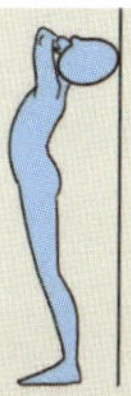

Dos au mur ❼ ou en se tenant

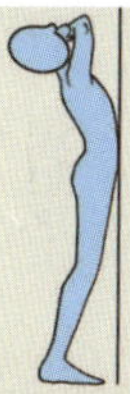

Le Face-à-face ❼, contact du ventre ou autre

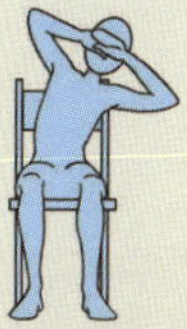

Sur une chaise ❼, assis(e)

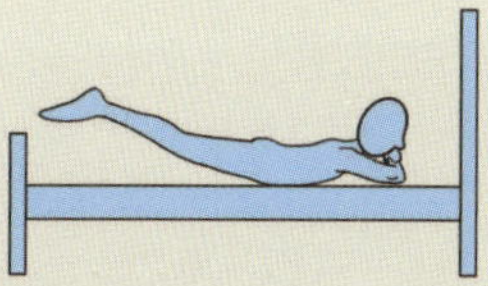

Sur un lit

ne vient pas au sol

À NOTER

❶ Un même mouvement pour des raisons différentes.
❷ Ici, en cas de dissociation, pose d'un pied (nageoire codale séparée en deux).
❸ Antérieurs : les jambes inertes au sol ; postérieurs : le buste et les bras inertes au sol.
❹ Les avant-bras en protection.
❺ Mouvement d'ondulations dans l'axe.
❻ Nageoire codale à l'opposé de la tête.
❼ Le Demi-requin antérieur semble incontournable.

41. LE SKI DE FOND

→ *Tonifier les muscles postérieurs, extenseurs du tronc et des hanches*

MOUVEMENT DE BASE

1
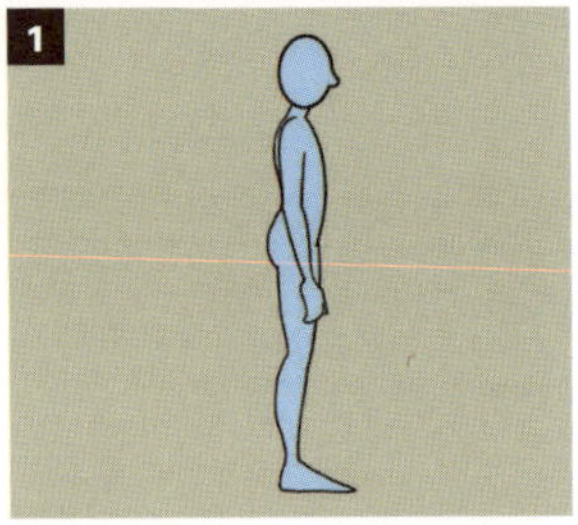

2
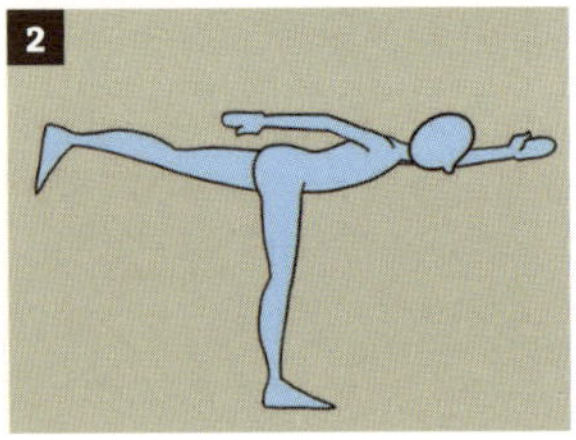

1. Se placer debout.

2. Tendre le bras et la jambe du même côté à l'opposé.

3. Chercher l'horizontale avec une bascule du buste sur l'avant.

4. Alterner ou dissocier (1 côté).

⚠ *Le bras gauche suit la jambe droite sur l'arrière (et l'inverse).*

⚠ *Le buste ne revient pas complètement à la verticale.*

⚠ *N'allez pas au-delà de l'horizontale (tête sous le nombril).*

⚠ *Le genou porteur est tendu (moins de fatigue, moins d'équilibre).*

⚠ *Expirez pour tendre ; inspirez au retour sur les deux pieds.*

⚠ *En cas de maxi, une référence suffit sauf en cas de dissociation.*

mouvement de base

VARIANTES PUISSANCE

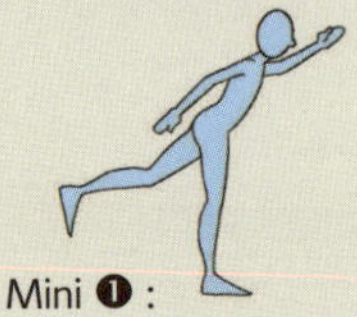

Le Mini ❶ : moins d'amplitude.

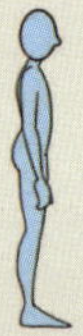

Le Relâché : avec un temps de pause, régulier ou pas.

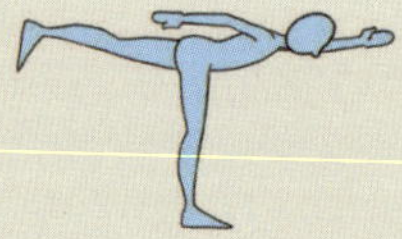

Le Non-stato-dynamique : pas de résistance statique sur le trajet.

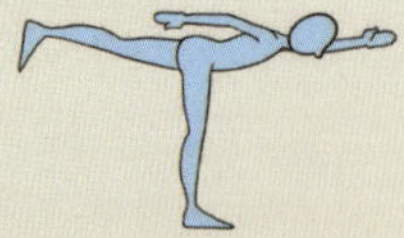

L'Alterné : avant tout.
Le Dissocié : avec appui, après tout.

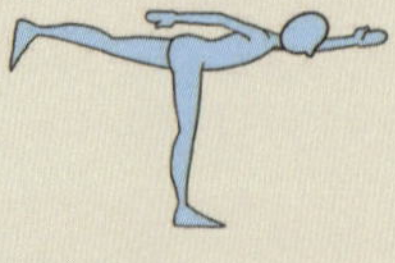

Le Ressort ❶ : mouvements très courts.

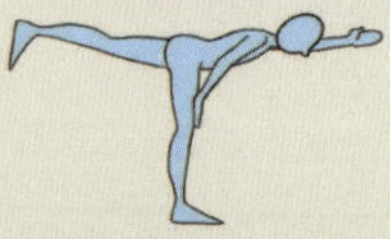

Le Soutien ❶ : main en appui sur la cuisse porteuse.

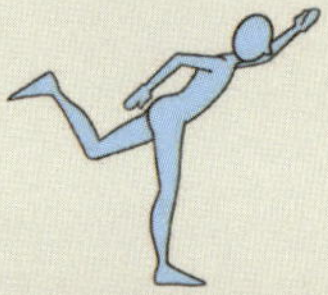

Le Groupé ❶ : le genou libre et les coudes fléchis.

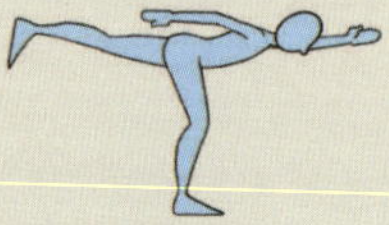

L'Autre porteur ❷ : genou porteur fléchi.

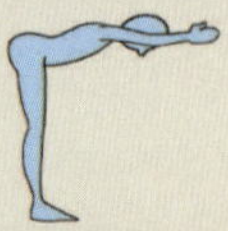

Le « Tracter-pousser » : bascule du buste + des deux bras.

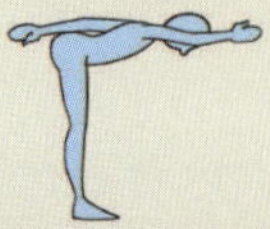

Le Demi-supérieur ❶ : bascule du buste + 1 bras.

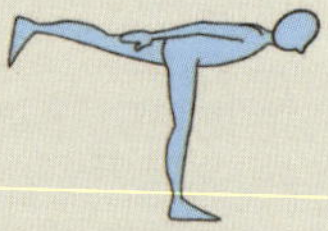

Le Demi-inférieur ❶ : bascule du buste + 1 jambe.

variantes puissance

VARIANTES MULTIPLES

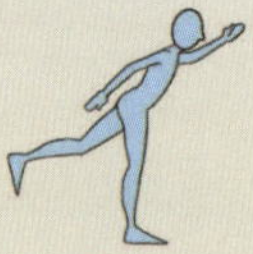

***Le Mini* ❶**
Puissance + articulaire

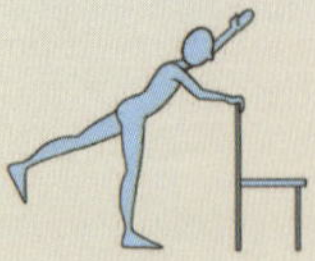

L'Alterné, appui contre un dossier
Puissance + ne vient pas au sol

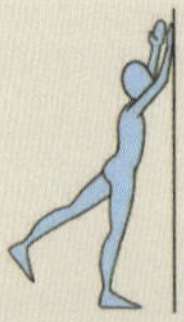

Le Vertical, appui mur
Articulaire + ne vient pas au sol

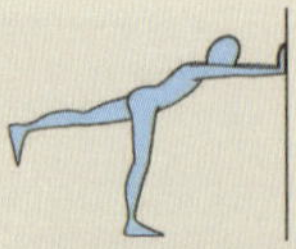

Le Demi-inférieur, appui contre un mur
Puissance + articulaire + ne vient pas au sol

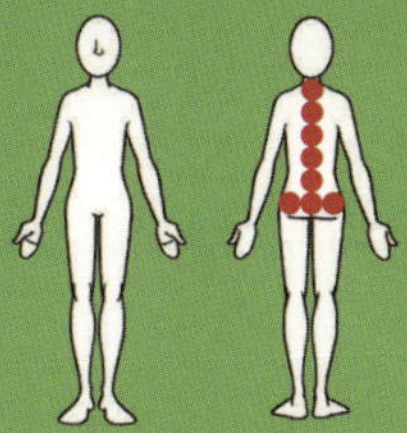

LE DOS

VARIANTES ARTICULAIRES

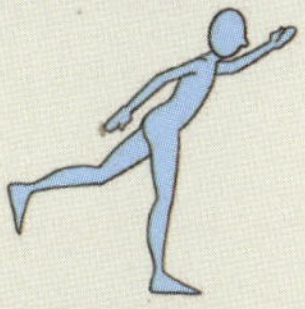

Le Mini ❶ (ménagement articulaire global)

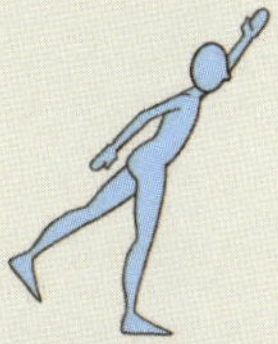

Le Vertical (ménagement du dos)

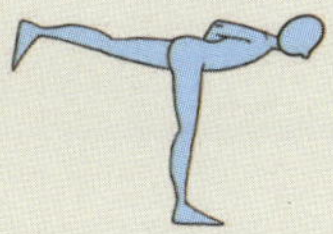

Les sans les bras ❸ (ménagement des épaules et du dos)

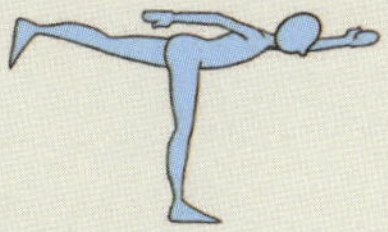

Le Ressort ❶ (ménagement articulaire global)

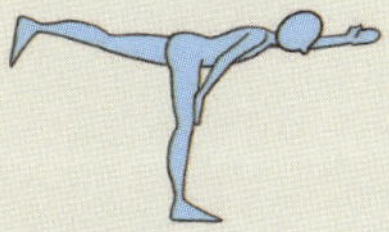

Le Soutien ❶ (ménagement du dos et des épaules)

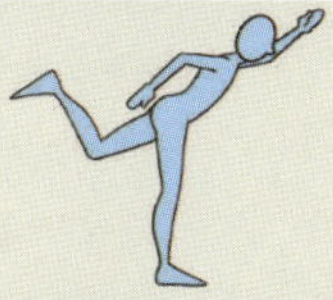

Le Groupé ❶ (ménagement des épaules, du dos et des genoux)

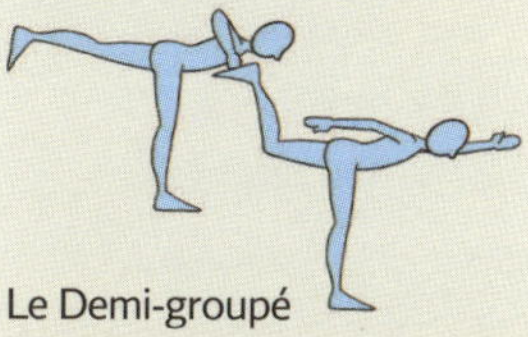

Le Demi-groupé ❹ (ménagement du dos)

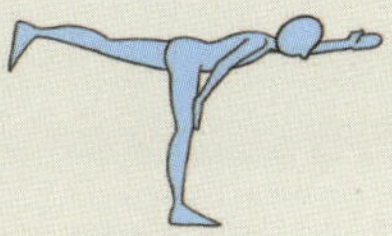

L'Unique ❺ (ménagement latéral)

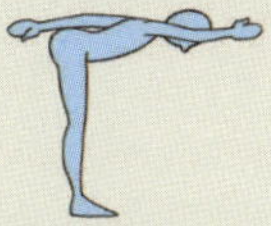

Le Demi-supérieur ❶ (ménagement des hanches)

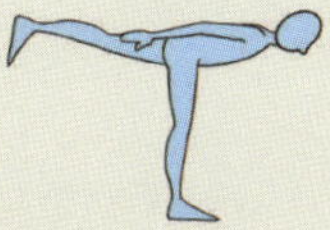

Le Demi-inférieur ❶ (ménagement des épaules)

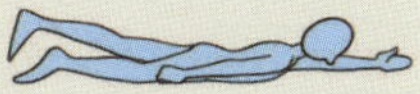

L'Allongé ❶ (ménagement articulaire global)

NE VIENT PAS AU SOL

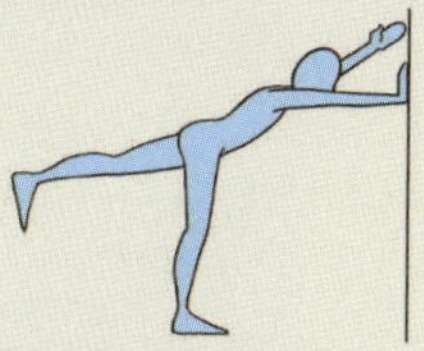

Debout, appui contre un mur

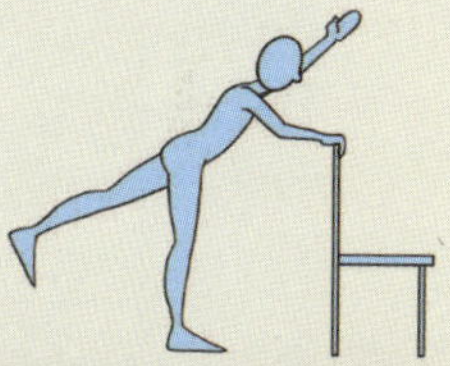

❻ Appui contre un dossier

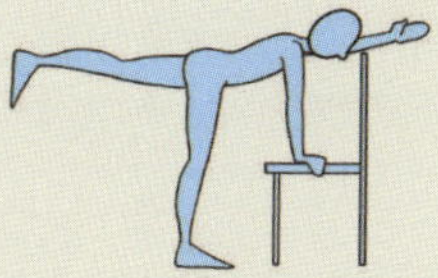

❻ Appui sur une chaise

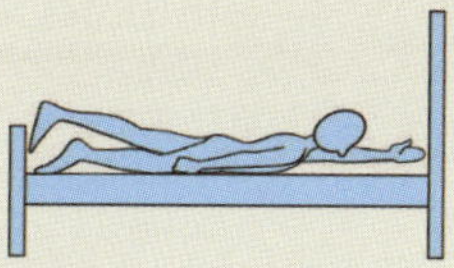

L'Allongé ❶

À NOTER

❶ Un même mouvement pour des raisons différentes.
❷ Plus de fatigue, cependant plus d'équilibre.
❸ Au choix : les bras le long du corps ou croisés devant ou dans le dos, et les mains appuyées sur les reins.
❹ Le coude ou le genou fléchi.
❺ Handicap éventuel.
❻ Vérifiez les stabilité et solidité de l'appui.

42. LE BÉBÉ NAGEUR

→ *Tonifier les muscles postérieurs, extenseurs du tronc et des hanches*

MOUVEMENT DE BASE

1
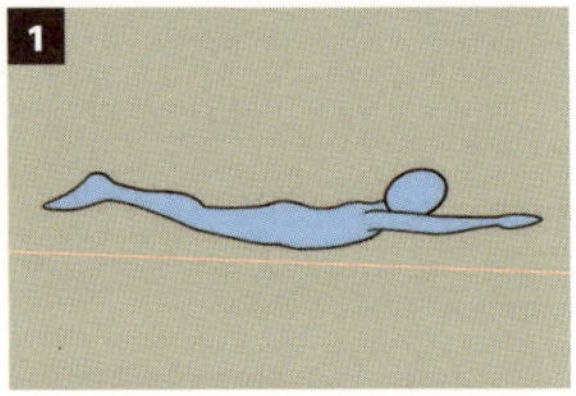

2
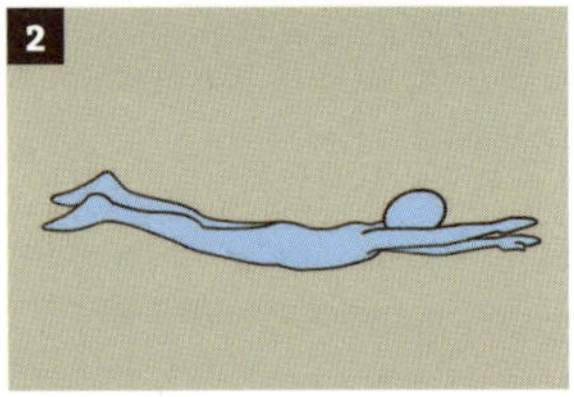

1. S'allonger sur le ventre, les bras et les cuisses légèrement surélevés.

2. Réaliser des battements de bras et de cuisses simultanément.

⚠ *Les coudes et les genoux restent décollés du sol, et en extension (non fléchis).*

⚠ *Pas simple de respirer en appui sur le thorax. L'échange respiratoire est naturel car l'effort est permanent.*

⚠ *En cas de maxi, une référence suffit.*

mouvement de base

VARIANTES PUISSANCE

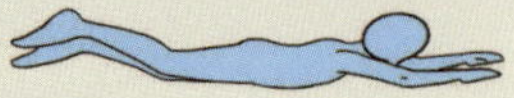
Le Mini ❶ : moins d'amplitude.

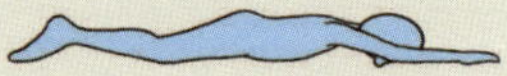
Le Relâché : avec un temps de pause, régulier ou pas.

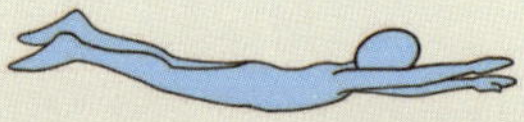
Le Non-stato-dynamique : pas de résistance statique sur le trajet.

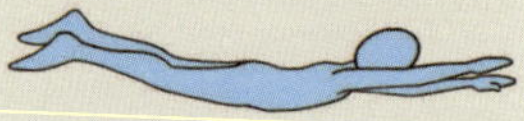
Le Ressort ❶ : mouvements très courts.

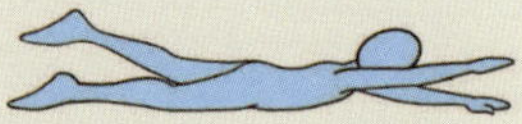
La Percussion : les mains et les pieds « tapent » au sol.

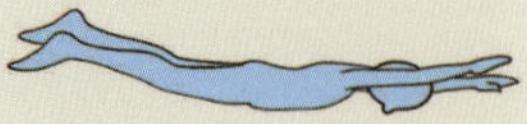
Le Repose-tête ❶ : tête au sol.

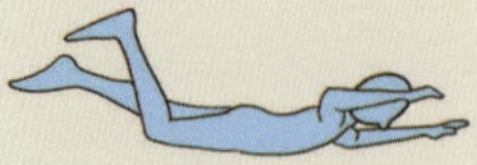
Le Groupé ❶ : coudes et genoux fléchis.

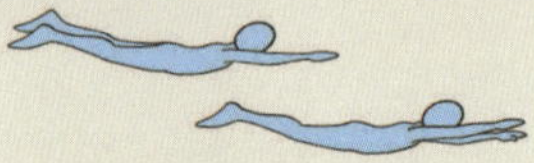
Autres alternances ❷ : 3 formes possibles.

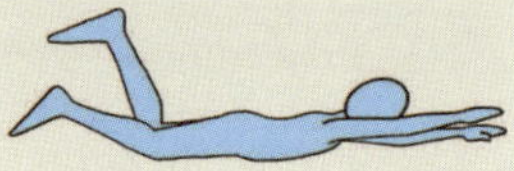
Le Super-posé : genoux posés, battements de pieds.

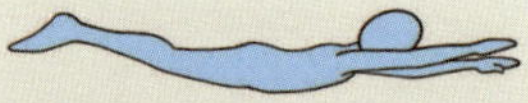
L'Admis supérieur : partie supérieure mobile, partie inférieure fixe.

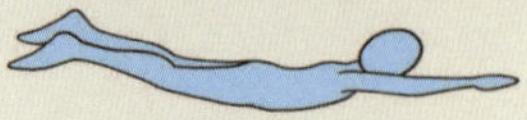
L'Admis inférieur : partie inférieure mobile, partie supérieure fixe.

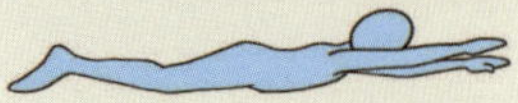
Le Demi-supérieur ❶❸

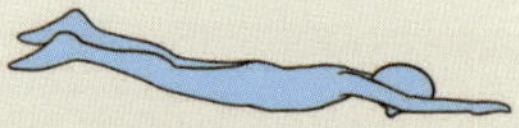
Le Demi-inférieur ❶❸

variantes puissance

VARIANTES MULTIPLES

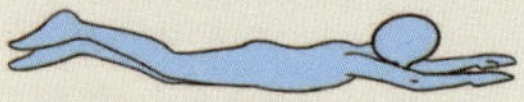
***Le Mini* ❶**
Puissance + articulaire

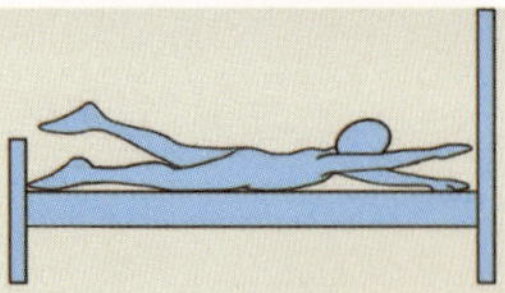
La Percussion, sur un lit
Puissance + ne vient pas au sol

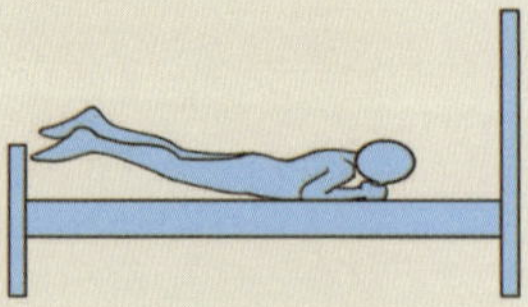
L'Armure, sur un lit
Articulaire + ne vient pas au sol

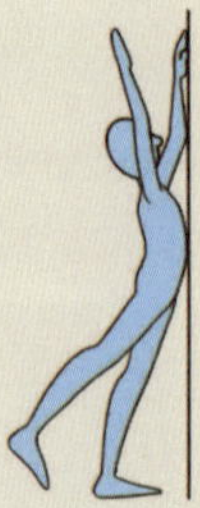
Le Dissocié + Le Relâché, le Face-à-face
Puissance + articulaire + ne vient pas au sol

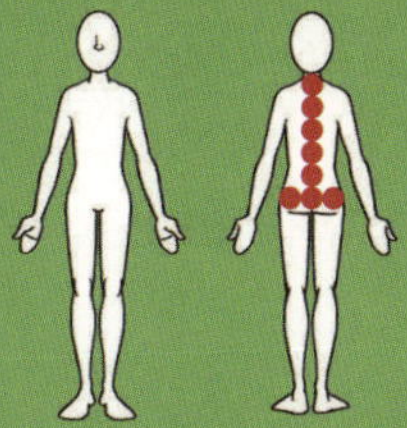

LE DOS

VARIANTES ARTICULAIRES

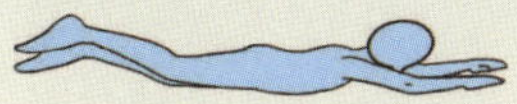

Le Mini ❶ (ménagement du dos, des hanches et des épaules)

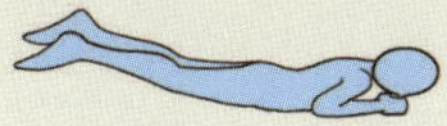

L'Armure ❹ (ménagement de la poitrine et de la cage thoracique)

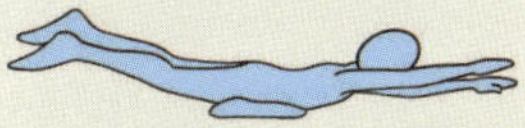

Le Coussin-bassin (ménagement du pubis)

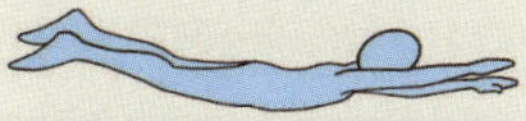

Le Ressort ❶ (ménagement du dos, des hanches et des épaules)

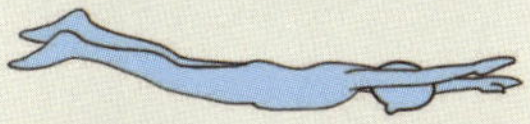

Le Repose-tête ❶ (ménagement des cervicales)

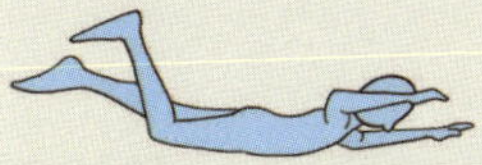

Le Groupé ❶ (ménagement du dos et des épaules)

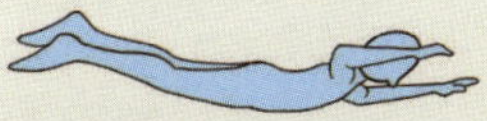

Le Demi-groupé ❺ (ménagement du dos)

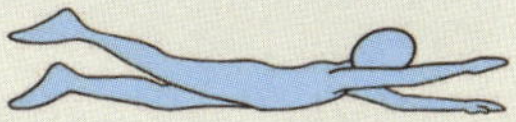

L'Unique ❻ (ménagement latéral)

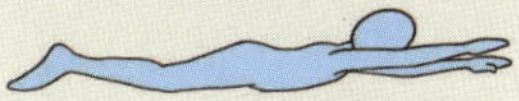

Le Demi-supérieur ❶❸ (ménagement du dos)

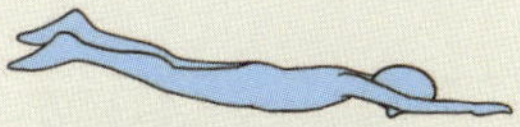

Le Demi-inférieur ❶❸ (ménagement des cervicales, des épaules et du dos)

À NOTER

❶ Un même mouvement pour des raisons différentes.
❷ Les bras et les jambes ; côté droit/côté gauche ; bras droit-jambe gauche/bras gauche-jambe droite.
❸ Supérieurs : les jambes inertes au sol ; inférieurs : le buste et les bras inertes au sol.
❹ Les avant-bras en protection.
❺ Les coudes ou genoux fléchis.
❻ Handicap éventuel.
❼ Seule la mobilité supérieure est faisable.

NE VIENT PAS AU SOL

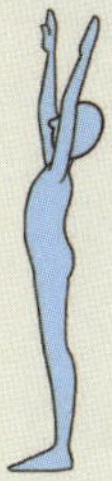

Debout ❼, sans se tenir

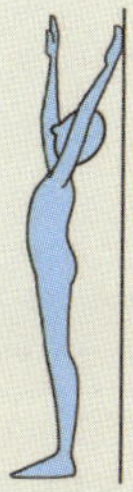

Dos au mur ❼ ou en se tenant

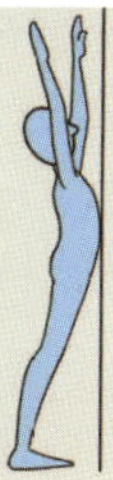

Le Face-à-face ❼, contact du ventre ou autre

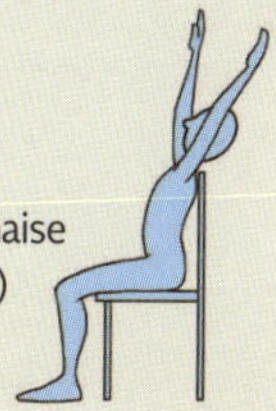

Sur une chaise ❼, assis(e)

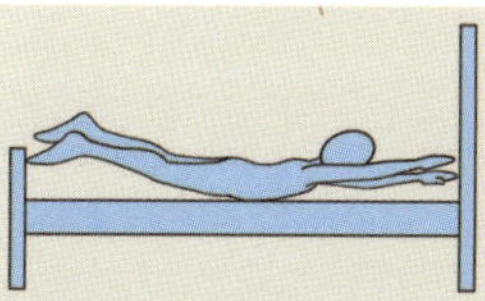

Sur un lit

43. L'ARC

→ *Tonifier les muscles postérieurs, extenseurs du tronc et des hanches*

MOUVEMENT DE BASE

1
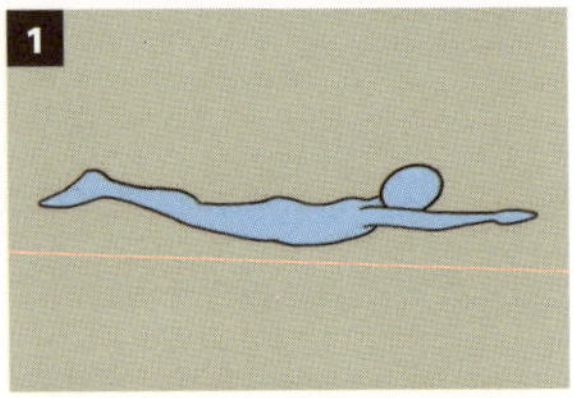

2
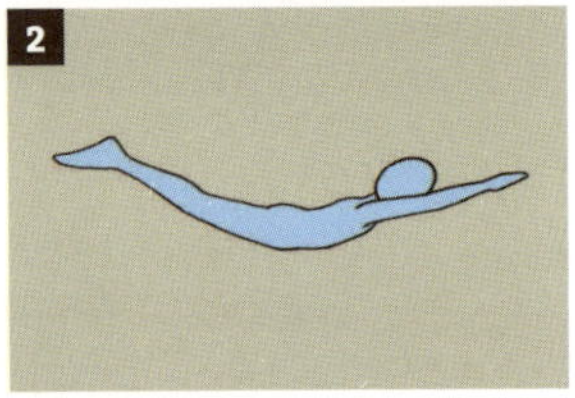

1. S'allonger sur le ventre, les mains au sol au-dessus de la tête.

2. Chercher à lever simultanément les bras et les cuisses le plus haut possible.

3. Descendre et remonter sans poser.

⚠ *Les coudes et les genoux restent à la fois en extension (non fléchis) et décollés du sol.*

⚠ *Vigilance au niveau du pincement lombaire.*

⚠ *Expirez dans le mouvement ; inspirez au point le plus bas. Ce n'est pas simple de respirer en appui sur le thorax.*

⚠ *En cas de maxi, une référence suffit.*

mouvement de base

VARIANTES PUISSANCE

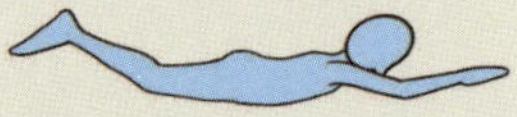
Le Mini ❶ : moins d'amplitude.

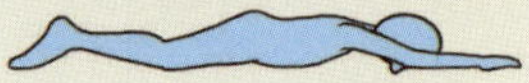
Le Relâché : avec un temps de pause, régulier ou pas.

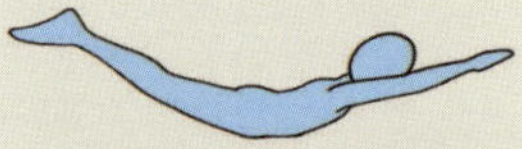
Le Non-stato-dynamique : pas de résistance statique sur le trajet.

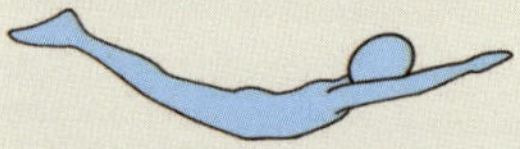
Le Ressort ❶ : mouvements très courts.

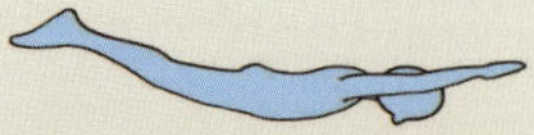
Le Repose-tête ❶ : tête au sol.

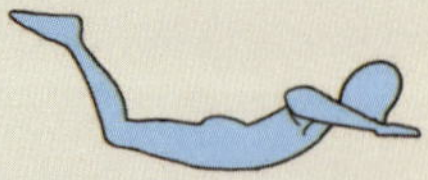
Le Groupé ❶ : coudes et genoux fléchis.

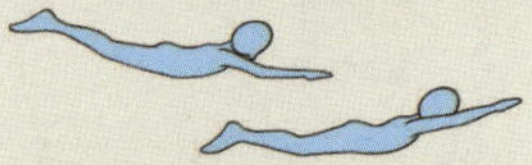
Autre alternance (bras, pose, cuisses, pose)

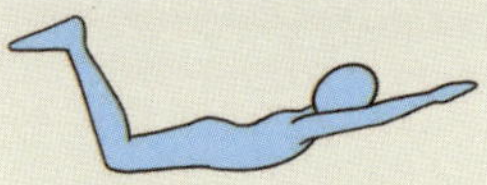
Le Super-posé : genoux posés, lever les pieds.

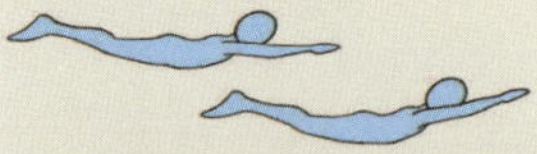
L'arc haut : partie supérieure mobile, partie inférieure fixe.

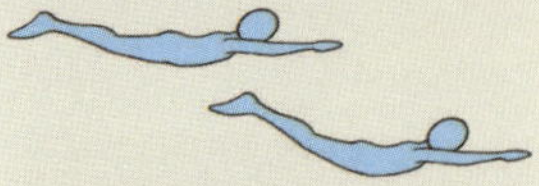
L'arc bas : partie supérieure fixe, partie inférieure mobile.

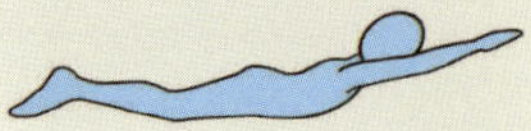
La Demi-supérieure ❶❷

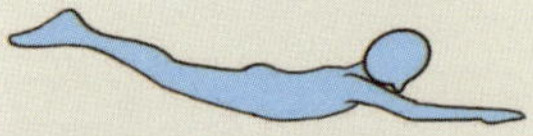
La Demi-inférieure ❶❷

variantes puissance

VARIANTES MULTIPLES

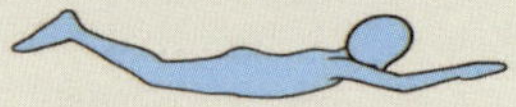
***Le Mini* ❶**
Puissance + articulaire

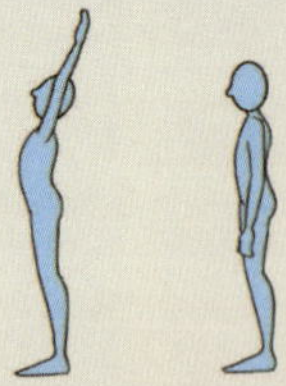
Le Relâché, sans se tenir
Puissance + ne vient pas au sol

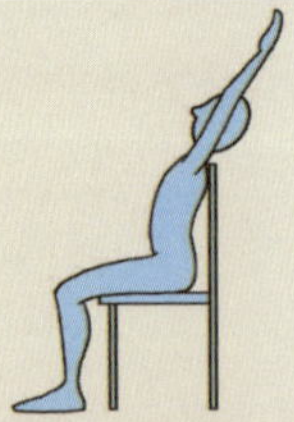
La Demi-supérieure, assis(e)
Articulaire + ne vient pas au sol

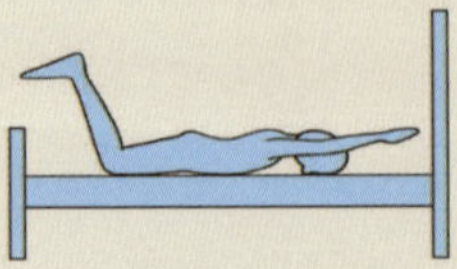
Le Super-posé + Repose-tête, sur un lit
Puissance + articulaire + ne vient pas au sol

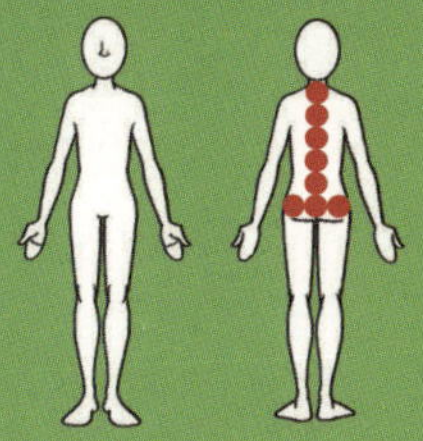

LE DOS

VARIANTES ARTICULAIRES

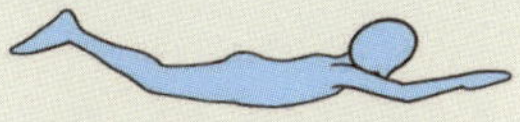

Le Mini ❶ (ménagement du dos, des hanches et des épaules)

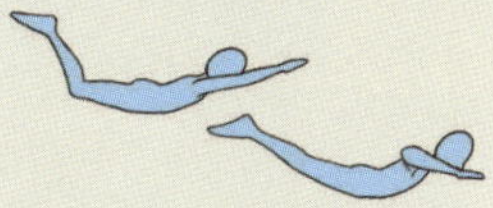

Le Demi-groupé ❹ (ménagement du dos)

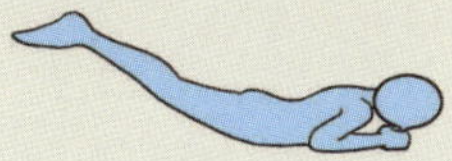

L'Armure ❸ (ménagement de la poitrine et de la cage thoracique)

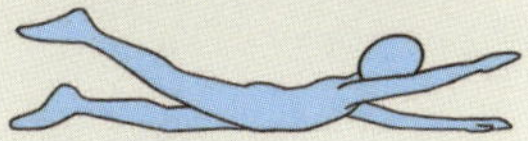

L'Unique ❺ (ménagement latéral)

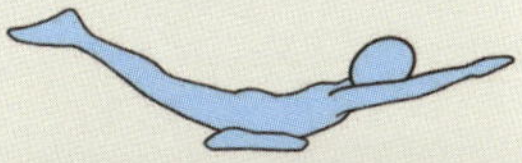

Le Coussin-bassin (ménagement du pubis)

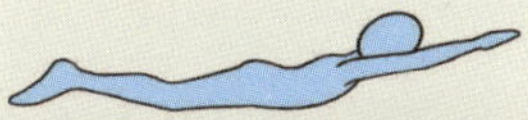

La Demi-supérieure ❶❷ (ménagement du dos)

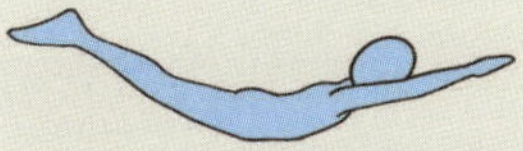

Le Ressort ❶(ménagement du dos, des hanches et des épaules)

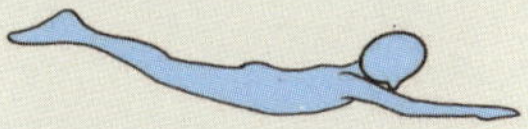

La Demi-inférieure ❶❷ (ménagement des cervicales, des épaules et du dos)

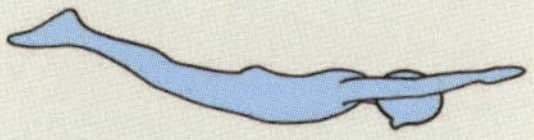

Le Repose-tête ❶ (ménagement des cervicales)

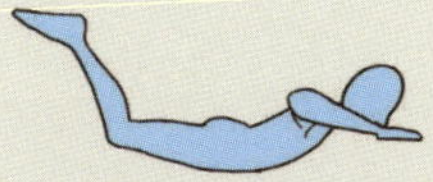

Le Groupé ❶ (ménagement du dos et des épaules)

variantes articulaires

NE VIENT PAS AU SOL

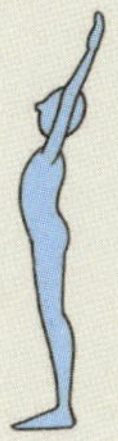

Debout ❻, sans se tenir

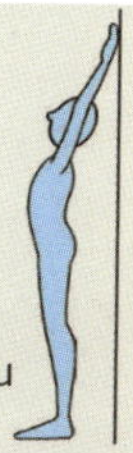

Le Dos au mur ou en se tenant ❻

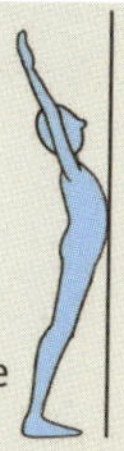

Le Face-à-face contact du ventre ou autre ❻

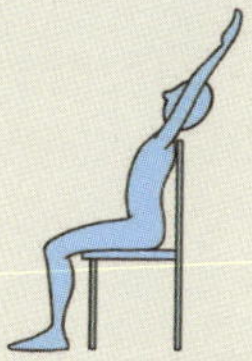

Sur une chaise ❼, assis(e)

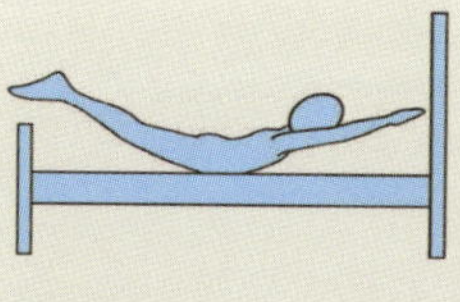

Sur un lit

ne vient pas au sol

À NOTER

❶ Un même mouvement pour des raisons différentes.
❷ Supérieurs : les jambes inertes au sol ; inférieurs : le buste et les bras inertes au sol.
❸ Les avant-bras en protection.
❹ Les coudes ou les genoux fléchis.
❺ Handicap éventuel.
❻ Sur une jambe ou deux.
❼ La Demi-supérieure semble incontournable.

44. LE BOND

→ *Tonifier les fléchisseurs et adducteurs des hanches, le quadriceps, les extenseurs du pied, les ischio-jambiers, le grand fessier et le triceps sural*

MOUVEMENT DE BASE

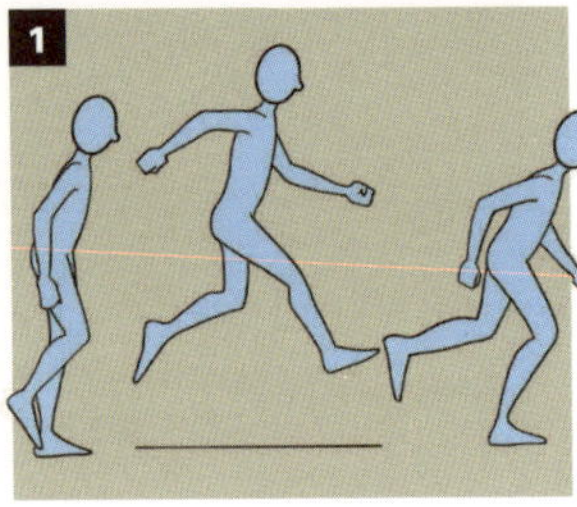

1. Se placer debout sur un pied.

2. Réaliser un saut vers l'avant (appel d'un pied, réception de l'autre).

3. Enchaîner avec un saut vers l'arrière (le pied en réception pour l'avant devient le pied d'appel pour l'arrière).

⚠ *Prenez des repères au sol afin de conserver la même amplitude à chaque saut.*

⚠ *Saut = un seul appui au sol.*

⚠ *Mouvement « explosif » qui demande un bon échauffement.*

⚠ *Expirez dans l'effort (réception et poussée) ; inspirez dans le « vol ».*

⚠ *En cas de maxi, deux références seront nécessaires car chaque pied aura les statuts d'appel et de réception, pour l'avant et l'arrière.*

mouvement de base

VARIANTES PUISSANCE

Le Mini ❶ : moins d'amplitude.

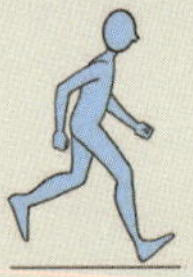

Le Relâché avec un temps de pause, régulier ou pas.

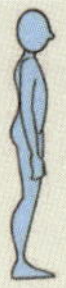

Le Non-stato-dynamique : pas de résistance statique sur le trajet.

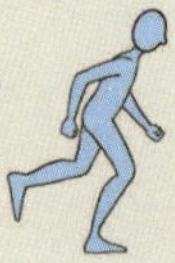

Le Ressort ❶ : mouvements très courts.

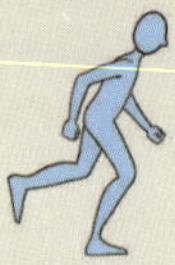

Le Soutien : appui des mains sur la cuisse en réception.

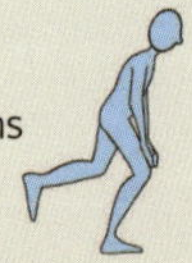

Le Rattrapé : le pied de réception est rejoint par le pied d'appel.

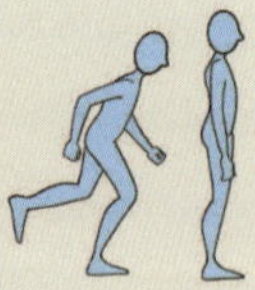

La Vie devant soi ❷ : sauts vers l'avant uniquement.

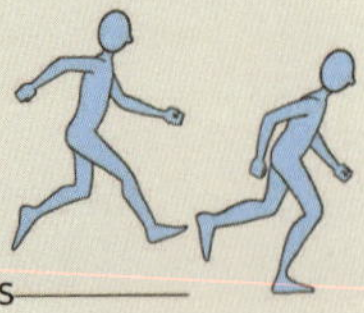

Le Conforté ❶ : appel d'un pied, réception sur deux pieds.

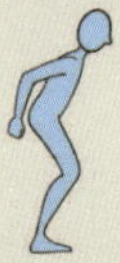

La Marelle : appel des deux pieds, réception sur un pied.

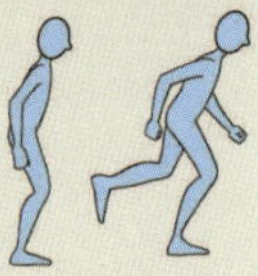

Le Double-bond ❶ : appel des deux pieds, réception sur deux pieds.

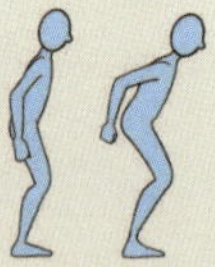

Le Relais ❶ : passage d'un pied à l'autre (pas de saut).

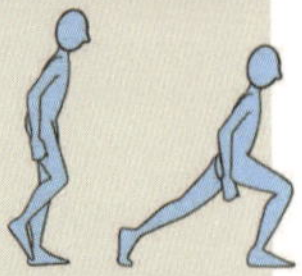

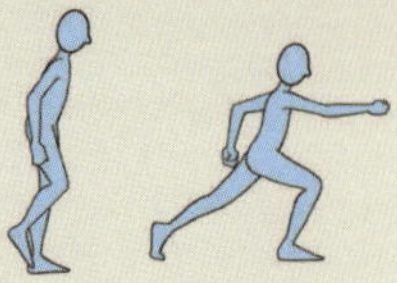

L'Escrime ❶ : fente avant ; seul le pied de réception avant est mobile.

La Double-fente ❶ : pieds décalés, collés au sol.

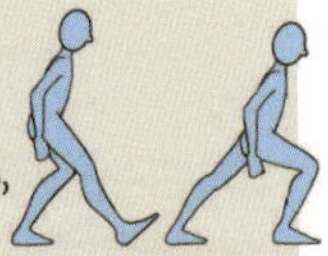

variantes puissance

VARIANTES MULTIPLES

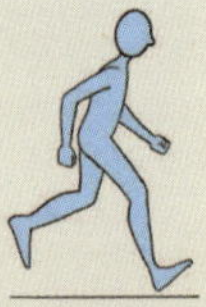

Le Mini ❶
Puissance + articulaire

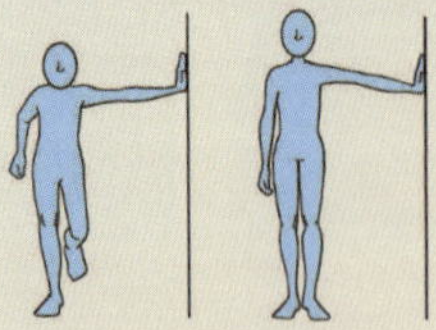

Le Rattrapé, appui contre un mur
Puissance + ne vient pas au sol

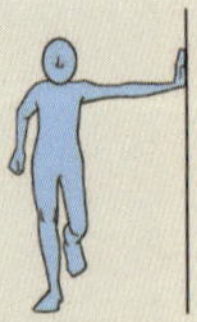

Le Vertical, appui contre un mur
Articulaire + ne vient pas au sol

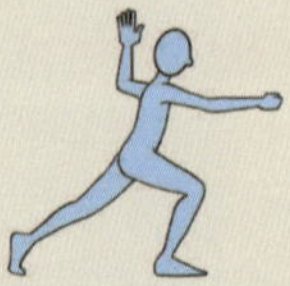

L'Escrime, appui contre un mur
Puissance + articulaire + ne vient pas au sol

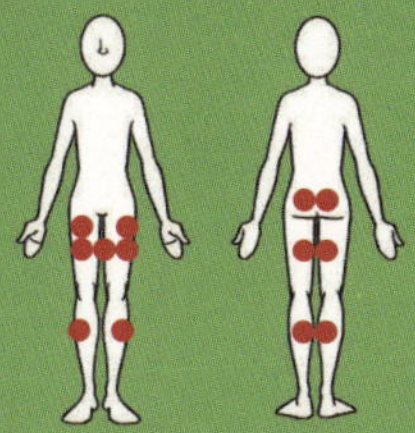

VARIANTES ARTICULAIRES

Le Mini ❶ (ménagement articulaire global)

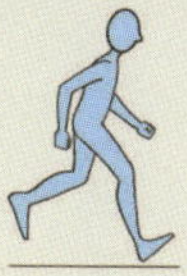

Le Vertical ❸ (ménagement du dos)

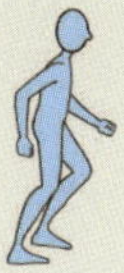

Le Pied ❹ (ménagement des hanches, des genoux et des chevilles)

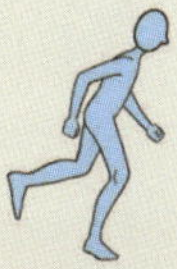

Le Ressort ❶ (ménagement articulaire global)

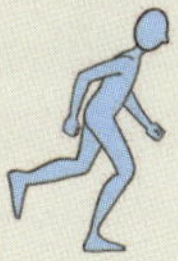

L'Unique ❺ (ménagement latéral)

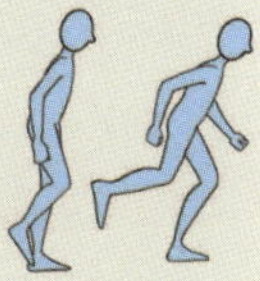

Le Conforté ❶ : (ménagement des hanches, des genoux et des chevilles)

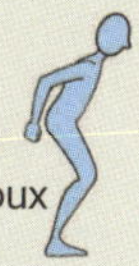

Le Double-bond ❶ (ménagement articulaire global)

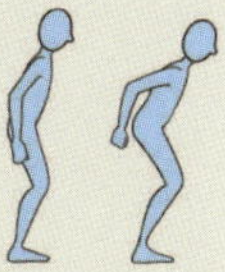

Le Relais ❶ (ménagement du dos et des hanches)

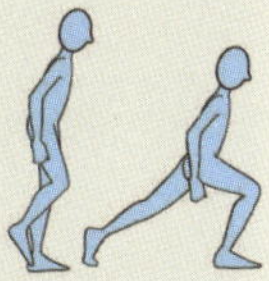

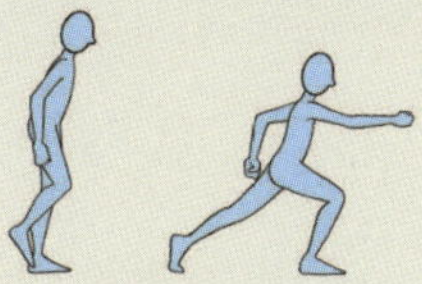

L'Escrime ❶ (ménagement du dos et des hanches)

La Double-fente ❶ (ménagement du dos)

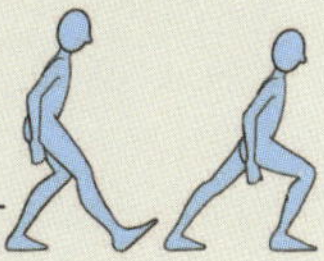

NE VIENT PAS AU SOL

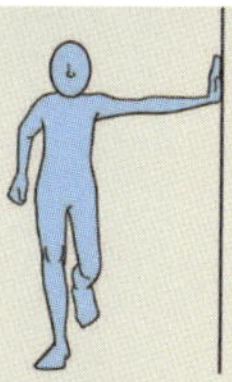

Debout, appui contre un mur

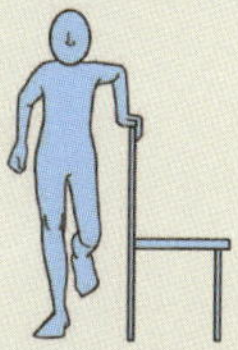

Appui contre un dossier ❻

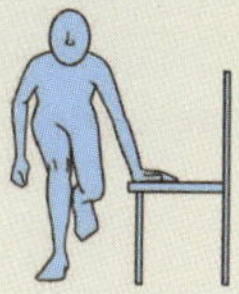

Appui sur l'assise d'une chaise ❻

À NOTER

❶ Un même mouvement pour des raisons différentes.
❷ Ici, alternance des pieds donc une référence maxi suffit ; nécessite de l'espace et des repères au sol.
❸ Saut à la verticale, sur place.
❹ Pied de réception ou d'appel plus ou moins ouvert (confort des genoux et des chevilles).
❺ Handicap éventuel, ou choix du cloche-pied.
❻ Privilégiez les mouvements sans saut ; vérifiez les stabilité et solidité de l'appui.

45. LE ROLLER

→ Tonifier le grand fessier, les extenseurs du tronc, les adducteurs et les abducteurs des hanches, le quadriceps, les ischio-jambiers, les triceps suraux et les extenseurs des pieds

MOUVEMENT DE BASE

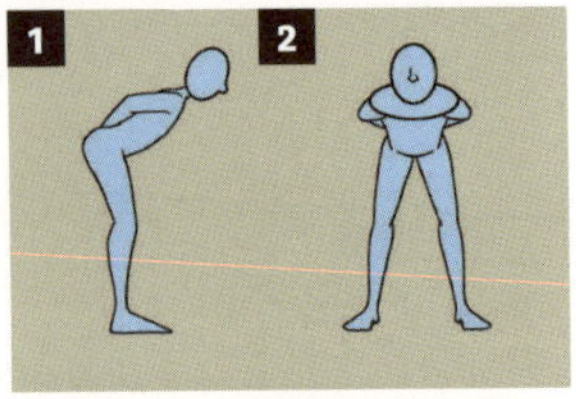

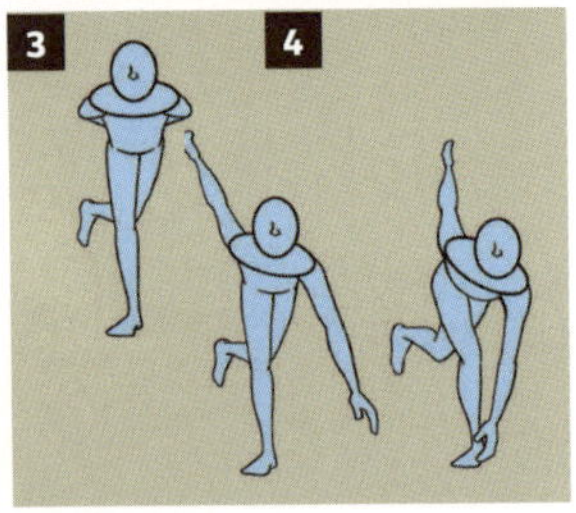

1. Se pencher vers l'avant, le dos plat, les mains dans le dos en appui sur les reins et le regard vers l'horizon.

2. Passer d'un pied à l'autre, latéralement (type pas du patineur en Roller).

3. Réaliser des sauts pour passer d'un pied à l'autre.

4. Croiser la jambe libre derrière la jambe porteuse.

⚠ *Possibilité d'accélérer en y associant une dynamique bras (la main opposée vient toucher la pointe du pied porteur : type accélération en Roller) ; le buste « pivote ».*

⚠ *La jambe libre reste au-dessus du sol.*

⚠ *Expirez dans la poussée et à la réception ; inspirez dans le saut.*

⚠ *En cas de maxi, une référence suffit.*

mouvement de base

VARIANTES PUISSANCE

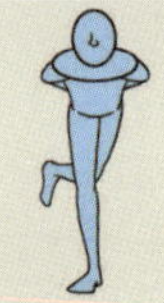

Le Mini ❶ : moins d'amplitude.

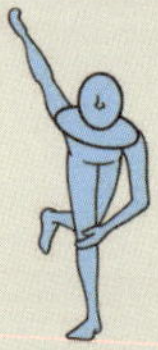

Le Toucher genou

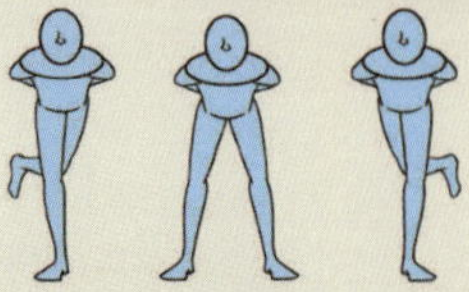

Le Relais sans saut

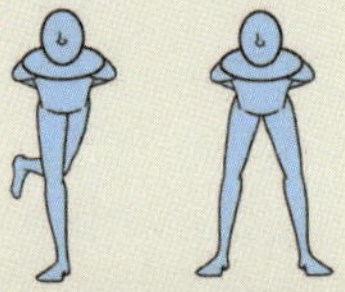

Le Relâché : avec un temps de pause, régulier ou pas.

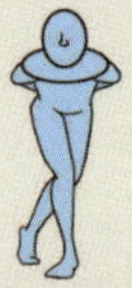

Le Double-appui croisé ❷

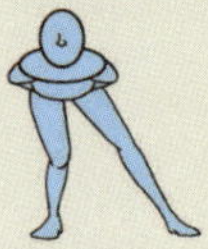

Le Transfert ❶ : les pieds collés au sol (extension genoux ou pas).

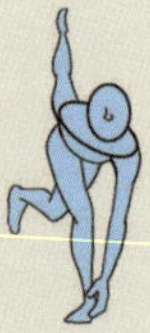

Le Non-stato-dynamique : pas de résistance statique sur le trajet.

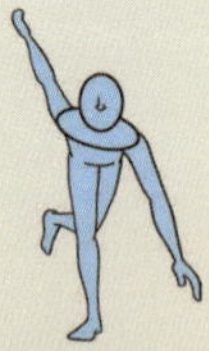

Le Ressort ❶ : mouvements très courts.

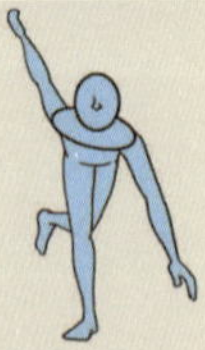

Le Semblant : pas de contact main-pied.

variantes puissance

VARIANTES MULTIPLES

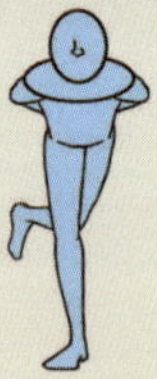

***Le Mini* ❶**
Puissance + articulaire

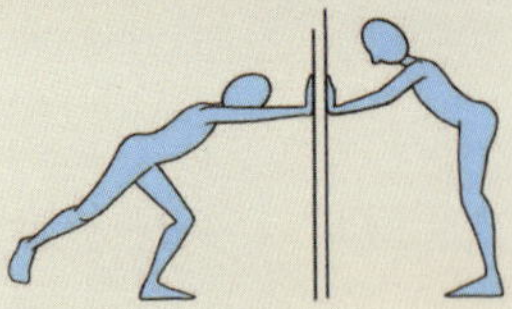

Le Relâché, appui contre un mur
Puissance + ne vient pas au sol

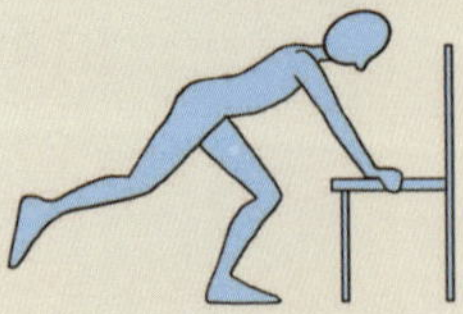

L'Axé, appui contre l'assise d'une chaise
Articulaire + ne vient pas au sol

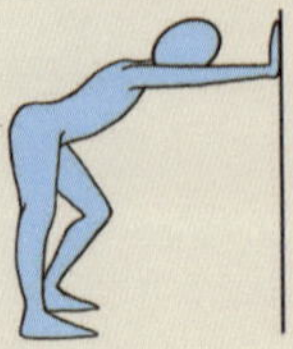

Le Transfert, appui contre un mur
Puissance + articulaire + ne vient pas au sol

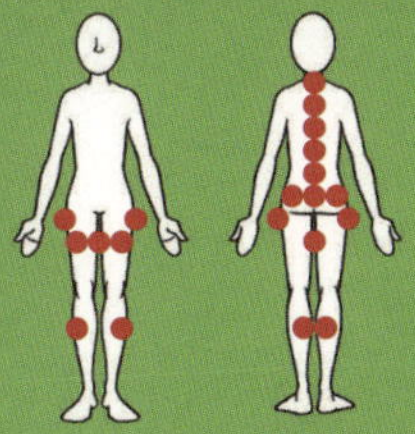

LES MEMBRES INFÉRIEURS

VARIANTES ARTICULAIRES

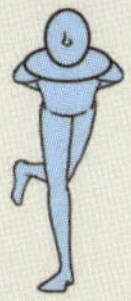

Le Mini ❶ (ménagement articulaire global)

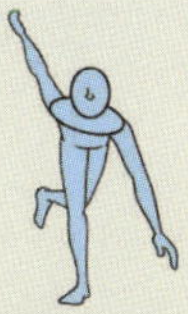

Le Ressort ❶ (ménagement articulaire global)

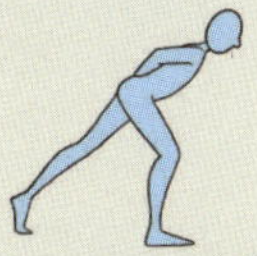

Le Double-appui axé ❼ (ménagement du dos et des hanches)

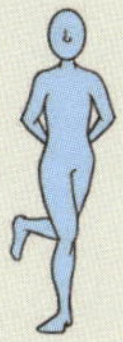

Le Vertical (ménagement du dos)

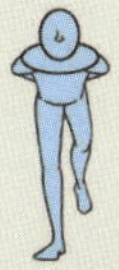

L'Axé ❺ (ménagement du dos, des hanches, et du genou porteur)

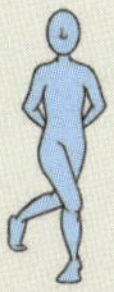

La Révérence ❽ (ménagement du dos et des hanches)

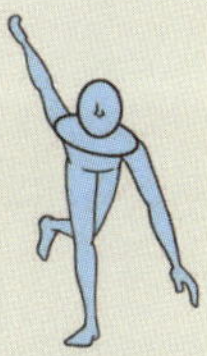

Le Sans pivot ❸ (ménagement du dos et des épaules)

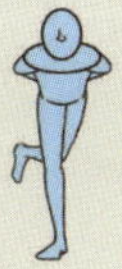

L'Unique ❻ (ménagement latéral)

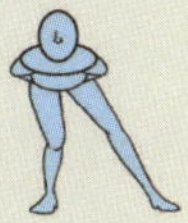

Le Transfert ❶ (ménagement articulaire global)

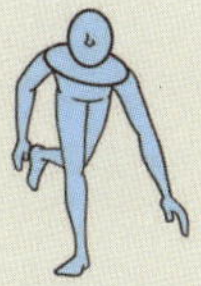

Le Sans les mains ❹ (ménagement des épaules)

variantes articulaires

NE VIENT PAS AU SOL

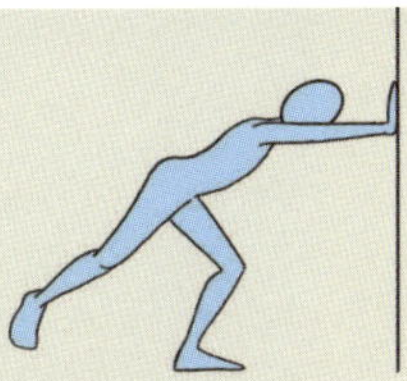

Debout, appui contre un mur

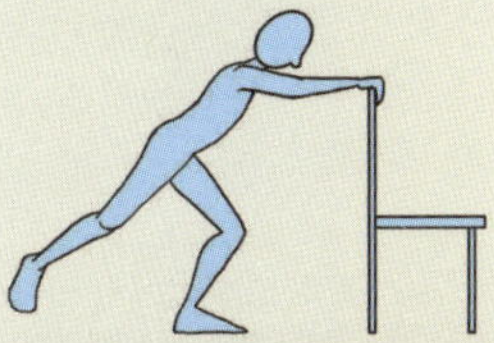

Appui contre un dossier ❾

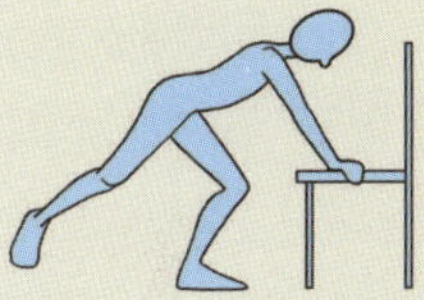

Appui contre l'assise d'une chaise ❾

ne vient pas au sol

À NOTER

❶ Un même mouvement pour des raisons différentes.
❷ Le pied libre se pose à chaque fois (pose croisée).
❸ Mode « Accélération » : absent.
❹ Les bras ailleurs, hors du dos.
❺ Sans croiser, ni poser le pied libre ; voyage dans l'axe.
❻ Handicap éventuel.
❼ Sans croiser et pose du pied libre, derrière dans l'axe.
❽ Relais + Vertical + Double-appui croisé.
❾ Vérifiez les stabilité et solidité de l'appui.

46. LES SQUATS

→ *Tonifier le quadriceps, le grand fessier et les adducteurs des hanches*

mouvement de base

MOUVEMENT DE BASE

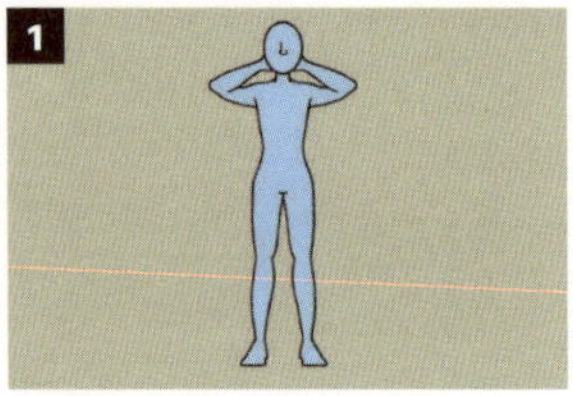

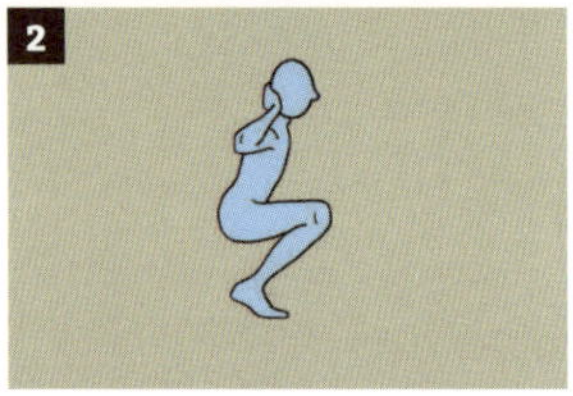

1. Se placer debout, les pieds parallèles, plus ou moins écartés (largeur des épaules).

2. Descendre en flexion complète des genoux.

3. Remonter complètement grâce aux cuisses.

⚠ *Les mains sont posées à la nuque, les coudes écartés pour placer le dos.*

⚠ *Les talons légèrement surélevés (support ou pas).*

⚠ *Prise en charge des cuisses lors du mouvement (pas de rebond en bas).*

⚠ *Expirez pour remonter même s'il faut faire un effort dans la descente ; inspirez en position initiale.*

⚠ *En cas de maxi, une référence suffit.*

variantes puissance

VARIANTES PUISSANCE

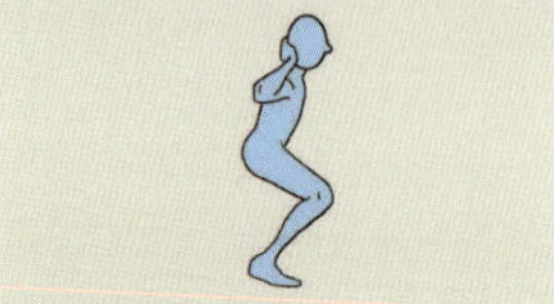

Le Mini ❶ : moins d'amplitude.

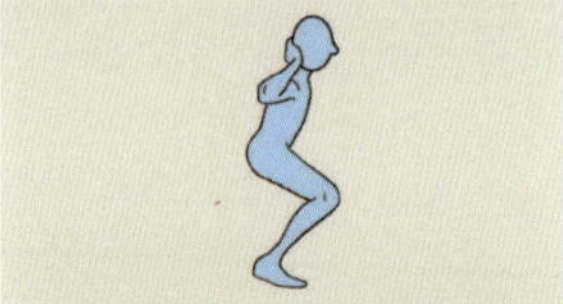

Le Tiers ❶ : remonter après 1/3 de la flexion des genoux.

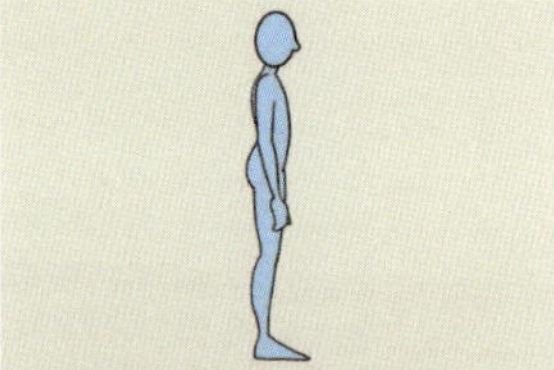

Le Relâché : avec un temps de pause, régulier ou pas.

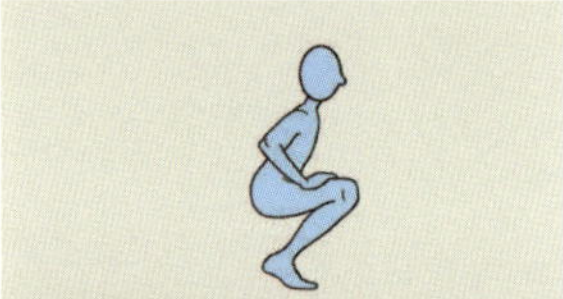

Le Soutien ❶ : mains sur les cuisses.

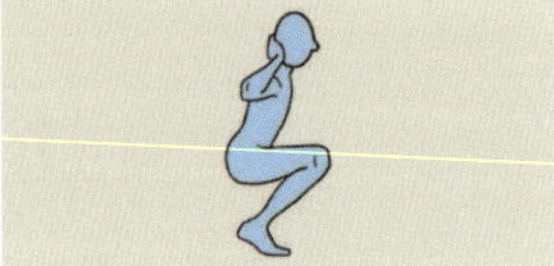

Le Non-stato-dynamique : pas de résistance statique sur le trajet.

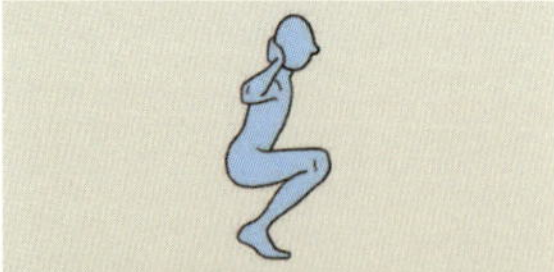

Le Ressort ❶ : mouvements très courts.

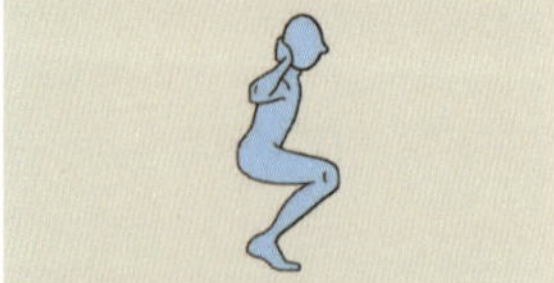

Les Demi-squats : remonter après une demi-flexion des genoux.

VARIANTES MULTIPLES

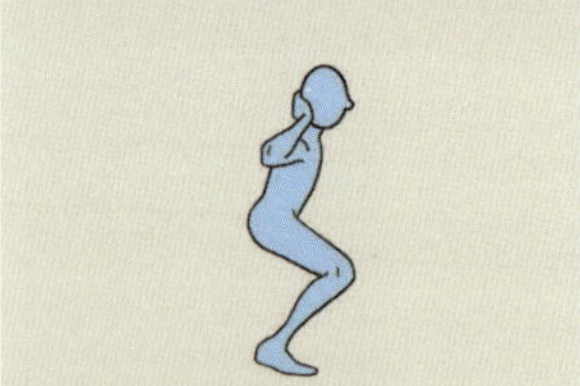

***Le Mini* ❶**
Puissance + articulaire

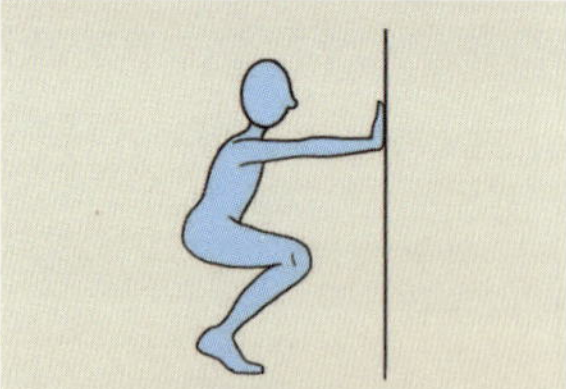

Les Demi-squats, appui contre un mur
Puissance + ne vient pas au sol

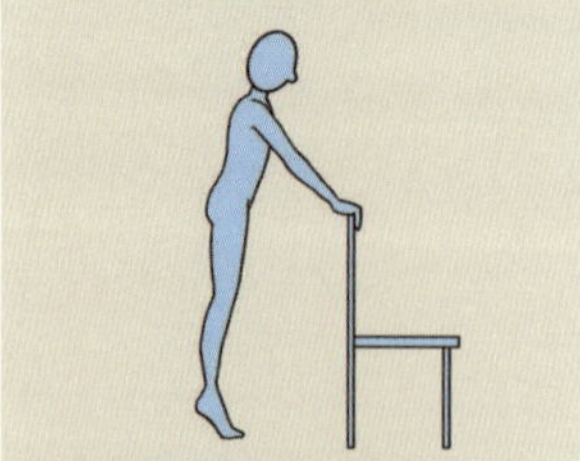

Sur les pointes, appui contre un dossier
Articulaire + ne vient pas au sol

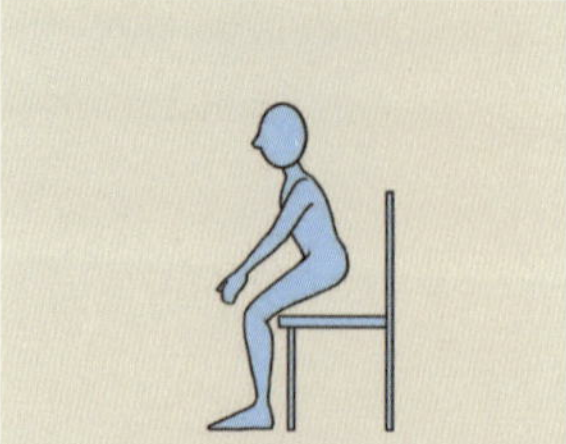

***Le Tiers, S'asseoir sans s'asseoir* ❻**
Puissance + articulaire + ne vient pas au sol

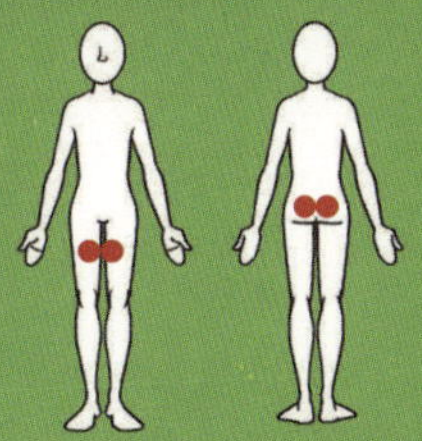

LES MEMBRES INFÉRIEURS

VARIANTES ARTICULAIRES

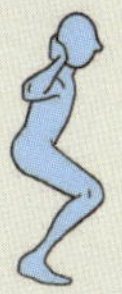

Le Mini ❶ (ménagement du dos, des hanches et des genoux)

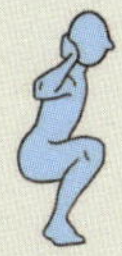

Les Régulateurs ❸ (ménagement des hanches, des genoux et des chevilles)

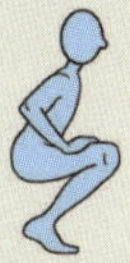

Le Soutien ❶ (ménagement du dos et des genoux)

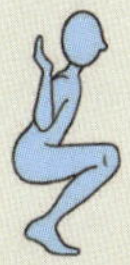

Hors nuque ❷ (ménagement des épaules)

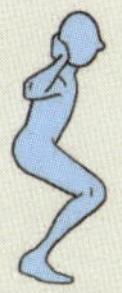

Le Tiers ❶ (ménagement des genoux)

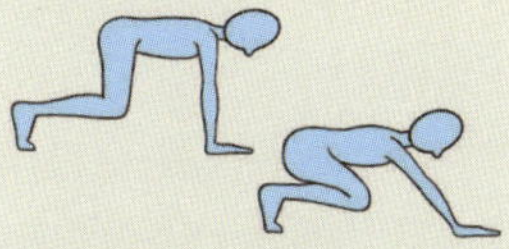

Le Pompes-pieds ❹ (ménagement du dos)

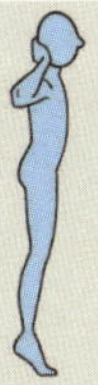

Sur Pointes (ménagement des chevilles et des tendons d'Achille)

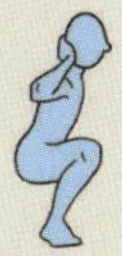

Le Ressort ❶ (ménagement du dos, des hanches et des genoux)

variantes articulaires

NE VIENT PAS AU SOL

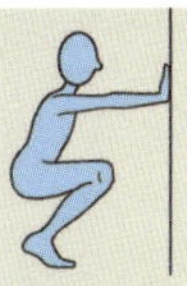

Debout, appui contre un mur

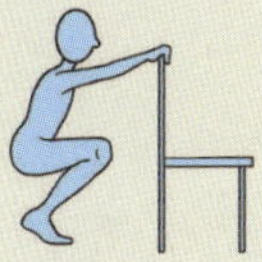

Appui contre un dossier ❺

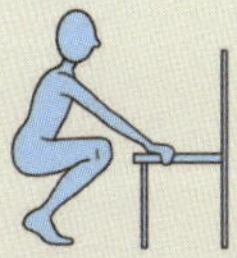

Appui contre l'assise d'une chaise ❺

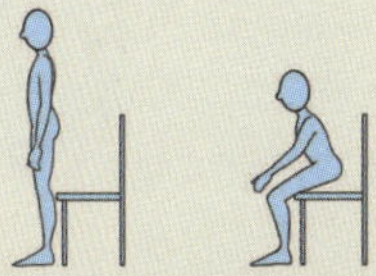

S'asseoir sans s'asseoir ❻

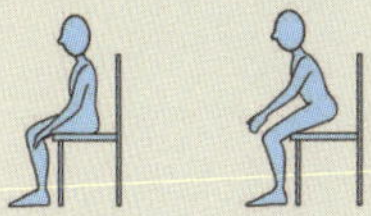

Se lever sans se lever ❻

ne vient pas au sol

À NOTER

❶ Un même mouvement pour des raisons différentes.
❷ Mettez les mains ailleurs.
❸ Faites varier les positions des pieds, plus ou moins ouverts et plus ou moins écartés.
❹ Départ à 4 pattes, les bras tendus : « asseyez-vous » et repartez.
❺ Vérifiez les stabilité et solidité de l'appui.
❻ Possibilité d'utiliser les mains en appui pour aider et/ou sécuriser.

47. LE PISTON

→ Tonifier le quadriceps, le triceps sural et les adducteurs des hanches

MOUVEMENT DE BASE

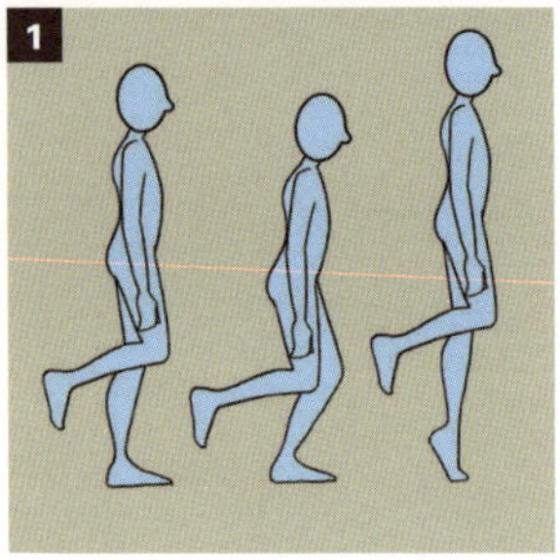

1. Se placer debout sur un pied, le genou porteur en extension.

2. Fléchir ce genou porteur, et passer à nouveau en extension.

3. Déclencher une extension du pied porteur (pied en pointe).

4. Redescendre le talon au sol, et recommencer avec le genou.

⚠ *Restez en équilibre sur le pied.*

⚠ *Prise en charge totale de la cuisse pour la dynamique du genou (pas de rebond en fin de flexion).*

⚠ *Expirez dans la dynamique du genou, et l'extension du pied ; inspirez en dehors.*

⚠ *En cas de maxi, deux références seront nécessaires, sauf en cas de choix du « Double-piston ».*

mouvement de base

VARIANTES PUISSANCE

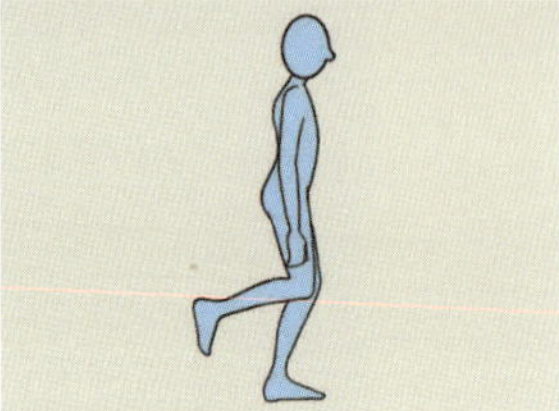

Le Mini ❶ : moins d'amplitude.

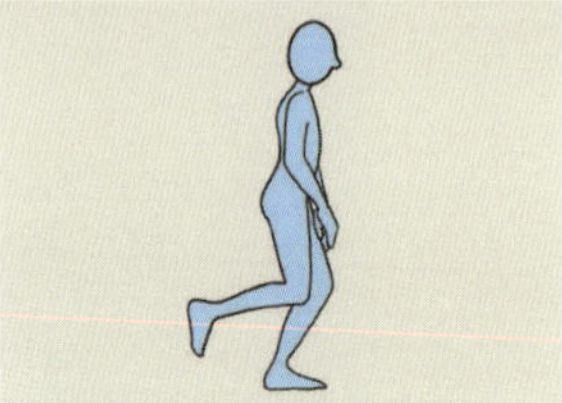

Le Soutien : une ou deux mains sur la cuisse porteuse.

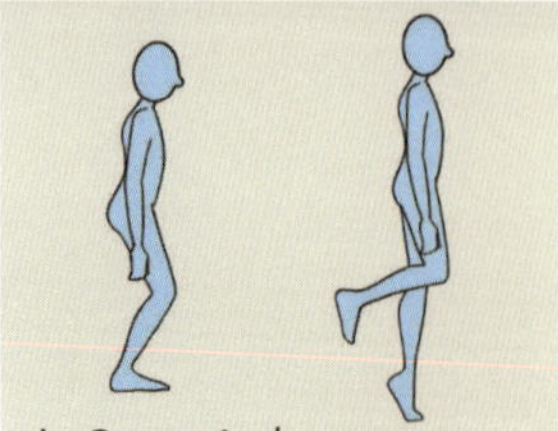

Le 2 pour 1 : deux genoux pour un pied ou l'inverse.

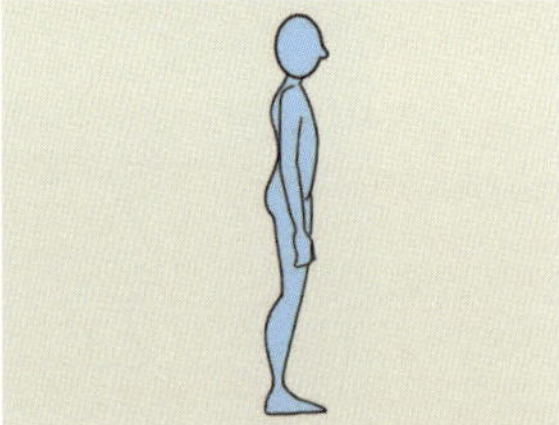

Le Relâché : avec un temps de pause, régulier ou pas.

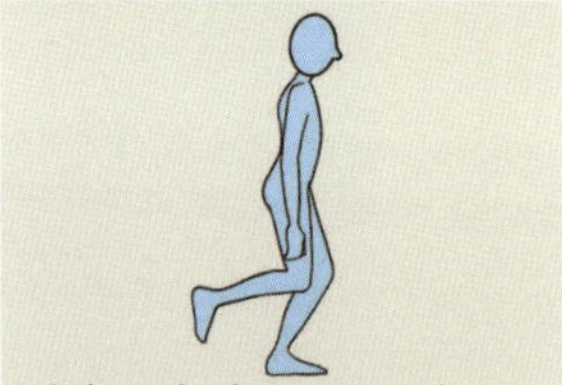

L'Alterné : dynamique du genou, dynamique du pied, puis de l'autre jambe.

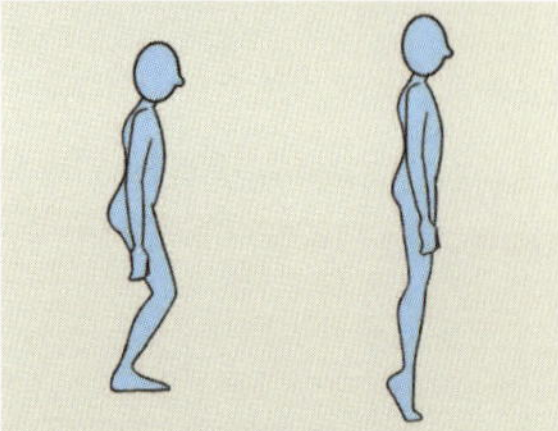

Le Double-piston : deux genoux pour deux pieds.

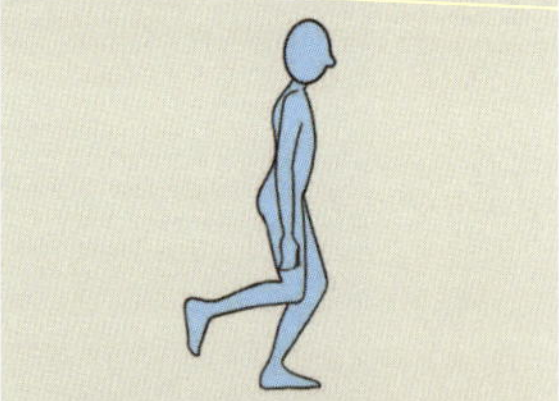

Le Non-stato-dynamique : pas de résistance statique sur le trajet.

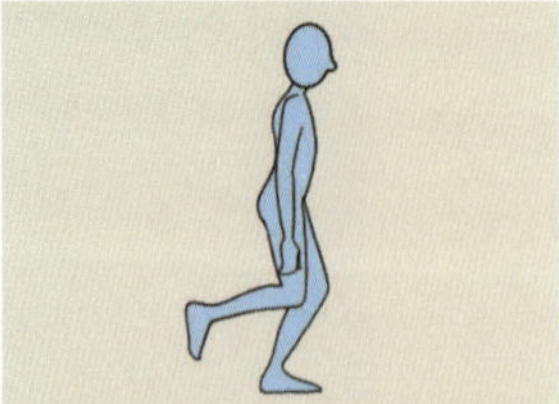

Le Ressort ❶ : mouvements très courts.

variantes puissance

À NOTER

❶ Un même mouvement pour des raisons différentes.
❷ Handicap éventuel.
❸ Vérifiez les stabilité et solidité de l'appui.

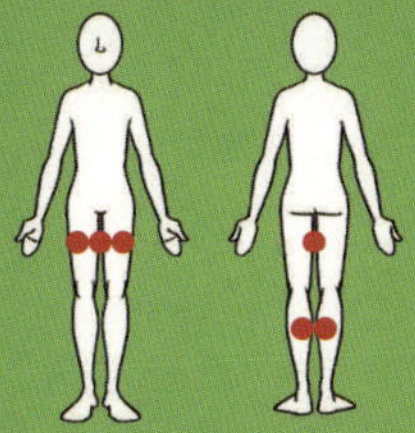

LES MEMBRES INFÉRIEURS

VARIANTES ARTICULAIRES

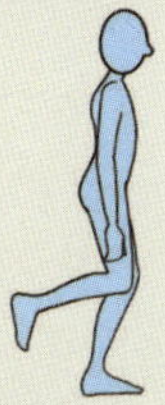

Le Mini ❶ (ménagement articulaire global)

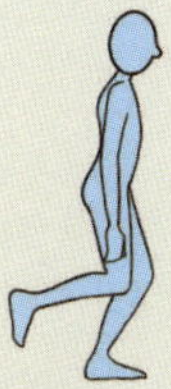

Le Ressort ❶ (ménagement articulaire global)

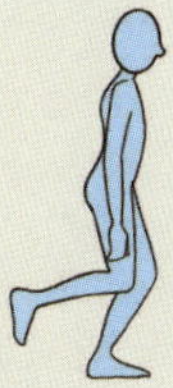

L'Unique ❷ (ménagement latéral)

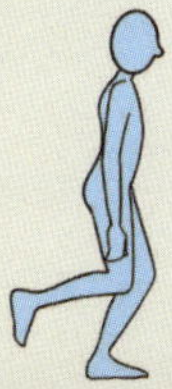

Juste le genou (ménagement de la cheville et du pied)

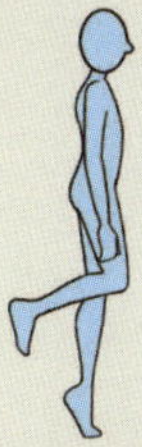

Juste le pied (ménagement de la hanche et du genou)

variantes articulaires

VARIANTES MULTIPLES

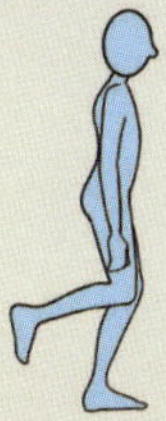

***Le Mini* ❶**
Puissance + articulaire

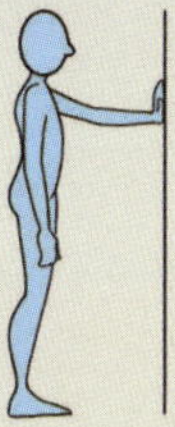

***Le Relâché*, appui contre un mur**
Puissance + ne vient pas au sol

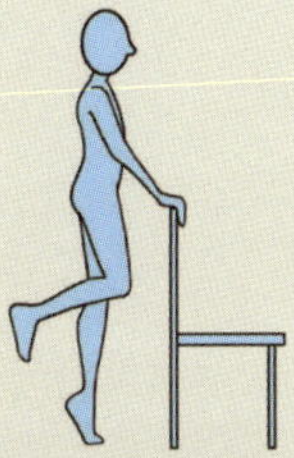

***Juste le pied*, appui contre un dossier**
Articulaire + ne vient pas au sol

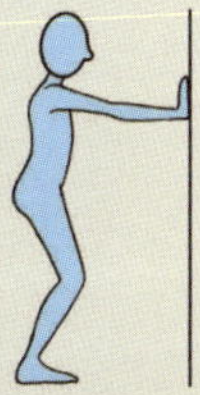

***Le Double-piston* + *Juste les genoux*, appui contre un mur**
Puissance + articulaire + ne vient pas au sol

NE VIENT PAS AU SOL

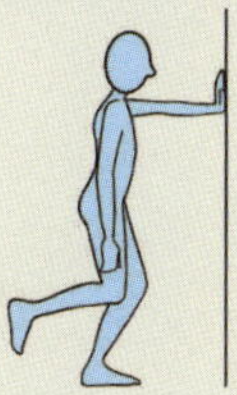

Debout, appui contre un mur

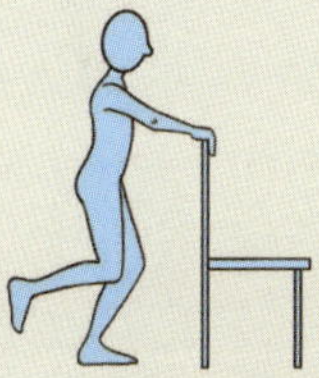

Appui contre un dossier ❸

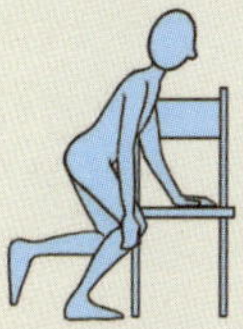

Appui contre l'assise d'une chaise ❸

ne vient pas au sol

48. LE PAPILLON

→ *Tonifier les adducteurs et les fléchisseurs des hanches*

MOUVEMENT DE BASE

1
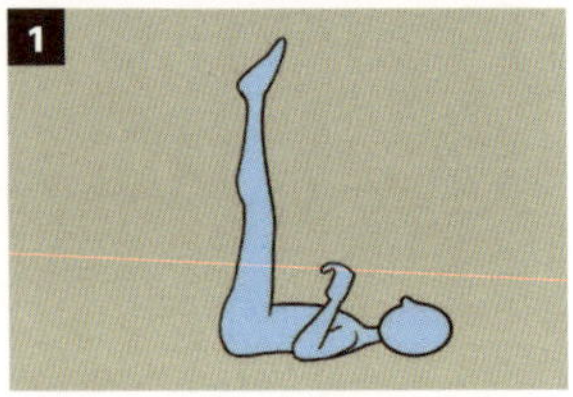

2
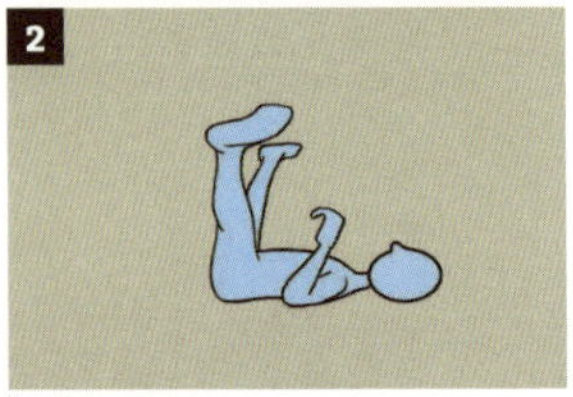

1. S'allonger sur le dos, et placer les jambes à la verticale (les cuisses verticales, et les jambes après).

2. Ouvrir au maximum les cuisses, les genoux en extension, les pieds en pointes.

3. « Papillonner » : mouvements courts des jambes.

⚠ *Aucune aide des bras.*

⚠ *Possibilité de modifier l'angle des cuisses afin de varier la prise en charge des adducteurs (muscles de l'entre-jambe) ; attention, il y a une prise en charge des abdominaux si les jambes sont proches du sol (risque d'un pincement lombaire).*

⚠ *L'échange respiratoire est naturel, car l'effort est permanent.*

⚠ *En cas de maxi, une référence suffit sauf en cas de dissociation.*

mouvement de base

VARIANTES PUISSANCE

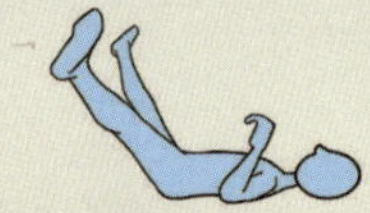
Le Mini ❶❷ : moins d'amplitude.

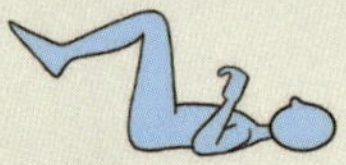
Le Groupé ❶ : genoux fléchis.

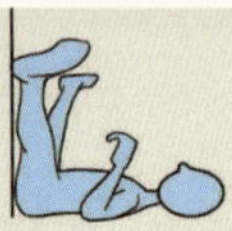
Les Pieds au mur : appui contre un mur.

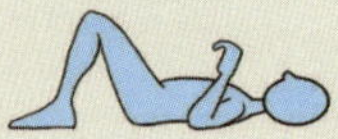
Le Relâché : avec un temps de pause, régulier ou pas.

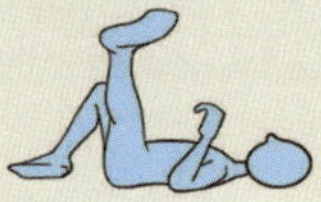
Une jambe à la fois

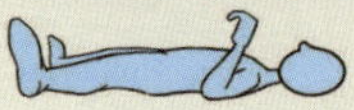
Le Glissé ❶❷ : les talons glissent au sol.

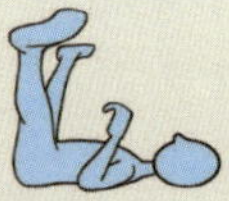
Le Non-stato-dynamique : pas de résistance statique sur le trajet.

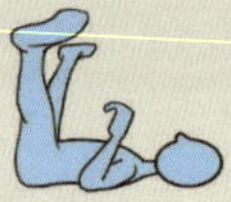
Le Ressort ❶ : mouvements très courts.

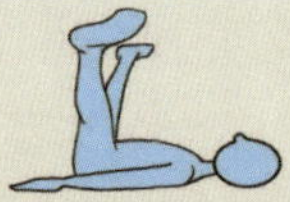
Le Soutien : bras au sol.

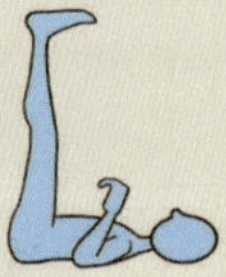
Le Détail : pieds flex.

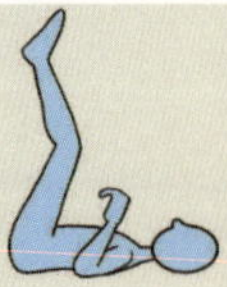
La Basse tension : genoux semi-fléchis.

variantes puissance

VARIANTES MULTIPLES

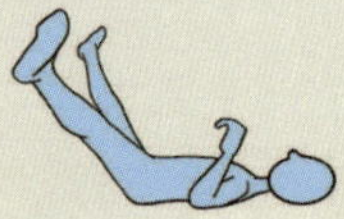
Le Mini ❶
Puissance + articulaire

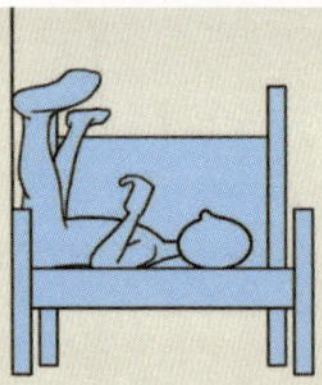
Les Pieds au mur, sur un lit
Puissance + ne vient pas au sol

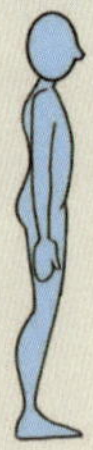
L'Étau déplié, sans se tenir
Articulaire + ne vient pas au sol

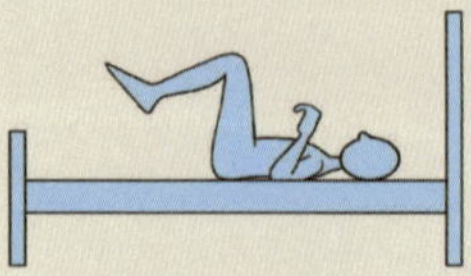
Alternance papillon/ étau + Le Groupé, sur un lit
Puissance + articulaire + ne vient pas au sol

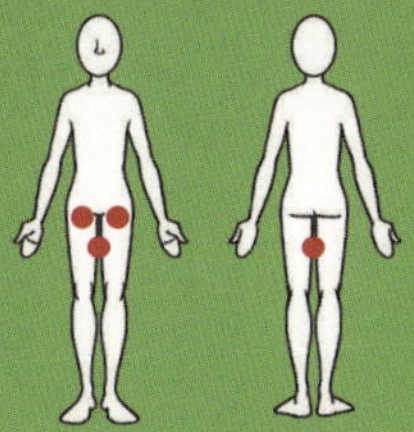

VARIANTES ARTICULAIRES

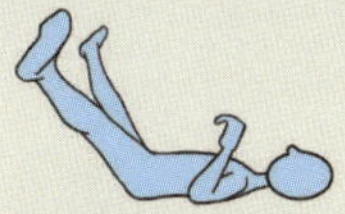
Le Mini ❶❷ (ménagement du dos et des hanches)

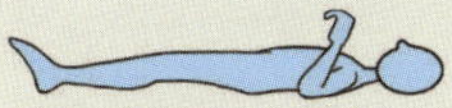
L'Étau déplié ❺ (ménagement du dos et des hanches)

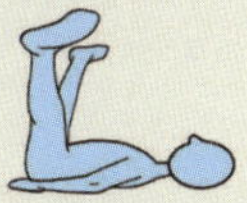
Les mains sous les fessiers (ménagement du dos)

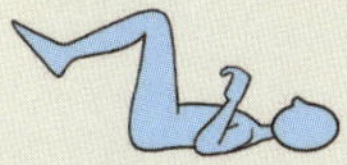
Le Groupé ❶ (ménagement du dos et des genoux)

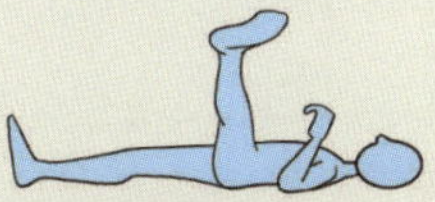
L'Unique ❸ (ménagement latéral)

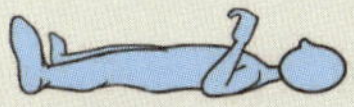
Le Glissé ❶❷ (ménagement du dos et des hanches)

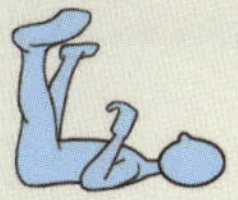
Le Ressort ❶ (ménagement du dos et des hanches)

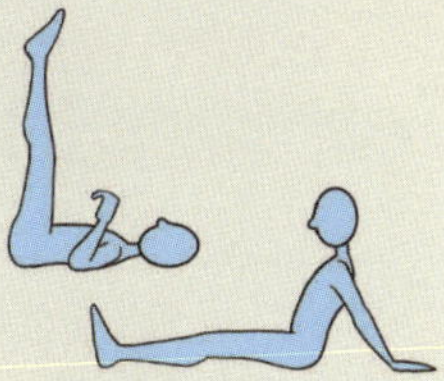
L'Étau ❹ (ménagement du dos et des hanches)

variantes articulaires

NE VIENT PAS AU SOL

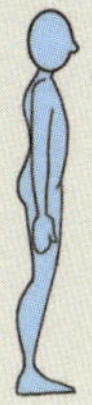
Debout ❻, sans se tenir

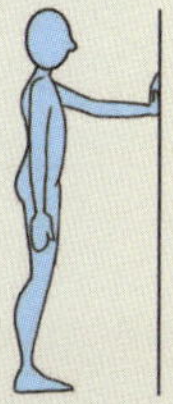
Appui contre un mur ❻

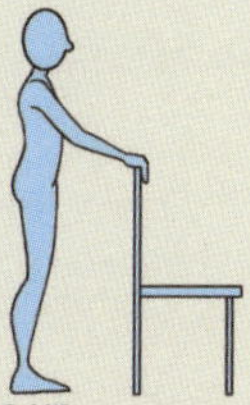
Appui contre un dossier et/ou un lit ❻❼

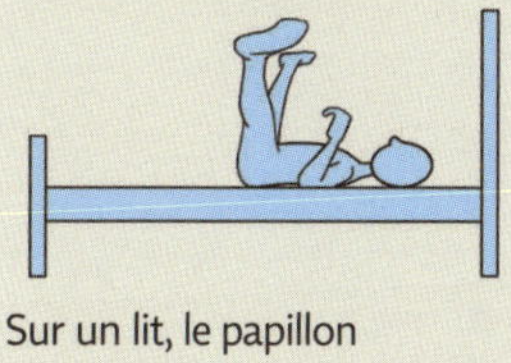
Sur un lit, le papillon et/ou l'étau

ne vient pas au sol

À NOTER

❶ Un même mouvement pour des raisons différentes.
❷ Allongé(e) : risque pincement lombaire.
❸ Handicap éventuel.
❹ Sur le dos ou assis(e), serrez vos cuisses et/ou jambes les unes contre les autres.
❺ Tout le corps au sol ; pincement lombaire possible, vigilance.
❻ L'Étau en exclusivité.
❼ Vérifiez les stabilité et solidité de l'appui.

49. L'ADOUBEMENT

→ *Tonifier le quadriceps et le grand fessier*

MOUVEMENT DE BASE

mouvement de base

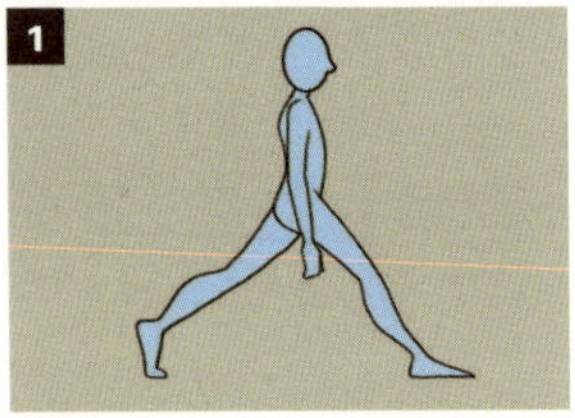

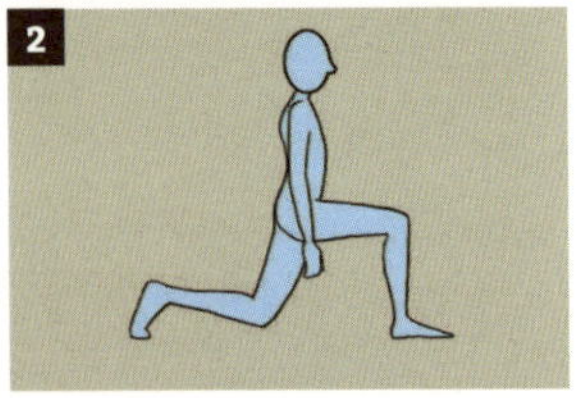

1. Décaler les pieds, debout (un à l'avant, l'autre à l'arrière).

2. Chercher à poser le genou arrière au sol.

3. Descendre le genou avec une cuisse arrière perpendiculaire au sol ; le genou avant à l'aplomb du pied.

4. Frôler le sol avec le genou et remonter.

5. Recommencer.

⚠ *Expirez pour descendre et remontez ; inspirez en position initiale, position haute.*

⚠ *En cas de maxi, deux références seront nécessaires, sauf en cas de choix d'alternance.*

VARIANTES PUISSANCE

variantes puissance

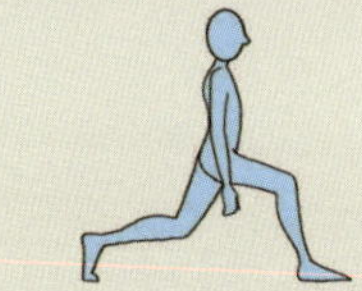

Le Mini ❶ : moins d'amplitude.

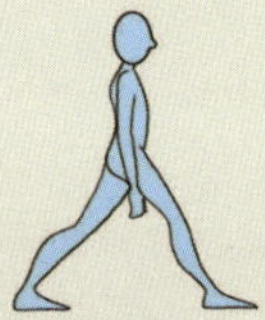

Le Relâché : avec un temps de pause, régulier ou pas.

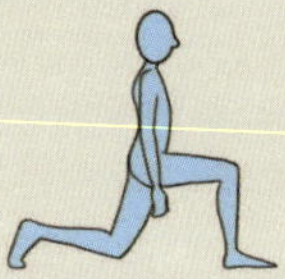

Le Non-stato-dynamique : pas de résistance statique sur le trajet.

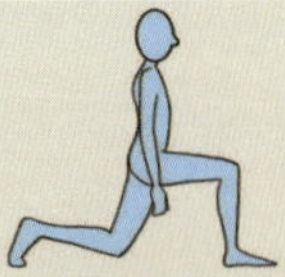

Le Ressort ❶ : mouvements très courts.

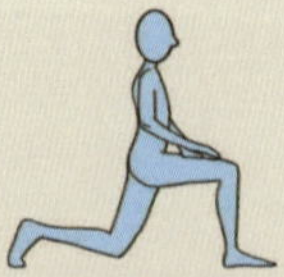

Le Soutien ❶ : une à deux mains sur la cuisse de devant.

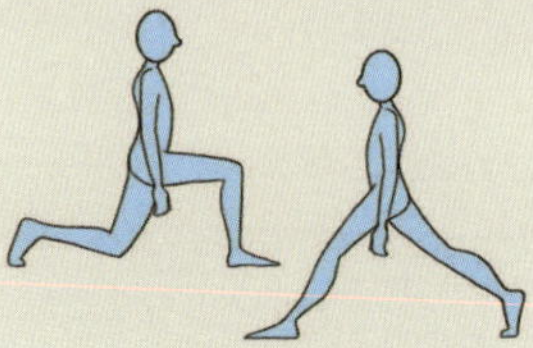

L'Alterné ❷ : pivoter sur les pieds après chaque remontée.

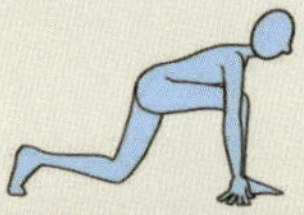

Les Starting-blocks ❸ : pieds décalés avec mains au sol.

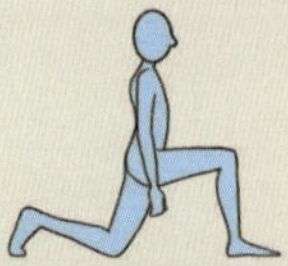

Le Lever sans lever : genou déjà au sol avec l'intention de le lever.

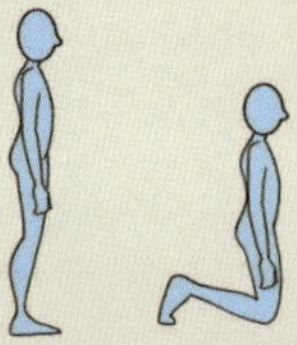

Le Direct ❹ : pieds alignés, deux genoux en même temps.

VARIANTES MULTIPLES

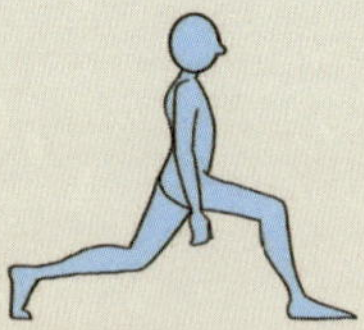

***Le Mini* ❶**
Puissance + articulaire

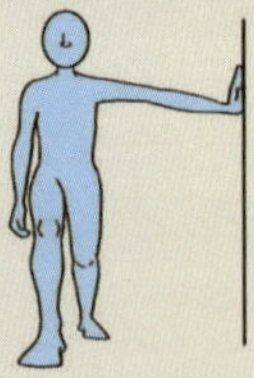

Le Relâché, appui contre un mur
Puissance + ne vient pas au sol

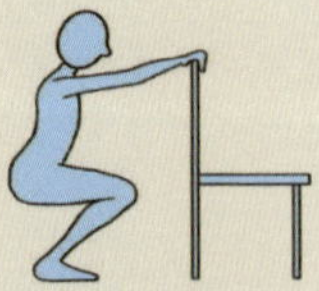

***Flexion classique, appui contre un dossier* ❼**
Articulaire + ne vient pas au sol

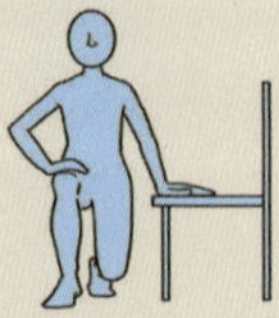

***Le Soutien, appui sur une chaise* ❼**
Puissance + articulaire + ne vient pas au sol

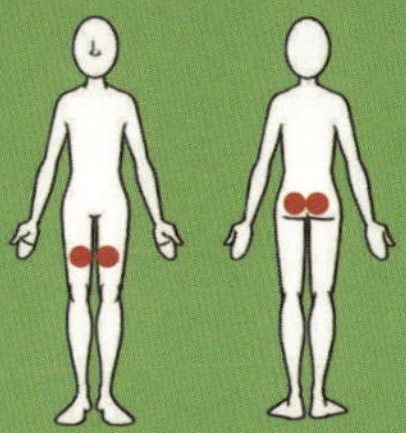

VARIANTES ARTICULAIRES

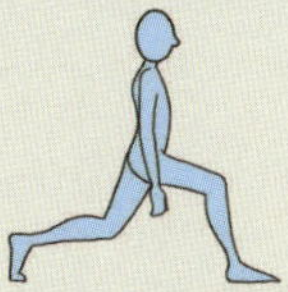

Le Mini ❶ (ménagement du dos, des hanches et des genoux)

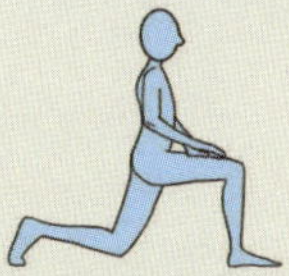

Le Soutien ❶ (ménagement articulaire global)

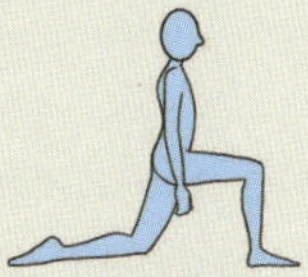

Sur le cou-de-pied (ménagement des orteils)

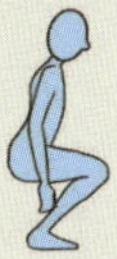

La Flexion classique ❺ (ménagement articulaire global)

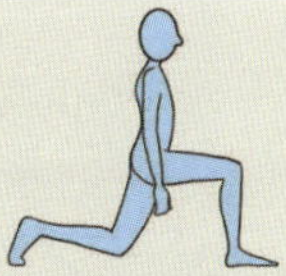

Le Ressort ❶ (ménagement du dos, des hanches et des genoux)

variantes articulaires

NE VIENT PAS AU SOL

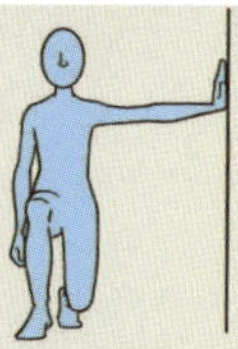

Debout ❻, appui contre un mur

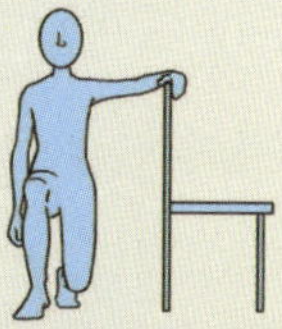

Appui contre un dossier ❻❼

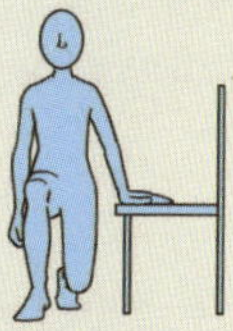

Appui contre l'assise d'une chaise ❻❼

ne vient pas au sol

À NOTER

❶ Un même mouvement pour des raisons différentes.
❷ Pivotez du côté du genou arrière, autour de 135°.
❸ Vigilance si la tête passe sous le nombril ou la ligne des épaules sous celle du bassin
❹ Freinez la descente car les genoux se posent ; prévoyez un revêtement souple.
❺ Pieds alignés, flexions des deux genoux, pieds à plat ou pieds en pointes = « les Squats » (pp. 160-161).
❻ Appui sur la main droite pour le genou droit arrière.
❼ Vérifiez les stabilité et solidité de l'appui.

50. LA ROTATIVE

→ *Tonifier les fléchisseurs, les adducteurs et abducteurs des hanches*

MOUVEMENT DE BASE

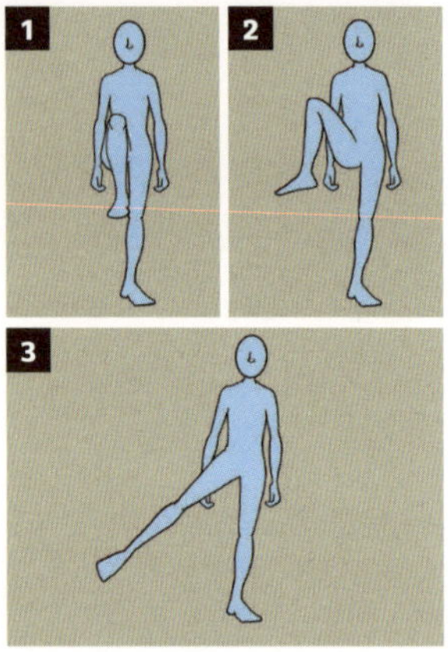

1. Se placer debout sur un pied, le genou porteur en extension.

2. Déclencher une rotation de la hanche libre à partir du genou.

3. Rechercher le mouvement le plus ample possible.

4. Ramener la jambe en la dépliant sans reposer le pied.

⚠ *Deux sens de rotations possibles : interne/externe et externe/interne.*

⚠ *Expirez dans la montée ; inspirez dans le retour à la position initiale.*

⚠ *En cas de maxi, 4 références se présentent à vous sauf en cas de choix d'alternance (2 références), ou de choix d'un seul sens avec alternance (1 référence).*

mouvement de base

VARIANTES PUISSANCE

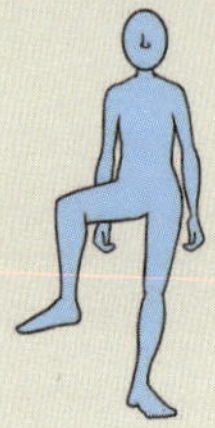

Le Mini ❶ : moins d'amplitude.

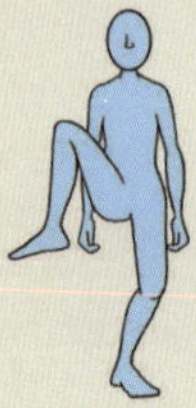

L'Autre porteur ❷ : genou porteur fléchi.

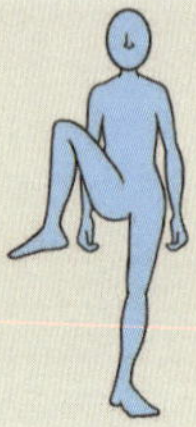

L'Alterné : après une rotation, la jambe change.

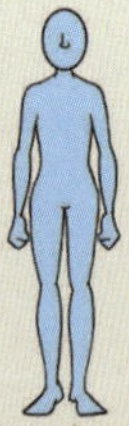

Le Relâché : avec un temps de pause, régulier ou pas.

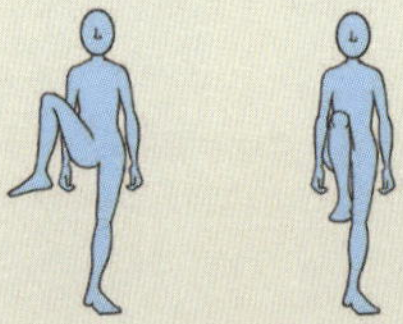

Le Bon sens ❶❸ : de l'externe à l'interne.

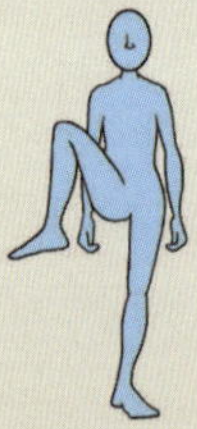

Le Non-stato-dynamique : pas de résistance statique sur le trajet.

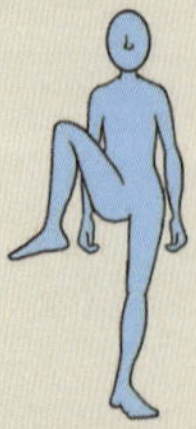

Le Ressort ❶ : mouvements très courts.

variantes puissance

VARIANTES MULTIPLES

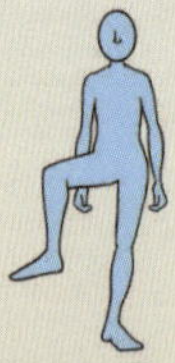

***Le Mini* ❶**
Puissance + articulaire

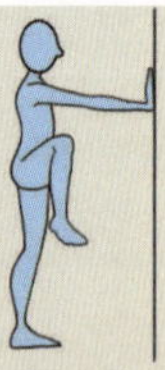

Le Non-stato-dynamique, appui contre un mur avec deux mains
Puissance + ne vient pas au sol

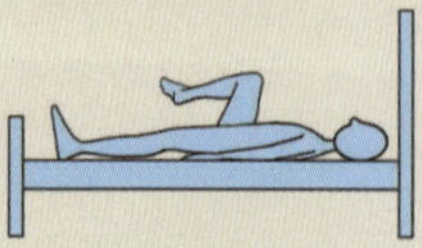

L'Allongé, sur un lit
Articulaire + ne vient pas au sol

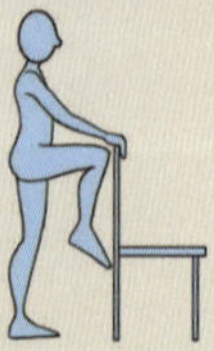

L'Alterné + l'Axé, appui contre un dossier avec deux mains
Puissance + articulaire + ne vient pas au sol

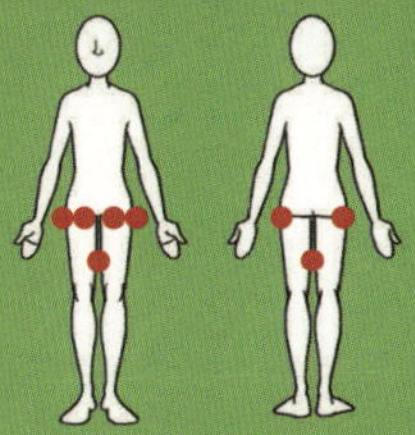

VARIANTES ARTICULAIRES

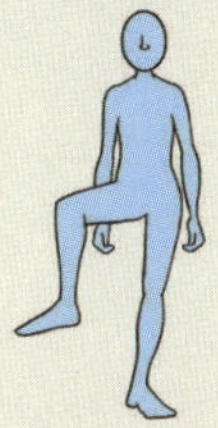

Le Mini ❶ (ménagement du dos, des hanches et des genoux)

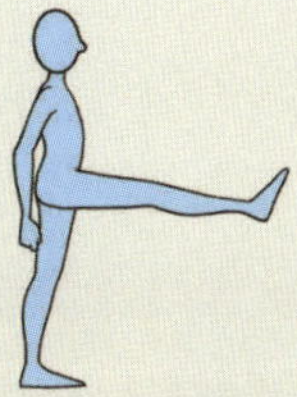

L'Axé ❹ (ménagement des hanches)

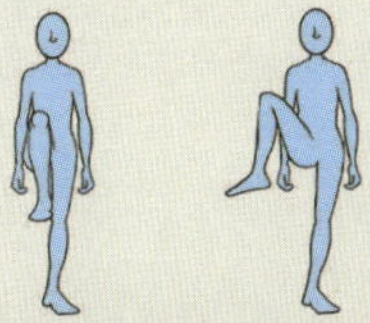

Le Sens autorisé ❺ (ménagement des hanches)

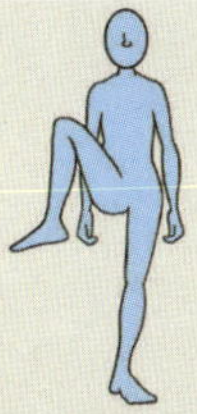

Le Ressort ❶ (ménagement du dos, des hanches et des genoux)

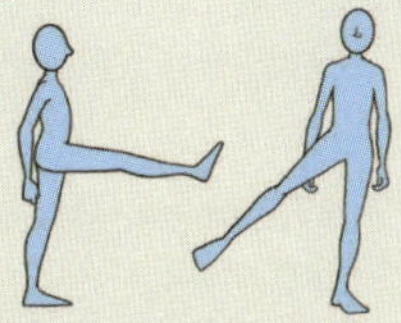

Sans le genou ❻ (ménagement du genou)

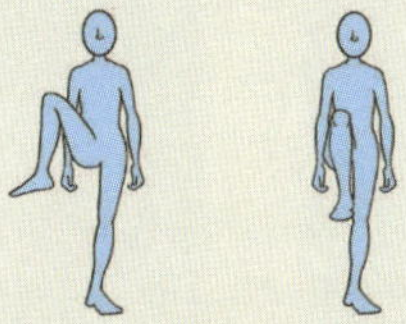

Le Bon sens ❶❸ (ménagement des hanches)

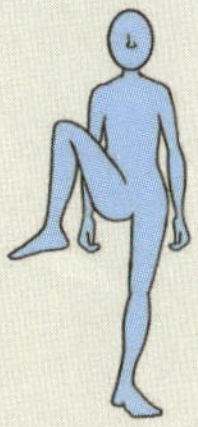

L'Unique ❼ (ménagement latéral)

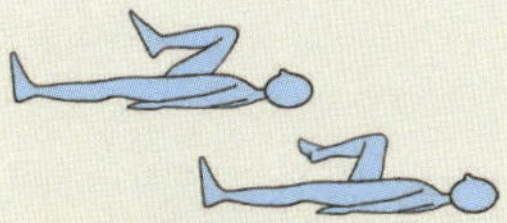

L'Allongé ❶ (ménagement articulaire global)

variantes articulaires

NE VIENT PAS AU SOL

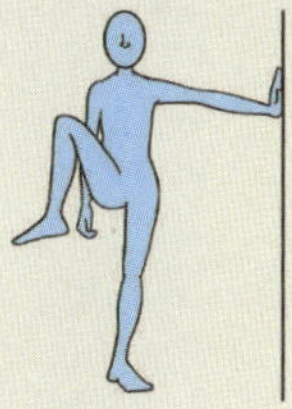

Debout, appui contre un mur

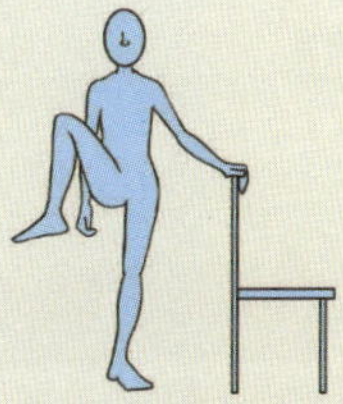

Appui contre un dossier ❽

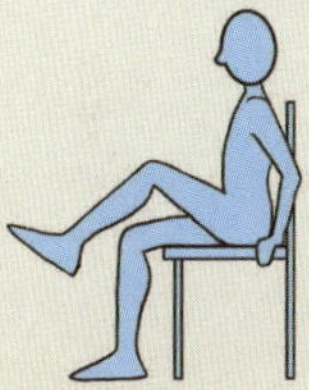

Sur une chaise, monter un genou, ouverture et fermeture de la hanche puis reposer la cuisse

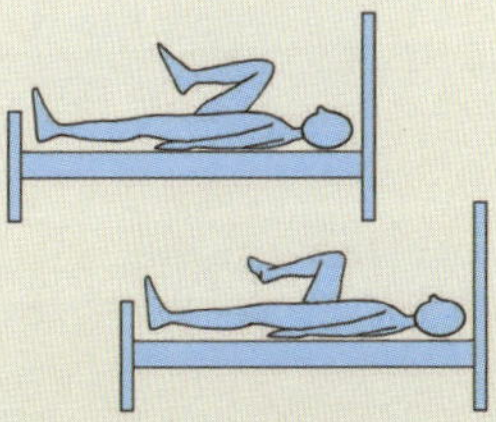

L'Allongé ❶, sur un lit

ne vient pas au sol

À NOTER

❶ Un même mouvement pour des raisons différentes.
❷ Plus de fatigue, cependant plus d'équilibre.
❸ Ce sens semble plus naturel, demandant moins d'effort.
❹ Montée du genou dans l'axe, sans rotation.
❺ De l'interne à l'externe vous va mieux, vivez-le !
❻ La jambe libre reste tendue.
❼ Handicap éventuel.
❽ Vérifiez les stabilité et solidité de l'appui.

51. LA BOUSSOLE

→ *Tonifier le quadriceps, les fléchisseurs des pieds, les adducteurs et abducteurs des hanches*

MOUVEMENT DE BASE

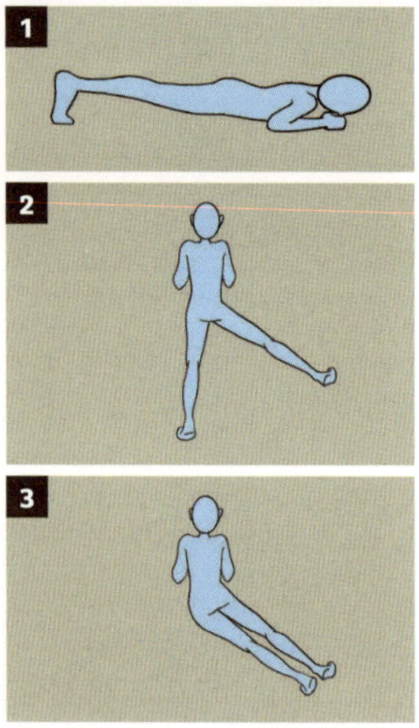

1. S'allonger sur le ventre, les coudes fléchis et les avant-bras proches du thorax (= « l'Armure »).

2. Repousser le sol, appui sur les orteils, les genoux en extension, afin de décoller les cuisses.

3. Déplacer les pieds sous forme de relais.

⚠ *Trois regroupements de pieds : à droite, au centre et à gauche.*

⚠ *Les cuisses restent au-dessus du sol.*

⚠ *Réalisez le mouvement le plus ample possible.*

⚠ *Expirez pour ouvrir et fermer les hanches ; inspirez entre les deux.*

⚠ *En cas de maxi, une référence suffit, sauf en cas de dissociation.*

mouvement de base

VARIANTES PUISSANCE

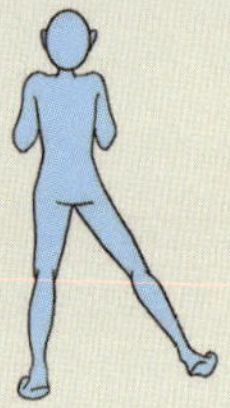

Le Mini ❶ : moins d'amplitude.

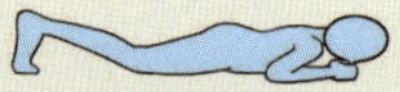

Le Relâché : avec un temps de pause, régulier ou pas.

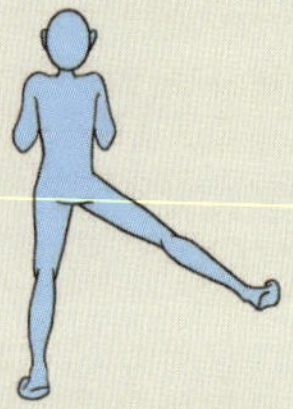

Le Non-stato-dynamique : pas de résistance statique sur le trajet.

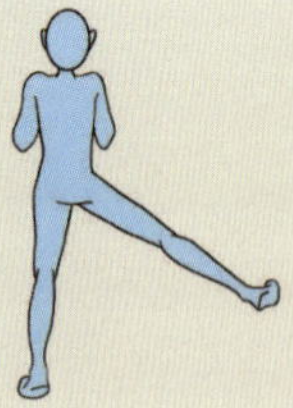

Le Ressort ❶ : mouvements très courts.

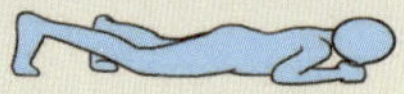

Le Glissé ❶ : les cuisses glissent au sol.

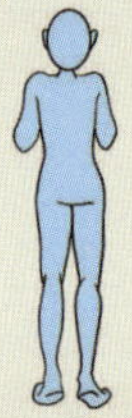

Le Sans relais ❶ : un seul regroupement des pieds (au centre).

variantes puissance

VARIANTES MULTIPLES

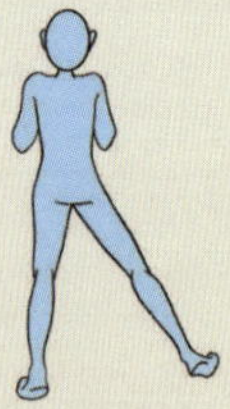

Le Mini ❶
Puissance + articulaire

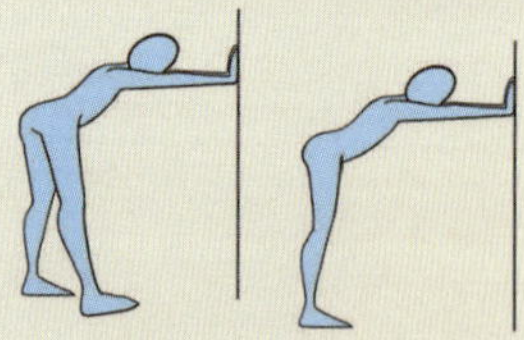

Sans relais, appui contre un mur avec deux mains
Puissance + ne vient pas au sol

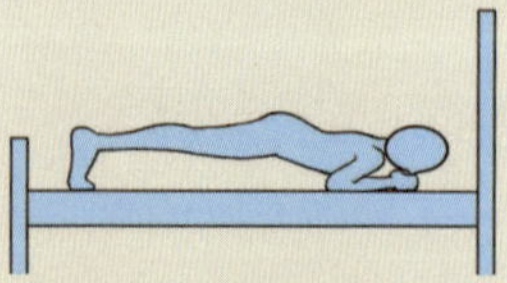

La Momie, sur un lit
Articulaire + ne vient pas au sol

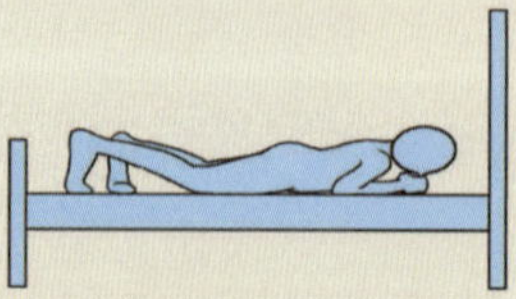

Le Glissé + Le Mini, sur un lit
Puissance + articulaire + ne vient pas au sol

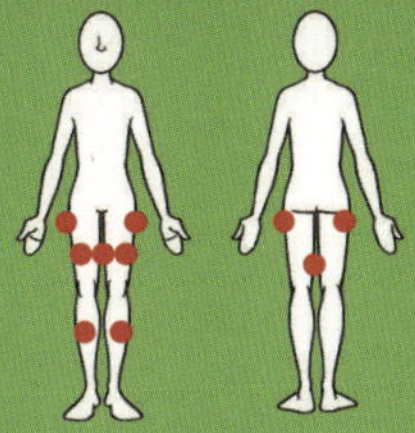

LES MEMBRES INFÉRIEURS

VARIANTES ARTICULAIRES

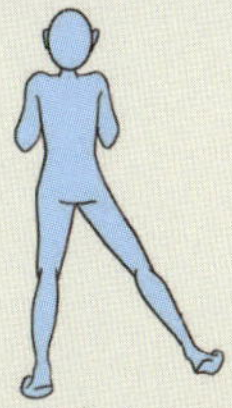

Le Mini ❶ (ménagement du dos, des hanches et des genoux)

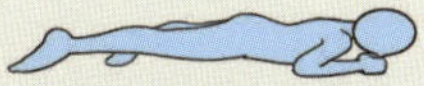

Sur le cou-de-pied (ménagement des orteils)

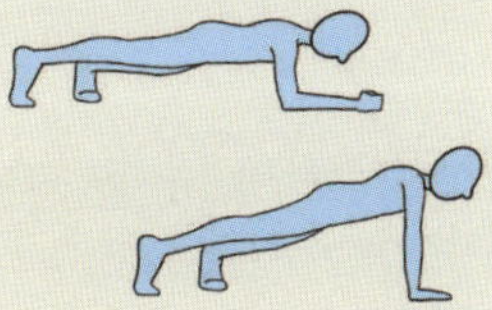

Les coudes ou paumes ❷ (ménagement des coudes et du dos)

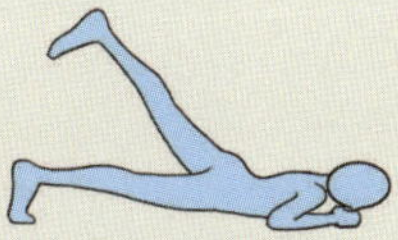

Le *Julia's move* ❸ (ménagement des hanches)

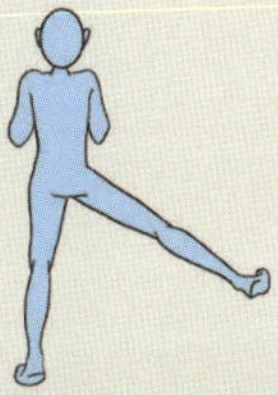

Le Ressort ❶ (ménagement du dos, des hanches et des genoux)

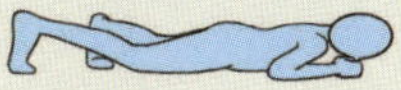

Le Glissé ❶ (ménagement du dos)

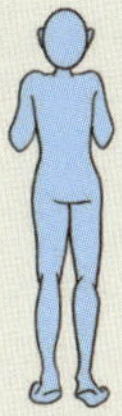

Le Sans relais ❶ (ménagement du dos)

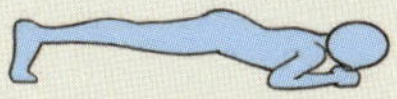

La Momie ❹ (ménagement du dos et des hanches)

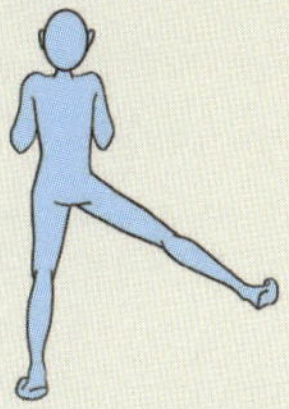

L'Unique ❺ (ménagement latéral)

variantes articulaires

NE VIENT PAS AU SOL

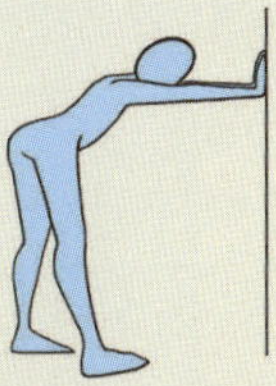

Debout ❷, appui contre un mur

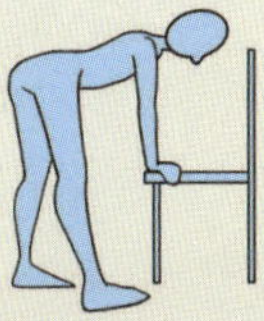

Appui contre l'assise d'une chaise ❷❻

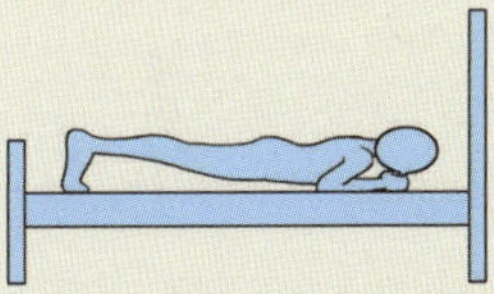

Sur un lit

ne vient pas au sol

À NOTER

❶ Un même mouvement pour des raisons différentes.
❷ Risque d'une grosse fatigue sur la ceinture scapulaire (bras).
❸ Alternance ou non des pieds, par la verticale (pas d'ouverture ni de fermeture des hanches).
❹ Les pieds restent joints ; dynamique verticale sans reposer les cuisses.
❺ Handicap éventuel.
❻ Vérifiez les stabilité et solidité de l'appui.

52. LE SAUT À SKI

→ *Tonifier le quadriceps, le grand fessier et les adducteurs des hanches*

MOUVEMENT DE BASE

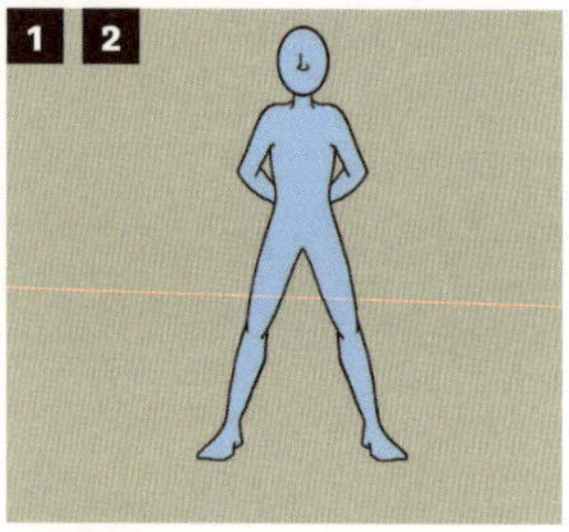

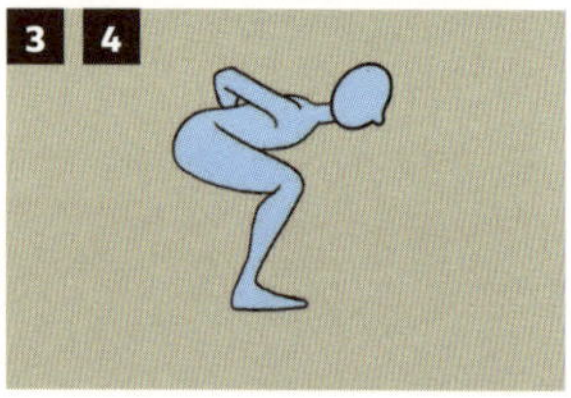

1. Se placer debout et fléchir les genoux afin d'avoir les cuisses parallèles au sol.

2. Écarter les pieds afin de laisser la place au thorax entre les cuisses.

3. Les mains dans le dos, appui sur les reins, le regard vers l'horizon.

4. Déclencher une vibration, un tremblement sur les pieds (type « Power Plate® »).

⚠ *L'échange respiratoire est naturel car l'effort est permanent.*

⚠ *En cas de maxi, une référence suffit.*

mouvement de base

VARIANTES PUISSANCE

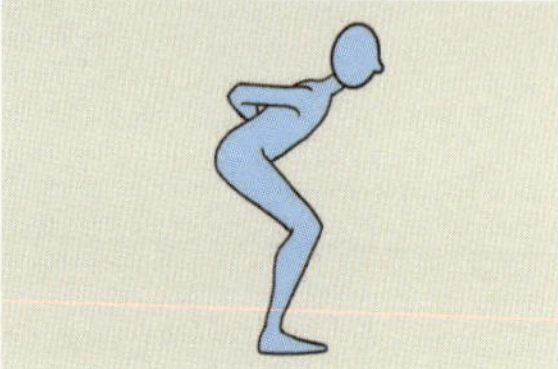

Le Mini ❶ : moins d'amplitude.

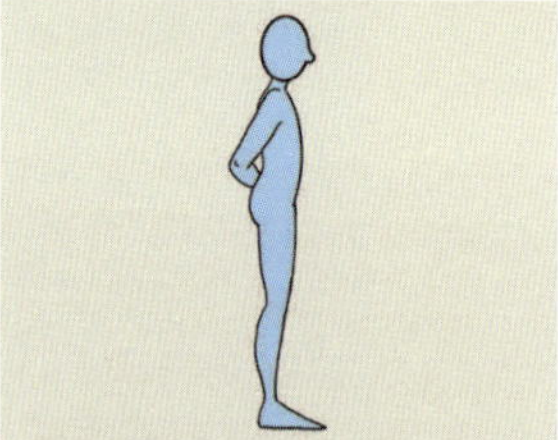

Le Relâché : avec un temps de pause, régulier ou pas.

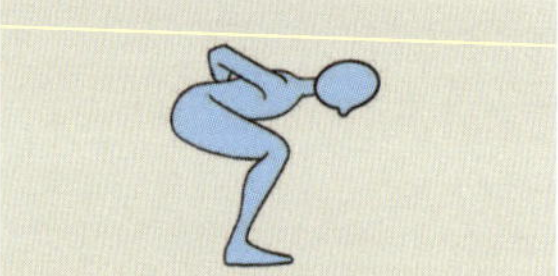

La Tête ailleurs ❶ : regard vers le bas.

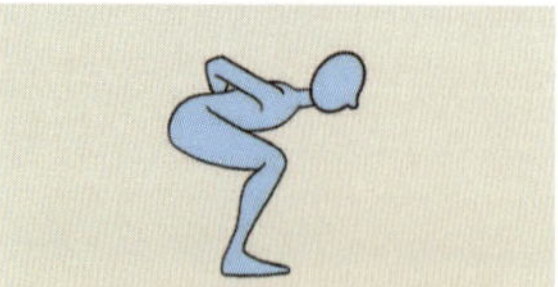

Le Non-stato-dynamique : pas de résistance statique sur le trajet.

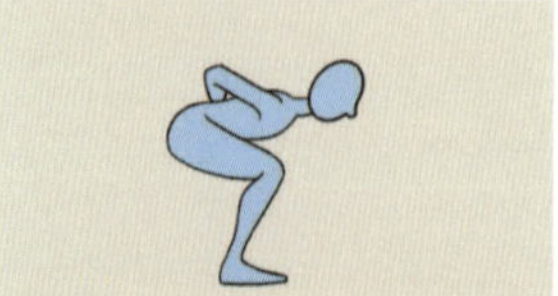

Le Ressort ❶ : mouvements très courts.

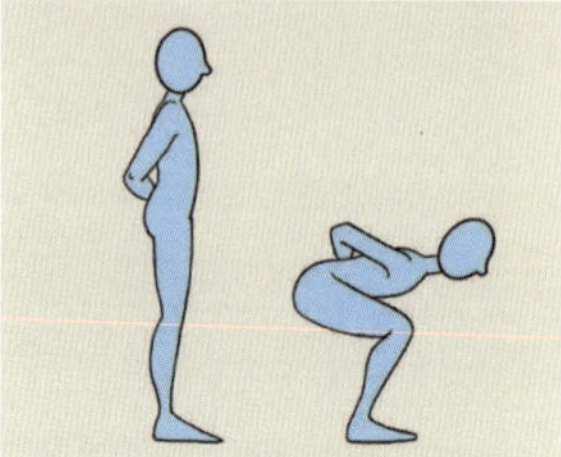

La Préparation : se mettre en place et se relever.

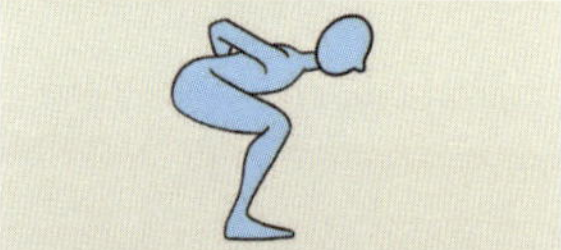

L'Hésitation ❶ : pieds collés au sol, mouvement avant et arrière.

variantes puissance

VARIANTES MULTIPLES

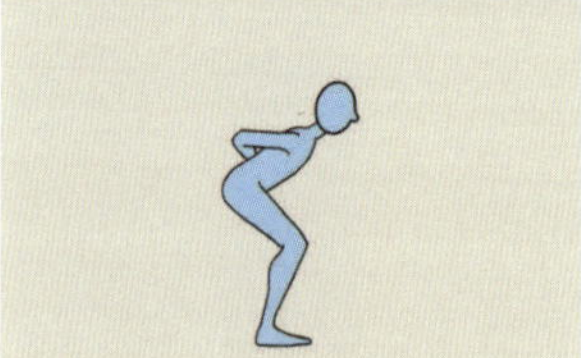

Le Mini ❶
Puissance + articulaire

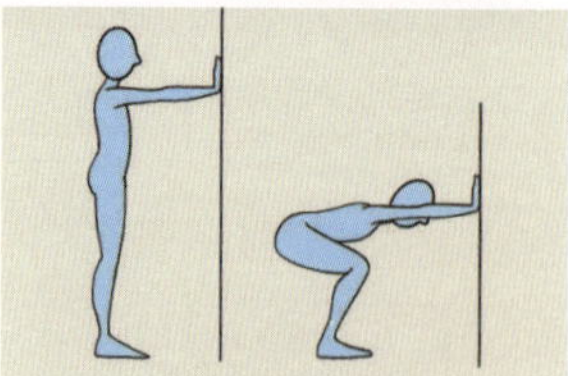

La Préparation, appui contre un mur avec deux mains
Puissance + ne vient pas au sol

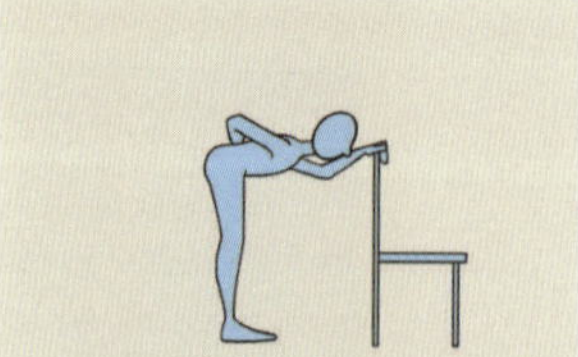

À l'ancienne, appui sur un dossier avec une main
Articulaire + ne vient pas au sol

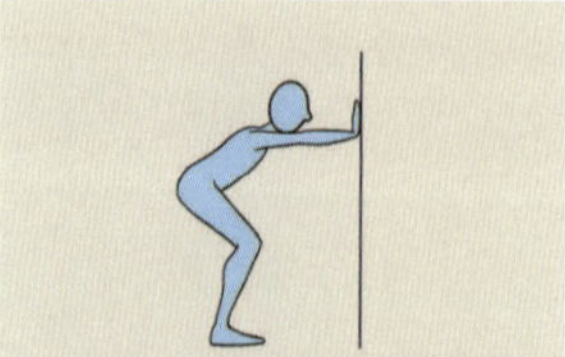

Le Mini + En tension, appui contre un mur avec deux mains
Puissance + articulaire + ne vient pas au sol

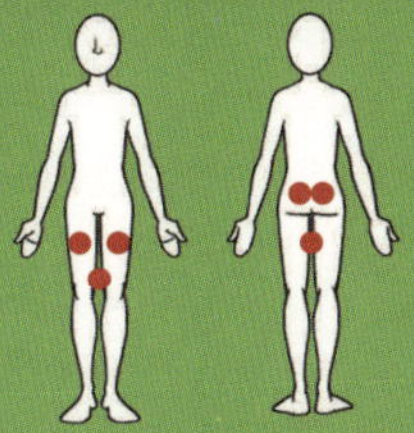

VARIANTES ARTICULAIRES

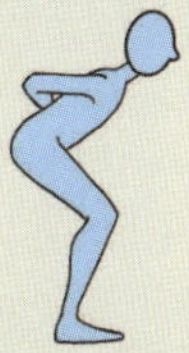

Le Mini ❶ (ménagement du dos, des hanches et des genoux)

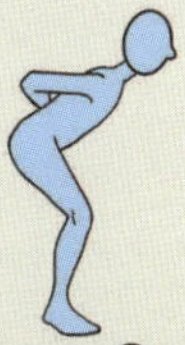

Les Régulateurs ❷ (ménagement articulaire global)

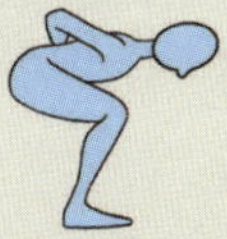

La Tête ailleurs ❶ (ménagement des cervicales)

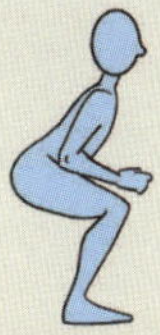

Le Confort ❸ (ménagement des épaules et du dos)

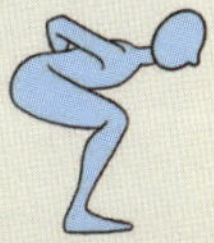

Le Ressort ❶ (ménagement du dos, des hanches et des genoux)

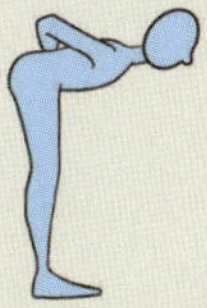

À l'Ancienne ❹ (ménagement des genoux)

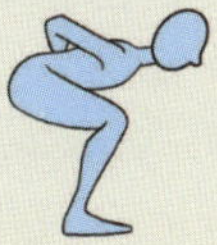

L'Hésitation ❶ (ménagement des genoux)

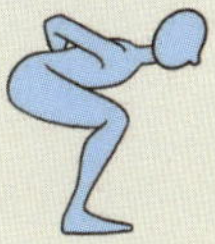

En Tension ❺ (ménagement du dos, des hanches et des genoux)

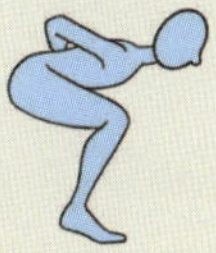

Sur les pointes ❻ (ménagement des chevilles et des tendons d'Achille)

variantes articulaires

NE VIENT PAS AU SOL

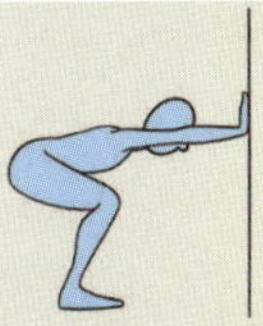

Debout, appui contre un mur

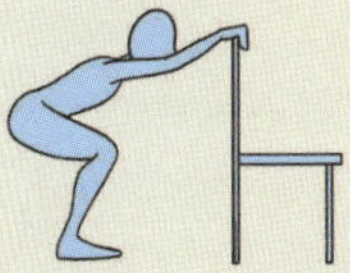

Appui contre un dossier ❼

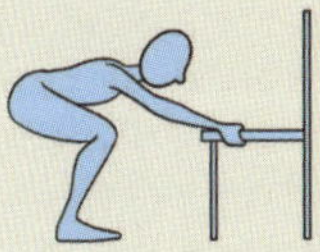

Appui contre l'assise d'une chaise ❼

ne vient pas au sol

À NOTER

❶ Un même mouvement pour des raisons différentes.
❷ Faites varier les positions des pieds, plus ou moins ouverts et plus ou moins écartés.
❸ Le dos plus proche de la verticale, les avant-bras sur les cuisses.
❹ Les genoux en extension ; vigilance par rapport à la prise en charge du dos.
❺ En place, sans vibration.
❻ Pour moins de fatigue, poser les talons sur un rebord.
❼ Vérifiez les stabilité et solidité de l'appui.

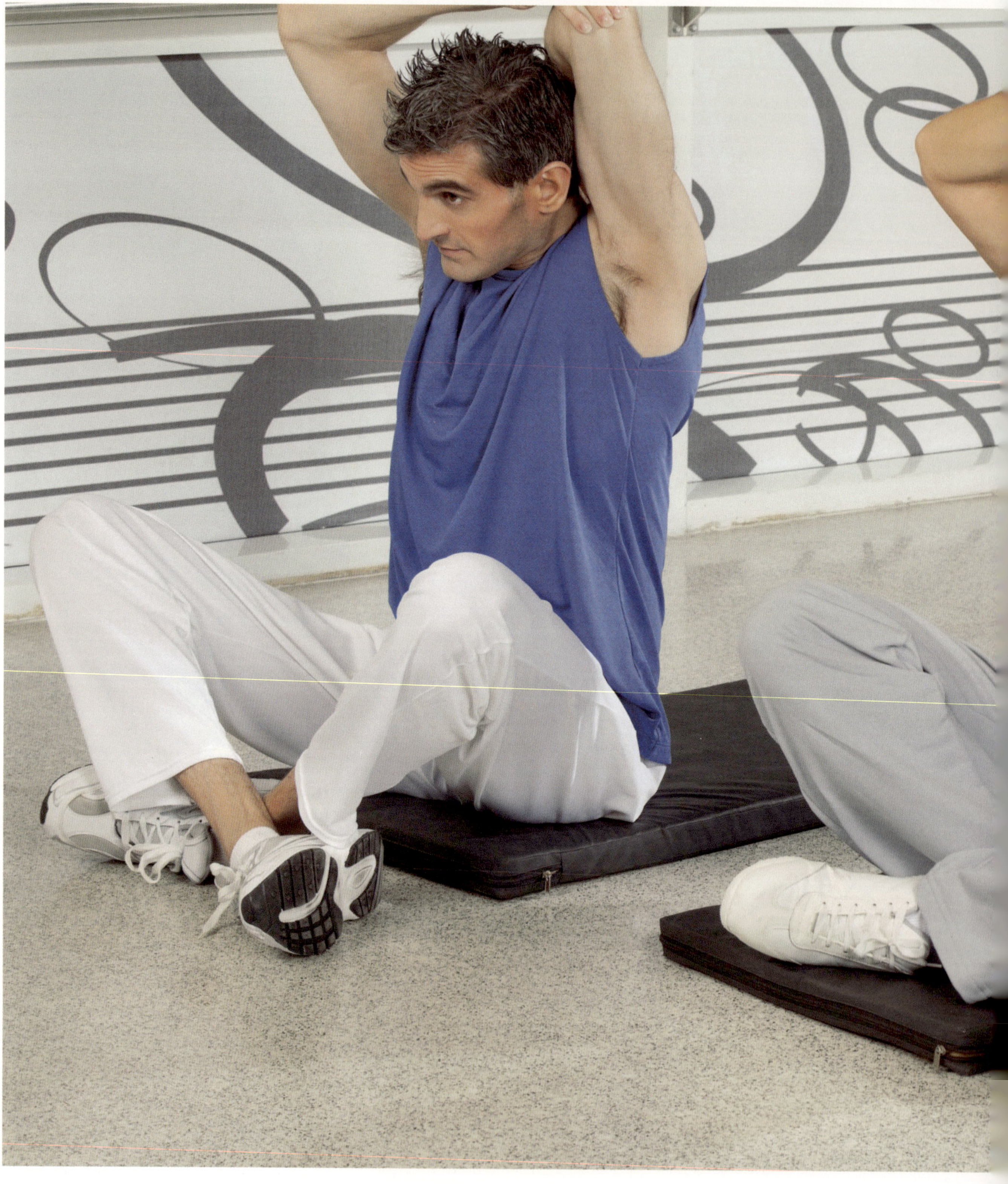

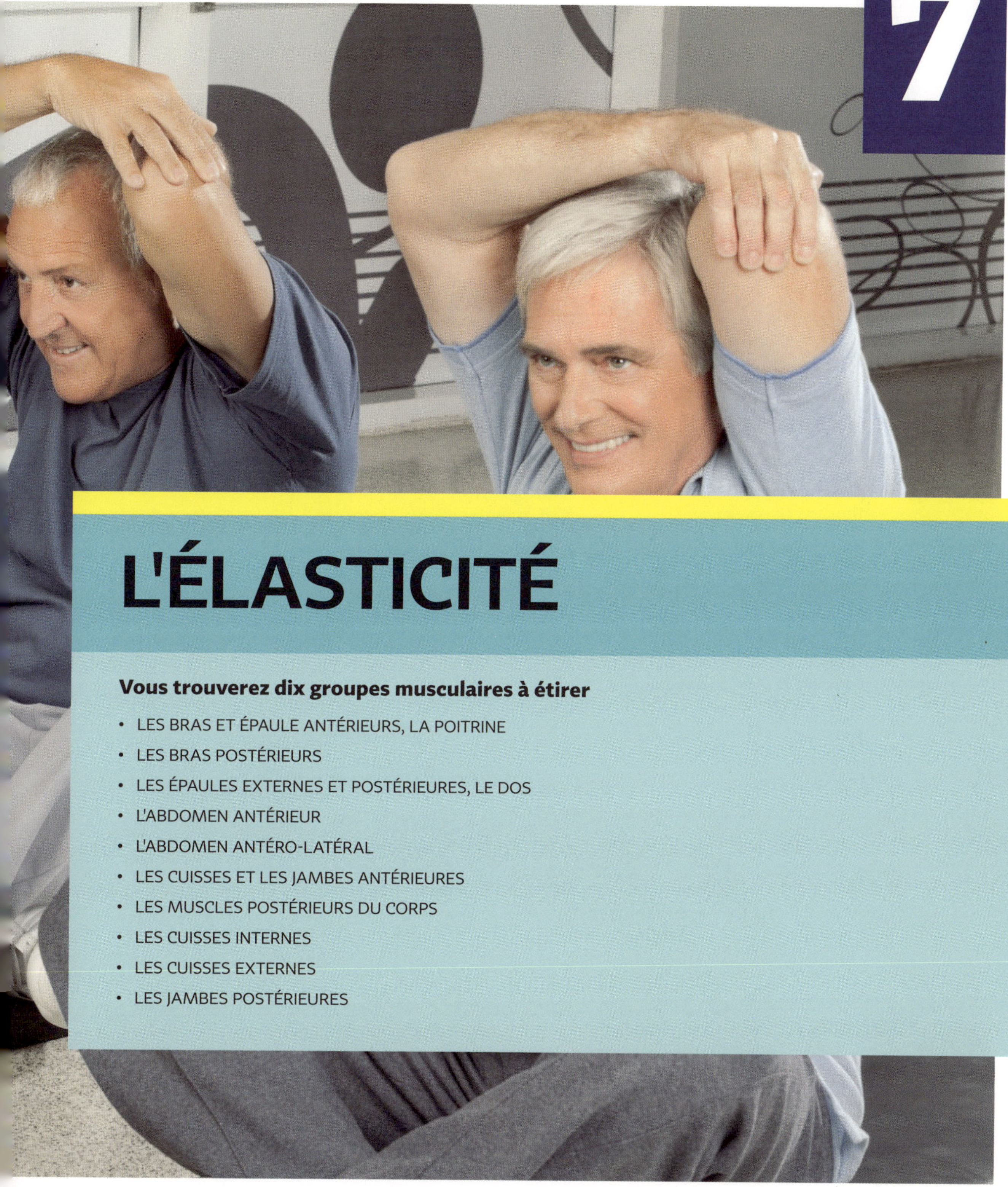

7

L'ÉLASTICITÉ

Vous trouverez dix groupes musculaires à étirer

- LES BRAS ET ÉPAULE ANTÉRIEURS, LA POITRINE
- LES BRAS POSTÉRIEURS
- LES ÉPAULES EXTERNES ET POSTÉRIEURES, LE DOS
- L'ABDOMEN ANTÉRIEUR
- L'ABDOMEN ANTÉRO-LATÉRAL
- LES CUISSES ET LES JAMBES ANTÉRIEURES
- LES MUSCLES POSTÉRIEURS DU CORPS
- LES CUISSES INTERNES
- LES CUISSES EXTERNES
- LES JAMBES POSTÉRIEURES

L'ÉLASTICITÉ

Dans ce chapitre, nous abordons notre capacité à développer la souplesse, « l'élasticité ». Nos muscles ont une double compétence : la tonicité (la contraction) et l'élasticité (la souplesse). Nous considérons les deux avec une même échelle de valeur : il serait réducteur et négligeant de ne traiter qu'une seule compétence. Comme pour la tonicité, nous pouvons améliorer notre souplesse, quel que soit notre âge, notre état de forme et notre expérience du mouvement.

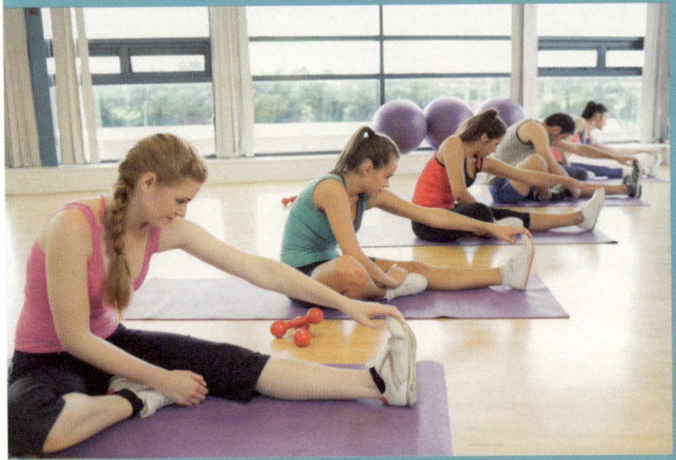

Bien sûr, l'essentiel de notre élasticité se trouve dans nos tendons, plus ou moins naturellement. Cependant la compétence élastique de nos muscles peut être travaillée, sous forme d'étirements.

DES ÉTIREMENTS POUR 6 CONTEXTES DIFFÉRENTS :

1. La « souplesse globale »,
traduite en objectif 3 « Souplesse » évoqué dans le chapitre 2.

2. La « récupération active »
(après chaque mouvement tonique et/ou en fin de séance tonique, on s'étire afin de mieux récupérer et effacer plus aisément les fatigues musculaires). Au-delà de la gym, pour récupérer du bricolage, du jardinage, du ménage, d'une activité professionnelle pénible… etc.

3. « L'échauffement »
aussi (l'étirement peut participer à l'échauffement musculaire, et être associé au chapitre 3).

4. « La détente »
(le fait de s'étirer peut donner l'occasion à un muscle tendu de recouvrer un état plus souple : lutter contre les crampes par exemple avec un étirement opposé à la tension musculaire ou, autre exemple, assouplir le dos comme dans le chapitre 9).

5. « L'affinage »
aussi, le fait d'ajouter des étirements à l'objectif 4 « Affinage » aide à l'efficacité de cet objectif.

6. « Sortir d'un état »,
s'étirer avant de sortir de son lit, après être resté(e) longtemps assis(e) à un bureau, et/ou des tâches répétitives, après sa journée tout simplement et/ou avant de commencer.

Vous voyez, les occasions de s'étirer ne manquent pas ! Pour les contextes 2, 3, 4, 5, et 6, l'étirement est surtout placé, on ne cherche pas à forcer dessus.
Par contre, pour le premier, il est possible de rechercher une performance, bien sûr progressivement. Ici, la performance est un gain au niveau de l'amplitude articulaire. À vous de prendre des repères afin de la mesurer !

FORME DE L'ÉTIREMENT :

- 15 à 20 secondes par étirement
- L'étirement est postural, immobile, sans à-coups
- À consommer sans modération, on peut multiplier les répétitions
- Divers repères pour contrôler l'amplitude articulaire

Dans ce chapitre, vous trouverez à chaque groupe musculaire travaillé lors de « La tonicité », chapitre 6, symbolisé en bleu, un équivalent « élastique ». Si vous avez besoin d'utiliser un oreiller pour ménager vos cervicales, n'hésitez pas à le prendre à chaque fois qu'une situation allongée sur le dos vous est présentée.

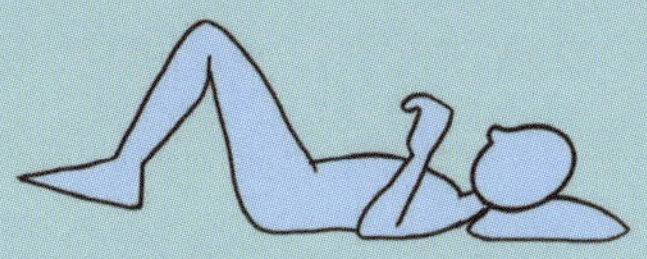

Dans le chapitre 9, le dos bénéficie d'un traitement supplémentaire : vous pouvez l'étirer n'importe quand, après chaque séance, après votre travail, après un long voyage assis ou debout…

1. ÉLASTICITÉ

→ *Étirer le biceps brachial, le caraco-brachial, le grand pectoral et le deltoïde antérieur*

MOUVEMENTS DE BASE

A
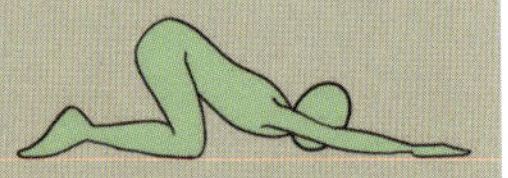

B
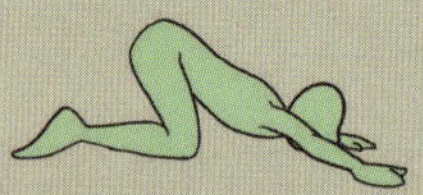

C
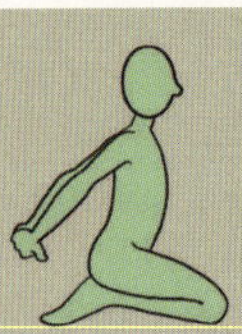

A. Tendre les deux bras, face au sol, les fessiers assez hauts.

B. Chercher à amener l'aisselle au sol, le coude tendu. Faire varier l'angle.

C. Saisir les mains dans le dos, à genoux ; reculer les épaules, rapprocher les omoplates.

⚠ *Restez 15 à 20 s sans à-coups.*

⚠ *Un étirement est toujours placé ; ne forcez pas sur un muscle froid, ou au contraire fatigué.*

mouvements de base

VARIANTES PUISSANCE

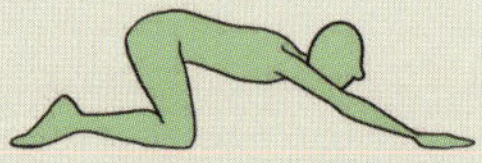
Position plus ouverte A

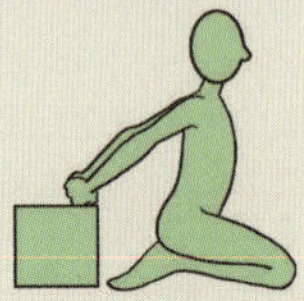
Avec pose C

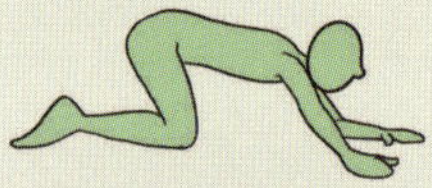
Moins d'aisselle B

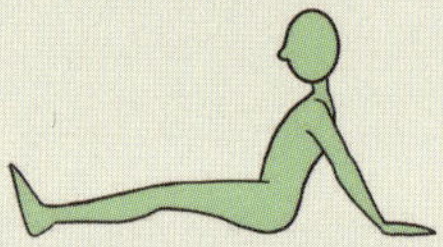
Bain de soleil ❶

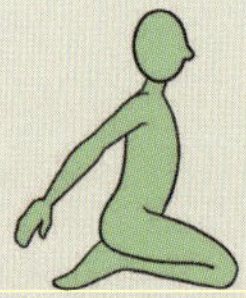
Mains libres C

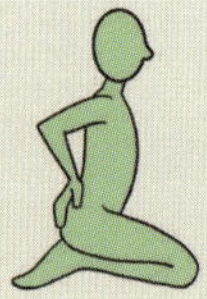
Mains contre les reins C

variantes puissance

VARIANTES MULTIPLES

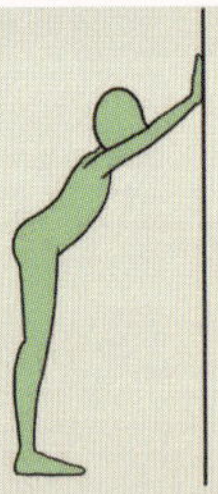
Position plus ouverte + inclinaison A
Puissance + articulaire

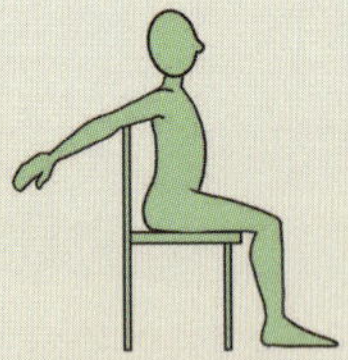
Assis(e), les bras sur le dossier B
Puissance + ne vient pas au sol

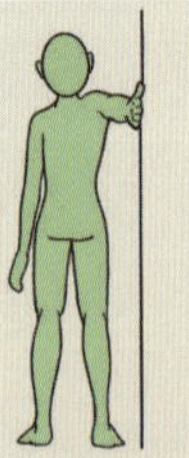
Debout, pivot, angle de l'épaule plus ou moins ouvert B
Articulaire + ne vient pas au sol

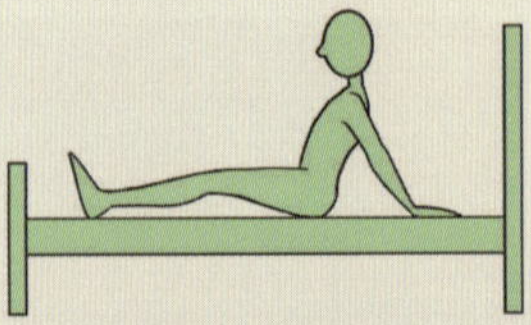
Bain de soleil sur un lit
Puissance + articulaire + ne vient pas au sol

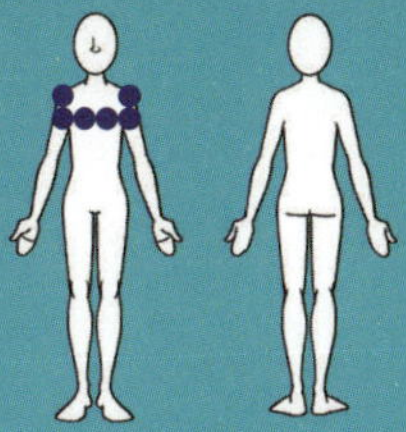

BRAS ET ÉPAULE ANTÉRIEURS, POITRINE

VARIANTES ARTICULAIRES

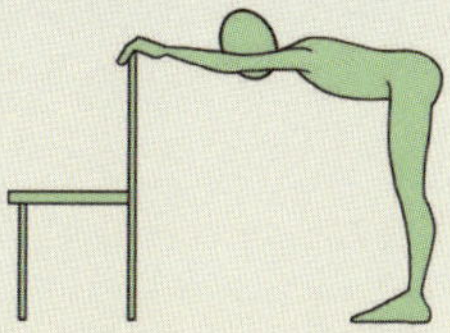

L'inclinaison (ménagement du dos et des genoux) (A) ❶ ❷

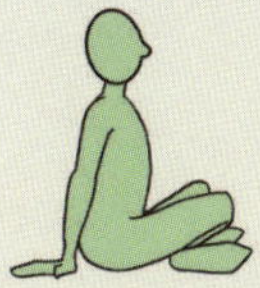

Repousser le sol en tailleur (ménagement du dos et des genoux)

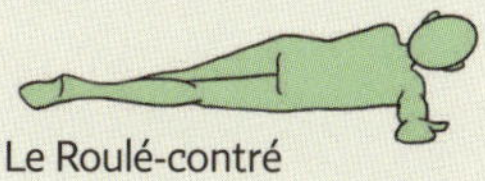

Le Roulé-contré (ménagement des genoux) B

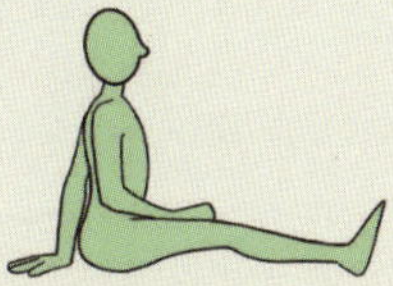

1 main croisée dans le dos, pivot à l'opposé (ménagement de l'épaule et du dos)

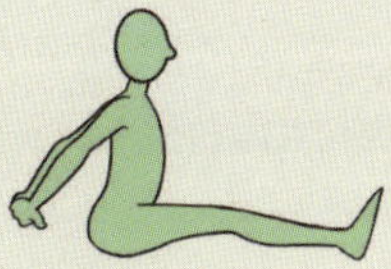

Assis(e) (ménagement des genoux)

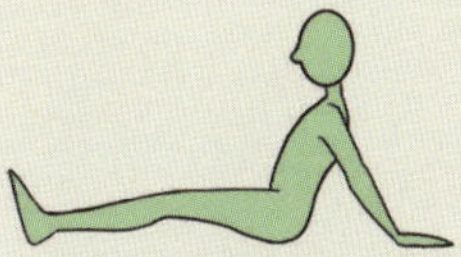

Bain de soleil ❶ (ménagement du dos et des genoux)

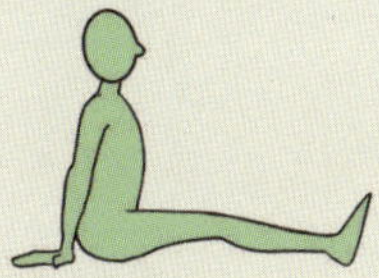

Repousser le sol (ménagement du dos et des genoux)

variantes articulaires

NE VIENT PAS AU SOL

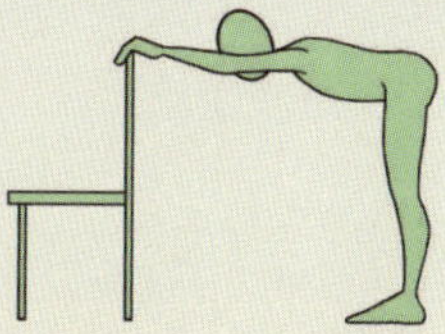

L'inclinaison, debout A ❷

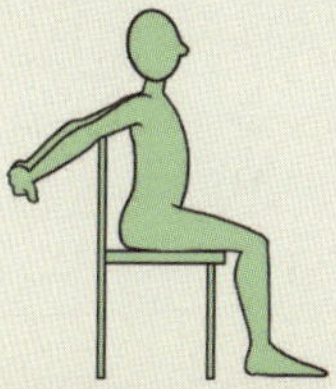

Sur une chaise

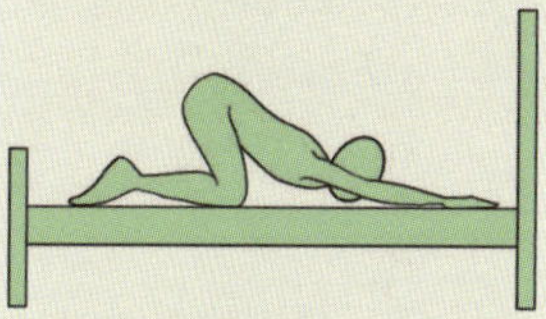

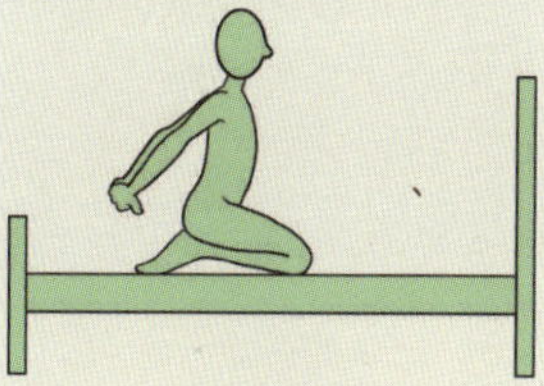

Sur un lit A B C

ne vient pas au sol

À NOTER

❶ Un même mouvement pour des raisons différentes.

❷ Vérifiez les stabilité et solidité de l'appui.

2. ÉLASTICITÉ

→ *Étirer le triceps brachial*

MOUVEMENT DE BASE

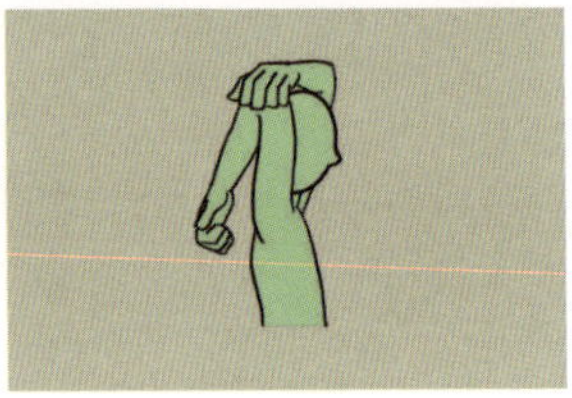

1. Lever le coude, assis(e) ou debout.

2. Saisir le coude par le haut, et le repousser vers l'arrière.

▲ *Pour les personnes très souples, tenter de passer le coude derrière la tête.*

▲ *Si cela ne suffit pas, il vous faut trouver autre chose.*

▲ *Un étirement est toujours placé ; ne forcez pas sur un muscle froid, ou au contraire fatigué.*

▲ *Restez 15 à 20 s sans à-coups.*

mouvement de base

VARIANTES PUISSANCE

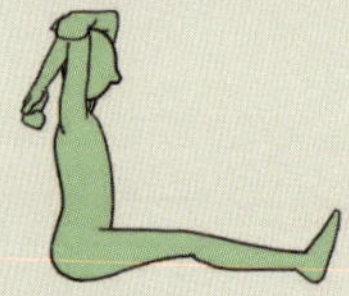

Assis(e) ❶

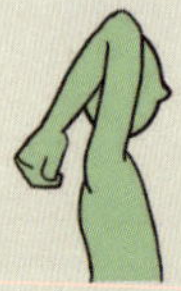

Pousser avec la tête

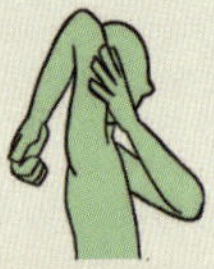

Pousser le bras

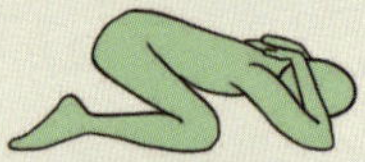

2 coudes dans le sol

variantes puissance

VARIANTES MULTIPLES

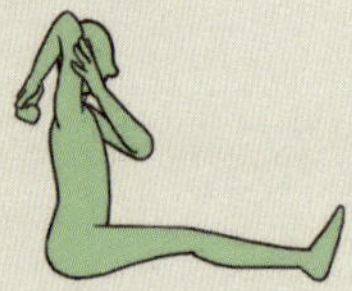

Poussée du bras, assis(e)
Puissance + articulaire

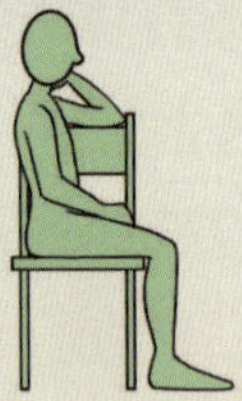

1 coude sur un dossier
Puissance + ne vient pas au sol

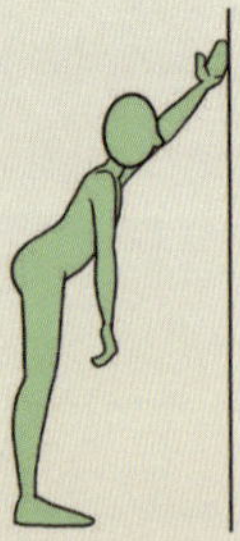

1 bras tendu contre un mur
Articulaire + ne vient pas au sol

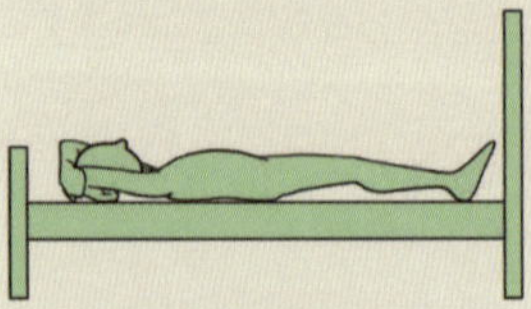

Sur le dos, sur un lit
Puissance + articulaire + ne vient pas au sol

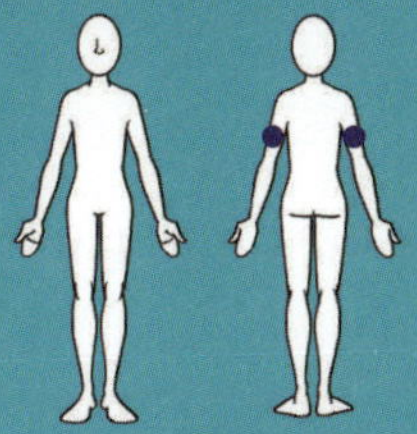

BRAS POSTÉRIEURS

VARIANTES ARTICULAIRES

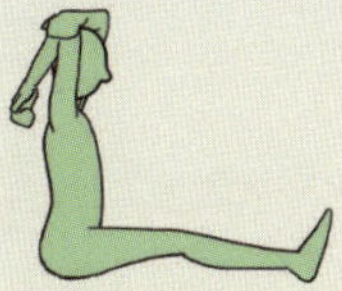

Assis(e) ❶ (ménagement des genoux)

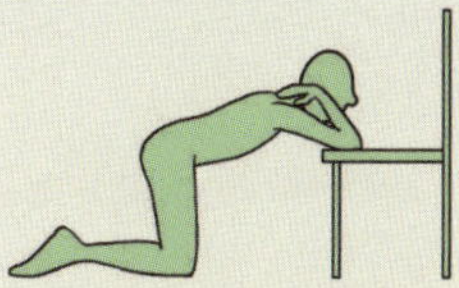

Pose des deux coudes ❷ (ménagement du dos)

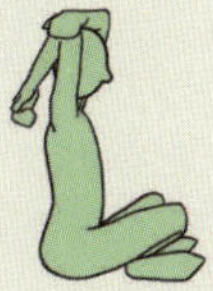

En tailleur (ménagement du dos)

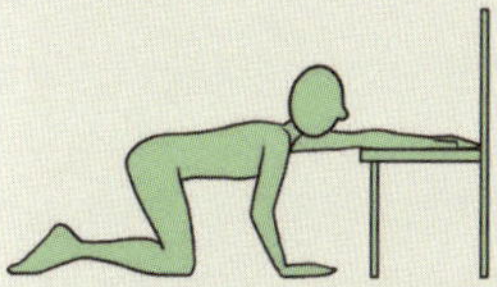

1 ou 2 bras tendu(s) ❷ (ménagement des coudes)

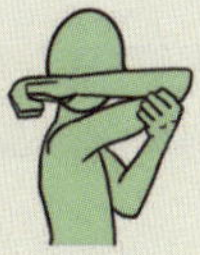

Coude devant (ménagement de l'épaule)

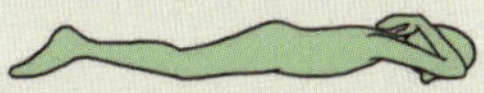

Sur le ventre (ménagement articulaire global)

NE VIENT PAS AU SOL

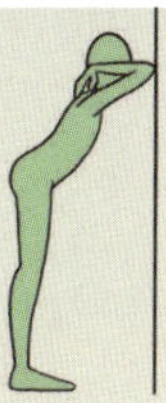

1 ou 2 coudes contre un mur

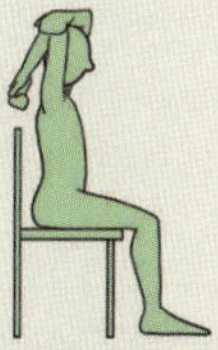

Sur une chaise

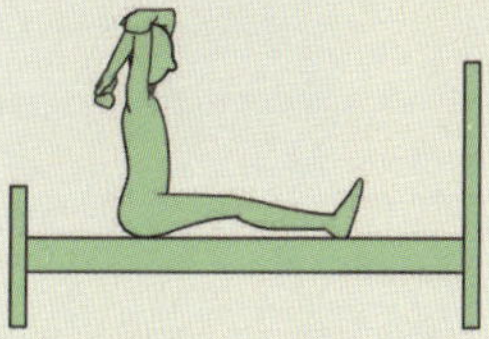

Sur un lit

À NOTER

❶ Un même mouvement pour des raisons différentes.
❷ Vérifiez les stabilités et solidité de l'appui.

3. ÉLASTICITÉ

→ *Étirer le deltoïde externe et postérieur et le grand dorsal*

MOUVEMENTS DE BASE

1
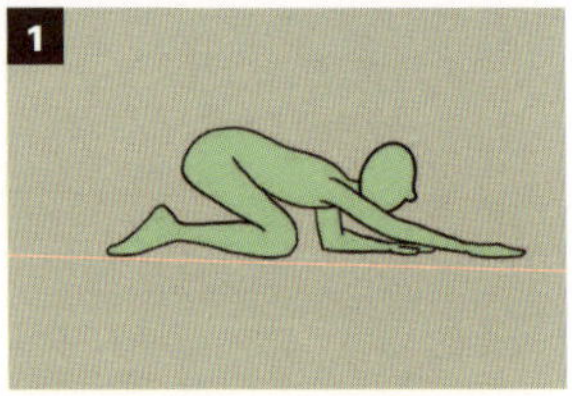

2
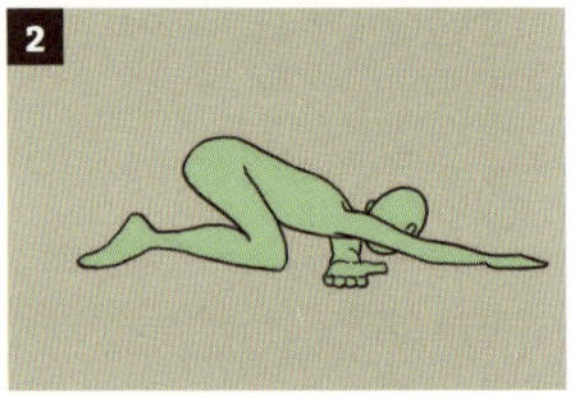

1. Tendre un bras devant, face au sol, en boule.

2. Passer l'autre bras dessous, la paume vers le ciel.

3. Chercher à toucher le sol avec l'épaule.

4. Regarder à l'opposé du bras qui croise.

⚠ *Posture de « contorsionniste » au départ.*

⚠ *Un étirement est toujours placé ; ne forcez pas sur un muscle froid, ou au contraire fatigué.*

⚠ *Restez 15 à 20 s sans à-coups.*

VARIANTES PUISSANCE

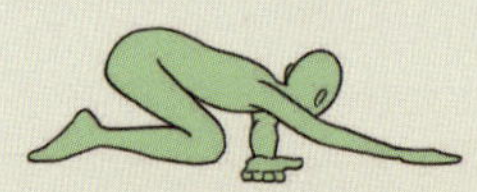

Pas d'épaule au sol

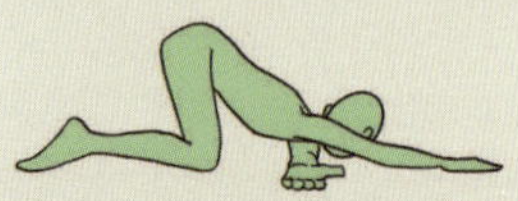

Bassin haut

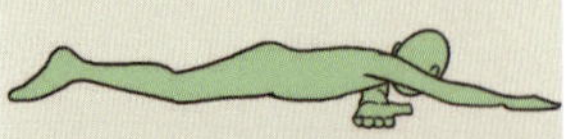

L'Enroulé (allongé(e) sur le ventre et le bras) ❶

VARIANTES MULTIPLES

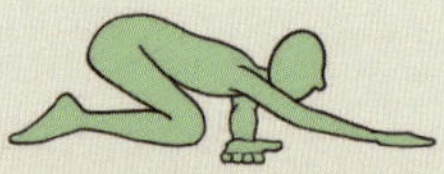

Sans regard, sans épaule au sol
Puissance + articulaire

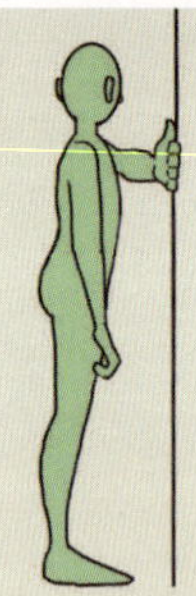

Contre un mur
Puissance + ne vient pas au sol

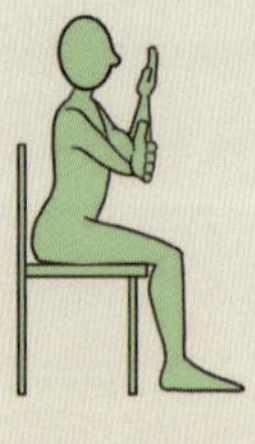

Sur une chaise, sans pivoter
Articulaire + ne vient pas au sol

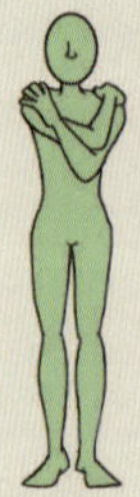

Se prendre dans les bras, léger pivot du dos
Puissance + articulaire + ne vient pas au sol

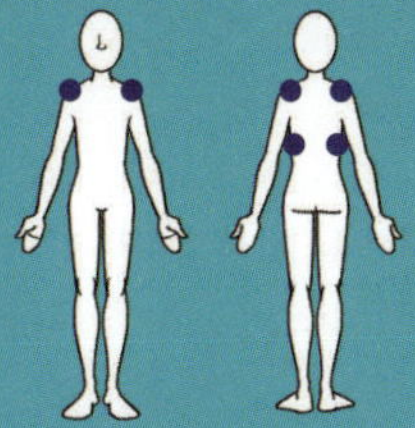

VARIANTES ARTICULAIRES

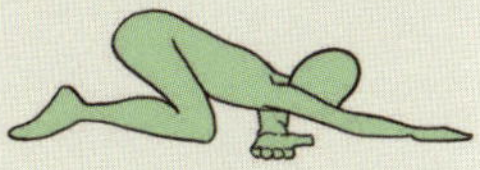

Sans regarder (ménagement des cervicales)

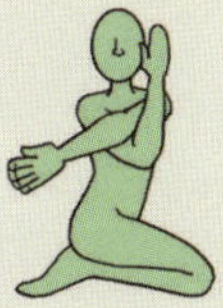

À genoux, tendre le bras, et le récupérer par-dessous. Le coller à soi et pivoter le dos (ménagement du dos)

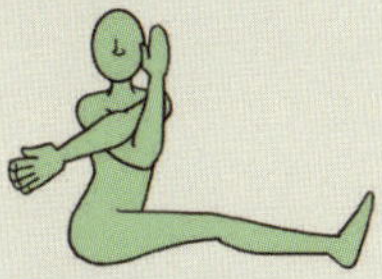

Même chose et assis (ménagement du dos et des genoux)

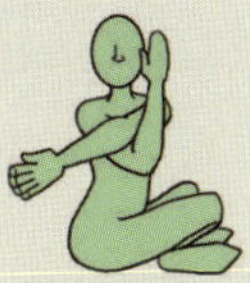

Le Tailleur (ménagement du dos)

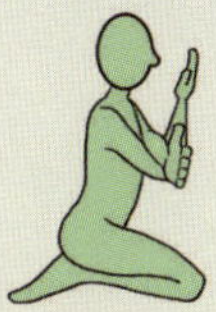

Assis sans pivot (ménagement du dos)

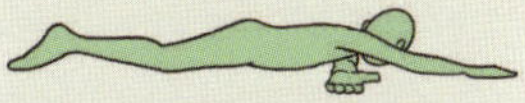

L'Enroulé ❶ (ménagement du dos)

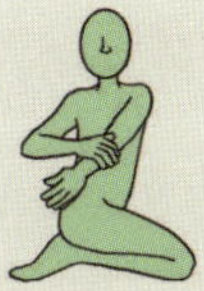

Le Récupéré par-dessus (ménagement de l'épaule)

variantes articulaires

NE VIENT PAS AU SOL

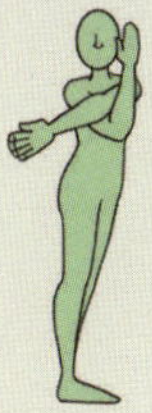

Debout

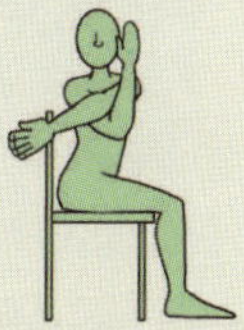

Assis(e)

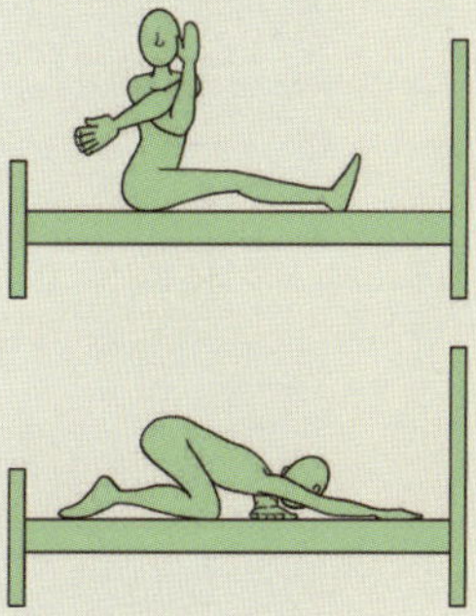

Sur un lit

ne vient pas au sol

À NOTER

❶ Un même mouvement pour des raisons différentes.

4. ÉLASTICITÉ

→ *Étirer le grand droit*

MOUVEMENTS DE BASE

A

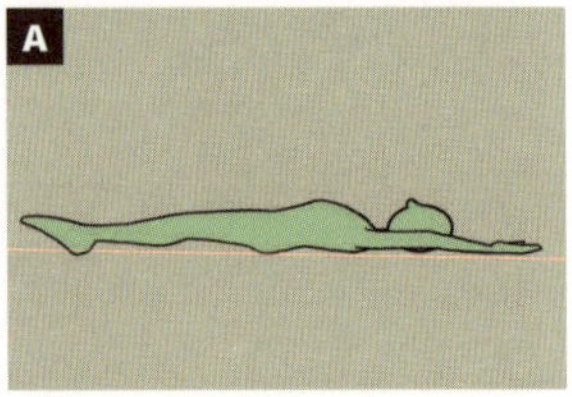

B

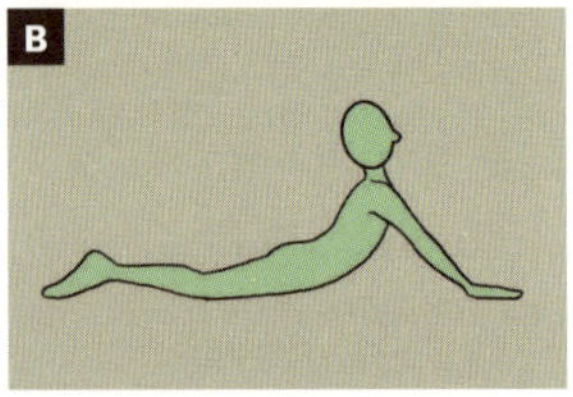

A

1. S'allonger sur le dos, les bras au-dessus de la tête et les jambes tendues.
2. Chercher à s'étirer, se grandir.

B

1. Se placer sur le ventre.
2. Repousser le sol, les coudes tendus.
3. Regarder vers le haut.

⚠ *Restez 15 à 20 s sans à-coups.*

⚠ A *Comme si quelqu'un vous tirait à la fois sur les poignets et les chevilles.*

⚠ A *Cette posture, présente en yoga, pourrait apparaître au chapitre 9 « Techniques pour prendre soin de son dos » car elle fait du bien en fin de séance à tout le corps.*

⚠ B *Cette posture est exigeante. Elle demande de la puissance et de la souplesse.*

mouvements de base

VARIANTES PUISSANCE

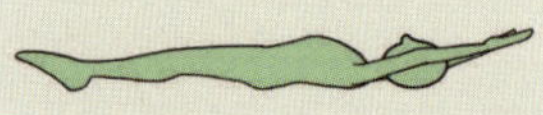

Le Mini :
moins d'épaules A ❶.

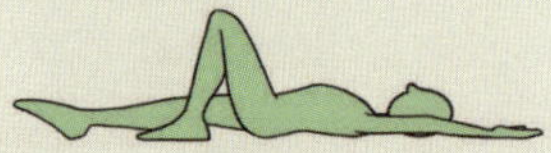

Un genou fléchi A ❶

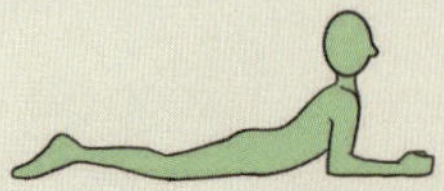

Sur les coudes B ❶ ❷

variantes puissance

VARIANTES MULTIPLES

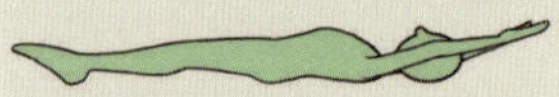

***Le Mini* A ❶**
Puissance + articulaire

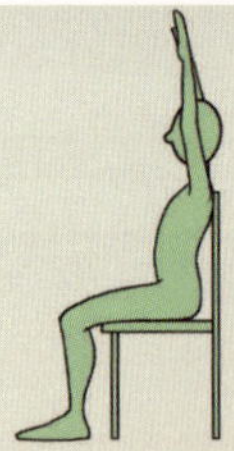

***Le Mini, sur une chaise* A ❶**
Puissance + ne vient pas au sol

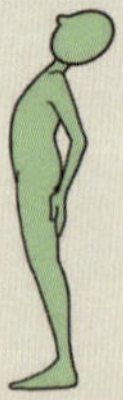

***Debout sans les bras* A *et* B ❷ ❸**
Articulaire + ne vient pas au sol

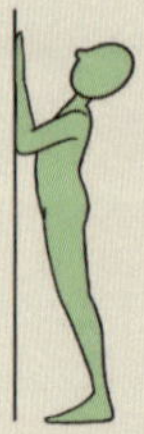

***Sur les coudes, contre un mur* B ❷**
Puissance + articulaire + ne vient pas au sol

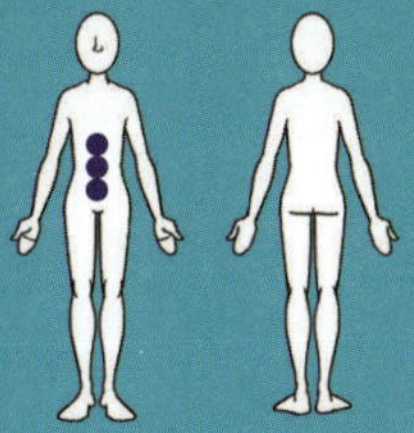

ABDOMEN ANTÉRIEUR

VARIANTES ARTICULAIRES

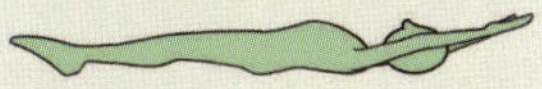

Le Mini :
moins d'épaules A ❶
(ménagement des épaules).

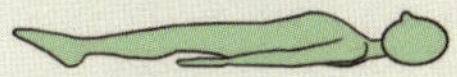

Sans épaules A
(ménagement des épaules)

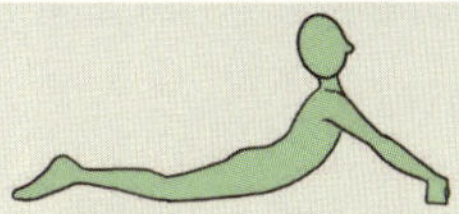

Sur les poings B ❷
(ménagement des poignets)

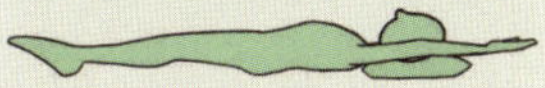

L'Oreiller (ménagement des cervicales)

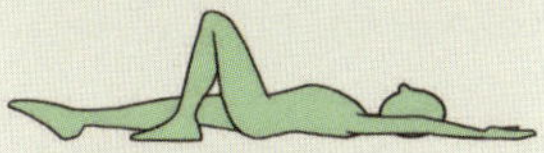

Un genou fléchi A ❶
(ménagement du dos)

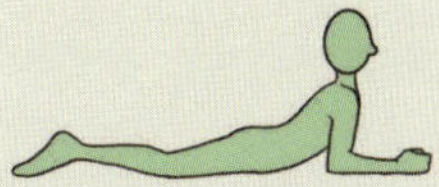

Sur les coudes B ❶ ❷
(ménagement des poignets)

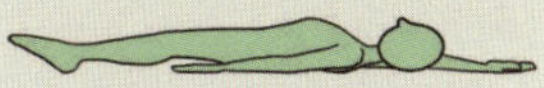

Une seule épaule A
(ménagement de l'épaule)

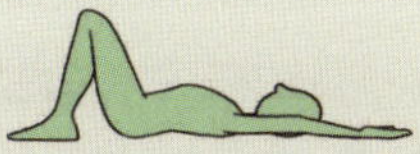

Deux genoux fléchis A
(ménagement du dos)

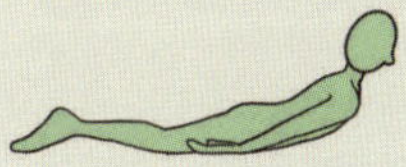

Sans les bras B ❷
(ménagement des épaules)

NE VIENT PAS AU SOL

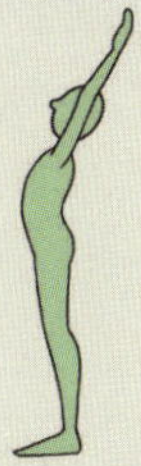

Debout A et B ❷ ❸

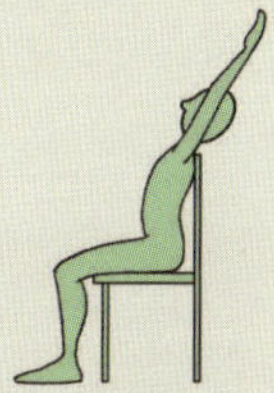

Assis(e) A et B ❷ ❸

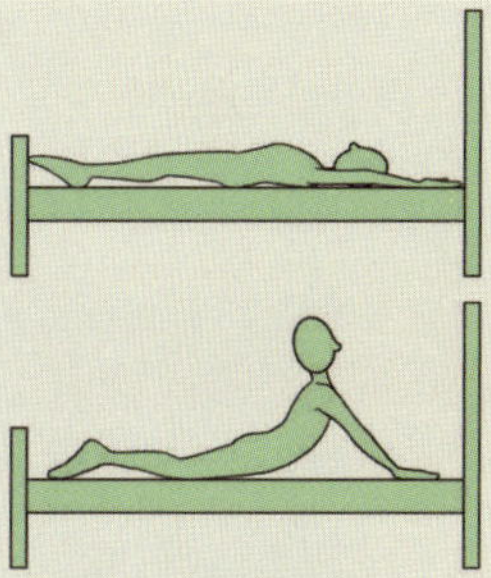

Sur un lit A et B ❷

À NOTER

❶ Un même mouvement pour des raisons différentes.
❷ Prudence avec le creux lombaire.
❸ Regard haut arrière.

variantes articulaires

ne vient pas au sol

5. ÉLASTICITÉ

→ *Étirer les obliques*

MOUVEMENT DE BASE

1

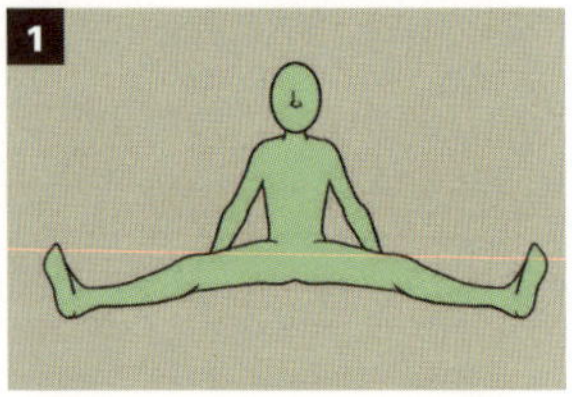

2

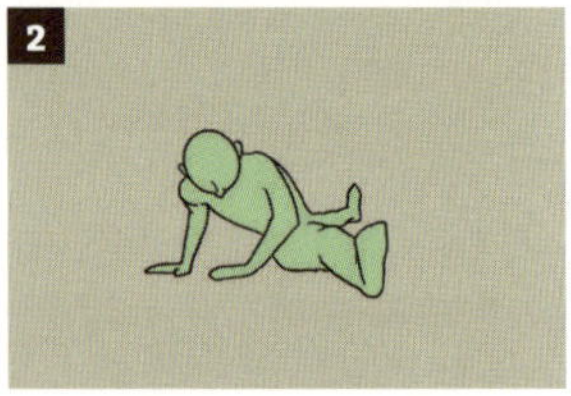

1. Écarter les jambes, assis(e).

2. Faire pivoter le buste.

3. Amener les mains au sol.

4. Se rapprocher du sol.

⚠ *L'écart des jambes évite de rouler en créant un « socle » autour duquel l'étirement s'organise.*

⚠ *Évitez de décoller le fessier opposé.*

⚠ *Le bassin est un socle. Il ne bouge pas.*

⚠ *Un étirement est toujours placé ; ne forcez pas sur un muscle froid, ou au contraire fatigué.*

⚠ *Restez 15 à 20 s sans à-coups.*

VARIANTES PUISSANCE

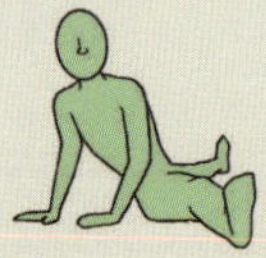

Le Mini :
sans se rapprocher du sol ❶.

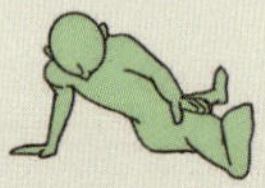

Appui d'une main sur la cuisse ou sur le genou opposé

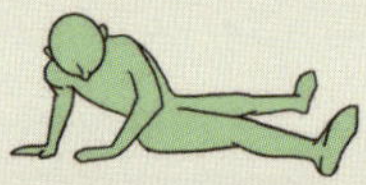

Limiter l'écart des jambes

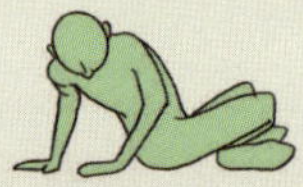

Le Tailleur ❶

VARIANTES MULTIPLES

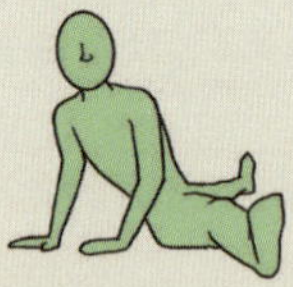

***Le Mini* ❶**
Puissance + articulaire

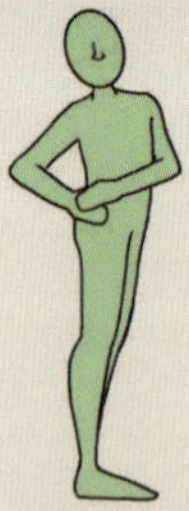

Appui de la main sur les reins, debout
Puissance + ne vient pas au sol

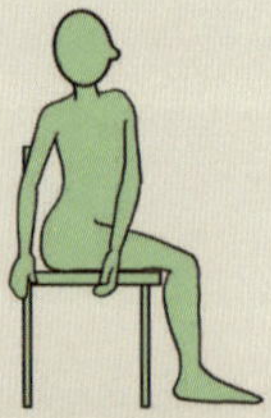

Sans rotation de la tête, sur une chaise
Articulaire + ne vient pas au sol

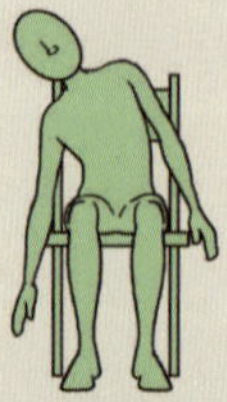

Bascule de côté avec retenue de la main opposée sur l'assise
Puissance + articulaire + ne vient pas au sol

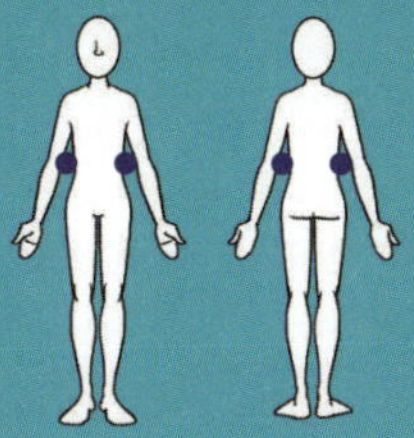

ABDOMEN ANTÉRO-LATÉRAL

VARIANTES ARTICULAIRES

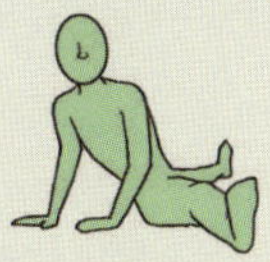

Le Mini :
sans se rapprocher du sol ❶
(ménagement du dos).

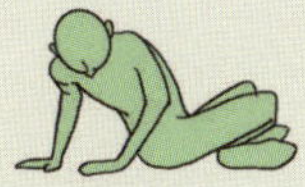

Le Tailleur ❶
(ménagement du dos)

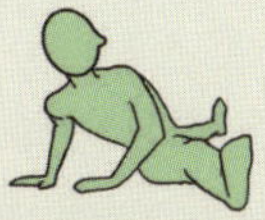

Sans rotation de la tête
(ménagement des cervicales)

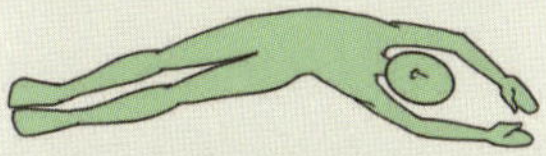

Allongé(e) sur le dos,
« croissant de lune »
(ménagement du dos)

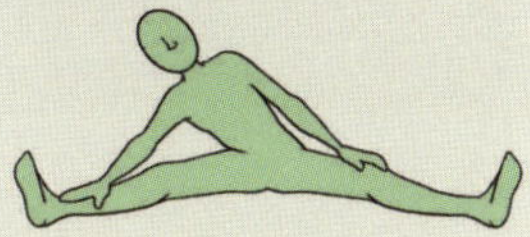

Se pencher sur le côté,
pas de rotation du rachis
(ménagement du dos)

NE VIENT PAS AU SOL

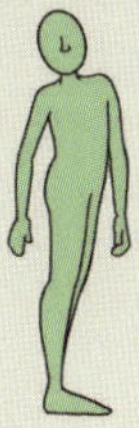

Debout

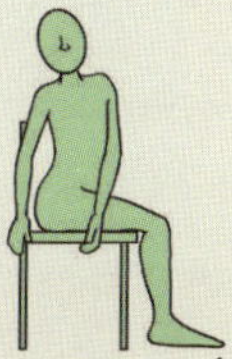

Sur une chaise, assis(e) en avant

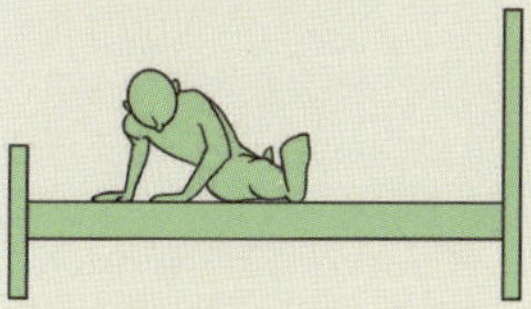

Sur un lit

À NOTER

❶ Un même mouvement pour des raisons différentes.

6. ÉLASTICITÉ

→ *Étirer les quadriceps, les fléchisseurs des hanches (psoas, iliaque, tenseur du fascia lata, et couturier), et les fléchisseurs du pied*

MOUVEMENT DE BASE

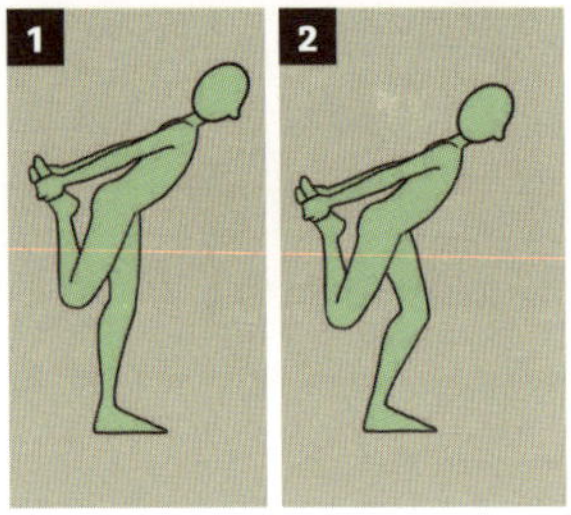

1. Se placer debout sur un pied, saisir l'autre avec les 2 mains.

2. Tirer sur la pointe de pied, et ramener le genou en arrière de la jambe d'appui.

3. Tendre le genou de la jambe d'appui, possibilité de le fléchir.

⚠ *Restez 15 à 20 s sans à-coups.*

⚠ *Un étirement est toujours placé ; ne forcez pas sur un muscle froid, ou au contraire fatigué.*

⚠ *Pour éviter une crampe sur le muscle postérieur de la cuisse libre, montez le genou devant, et saisissez le coup de pied devant.*

⚠ *Pour étirer plus, ajoutez une rétroversion du bassin (inverse du creux lombaire).*

mouvement de base

VARIANTES PUISSANCE

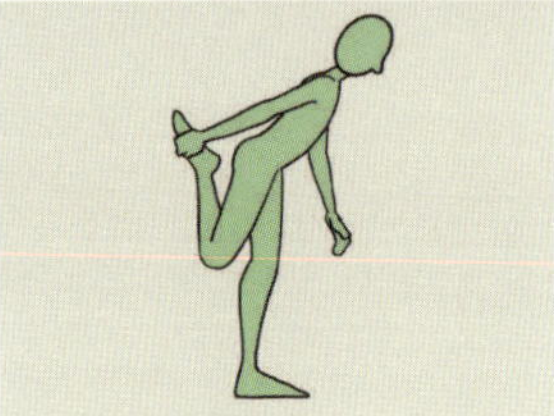
Une Main ❶❷

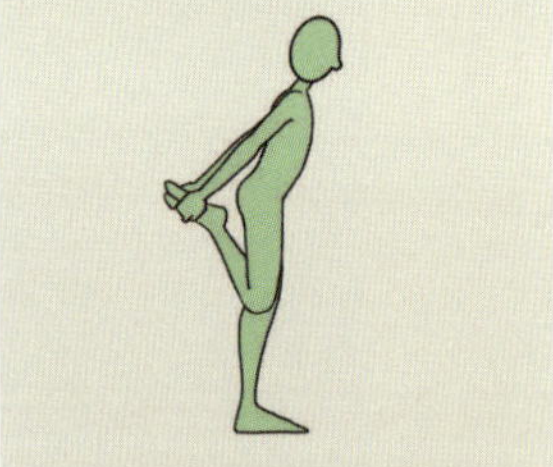
Les Genoux proches ❶

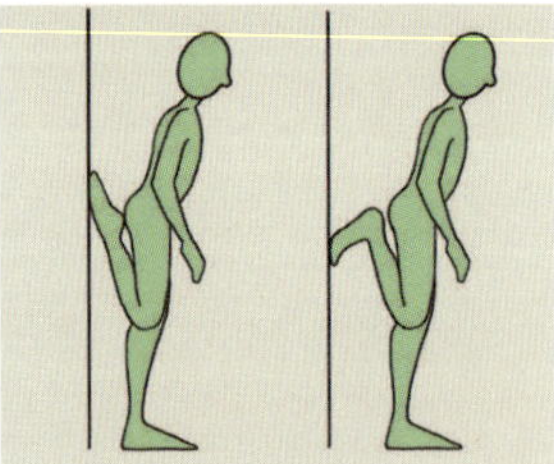
Le Soutien simple ❹

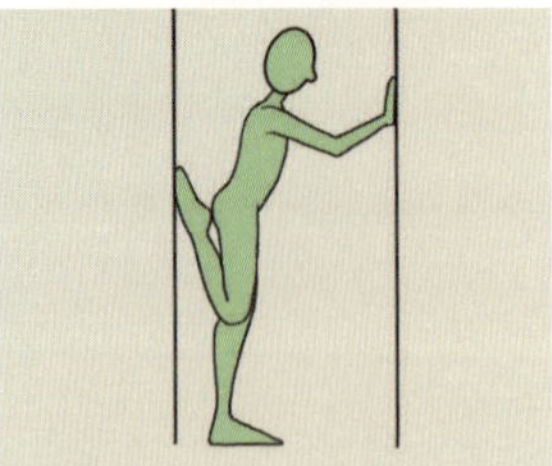
Le Soutien double ❹

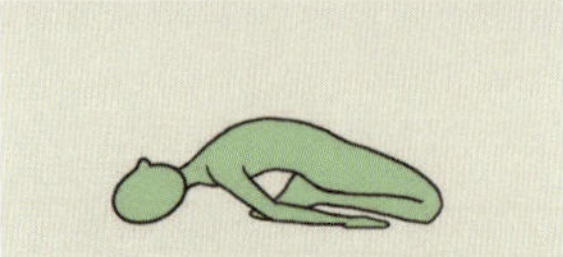
La Boule ❷

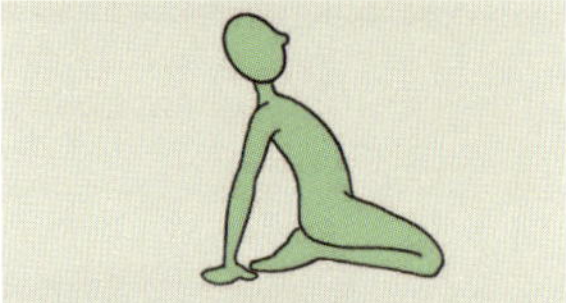
À Genoux ❷ ❸ ❹

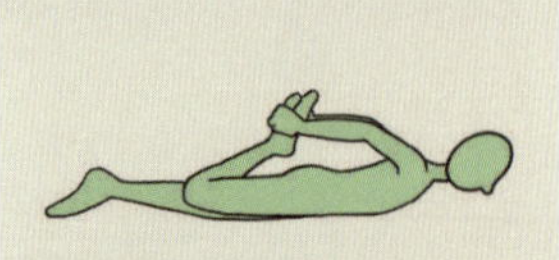
À plat ventre ❷, une ou deux jambes

variantes puissance

VARIANTES MULTIPLES

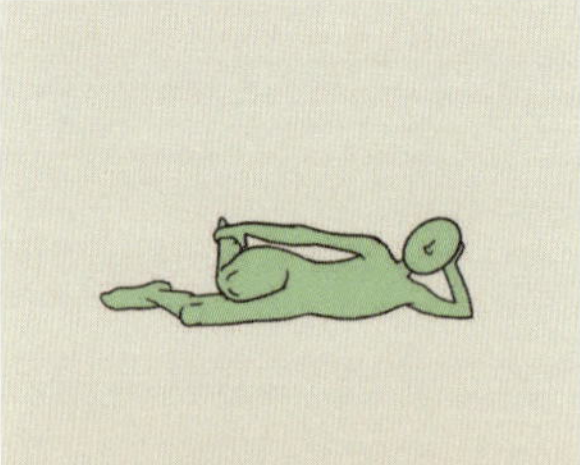
Sur le côté* ❺*, avec un genou devant
Puissance + articulaire

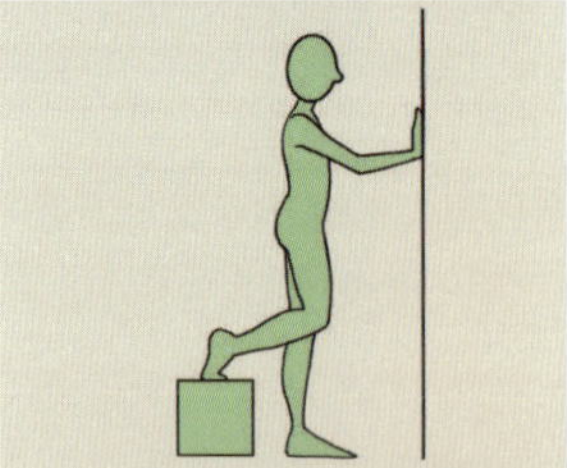
***Un pied posé plus bas* ❹**
Puissance + position(nelles)

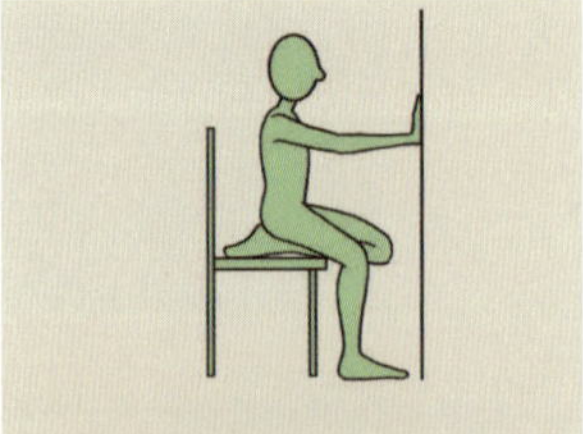
S'asseoir sur une jambe* ❹*, appui contre un mur
Articulaire + position(nelles)

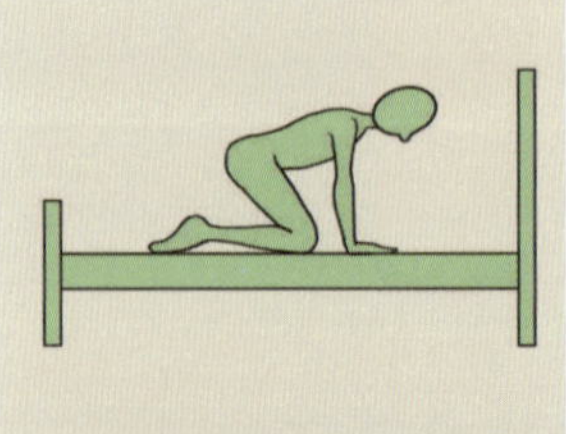
Petit 4 pattes* ❹*, sur un lit
Puissance + articulaire + position(nelles)

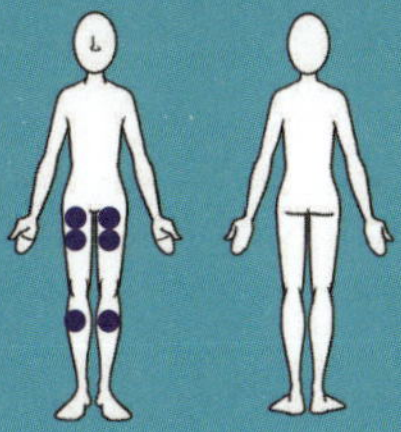

CUISSES ET JAMBES ANTÉRIEURES

VARIANTES ARTICULAIRES

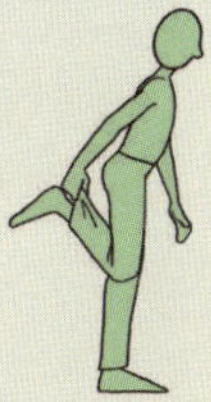

L'Attrapé-pantalon ❶ (ménagement du dos et des genoux)

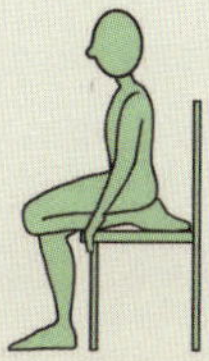

S'asseoir sur une jambe ❸ (ménagement du dos)

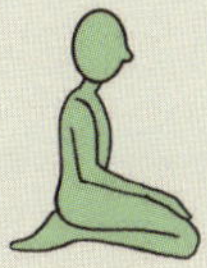

Assis(e) sur les talons ❸ (ménagement du dos)

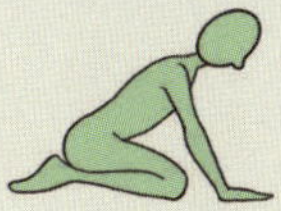

Le 4 pattes ❹ (ménagement des genoux)

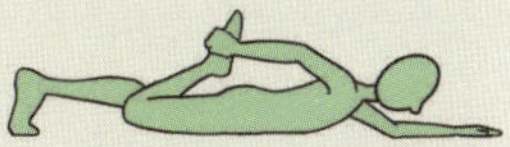

Le Stabilisé ventral ❺ (ménagement du dos)

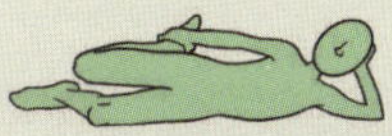

Sur le côté ❺, 1 main (ménagement du dos et des genoux)

variantes articulaires

VARIANTES POSITIONNELLES

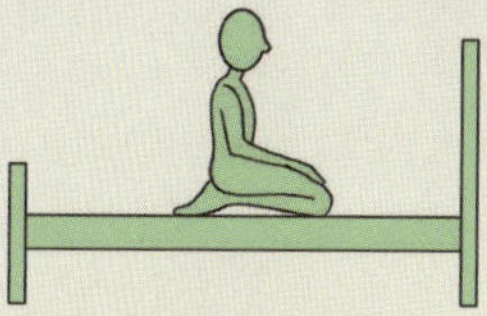

Sur un lit ❹, assis(e) sur les talons

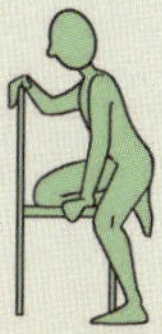

Un genou sur l'assise, de face

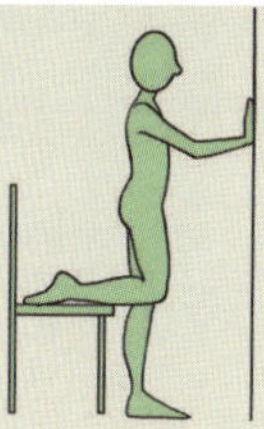

Un pied posé ❸ ❹

variantes positionnelles

À NOTER

❶ Demande de l'équilibre.
❷ N'exagérez pas le creux lombaire !
❸ Ne dépassez pas les limites de votre genou.
❹ Pied flex ou pointe.
❺ Trouvez votre confort sur le haut du corps : appui sur le coude ou la tête dans la main ou totalement allongé(e).

7. ÉLASTICITÉ

→ *Étirer les spinaux cervicaux, dorsaux et lombaires, le grand fessier, les ischio-jambiers, et les triceps suraux*

mouvements de base

MOUVEMENTS DE BASE

A

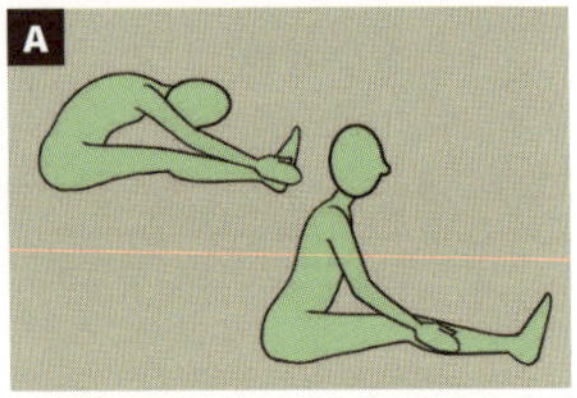

B

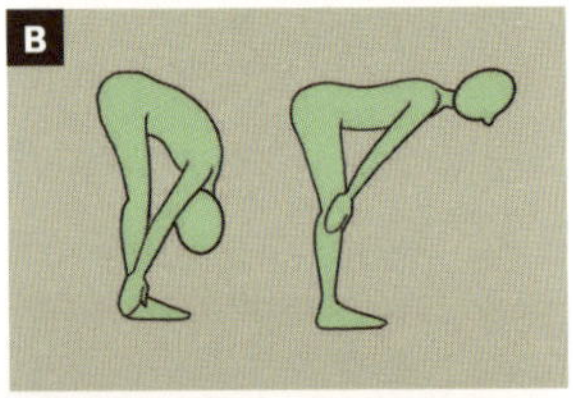

C

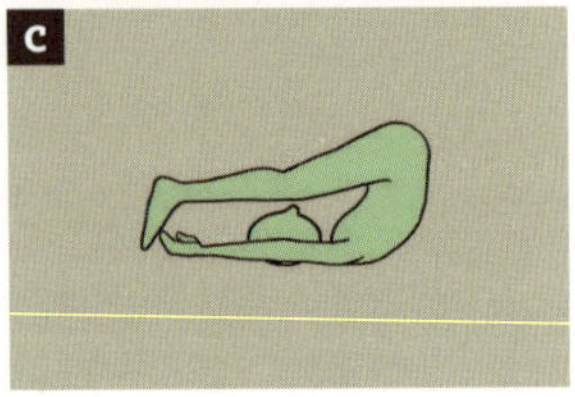

1. Rapprocher le buste des jambes A B C.

2. Attraper les pieds A B C.

3. Maintenir 15 à 20 s A B C.

▲ *Pour* A *et* B, *possibilité de varier* avec une version du bassin (dos droit* **V2**).

▲ *Si les genoux fléchissent, vous négligez l'étirement.*

▲ *Un étirement est toujours placé ; ne forcez pas sur un muscle froid, ou au contraire fatigué.*

* *avec une rétroversion du bassin (dos rond V1) et…*

variantes puissance

VARIANTES PUISSANCE

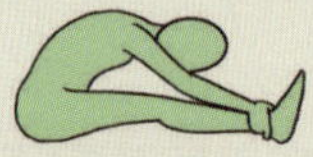

Attraper les chevilles
A B C

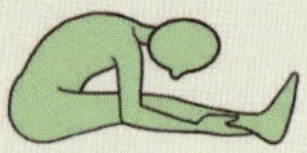

Attraper les jambes
A B C

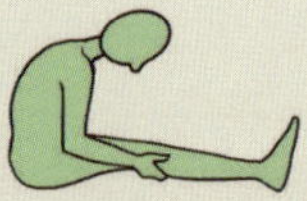

Attraper derrière les genoux
A B C

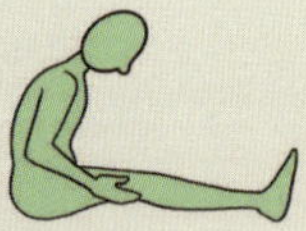

Attraper les cuisses
A B et C

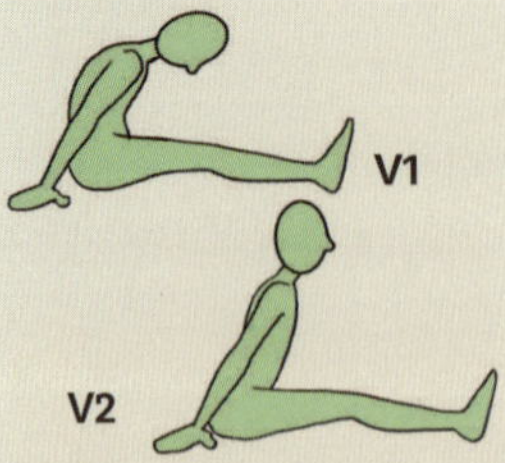

Repousser le sol sur l'arrière
A ❸

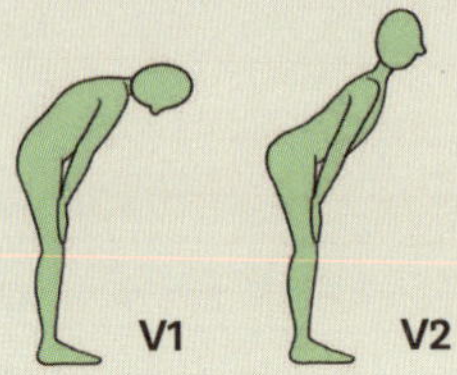

Appui des mains sur les cuisses B

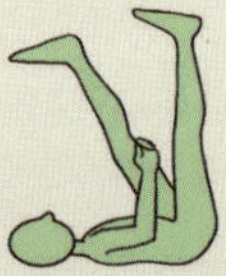

Saisir un genou ou une cuisse C

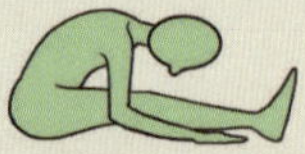

Pas de saisie
A B C ❸

VARIANTES MULTIPLES

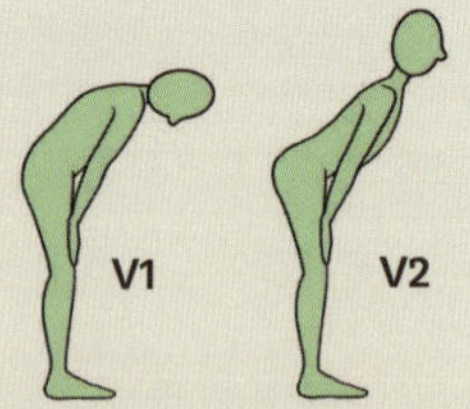

Appui des mains sur les cuisses, debout (V1 et V2)
Puissance + articulaire

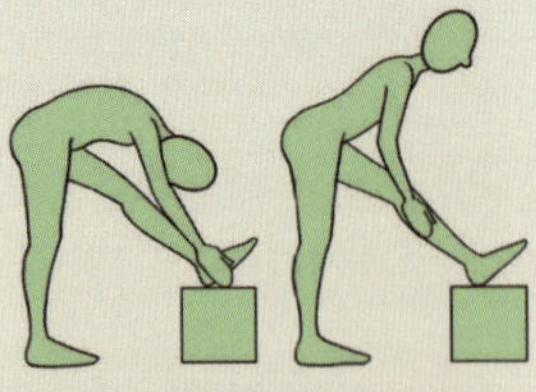

Poser le pied sur un plan surélevé, debout (V1 et V2) ❶ ❷
Puissance + ne vient pas au sol

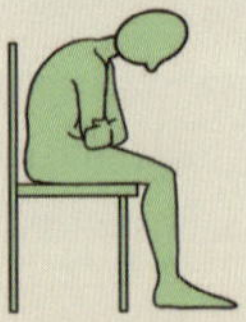

Dos rond, appui des avant-bras sur les cuisses, assis(e) (V1)
Articulaire + ne vient pas au sol

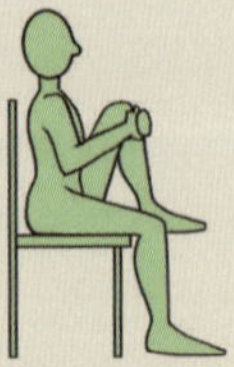

Saisir un genou ou une cuisse, assis(e) (V2)
Puissance + articulaire + ne vient pas au sol

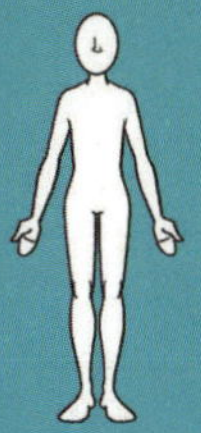

MUSCLES POSTÉRIEURS DU CORPS

VARIANTES ARTICULAIRES

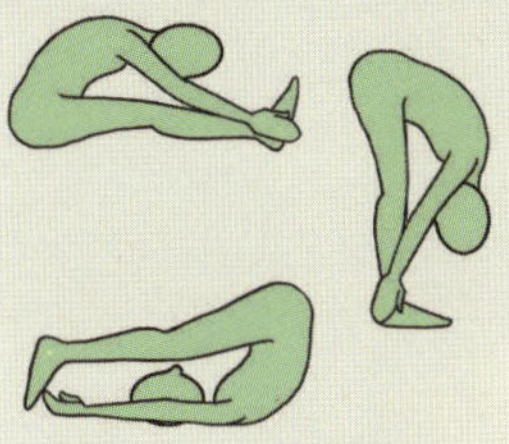

Plutôt dos rond A B C (ménagement du dos) (**V1**)

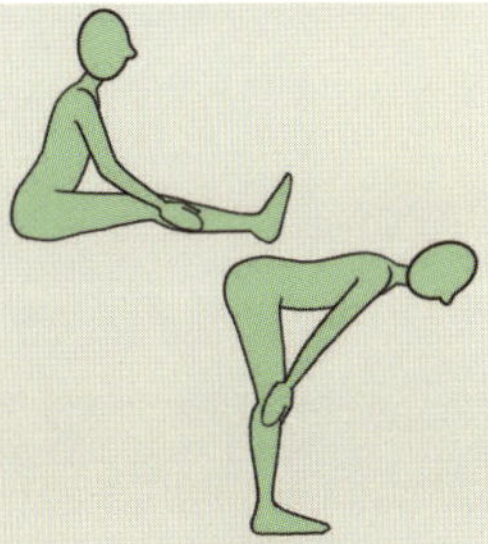

Plutôt dos plat A B (ménagement du dos) (**V2**)

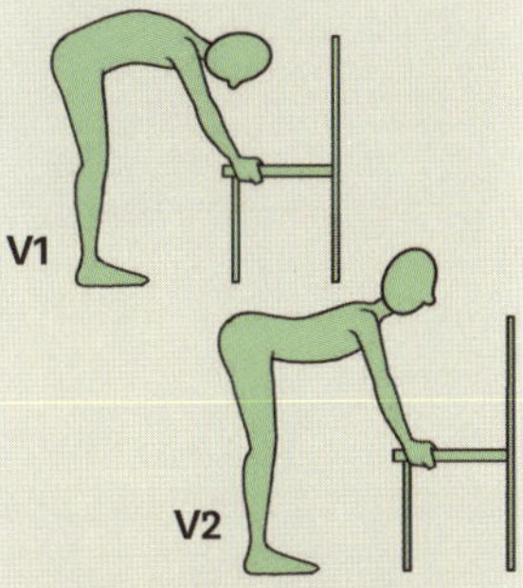

Avec un appui B ❶❷ (ménagement du dos et des vertiges)

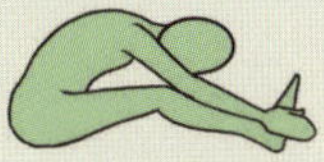

Genoux fléchis A B (ménagement des genoux et du dos)

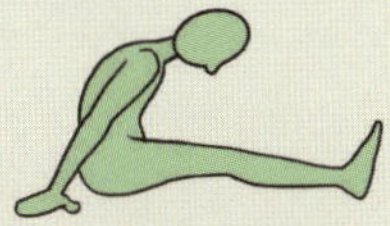

Repousser le sol A ❸ (ménagement du dos)

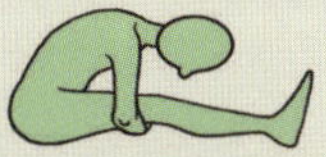

Saisie des avant-bras A B C (ménagement des doigts et des poignets)

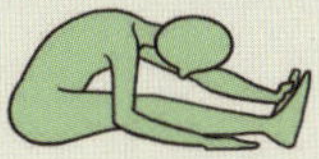

Saisie d'une main A B C ❹ (ménagement latéral droit)

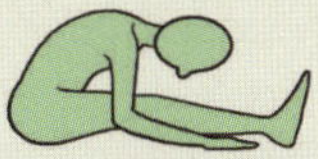

Pas de saisie A B et C ❸ (ménagement articulaire global)

variantes articulaires

NE VIENT PAS AU SOL

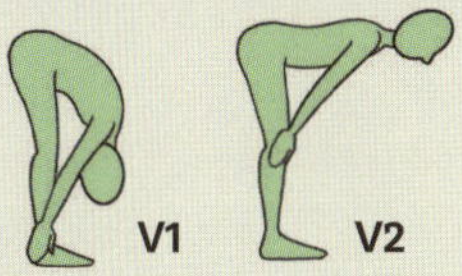

B ❶

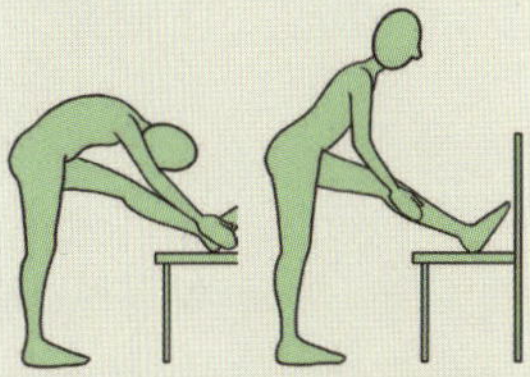

Poser un pied ❷ (**V1** et **V2**)

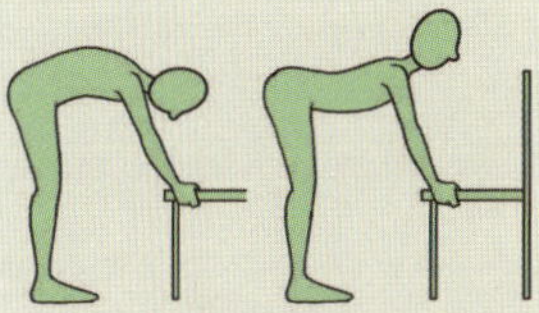

Avec un appui B ❷ (**V1** et **V2**)

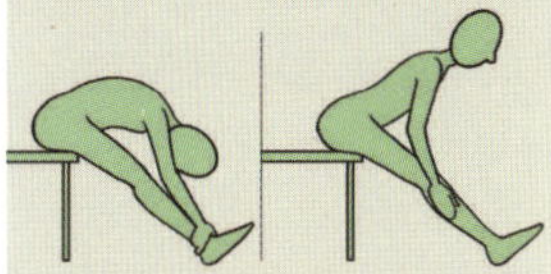

Sur une chaise A ❷ (**V1** et **V2**)

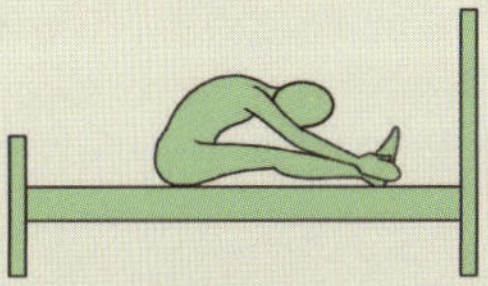

Sur un lit A et C

ne vient pas au sol

À NOTER

❶ Prudence quand la tête est sous le nombril, ou la ligne des épaules sous celle du bassin (vertige possible).
❷ Vérifiez les stabilité et solidité de l'appui.
❸ Un même mouvement pour des raisons différentes.
❹ Handicap éventuel.

8. ÉLASTICITÉ

→ *Étirer les adducteurs des hanches*

MOUVEMENTS DE BASE

A

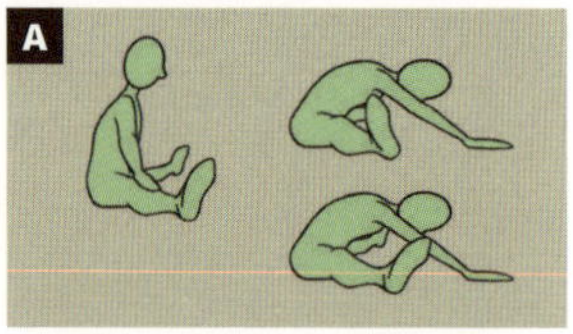

B

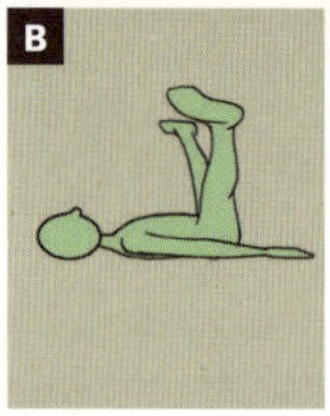

C

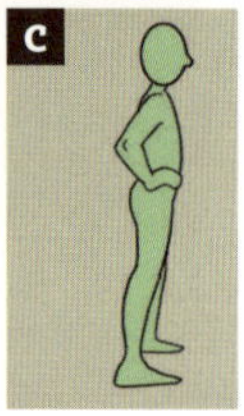

A

1. Écarter les jambes avec une légère bascule du buste, dos rond (**V1**) et/ou droit (**V2**).
2. Faire varier les pointes de pied (intérieur/extérieur).

B

1. Sur le dos, écarter les jambes.
2. Faire varier la distance cuisses/buste.

C

1. Debout, écarter les jambes.
2. Faire varier la position du bassin (2 ou 1 hanche vers l'avant) = déhanché ou pas.

⚠ *Restez 15 à 20 s sans à-coups.*

⚠ **A** *Les pointes de pied à l'intérieur est plus exigeant qu'à l'extérieur.*

⚠ **B** *Risque de prise en charge du dos quand les cuisses sont éloignées du buste.*

⚠ **C** *Assurez vos appuis. Possibilité d'ajouter une bascule du buste vers l'avant.*

⚠ *Vigilance quand la tête est sous le nombril.*

mouvements de base

VARIANTES PUISSANCE

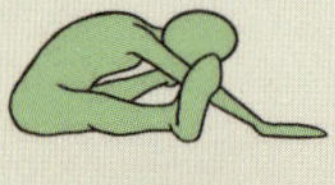

Moins d'écart **A** **B** **C**

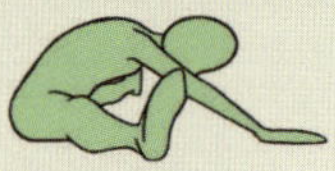

Pas de changement de pointes de pied **A**

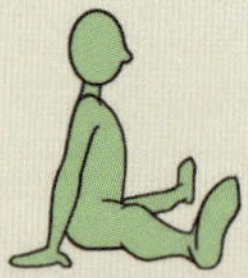

Repousser le sol **A** ❶

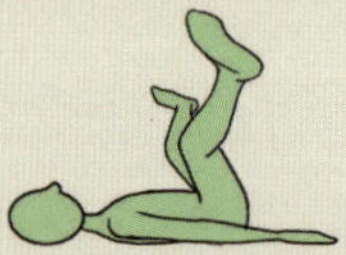

Ne pas tendre les genoux **B**

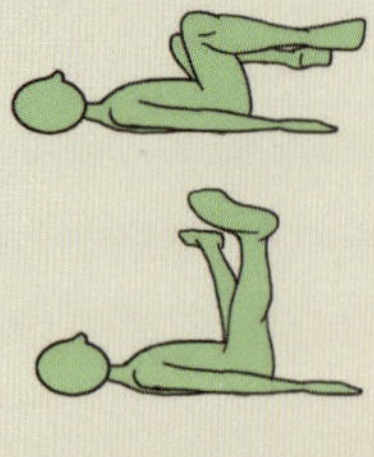

Monter les genoux avant de tendre les jambes **B** ❶

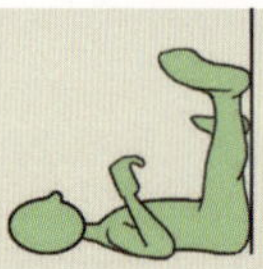

Reposer les pieds contre un mur **B**

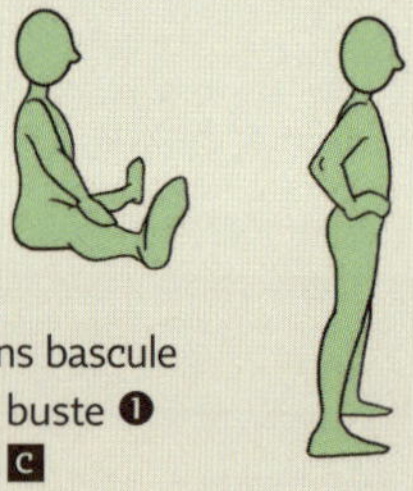

Sans bascule du buste ❶ **A** **C**

variantes puissance

VARIANTES MULTIPLES

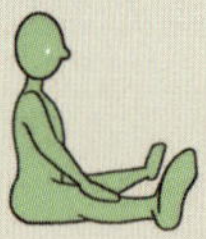

Moins d'écart, dos plat* A *V2
Puissance + articulaire

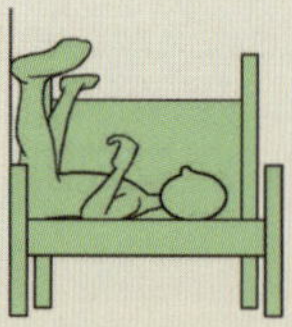

Reposer les pieds contre un mur* B*, sur un lit
Puissance + ne vient pas au sol

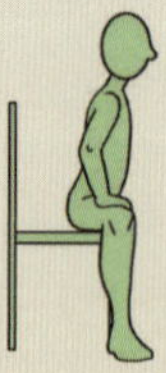

***Écarter les cuisses sur une chaise* B ❸**
Articulaire + ne vient pas au sol

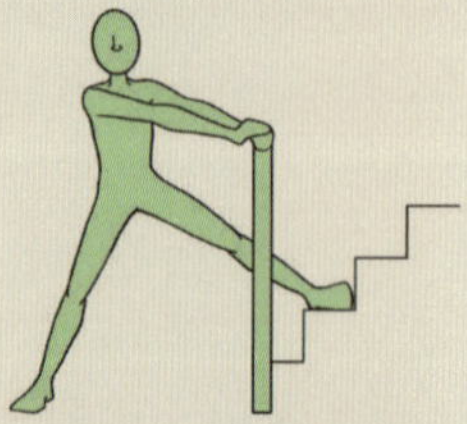

***Moins d'écart, sur un plan surélevé en se tenant* C ❸**
Puissance + articulaire + ne vient pas au sol

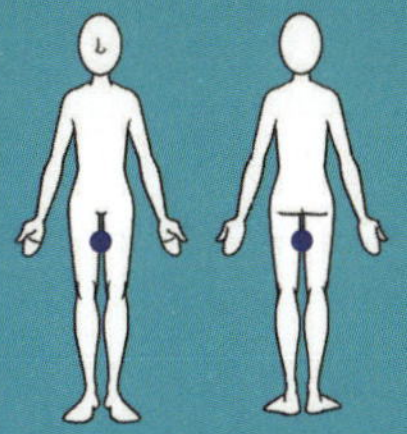

CUISSES INTERNES

VARIANTES ARTICULAIRES

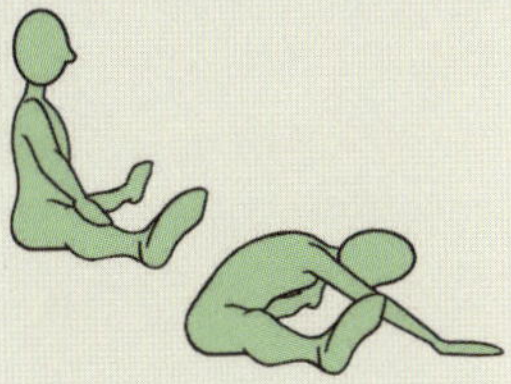

Pointes de pied intérieures A (ménagement des genoux et des hanches)

V1

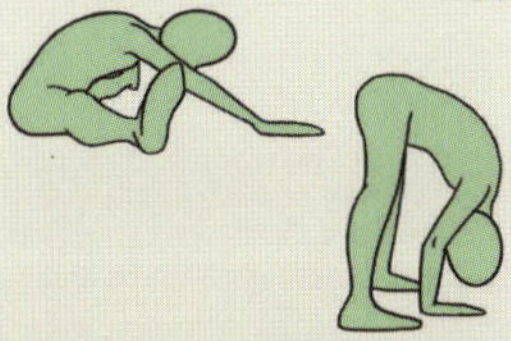

Juste la bascule dos rond A C (ménagement du dos)

V2

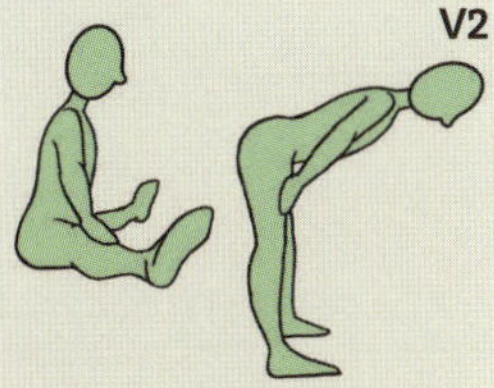

Juste la bascule dos droit A C (ménagement du dos)

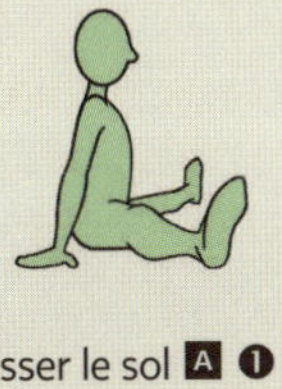

Repousser le sol A ❶ (ménagement du dos)

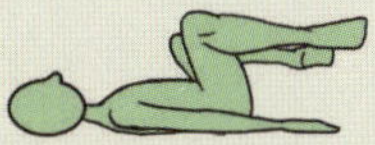

Écarter les cuisses, genoux fléchis B (ménagement du dos et des genoux)

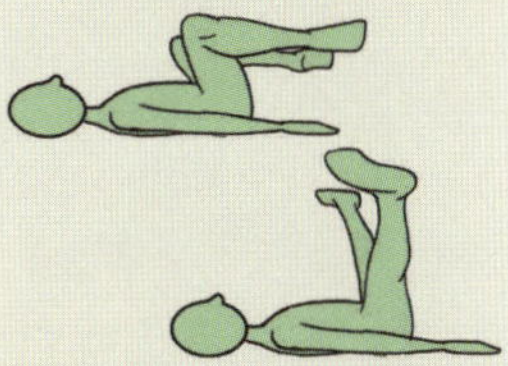

Monter les genoux avant de tendre les jambes B ❶ (ménagement du dos)

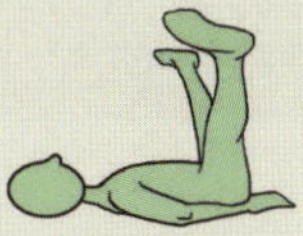

Mains en avant des fessiers B (ménagement du dos)

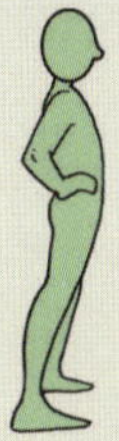

Pas de déhanché C (ménagement des genoux)

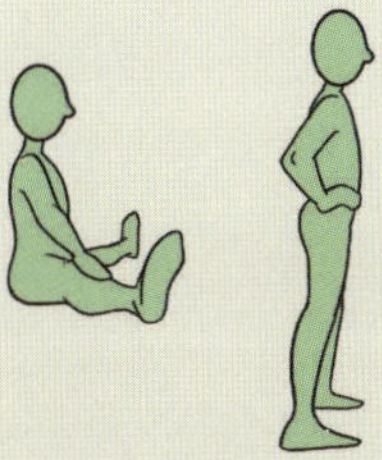

Sans bascule du buste ❶ A C (ménagement articulaire global)

variantes articulaires

NE VIENT PAS AU SOL

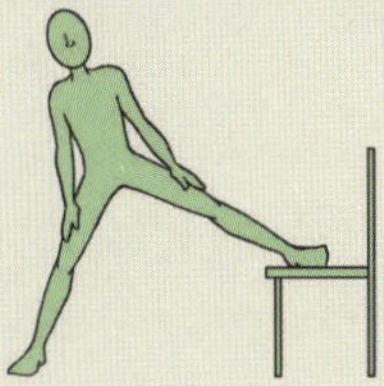

Pied sur un plan surélevé C ❷ ❸

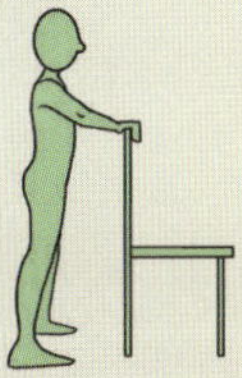

Appui sur un dossier C ❸

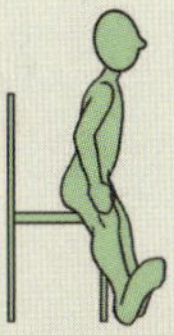

Assis sur une chaise A ❸

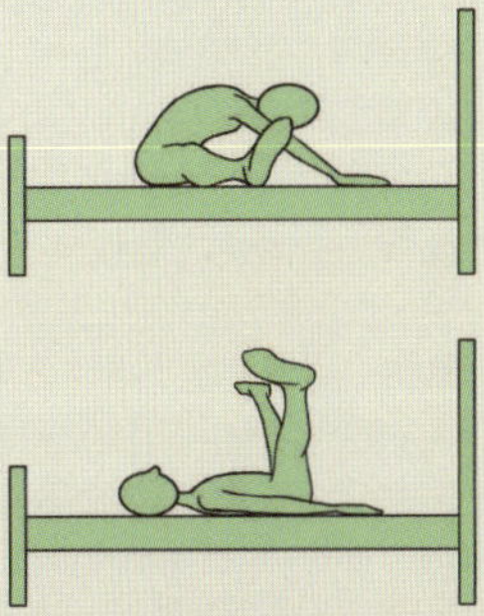

Sur un lit A B

ne vient pas au sol

À NOTER

❶ Un même mouvement pour des raisons différentes.
❷ Demande de l'équilibre.
❸ Vérifiez les stabilité et solidité de l'appui.

9. ÉLASTICITÉ

→ *Étirer les abducteurs des hanches*

MOUVEMENTS DE BASE

A

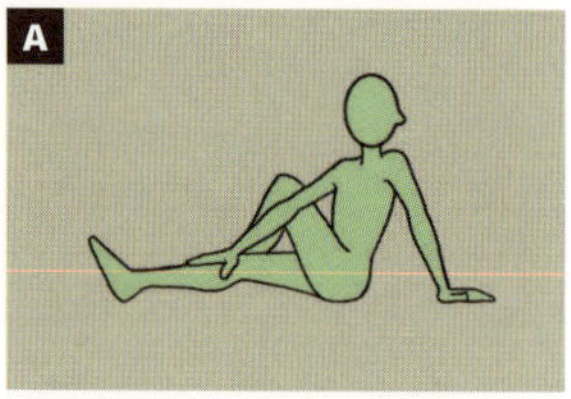

B

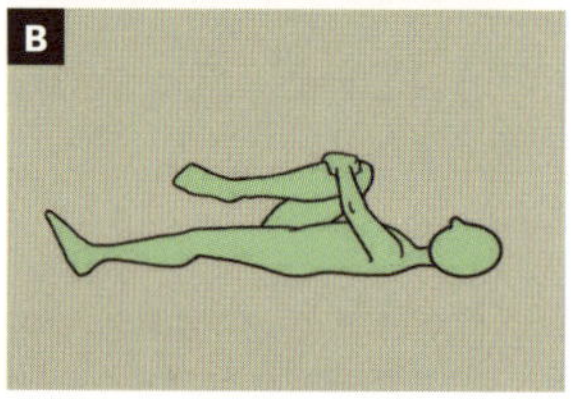

A

1. Fléchir un genou et passer le pied de l'autre côté de la jambe.
2. Venir saisir la jambe tendue en poussant la cuisse avec le coude (bras opposé).
3. Placer l'autre main derrière soi, avec le regard en arrière.

B

1. Saisir le genou avec la main opposée, sur le dos.
2. Chercher à l'amener vers l'épaule opposée (ex : main droite pour le genou gauche vers l'épaule droite).

⚠ **A** *Le pied est à plat au sol, collé contre la cuisse externe.*

⚠ **B** *Le bassin ne pivote pas, il sert de socle.*

⚠ *Restez 15 à 20 s sans à-coups.*

⚠ *Un étirement est toujours placé ; ne forcez pas sur un muscle froid, ou au contraire fatigué.*

mouvements de base

VARIANTES PUISSANCE

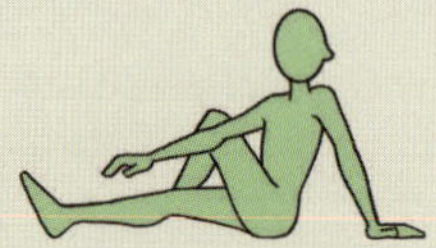

Ne pas saisir la jambe tendue **A**

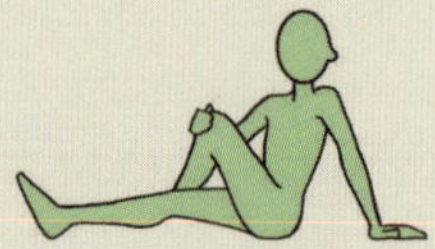

Saisir le genou avec la main opposée **A**

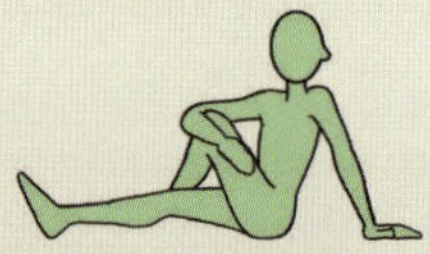

Saisir le genou avec l'avant-bras opposé **A**

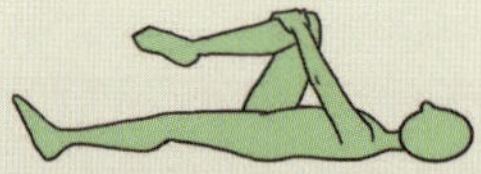

Moins d'amplitude **B**

variantes puissance

VARIANTES MULTIPLES

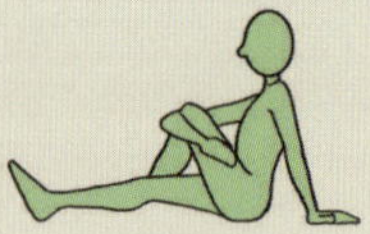

***Saisie avec l'avant-bras, sans rotation du rachis* A**
Puissance + articulaire

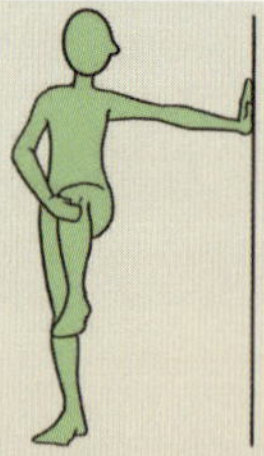

Moins d'amplitude, debout* A *en se tenant
Puissance + ne vient pas au sol

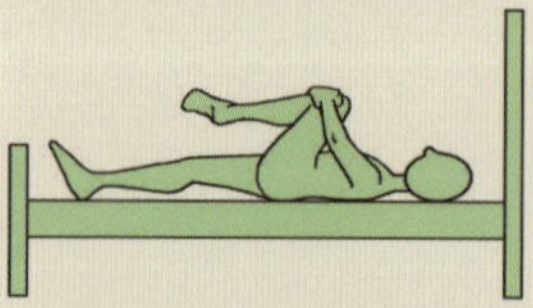

Pousser le genou* B*, sur un lit
Articulaire + ne vient pas au sol

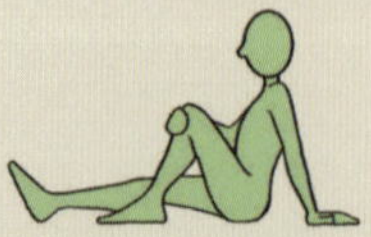

***Saisie du genou avec la main, pas de croisé, ni de rotation du rachis* A**
Puissance + articulaire + ne vient pas au sol

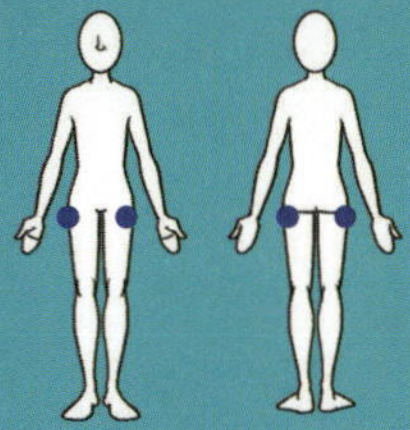

CUISSES EXTERNES

VARIANTES ARTICULAIRES

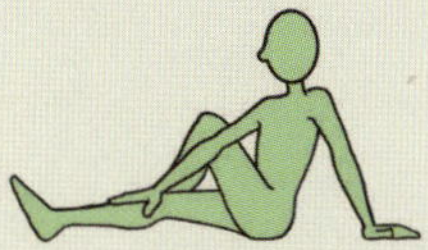

Pas de rotation de la tête A (ménagement des cervicales)

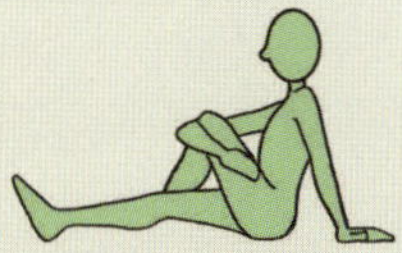

Pas de rotation du rachis A (ménagement du dos)

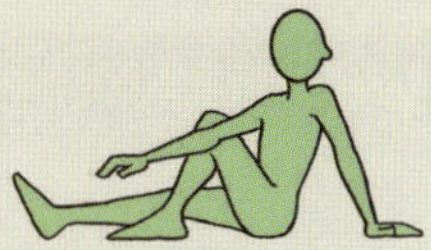

Pose de pied non croisée sans saisie (ménagement de la hanche) A

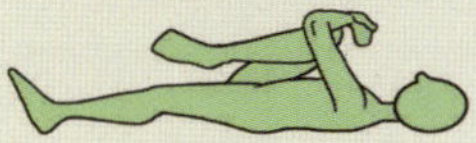

Saisie avec l'avant-bras B (ménagement des doigts et du poignet)

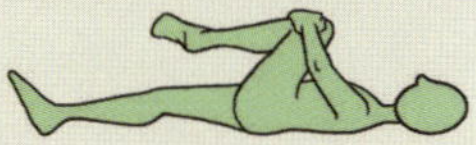

Poussée du genou avec la main du même côté (ménagement des hanches et du dos) B

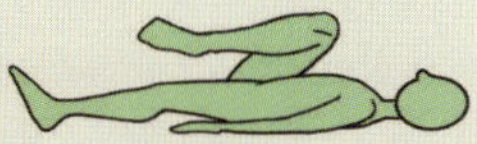

Laisser tomber le genou, pas de saisie (ménagement des épaules) B

variantes articulaires

NE VIENT PAS AU SOL

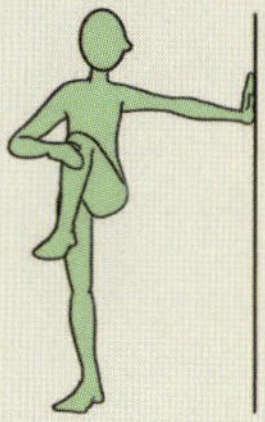

Debout en se tenant B

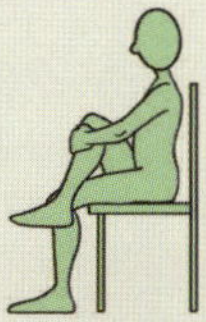

Sur une chaise B

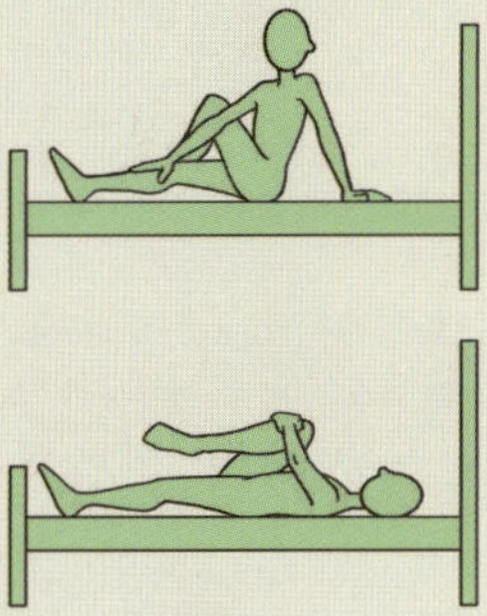

Sur un lit A B

ne vient pas au sol

10. ÉLASTICITÉ

→ *Étirer le triceps sural*

MOUVEMENT DE BASE

1

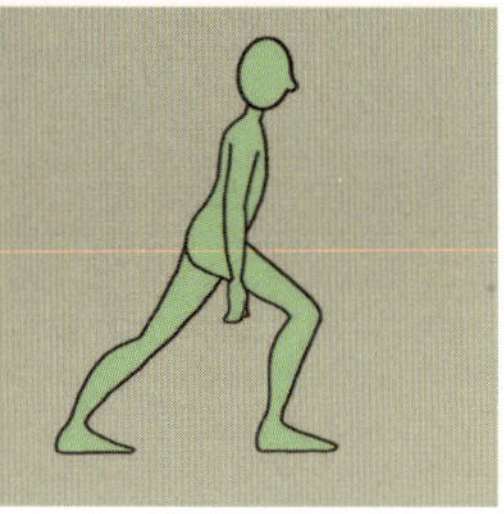

1. Se placer en fente avant. Un pied devant, l'autre arrière.

2. Fléchir la jambe avant, et tendre celle arrière.

3. Chercher à poser le talon arrière.

4. Restez 15 à 20 s sans à-coups.

▲ *Ne pas ouvrir le pied arrière ; les orteils sont dans l'axe de la marche.*

▲ *Un étirement est toujours placé ; ne forcez pas sur un muscle froid ou au contraire fatigué.*

VARIANTES PUISSANCE

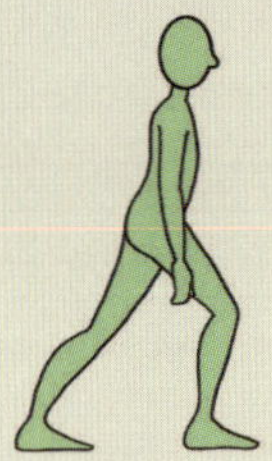

Le Mini ❶ ❷ : moins d'amplitude (rapprocher le pied arrière).

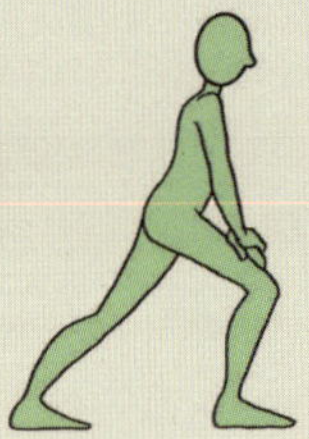

Le Soutien ❷ : mains sur la cuisse avant.

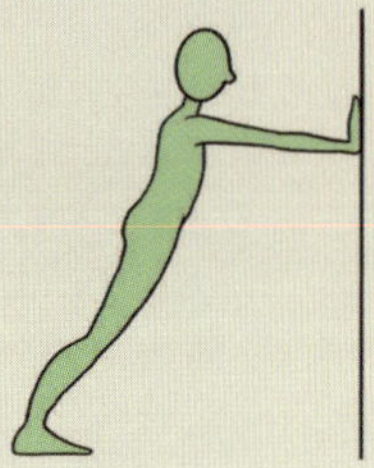

Le Doublé ❶ ❸ : les deux mollets.

VARIANTES MULTIPLES

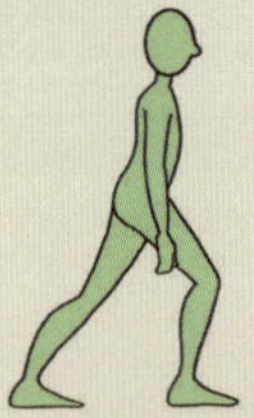

***Le Mini* ❶❷**
Puissance + articulaire

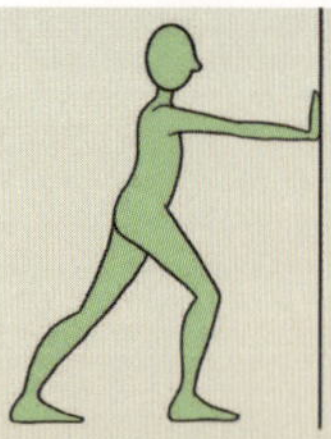

Le Mini, contre un mur
Puissance + Positionnelles

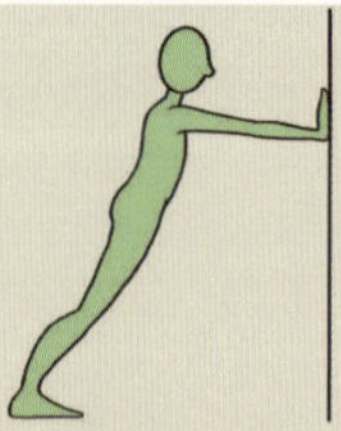

***Le Doublé* ❸**
Articulaire + Positionnelles

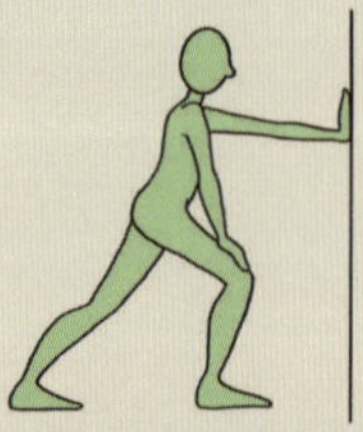

***Une main sur la cuisse avant et une main contre le mur* ❹**
Puissance + articulaire + Positionnelles

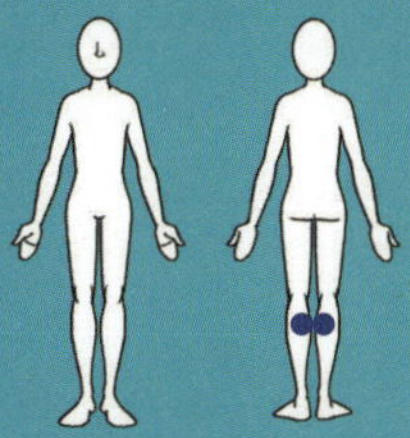

JAMBES POSTÉRIEURES

VARIANTES ARTICULAIRES

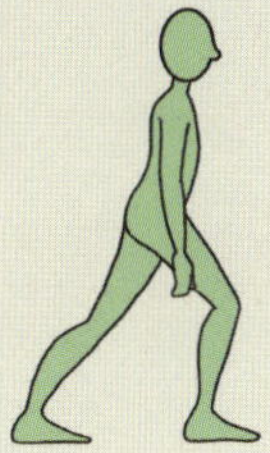

Le Mini ❶ ❷ :
moins d'amplitude (ménagement du dos, des hanches, du genou et de la cheville).

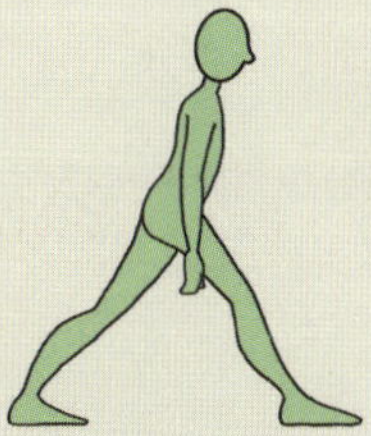

Jambe devant tendue ❷ (ménagement du genou avant)

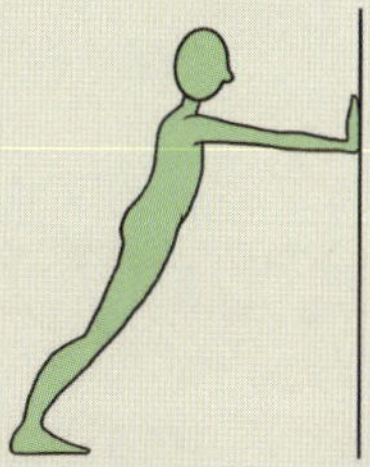

Le Doublé ❶ ❸ : les deux mollets (ménagement de la hanche, du genou et des chevilles).

variantes articulaires

VARIANTES POSITONNELLES

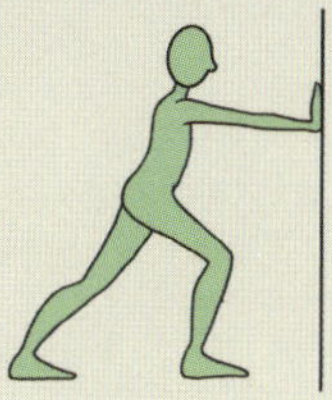

Contre un mur

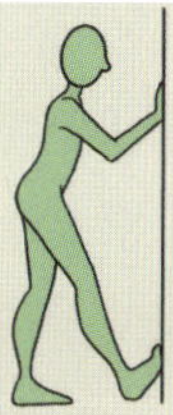

Pointe de pied au mur

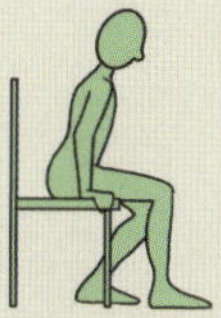

Pied sous l'assise, chercher à poser le talon

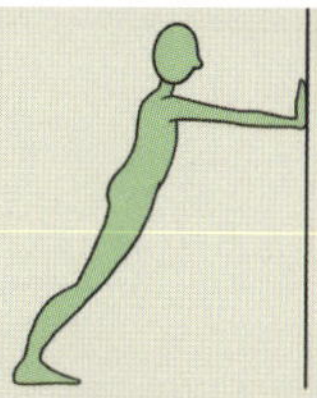

Le Doublé ❶ ❸ : les deux mollets.

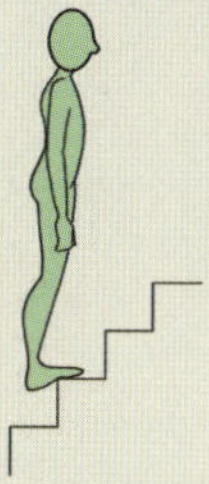

Talons sous les pointes des pieds ❷

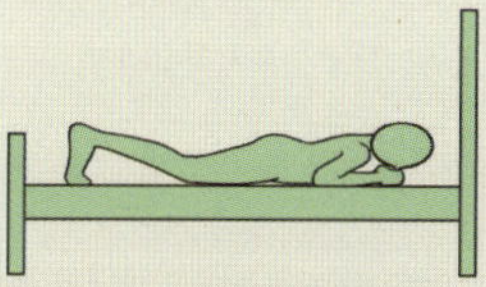

Sur le ventre, planter les pointes de pied dans le matelas et chercher à « descendre au fond du lit »

variantes positionnelles

À NOTER

❶ Un même mouvement pour des raisons différentes.
❷ Demande de l'équilibre.
❸ Exigeant sur les épaules.
❹ Maintien en haut du côté de la jambe arrière.

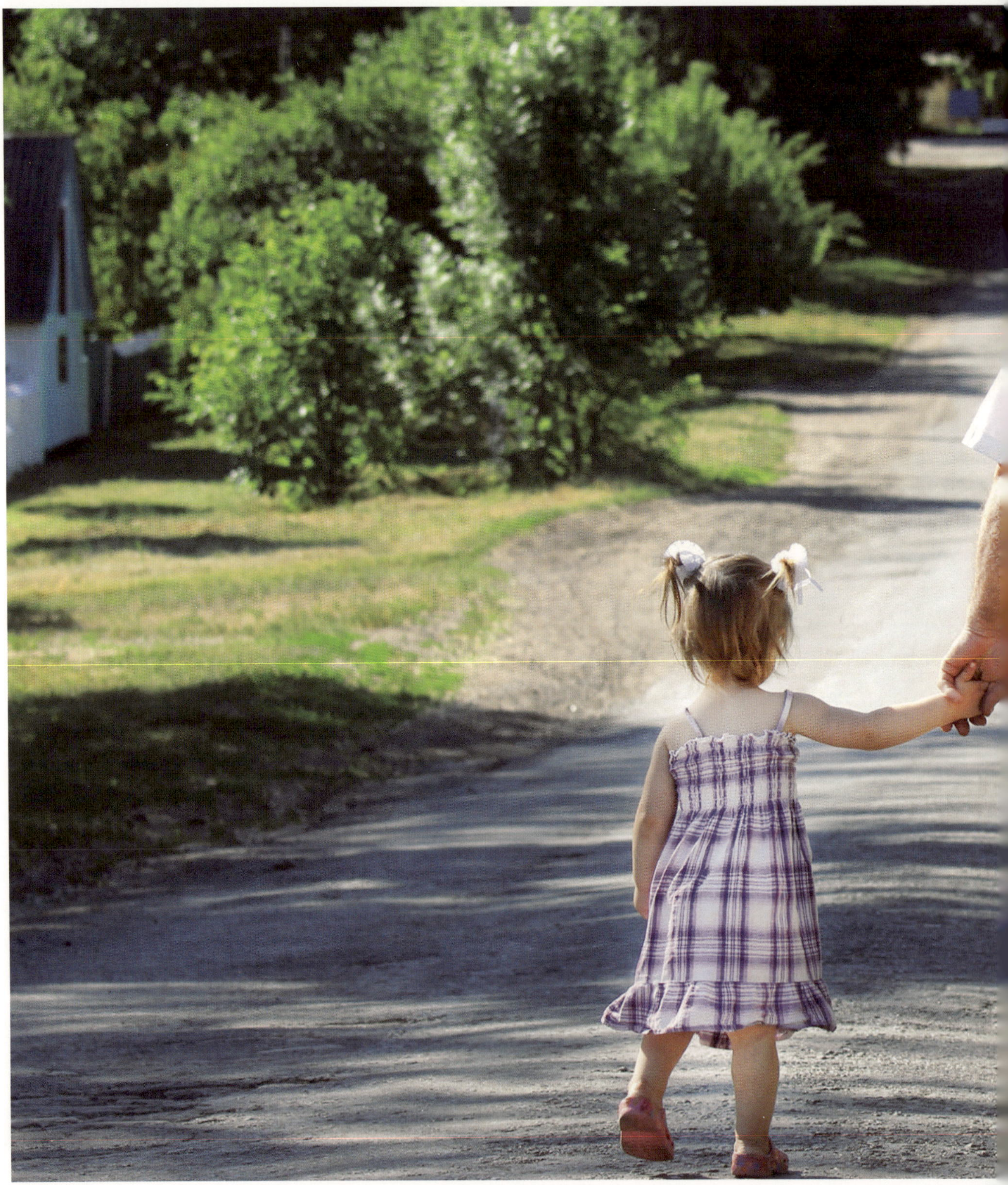

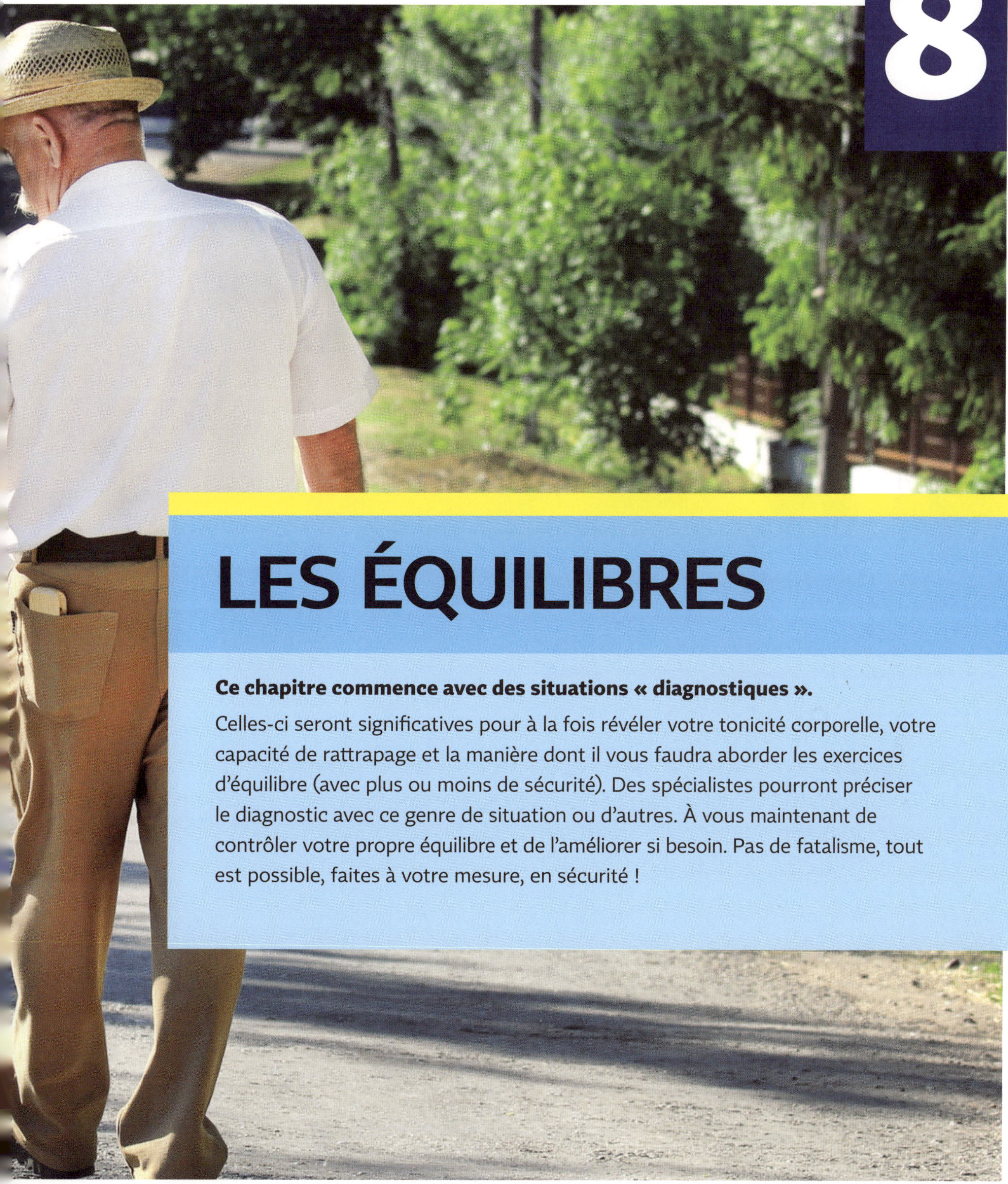

8

LES ÉQUILIBRES

Ce chapitre commence avec des situations « diagnostiques ».

Celles-ci seront significatives pour à la fois révéler votre tonicité corporelle, votre capacité de rattrapage et la manière dont il vous faudra aborder les exercices d'équilibre (avec plus ou moins de sécurité). Des spécialistes pourront préciser le diagnostic avec ce genre de situation ou d'autres. À vous maintenant de contrôler votre propre équilibre et de l'améliorer si besoin. Pas de fatalisme, tout est possible, faites à votre mesure, en sécurité !

LES ÉQUILIBRES

Notre vie est un jeu d'équilibres à différents degrés.
Entre passion et raison. Entre nomadisme et sédentarité.
Entre choix et force des choses.
Entre haut et bas des points de vue moral et physique…

Au premier degré, on passe notre vie à trébucher. Parfois même, tomber.
La marche est déjà une performance d'équilibriste. Il suffit d'observer nos apprentissages moteurs premiers, et nos difficultés à gérer ce même mouvement locomoteur appris, une fois âgés.
Nos changements de positions, s'asseoir, se coucher, se relever, se baisser, pivoter, courir… nous placent dans des situations de « gestionnaires d'équilibres ».
Le fait aussi d'être droitier(ère), gaucher(ère), ou ambidextre, organise notre corps sur un équilibre bien spécifique.

Dans le chapitre 4, différentes techniques afin d'appréhender l'équilibre en sécurité vous sont proposées. Cependant, en dehors de nos inattentions et comportements à risque (la prise d'alcool, par exemple), divers phénomènes naturels peuvent être à l'origine de nos pertes d'équilibres :

- Baisse de tonicité corporelle liée au vieillissement (sarcopénie) ou autre (alité(e) pendant longtemps, déclenchant à la fois une perte musculaire et osseuse…)
- Baisse de l'acuité visuelle
- Baisse de l'acuité auditive
- Pieds et orteils sensibles et/ou douloureux
- Vertiges dont il faut trouver la cause (voir des spécialistes : de l'oreille interne…), des effets secondaires des médicaments…

Si vous souffrez d'une perte d'équilibre, faites un bilan dans ces 5 secteurs, afin d'en diagnostiquer la source avec un spécialiste. Dans ce chapitre, nous nous concentrerons exclusivement sur le premier secteur, mon domaine, la tonicité corporelle et, par là même, la souplesse corporelle. Car un corps équilibré est à la fois tonique et souple. De plus, un corps équilibré trébuche comme les autres, mais se rattrape plus aisément, et si chute il y a, les dégâts sont moindres. Quoi qu'il en soit, consultez un spécialiste, car toute chute n'est jamais sans conséquence sur notre intégrité physique, quel que soit l'âge.

Toute notre vie, on trébuche, on se rattrape, et on chute. Surtout aujourd'hui, dans nos villes où il y a de plus en plus d'obstacles sur les trottoirs. Au cours du chapitre, vous pourrez tester les situations de tonicité corporelle afin d'améliorer l'équilibre lié à un manque de tonicité. Ces situations corporelles ont principalement pour but de déclencher le rattrapage d'équilibre. Il m'importe peu que vous restiez « des heures » sur un pied ! Bien sûr, si le diagnostic s'oriente sur un ou plusieurs des quatre autres secteurs, alors il vous faut le régler avec des spécialistes, avant de vous lancer dans tout ce que je vous propose.

Chacun de nous vit et vivra la situation d'équilibre proposée à sa mesure.

LES VARIABLES POSSIBLES (À MANIPULER) :

- Les yeux ouverts qui fixent un point, peu éloigné (obligatoire avant les yeux fermés !)
- Se tenir (un maintien de sécurité, et non de confort, la nuance est importante)
- Avec plus ou moins d'appui (pose du pied libre pour un temps de pause, si besoin !)
- Avec plus ou moins de mouvements autour de l'appui ou des appuis
- Avec une tête en mouvement ou non
- Les yeux fermés (il est possible aussi, si besoin, d'ouvrir un œil de temps en temps, et/ou de faire semblant de fermer les yeux en laissant un filet de lumière ; il n'y a pas de triche ! Vous serez honnête avec vous-même, quoi qu'il arrive).

1. DIAGNOSTIQUER L'ORGANISATION DE NOS APPUIS PIEDS

→ *Situation de base*

MOUVEMENTS DE BASE

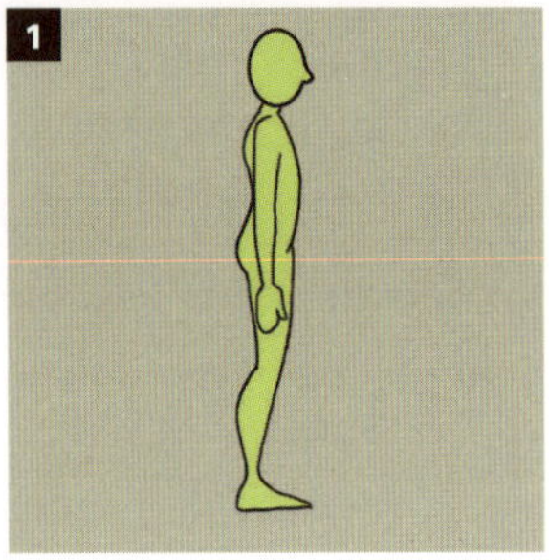

1. Rester debout, détendu, les pieds joints et/ou les jambes jointes.

2. Repérer la répartition du poids sur les pieds.

3. Identifier la présence ou non d'un mouvement en soi (roulis, tangage, mixte, régulier ou pas).

⚠ *Les yeux ouverts d'abord, vers un point fixe. Puis les yeux fermés sous contrôle (voir introduction).*

⚠ *Il n'est pas incompatible d'exercer son équilibre en se tenant (maintien de sécurité et non de confort).*

⚠ *Maintien de confort = la notion d'équilibre est supprimée complètement.*

mouvements de base

VARIANTE PUISSANCE

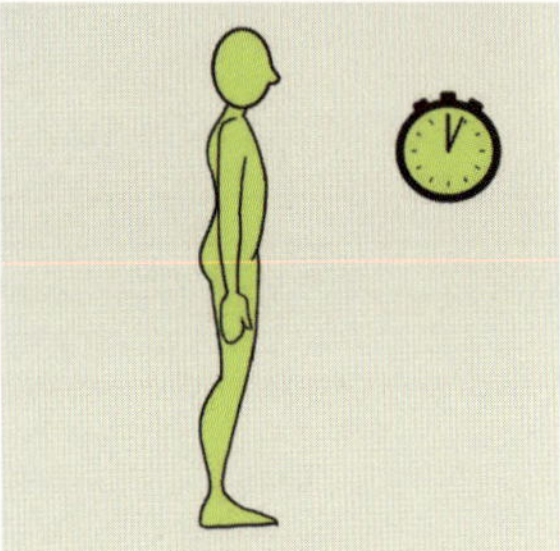

Faire varier la durée : de 1 s à 1 min ; plus le temps passe, plus l'équilibre est difficile !

variante puissance

VARIANTES MULTIPLES

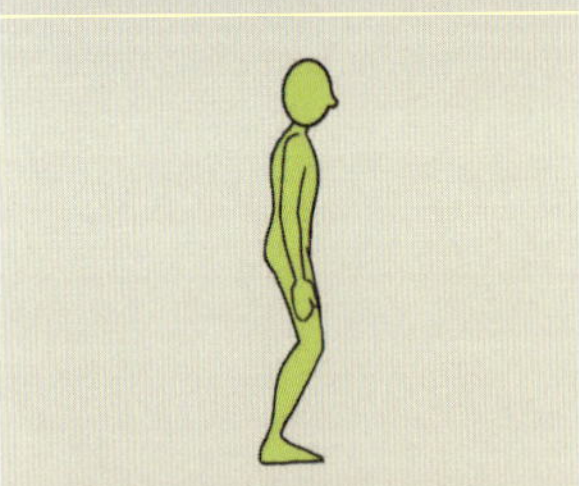

30 s avec une rétroversion du bassin
Puissance + articulaire

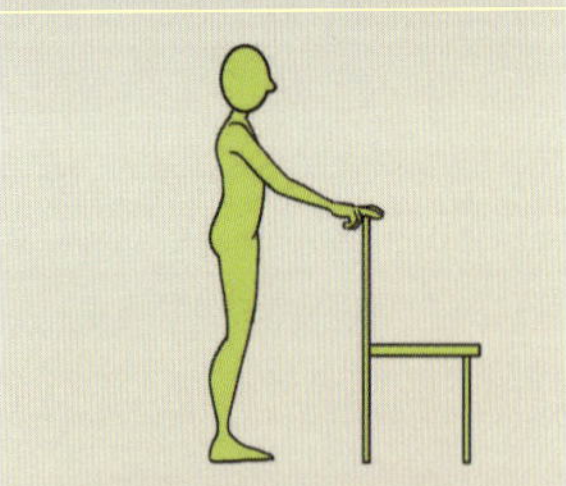

30 s avec deux doigts sur le dossier d'une chaise
Puissance + sécurité

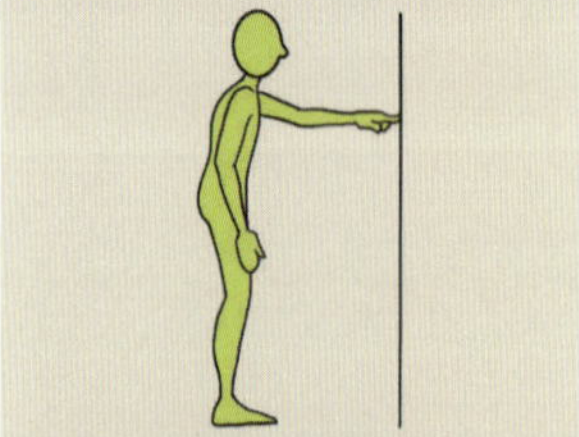

Le dos penché avec un doigt contre un mur
Articulaire + sécurité

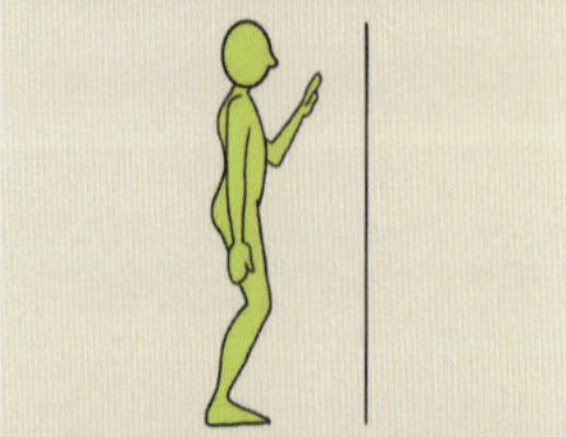

30 s, les genoux semi-fléchis, et une main prête à s'appuyer
Puissance + articulaire + sécurité

VARIANTES ARTICULAIRES

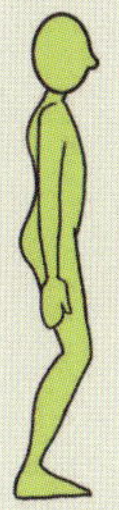

Les genoux semi-fléchis (ménagement des genoux)

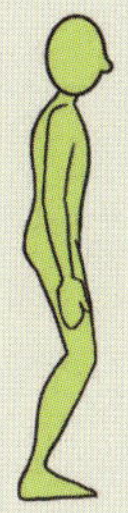

Rétroversion du bassin (contracter les abdominaux pour réduire le creux lombaire) en basculant le bassin sur l'arrière avec les genoux semi-fléchis (ménagement du dos)

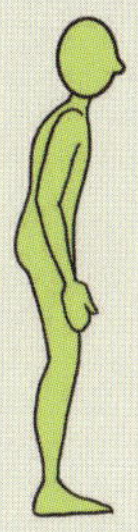

Le dos légèrement penché vers l'avant (ménagement du dos)

VARIANTES SÉCURITÉ

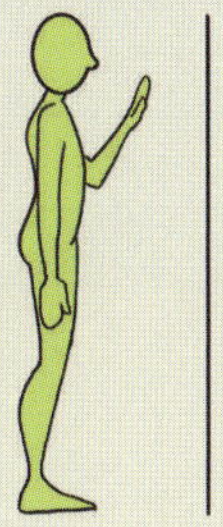

La main prête à s'appuyer (au cas où)

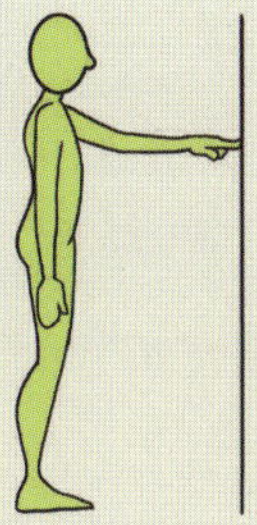

Un doigt contre un mur

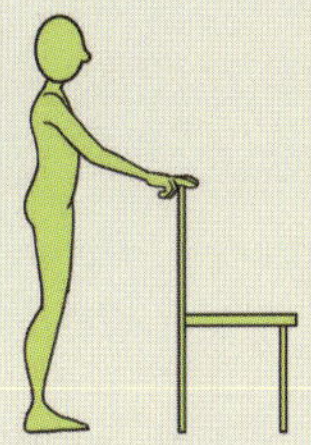

Deux à cinq doigts sur le dossier d'une chaise stable

Plus d'appuis (plus pour la sécurité que pour le confort)

REMARQUE

Si la station debout est impossible, tentez de créer une autre situation d'équilibre (assis(e) au bord de, ou dans l'eau… Reste à étudier pour chacun !

2. DIAGNOSTIQUER L'ORGANISATION DE NOS APPUIS PIEDS

→ *Un appui / Marcher normalement / le Funambule*

MOUVEMENTS DE BASE	VARIANTES PUISSANCE	VARIANTES ARTICULAIRES
Un appui **1.** Rester sur un pied (commencer par le favori). **2.** Changer de pied. ⚠ *Les yeux ouverts, puis les yeux fermés.* ⚠ *Plus le temps passe, plus l'équilibre est difficile !* 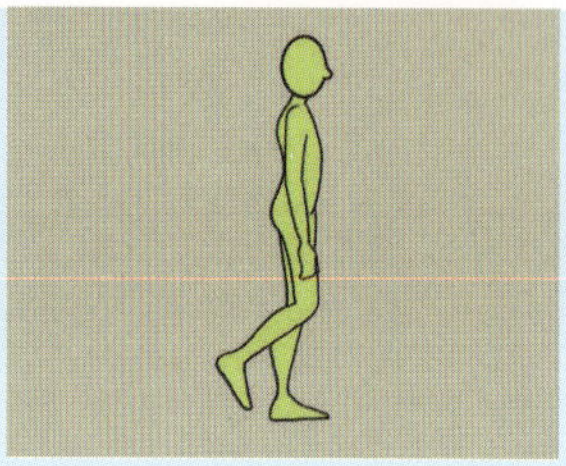	Faire varier la durée : de 1 s à 1 min. 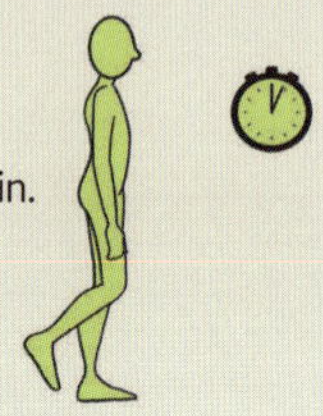 Reprise d'appuis (pose du pied sur le côté)	Le genou libre devant (ménagement du dos) 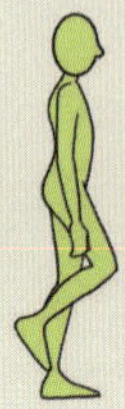 Le pied libre devant (ménagement du genou) 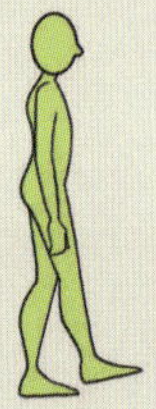
Marcher normalement **1.** Marcher en avant. **2.** Marcher en arrière. ⚠ *Les yeux ouverts, puis les yeux fermés.* 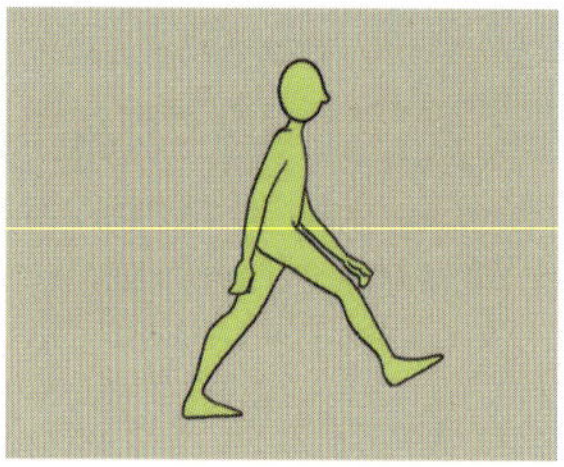	Varier la taille du pas Varier la vitesse (généralement, moins il y a de vitesse, plus le déséquilibre est important !) Varier la distance à parcourir Possibilité de s'arrêter régulièrement ou pas	Varier la taille du pas (ménagement articulaire global) 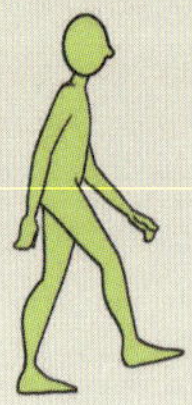
Le Funambule **1.** Marcher en avant sur une ligne imaginaire ou réelle. **2.** Même chose en arrière. ⚠ *Les yeux ouverts, puis les yeux fermés.* ⚠ *Les pieds ne se touchent pas.* 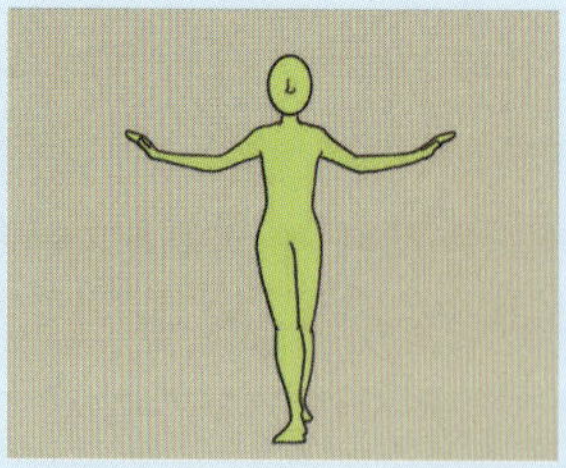	Reprise d'appuis (pose du pied sur le côté) Alterner souvent en marche avant et en marche arrière Réduire le parcours	Juste vers l'avant + un demi-tour (ménagement articulaire global). Marcher normalement (ménagement articulaire global).

mouvements de base **variantes puissance** **variantes articulaires**

VARIANTES SÉCURITÉ	VARIANTES MULTIPLES
Ouvrir un œil de temps en temps Pose du pied libre si besoin Appui contre un mur Deux à cinq doigts sur le dossier d'une chaise stable	***30 s, le genou libre devant*** Puissance + articulaire ***30 s, pose régulière du pied libre*** Puissance + sécurité ***Le pied libre devant, appui contre un mur*** Articulaire + sécurité ***30 s, le genou libre devant, contre le dossier d'une chaise stable*** Puissance + articulaire + sécurité
Appuis possibles sur tout le parcours (idéal : couloir) Ouvrir un œil de temps en temps	***Aller-retour sur 1m50, le pas réduit*** Puissance + articulaire ***Marche normale, quelques appuis sur le parcours*** Puissance + sécurité ***Deux allers-retours sur 3m, avec des appuis réguliers, le pas est réduit*** Articulaire + sécurité ***Moins de vitesse, pas réduits, appui d'une main au mur (fil d'Ariane, les yeux fermés)*** Puissance + articulaire + sécurité
Ouvrir un œil de temps en temps Reprise d'appuis (pose du pied sur le côté) Appuis possibles sur tout le parcours (idéal : couloir)	***Juste vers l'avant, parcours court*** Puissance + articulaire ***Reprise d'appuis*** Puissance + sécurité ***Juste vers l'avant, reprise d'appuis*** Articulaire + sécurité ***Marcher normalement avec un "fil d'Ariane"*** Puissance + articulaire + sécurité

variantes sécurité

variantes multiples

3. S'ÉQUILIBRER AUTOUR DE DEUX APPUIS PIEDS

→ *La tête bouge / Le Culbuto / les Pieds en pointes / le Cheval à bascule*

MOUVEMENTS DE BASE		VARIANTES PUISSANCE	VARIANTES ARTICULAIRES
La tête bouge **1.** Bouger la tête dans tous les sens. **2.** Faire varier le sens. ⚠ *Les yeux ouverts, puis les yeux fermés.* ⚠ *Dans la tête se situe le lieu de gestion de l'équilibre (l'oreille interne).* ⚠ *Équilibre à expérimenter dans un environnement sans obstacle.*	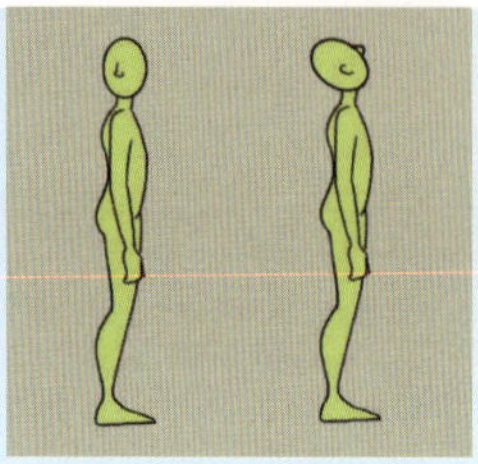	Varier l'amplitude (moins) Varier le temps (durée) Varier la vitesse (plus ou moins) Pieds écartés et non joints	Juste la tête penchée sur les côtés (ménagement des cervicales) Juste « oui de la tête » (ménagement des cervicales) Juste « non de la tête » (ménagement des cervicales) Juste une rotation de la tête (ménagement des cervicales)
Le Culbuto **1.** Déplacer le centre de gravité autour de l'appui des pieds. **2.** Gainer le corps (solide). ⚠ *Les yeux ouverts, puis les yeux fermés.*	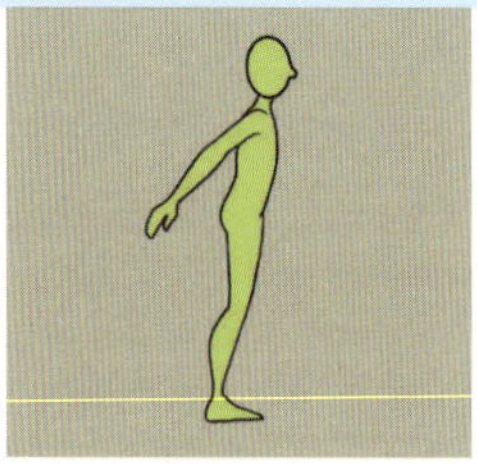	Varier l'amplitude (angle différent) Varier le temps (durée) Écart des pieds différent des pieds et/ou jambes joints Varier le gainage (plus ou moins) Écarter les pieds	Juste avant-arrière (tangage)* Juste droite-gauche (roulis)* Juste une rotation* Moins de gainage* **(ménagement articulaire global)*
Les Pieds pointes **1.** Passer sur les pointes. **2.** Rester sur les pointes de pied. ⚠ *Le plus haut possible.* ⚠ *Les yeux ouverts, puis les yeux fermés.*	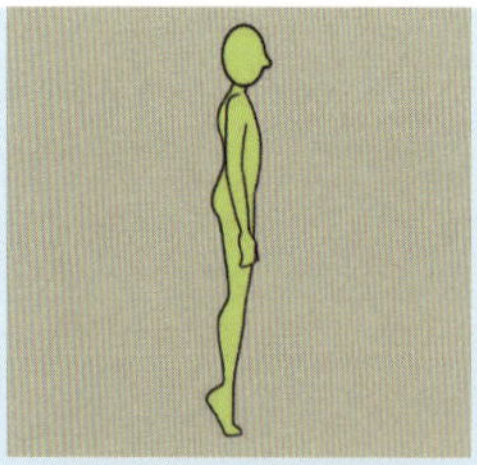	Varier l'amplitude (moins) Varier le temps (durée) Écarter les pieds Piétiner (se déplacer)	Passer sur les pointes et revenir aussitôt (ménagement des pieds)
Le Cheval à bascule **1.** Aligner les pieds. **2.** Passer le centre de gravité d'avant en arrière. **3.** Le pied libéré à l'appui quitte le sol. ⚠ *Le corps est solide, gainé.* ⚠ *Les yeux ouverts, puis les yeux fermés.*	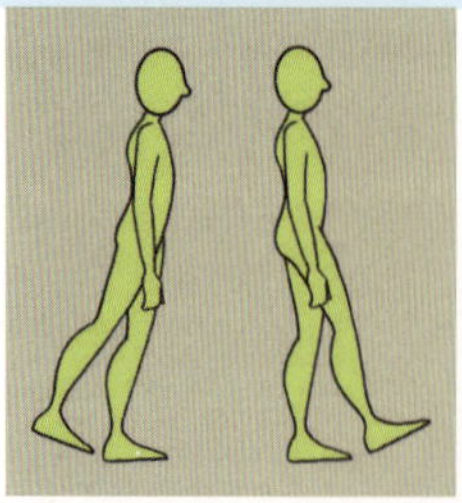	Varier l'amplitude (moins) Possibilité de garder les pieds au sol Varier le gainage	Sur deux lignes, les pieds décalés (ménagement articulaire global) Sur deux lignes, les pieds sous le bassin, pointes-talons (ménagement articulaire global)

mouvements de base **variantes puissance** **variantes articulaires**

VARIANTES SÉCURITÉ	VARIANTES MULTIPLES
Un doigt contre un mur Deux à cinq doigts sur le dossier d'une chaise stable Plus d'appuis	***Rotation, lente*** Puissance + articulaire ***Durée courte, appui contre un mur*** Puissance + sécurité ***Juste "non", appui sur une chaise stable*** Articulaire + sécurité ***Autre écart des pieds, la tête penchée sur les côtés, appui contre un mur*** Puissance + articulaire + sécurité
Appuis possibles un peu partout autour de soi Reprise d'appuis (pose du pied sur le côté)	***Tangage avec un peu d'angle*** Puissance + articulaire ***Durée courte, avec appui*** Puissance + sécurité ***Roulis, avec reprise d'appui*** Articulaire + sécurité ***Écart des pieds différent, gainage moindre, avec appui*** Puissance + articulaire + sécurité
Prêt à se « tenir » Un doigt contre un mur Deux à cinq doigts sur le dossier d'une chaise stable	***Moins d'amplitude, passage sur les pointes*** Puissance + articulaire ***Diminuer la durée, appui contre un mur*** Puissance + sécurité ***Passage sur les pointes, avec appui*** Articulaire + sécurité ***Écarter les pieds, passage sur les pointes + appuis*** Puissance + articulaire + sécurité
Appui de la main sur le côté, du côté de la jambe arrière	***Moins d'amplitude, les pieds décalés*** Puissance + articulaire ***Moins d'amplitude avec un appui*** Puissance + sécurité ***Pointes-talons, avec appui*** Articulaire + sécurité ***Les pieds au sol, décalés, sur deux lignes, avec appui*** Puissance + articulaire + sécurité

variantes sécurité

variantes multiples

4. S'ÉQUILIBRER AUTOUR DE DEUX APPUIS PIEDS

→ Sur les talons / la Dynamique alternée des pieds alignés / le « Super funambule »

MOUVEMENTS DE BASE	VARIANTES PUISSANCE	VARIANTES ARTICULAIRES
Sur les talons **1.** Décoller les pointes de pied. **2.** Rester sur les talons. ⚠ *Le buste passe sur l'avant.* ⚠ *Les yeux ouverts, puis les yeux fermés.* ⚠ *Attention : équilibre contre nature.* 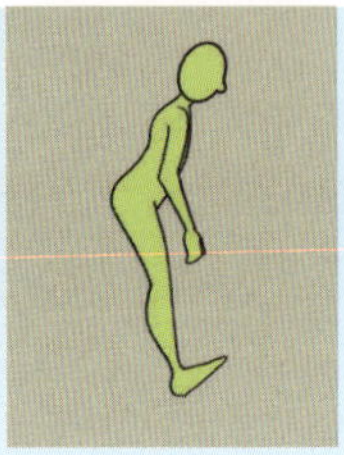	Varier l'amplitude (moins) Varier le temps (durée) Écarter les pieds Piétiner (se déplacer)	Passer sur les talons, et revenir aussitôt (ménagement articulaire global)
La Dynamique alternée des pieds alignés **1.** Se placer sur une ligne imaginaire ou réelle. **2.** Lever la pointe du pied avant, et le talon du pied arrière (simultanéité !). **3.** Et inverser aussitôt. ⚠ *Les yeux ouverts, puis les yeux fermés.* ⚠ *La jambe gauche devant, puis la jambe droite.* 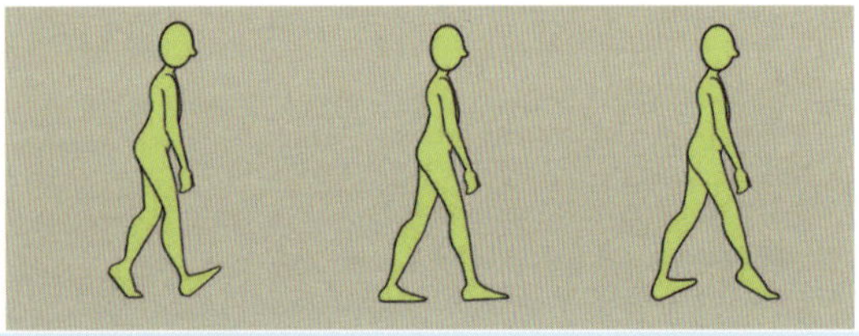	Varier l'amplitude (moins) Varier le temps (la durée) Varier la vitesse Les pieds collés ou pas Les pieds décalés sur deux lignes parallèles Réaliser sans simultanéité	Passer des deux talons aux deux pointes (ménagement articulaire global) Juste les pointes (ménagement des pieds) Juste les talons (ménagement des pieds) Sur deux lignes parallèles (ménagement articulaire global)
Le « Super funambule » **1.** Aligner les pieds. **2.** Progresser devant, puis en arrière (pieds non collés). **3.** Ajouter des flexions extensions des genoux et des demi-tours. ⚠ *Un demi-tour sur les pointes ou les talons, et du côté du pied arrière.* ⚠ *Les yeux ouverts, puis les yeux fermés.* 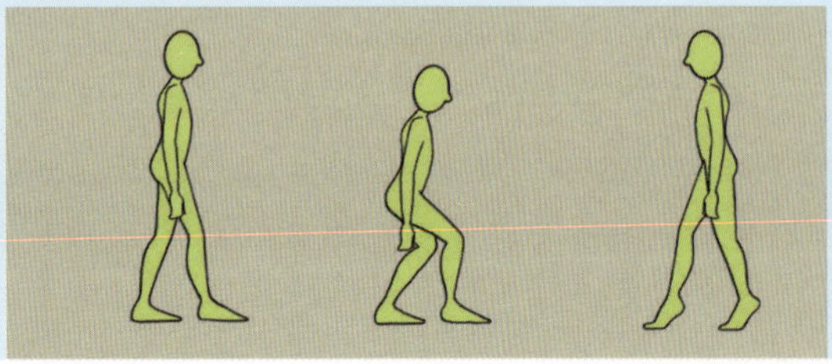	Varier l'amplitude des pas Deux fois un quart de tour Alternance pointes-talons pour le demi-tour Réduire le parcours Reprise d'appuis (pose du pied libre sur le côté) Juste sur l'avant	Parcours sans flexion (ménagement des genoux) Sur deux lignes, avec un quart de tour, et retour (ménagement des hanches et des genoux) Un demi-tour à plat (ménagement des pieds) Juste sur l'avant (ménagement articulaire global)

mouvements de base — **variantes puissance** — **variantes articulaires**

VARIANTES SÉCURITÉ	VARIANTES MULTIPLES
Appui sur les mains, devant soi	***Moins d'amplitude, passage sur les talons*** Puissance + articulaire ***Diminuer la durée, appui devant soi*** Puissance + sécurité ***Passages sur les talons, avec un appui*** Articulaire + sécurité ***Écarter les pieds, passage sur les talons + appui*** Puissance + articulaire + sécurité
Un doigt contre un mur Deux à cinq doigts sur le dossier d'une chaise stable Plus d'appuis Appui de la main sur le côté, du côté de la jambe arrière.	***Moins d'amplitude, passage des pointes aux talons*** Puissance + articulaire ***Avec une pause, appui contre un mur*** Puissance + sécurité ***Sur deux lignes, le pied droit en arrière, appui sur la main droite*** Articulaire + sécurité ***En deux temps (non simultané), sur 2 lignes, avec appui*** Puissance + articulaire + sécurité
Prêt(e) à se tenir Si un seul côté possible pour un appui, alors faire un demi-tour toujours du côté de l'appui	***Moins d'amplitude, sur l'avant*** Puissance + articulaire ***Parcours réduit, appui d'un seul côté*** Puissance + sécurité ***Sans flexion, se tenir*** Articulaire + sécurité ***Reprise d'appuis, à plat, en se « tenant »*** Puissance + articulaire + sécurité

variantes sécurité

variantes multiples

5. S'ÉQUILIBRER AUTOUR D'UN APPUI PIED

→ *La Bicyclette / le « Toucher plus loin » / le Taï Chi / le Détecteur de métaux*

MOUVEMENTS DE BASE		VARIANTES PUISSANCE	VARIANTES ARTICULAIRES
La Bicyclette **1.** Pédaler avec la jambe libre. **2.** Le réaliser à l'envers. ▲ *Pédalage sous le centre de gravité.* ▲ *Les yeux ouverts, puis les yeux fermés.*	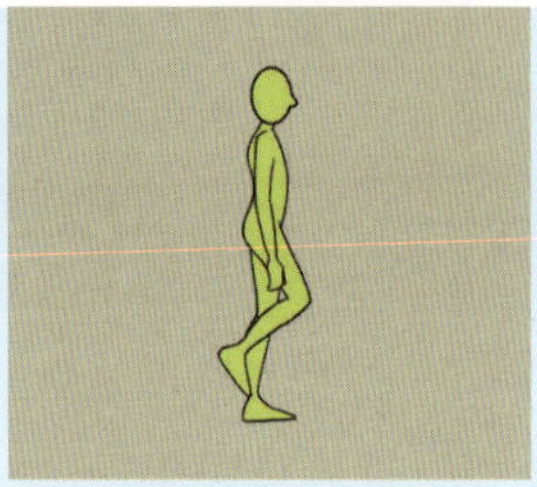	Varier l'amplitude (moins) Varier la vitesse (plus ou moins) Varier le temps (durée) de 1 s à 1 min Reprise d'appuis (pose du pied après un ou des coups de pédale)	Petit braquet (ménagement de la hanche et du genou) Battements de cuisse (ménagement des genoux) Battements de jambe (ménagement du dos et de la hanche)
Le « Toucher le plus loin » **1.** Toucher le sol avec la pointe du pied libre. **2.** Fléchir le genou porteur. ▲ *Loin devant, loin derrière.* ▲ *Les yeux ouverts, puis les yeux fermés.*	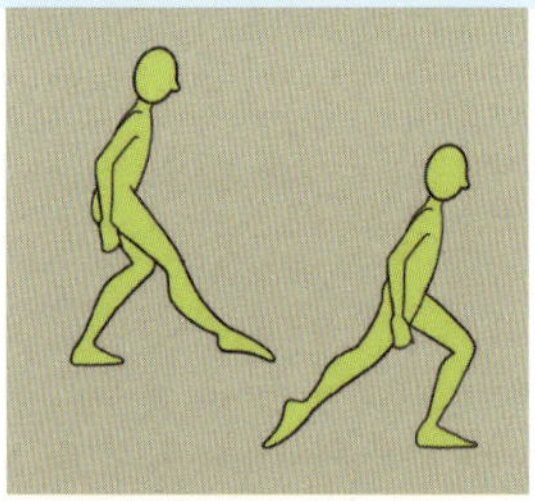	Varier l'amplitude (moins) Varier la vitesse (plus ou moins) Varier le temps (durée) de 1 s à 1 min Reprise d'appuis (pose du pied libre)	Ne pas fléchir le genou porteur (ménagement du genou) Rester le dos droit (ménagement du dos) Ne pas toucher le sol (ménagement articulaire global)
Le Taï Chi **1.** Basculer la jambe libre d'un côté, le buste et les bras de l'autre. **2.** Inverser la bascule. ▲ *Cherchez l'horizontale.* ▲ *Les yeux ouverts, puis les yeux fermés.*	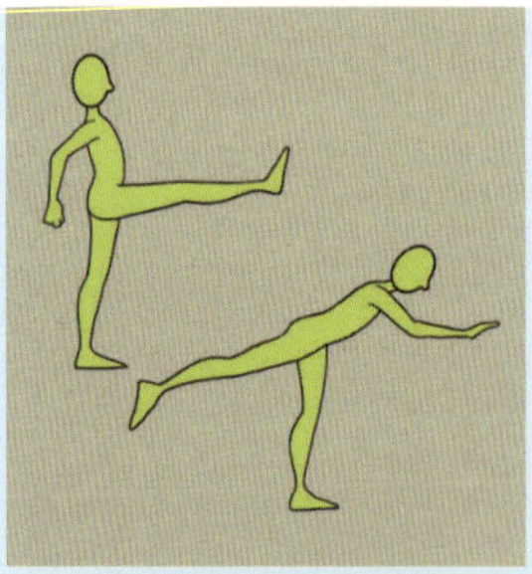	Varier l'amplitude (moins) Varier la vitesse (plus ou moins) Varier le temps (durée) de 1 s à 1 min Reprise d'appuis (pose du pied libre)	Pas d'horizontale (ménagement articulaire global) Sans les bras (ménagement des épaules) Pas de bascule du buste (ménagement des hanches)
Le Détecteur de métaux **1.** Frôler le sol avec le pied de droite à gauche, et de gauche à droite. **2.** Fléchir le genou porteur. ▲ *Rotation légère sur la hanche porteuse.* ▲ *Les yeux ouverts, puis les yeux fermés.*	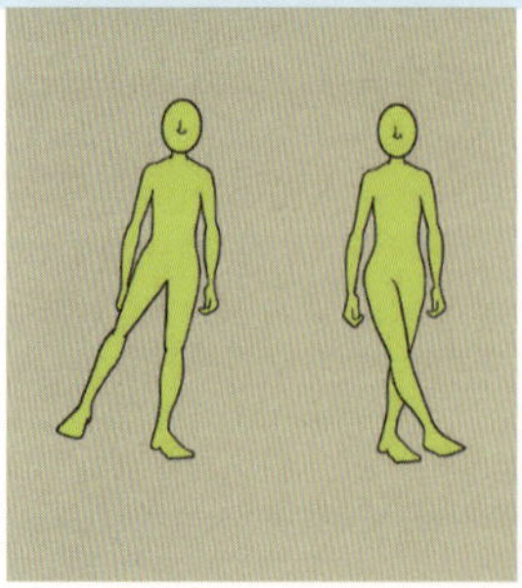	Varier l'amplitude (moins) Varier la vitesse (plus ou moins) Varier le temps (durée) de 1 s à 1 min Reprise d'appuis (pose du pied libre)	Mouvement court (ménagement articulaire global) Pas de rotation sur la hanche (ménagement de la hanche) Ne pas fléchir le genou porteur (ménagement du genou)

mouvements de base — *variantes puissance* — *variantes articulaires*

VARIANTES SÉCURITÉ	VARIANTES MULTIPLES
Prêt(e) à se tenir Un doigt contre un mur Deux à cinq doigts sur le dossier d'une chaise stable Appui de la main droite pour le pied droit libre (main opposée si besoin)	***Petit braquet*** Puissance + articulaire ***Reprise d'appuis, prêt(e) à se tenir*** Puissance + sécurité ***Battements de jambe, appui contre un mur*** Articulaire + sécurité ***Plus de vitesse, petit braquet, appui contre un mur*** Puissance + articulaire + sécurité
Prêt(e) à se tenir Un doigt contre un mur Deux à cinq doigts sur le dossier d'une chaise stable Appui de la main droite pour le pied droit libre (main opposée si besoin)	***Moins d'amplitude, sans toucher le sol*** Puissance + articulaire ***30 s, prêt(e) à se tenir*** Puissance + sécurité ***Le genou tendu, avec appui contre un mur*** Articulaire + sécurité ***30 s, dos droit, prêt(e) à se tenir*** Puissance + articulaire + sécurité
Prêt(e) à se tenir Un doigt contre un mur Deux à cinq doigts sur le dossier d'une chaise stable Appui de la main droite pour le pied droit libre (main opposée si besoin)	***Moins d'amplitude, sans les bras*** Puissance + articulaire ***Plus de vitesse, appui contre un mur*** Puissance + sécurité ***Pas d'horizontale, prêt(e) à se tenir*** Articulaire + sécurité ***30 s, juste la jambe, prêt(e) à se tenir*** Puissance + articulaire + sécurité
Prêt(e) à se tenir Un doigt contre un mur Deux à cinq doigts sur le dossier d'une chaise stable Appui de la main droite pour le pied droit libre (main opposée si besoin)	***Mouvement court*** Puissance + articulaire ***Le genou tendu, prêt(e) à se tenir*** Puissance + sécurité ***Sans rotation de la hanche, appui contre un mur*** Articulaire + sécurité ***30 s, dos droit, prêt(e) à se tenir*** Puissance + articulaire + sécurité

variantes sécurité

variantes multiples

6. S'ÉQUILIBRER AUTOUR D'UN APPUI PIED

→ Le Pendule de Foucault / Le « Flexion genou, extension pied » / Un tour complet

MOUVEMENTS DE BASE		VARIANTES PUISSANCE	VARIANTES ARTICULAIRES
Le Pendule de Foucault **1.** Balancer le buste et la jambe. **2.** Y associer une rotation progressive sur la hanche porteuse. ▲ *Tête au-dessus du nombril.* ▲ *Les yeux ouverts, puis les yeux fermés.*	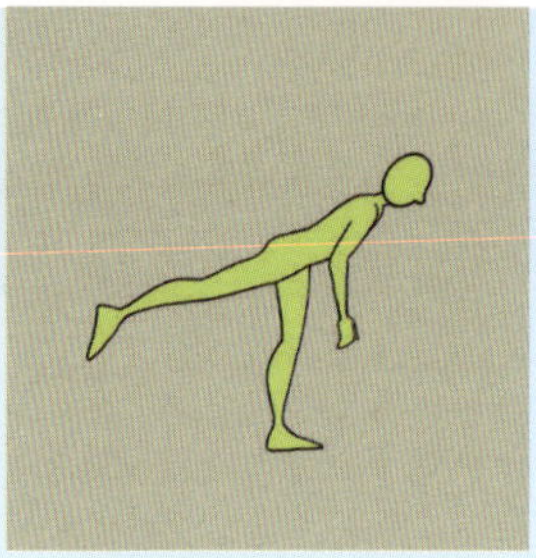	Varier l'amplitude (moins) Varier la vitesse (plus ou moins) Varier le temps (durée) de 1 s à 1 min Reprise d'appuis (pose du pied libre)	Dans l'axe, pas de rotation de la hanche (ménagement de la hanche) Pas de bascule du dos (ménagement du dos) Coup de pied avant-arrière seul (ménagement du dos et de la hanche)
Le « Flexion du genou », extension du pied **1.** Fléchir le genou porteur. **2.** Revenir au genou tendu. **3.** Passer en pied pointe et reposer le talon. ▲ *Extension du pied = pied en pointe.* ▲ *Les yeux ouverts, puis les yeux fermés.*	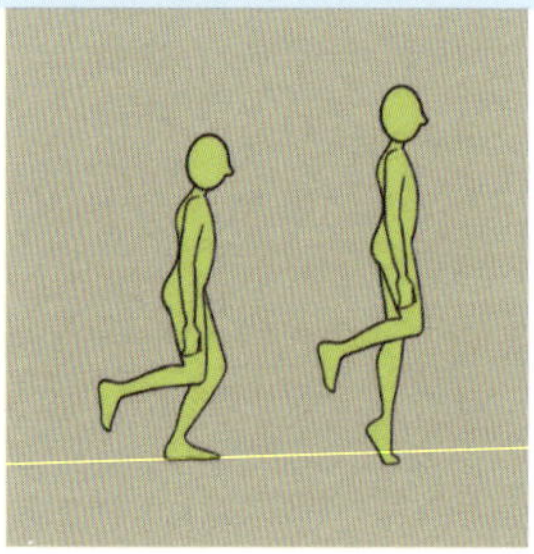	Varier l'amplitude (moins) Varier la vitesse (plus ou moins) Varier le temps (durée) de 1 s à 1 min Reprise d'appuis (pose du pied libre)	Mouvement court (ménagement du pied, de la hanche et du genou) Pas de flexion du genou (ménagement du genou) Pas d'extension du pied (ménagement du pied)
Un tour complet **1.** Tourner sur le pied en passant par la pointe. **2.** Réaliser le tour dans l'autre sens. ▲ *Les yeux ouverts, puis les yeux fermés.*	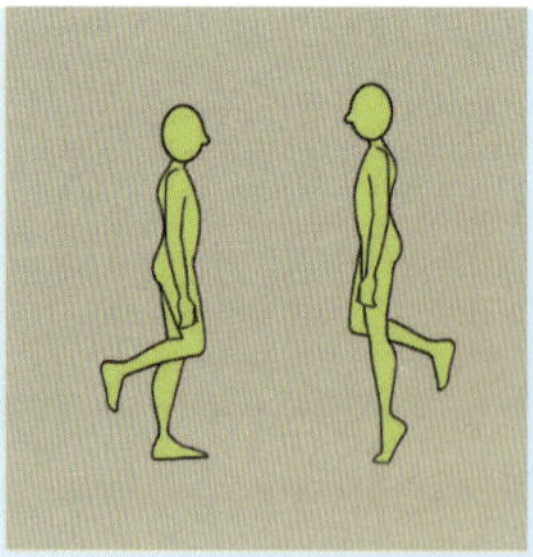	Varier l'amplitude (moins) Varier la vitesse (plus ou moins) Varier le temps (durée) de 1 s à 1 min Reprise d'appuis (pose du pied libre)	Tour en plusieurs tentatives (ménagement du pied) Pointe, puis talon (ménagement du pied) Tour par le talon (ménagement du pied) 1/5 de tour, un quart de tour… (ménagement articulaire global)

mouvements de base | **variantes puissance** | **variantes articulaires**

VARIANTES SÉCURITÉ	VARIANTES MULTIPLES
Prêt(e) à se tenir Un doigt contre un mur Deux à cinq doigts sur dossier d'une chaise stable Appui de la main droite pour le pied droit libre (main opposée si besoin)	***Moins d'amplitude, dans l'axe*** Puissance + articulaire ***Reprise d'appuis, prêt(e) à se tenir*** Puissance + sécurité ***Sans le dos, appui contre un mur*** Articulaire + sécurité ***30 s, dans l'axe, prêt(e) à se tenir*** Puissance + articulaire + sécurité
Prêt(e) à se tenir Un doigt contre un mur Deux à cinq doigts sur le dossier d'une chaise stable Appui de la main droite pour le pied droit libre (main opposée si besoin)	***Moins d'amplitude*** Puissance + articulaire ***Plus de vitesse, prêt(e) à se tenir*** Puissance + sécurité ***Pas de pointe, contre un mur*** Articulaire + sécurité ***30 s, pas de flexion du genou, prêt(e) à se tenir*** Puissance + articulaire + sécurité
Prêt(e) à se tenir Un doigt contre un mur Deux à cinq doigts sur le dossier d'une chaise stable Appui de la main droite pour le pied droit libre (main opposée si besoin) Appuis possibles sur tout le tour (idéal : un couloir)	***Moins d'amplitude, plusieurs tentatives*** Puissance + articulaire ***Plus de vitesse, prêt(e) à se tenir*** Puissance + sécurité ***Pointe, puis talon, prêt(e) à se tenir*** Articulaire + sécurité ***Reprise d'appuis, talon, prêt(e) à se tenir*** Puissance + articulaire + sécurité

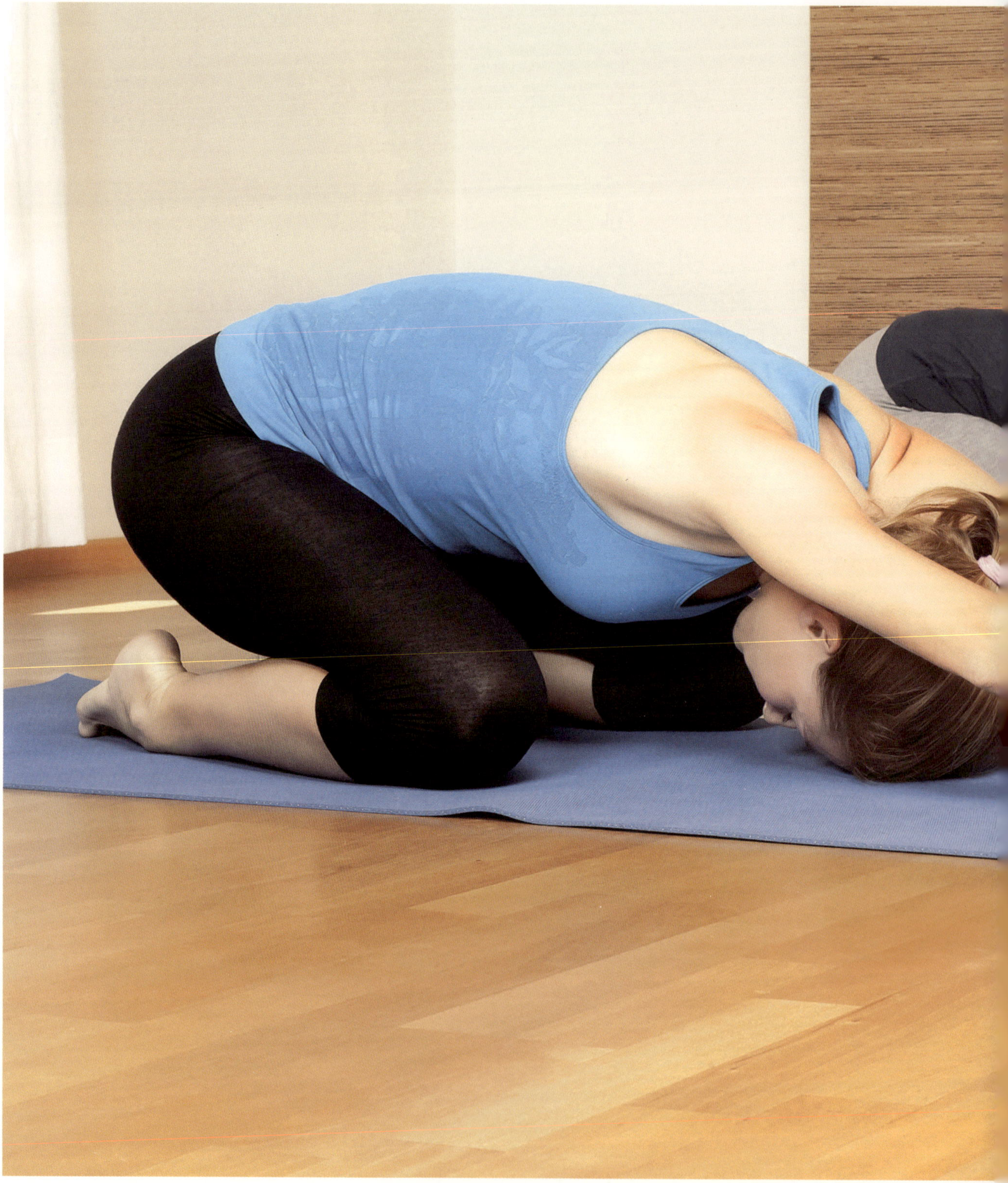

9

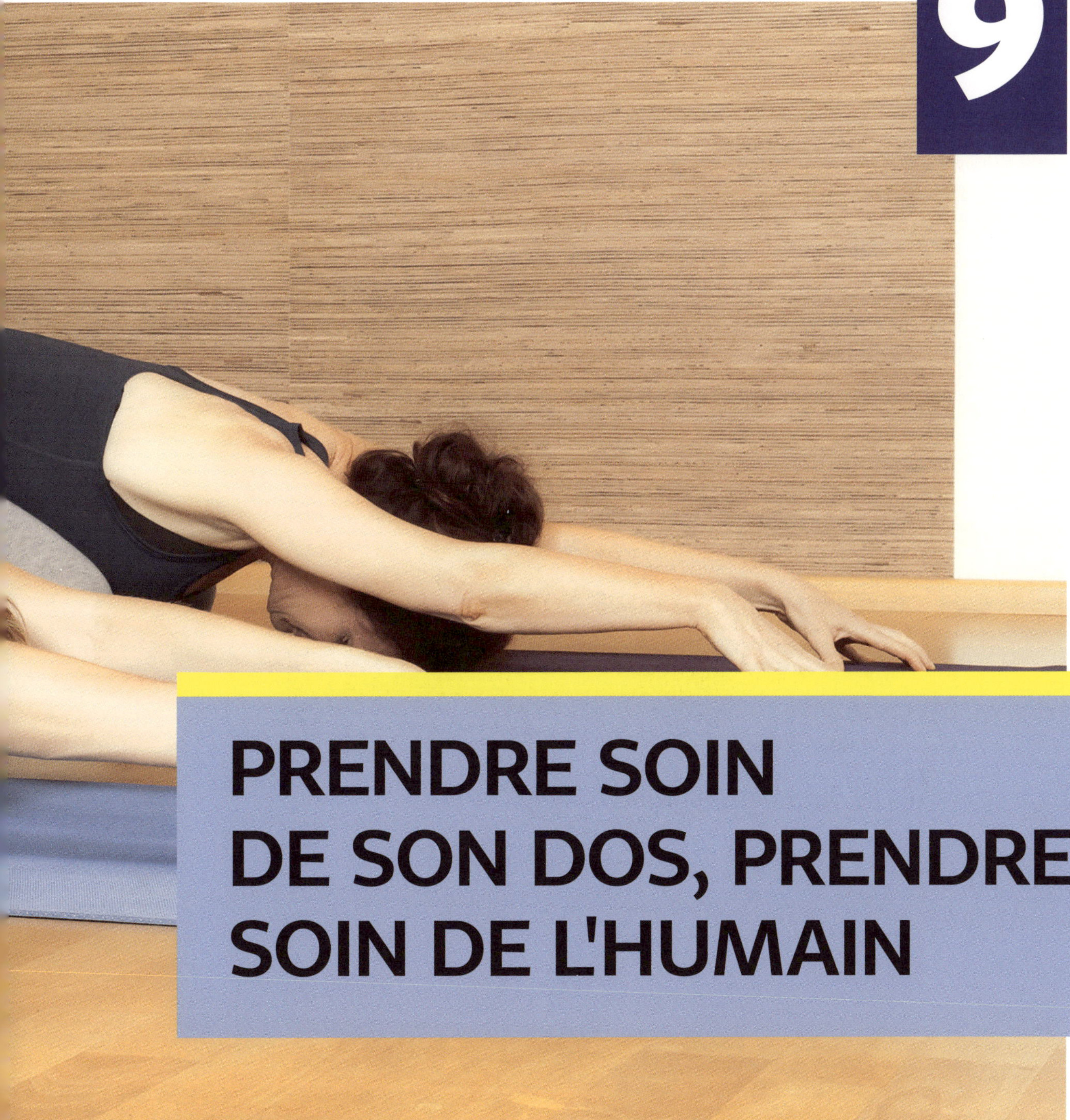

PRENDRE SOIN DE SON DOS, PRENDRE SOIN DE L'HUMAIN

PRENDRE SOIN DE SON DOS, PRENDRE SOIN DE L'HUMAIN

Quel que soit notre âge, notre état de forme, on en a souvent « plein le dos » ! Le dos est effectivement central, tout tourne autour de lui. Le stress, le ventre qui se relâche, se dilate, les mauvaises postures, les mouvements brutaux, à froid, contre nature, déclenchent souvent des réponses et effets douloureux au niveau de notre dos.
Le stress, après avoir touché les viscères, s'installe insidieusement, sous forme de tensions musculaires, généralement sur la nuque et le haut des épaules. Les lombaires, en bas des reins, auraient tendance à encaisser aussi, tant bien que mal, tout le reste.

Avec les chapitres 3 « Échauffements » et 4 « Techniques pour évoluer au sol », vous chercherez à anticiper afin de ne pas avoir de mauvaises conséquences au niveau de votre dos. Dans ce chapitre, je vous invite à soulager votre dos, à appréhender les conséquences déjà présentes de nos modes de vie, rendant votre dos très sensible avant même l'ouverture de ce livre.

Les chaussures à talons flattent la silhouette. Cependant, je vous alerte quant aux chaussures à talons très hauts, qui accentuent le pincement lombaire, et inhibent les actions respectives des orteils et des mollets, utiles à la fois à notre équilibre et au bon retour veineux. Si nous pouvions à nouveau marcher pieds nus !
À l'opposé, des chaussures trop confortables, type baskets, qui en dehors du sport, élargissent les pieds et les

affaissent avec toutes les pathologies associées sont aussi à consommer avec modération. Autre domaine : la literie. Mauvaise literie, non adaptée, pas bon pour le dos ! Enfin, en position assise, le croisement de jambes est certes élégant, mais pas terrible pour le dos.
Les pages suivantes sont une nouvelle occasion pour moi de vous emmener dans un monde de partage et de respect de chacun en prenant soin de chaque dos. Diverses techniques, divers exercices empruntés parfois au yoga, sans réellement le savoir. En effet, pensant inventer certains mouvements, des adhérents et adhérentes gymniques, adeptes aussi du yoga m'ont précisé que cette discipline proposait déjà ce genre de formule.

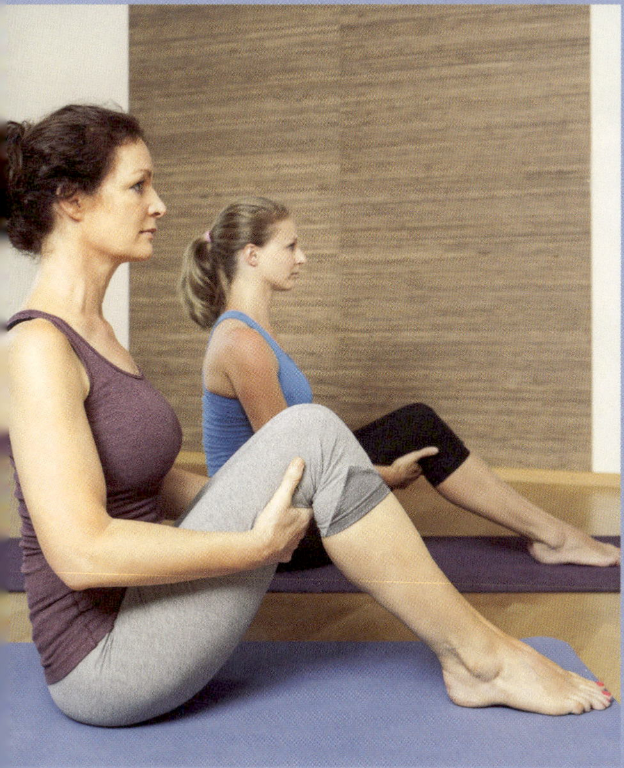

Voici ce que j'ai emprunté au yoga (activité complémentaire), et à chaque fois modifié afin de le rendre accessible à tous. Au-delà de l'aspect bien-être pour le dos, les diverses situations proposées ci-après peuvent être utilisées aussi pour l'échauffement et/ou la récupération après l'effort.

Bonne pratique, et surtout, n'hésitez pas à la consommer sans modération !

1. TECHNIQUES POUR PRENDRE SOIN DE SON DOS

→ *Mettre en place des postures et mouvements pour s'opposer aux tensions du dos*

MOUVEMENTS DE BASE	VARIANTES PUISSANCE	VARIANTES ARTICULAIRES
Dos droit, dos rond (en yoga) **1.** En tailleur, tirer sur les genoux, redresser le dos, les épaules basses, la poitrine vers l'avant. **2.** Relâcher la traction en gardant la saisie des genoux, dos rond, les épaules montent. ⚠ *1. Inspirez et 2. expirez.* 1 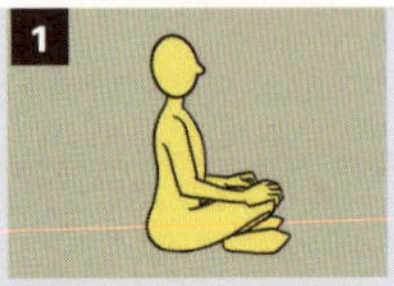 2 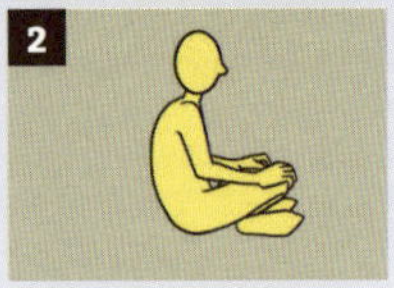	Varier l'amplitude (moins) 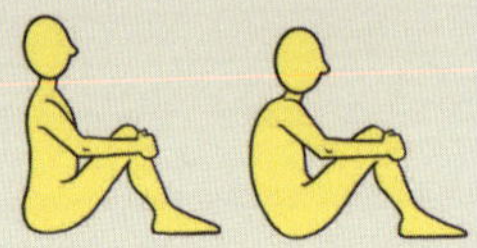 Varier le nombre Sans tailleur	Saisir les cuisses (ménagement du dos, des hanches et des épaules) Sans saisir (ménagement des épaules) Sans tailleur (ménagement des hanches et des genoux) Sans saisir, mains posées au sol (ménagement du dos et des épaules)
Le face au sol **1.** S'asseoir sur les talons. **2.** Tendre les bras, rentrer la tête. ⚠ *Possibilité de poser le front au sol, et de ramener les bras au sol le long des jambes.* 1 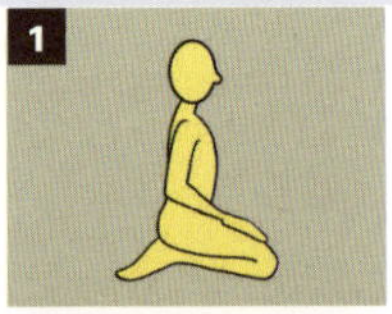 2 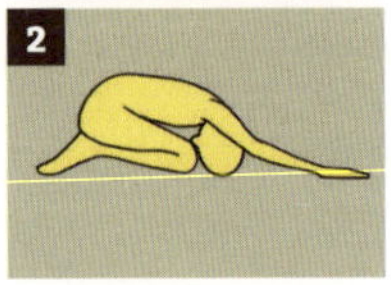	Varier l'amplitude (moins) Varier le temps (la durée), moins de 20 s la posture	Position haute, non assis(e) sur talon (ménagement des genoux) Pieds flex (sur orteils) (ménagement des pieds) Assis(e), fermeture jambes-tronc (ménagement des genoux et des hanches) Assis(e), saisir des genoux fléchis (ménagement des genoux et des hanches)
Chien-chat (en yoga) **1.** À 4 pattes, dos creux, tête en extension, bras fléchis, inspirez (= chien). **2.** Dos rond, tête en bas, bras tendus, expirez (= chat). ⚠ *Passez de l'un à l'autre en respirant.* ⚠ *Si vous avez des problèmes aux lombaires, faites un chat sur l'arrière. Si ce sont les dorsales, « chat sur l'avant ». Gardez les chats quelques secondes !* 1 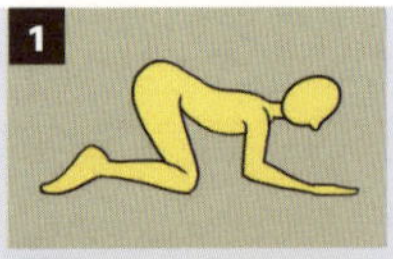 2 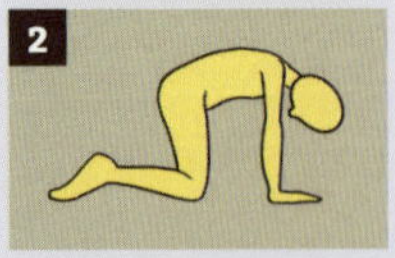	Varier l'amplitude (moins) Varier le nombre de chiens et de chats	Petits chiens (ménagement du dos) Sur les coudes (ménagement des poignets) « Sans la tête » (ménagement des cervicales) Debout (ménagement des genoux)
Roulis et/ou tangage (en yoga) **1.** S'allonger sur le dos. **2.** Saisir un genou dans chaque main. **3.** Rouler sur le dos de droite à gauche, et/ou d'avant en arrière. ⚠ *Le roulis : épaules et bassin dans le même mouvement.* 1 2 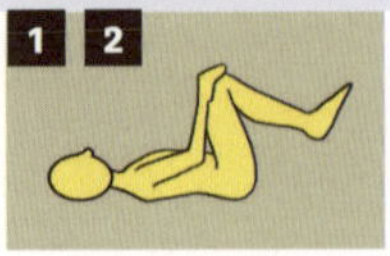	Varier l'amplitude (moins) Varier le nombre de roulis et/ou de tangages Saisir les genoux, sans roulis ni tangage	Mouvement court (ménagement du dos) Saisir les cuisses (ménagement du dos et des hanches) Saisir un genou ou une cuisse (ménagement du dos et des hanches) Sans saisir, les pieds au sol ou pas pour le roulis (ménagement articulaire global)

mouvements de base **variantes puissance** **variantes articulaires**

NE VIENT PAS AU SOL	VARIANTES MULTIPLES
Dans un lit (au milieu ou au bord) Assis(e) sur une chaise	***Moins d'amplitude avec saisie des cuisses*** Puissance + articulaire ***Nombre réduit, assis(e) sur une chaise*** Puissance + ne vient pas au sol ***Sans saisir, sur un lit*** Articulaire + ne vient pas au sol ***Sur 10 s, avec saisie des cuisses, sur un lit*** Puissance + articulaire + ne vient pas au sol
Debout, laisser tomber le buste devant (Attention si la tête passe sous le nombril, risques de vertiges) Dans un lit Assis(e) sur une chaise, pencher le buste vers les cuisses. Possibilité de poser les avant-bras sur les cuisses !	***Moins d'amplitude, en position haute*** Puissance + articulaire ***15 s dans un lit*** Puissance + ne vient pas au sol ***Pieds flex, dans un lit*** Articulaire + ne vient pas au sol ***20 s, assis(e) dans son lit*** Puissance + articulaire + ne vient pas au sol
Sur un lit Debout, mains sur l'assise d'une chaise Debout, mains sur la rampe d'un escalier Debout, mains contre un mur	***Petits chiens*** Puissance + articulaire ***Nombre réduit, sur un lit*** Puissance + ne vient pas au sol ***Debout, mains sur l'assise d'une chaise*** Articulaire + ne vient pas au sol ***Debout, petits chiens, mains sur la rampe d'un escalier*** Puissance + articulaire + ne vient pas au sol
Dans un lit	***Moins d'amplitude, saisir les cuisses*** Puissance + articulaire ***Nombre réduit, dans un lit*** Puissance + ne vient pas au sol ***Mouvement court, dans un lit*** Articulaire + ne vient pas au sol ***Moins d'amplitude, sans la saisie, dans un lit*** Puissance + articulaire + ne vient pas au sol

ne vient pas au sol

variantes multiples

CONCLUSION

Il me faut maintenant conclure ce livre, alors qu'il est peut-être lui-même le début d'une collaboration, d'une aventure humaine. L'avenir nous le dira.

J'aspire à ce que vous m'ayez avant tout compris. Et puis, j'espère et je souhaite que vous ayez pu adhérer à mon point de vue, complètement ou en partie. Un point de vue d'humain au service de l'humain, de tous les humains.

J'ai essayé dans ce livre de vous placer au centre de ma « préoccupation gymnique », en ne restant pas trop loin de vous, si besoin, comme un guide, un simple éducateur, un artisan du sport et du mouvement qui cherche et cherchera toujours à vous valoriser, qui que vous soyez, quoi qu'il arrive. J'ai ambitionné une meilleure connaissance de vous-même dans le mouvement par vous-même, pour vous-même. Cela reste une raison de vivre pour moi.

Si ce livre peut franchir le pas de votre porte, et être ouvert régulièrement, en passant de main en main de tous les protagonistes de la famille, des clubs sportifs, des milieux spécialistes du mouvement, tout au long de vos vies mouvementées, alors je serai comblé, heureux. J'aurai le sentiment d'avoir été utile à quelqu'un, à vous, avec les connaissances scientifiques actuelles.
Merci de votre compréhension, merci d'être !

BIBLIOGRAPHIE

ANATOMIE ET PHYSIOLOGIE

Les muscles, bilan et étude fonctionnelle
Henry Otis Kendall, Florence Peterson, Kendall, Gladys Elizabeth Wadsworth, édition Maloine, 2e édition, 1971

Anatomie pour le mouvement, introduction à l'analyse des techniques corporelles
Blandine Calais-Germain, 1986

Petit atlas d'anatomie,
Pierre Kamina, édition Maloine, 1999

Site : ***http://www.volodalen.com***

DIDACTIQUE ET PÉDAGOGIE

Science et technique de l'Éducation Gymnique
Claude Piard, PUF, 1992

Approche anthropologique, technologique et didactique de la maîtrise du risque corporel ; l'exemple de l'enseignement du rugby en milieu scolaire
Jean-Jacques Sarthou, thèse de Doctorat STAPS, Bordeaux 2

Le rugby en Éducation Physique et Sportive
Jean-Jacques Sarthou, L'Harmattan, avril 2012

SOCIÉTÉ

Indignez-vous
Stéphane Hessel,
édition Indigène, décembre 2010

La voie
Edgar Morin,
édition Fayard, janvier 2011

Le chemin de l'espérance
Stéphane Hessel et Edgar Morin,
édition Fayard, novembre 2011

Manifeste pour la terre et l'humanisme
Pierre Rabhi, édition Actes Sud, 2011

SANTÉ

Le guide santé des Seniors
Professeur François Piette et Docteur Sébastien Weil-Engerer, édition Odile Jacob, 2003

Géronto : l'infirmière en gérontologie
Jean Laudet, Broché,
2e édition, 19 juin 2006

TABLE DES MUSCLES

REMERCIEMENTS

Seul, il est difficile de donner du sens à une vie. Par conséquent, il m'aurait été impossible de mener ce projet sans la rencontre de toutes ces compétences humaines. Alors, dans l'ordre chronologique, voici l'expression de mes remerciements et de ma profonde gratitude :

Les adhérents des clubs de gym ainsi que les clients à domicile, source inépuisable d'échanges dans ma démarche, pour m'avoir aidé à élaborer et considérer ce « Fitness sur mesure ». Susan Pak Poy, directrice artistique et fondatrice de Rebellis Creative Agency, pour m'avoir aidé à présenter mon projet à l'éditeur.
Josiane Leriche, ma tante, pour son aide généreuse, au début du projet. Didier Comellec, voisin et ami, pour m'avoir aidé à présenter le manuscrit destiné aux éditeurs.
Rodolphe Sury, docteur en économie et ami de toujours, pour ses analyses, corrections et avertissements tout au long de l'écriture du livre. Mohamed Bouazzaoui, ami, professeur de judo et de musculation, pour ses rappels sur les fondamentaux de la musculation. Hachette Livre, pour son accueil chaleureux, enthousiaste et professionnel. Valérie Juillard, illustratrice indépendante, championne de l'illustration d'un livre pourtant dense et complexe. Christine Dufaut, graphiste et gérante d'Éditédito, pour les qualités et originalités de son organisation graphique. Claire Fontanieu, pour ses compétences lexicales. Et mon entourage familial, en particulier ma femme et mes deux enfants, pour m'avoir soutenu dans les moments de doute et de fatigue.

Merci à vous tous et toutes ! Quelle aventure humaine !

CRÉDITS PHOTOGRAPHIQUES : **Couverture :** Agence Fotolia © Maridav **Intérieur :** Agence FOTOLIA. p. 8 : © aletia2011 : p. 14 : © Monkey Business ; p. 26 : © Monkey Business ; p. 29 : © julief514 ; p. 48 : © JPC-PROD ; p. 51 : © KLimAx Foto ; p. 62 : © Antonioguillem ; p. 68 : © Visionsi ; p. 176 : © Robert Kneschke ; p. 178 : © WavebreakmediaMicro ; p. 200 : © Kostia ; p. 216 : © magann ; p. 219 : © magann

Direction : Catherine Saunier-Talec
Responsable éditoriale : Anne le Meur
Édition : Tatiana Delesalle-Féat et Caroline Terral
Responsable artistique : Antoine Béon
Création graphique : Pauline Ricco
Adaptation et réalisation : Éditédito
Illustrations : Valérie Juillard
Lecture-correction : Claire Fontanieu
Fabrication : Amélie Latsch

Imprimé en Epagne par Estella Gráficas
Dépôt légal : mars 2014
23-03-1239-01-5
ISBN : 978-2-01-231239-5

hachette
PRATIQUE
www.hachette-pratique.com

PAPIER À BASE DE FIBRES CERTIFIÉES

hachette s'engage pour l'environnement en réduisant l'empreinte carbone de ses livres. Celle de cet exemplaire est de :
1,5 kg éq. CO_2
Rendez-vous sur www.hachette-durable.fr